Bodenmann

Lehrbuch Klinische Paar- und Familienpsychologie

Verlag Hans Huber,

Psychologie Lehrbuch

HUBER

Guy Bodenmann

Lehrbuch
Klinische Paar- und Familienpsychologie

Verlag Hans Huber

Programmleitung: Tino Heeg
Lektorat: Michael Herrmann, Corralejo
Herstellung: Jörg Kleine Büning
Umschlaggestaltung: Claude Borer, Basel
Druckvorstufe: Claudia Wild, Konstanz
Druck und buchbinderische Verarbeitung: FINIDR, Český Těšín
Printed in Germany

Bibliografische Information der Deutschen Nationalbibliothek
Die Deutsche Nationalbibliothek verzeichnet diese Publikation in der Deutschen Nationalbibliografie; detaillierte bibliografische Daten sind im Internet über http://dnb.d-nb.de abrufbar.

1. Auflage 2013

(E-Book-ISBN[PDF]978-3-456-95290-1)
(E-Book-ISBN[EPUB]978-3-456-75290-7)
ISBN 978-3-456-85290-4

Inhaltsverzeichnis

1. Einführung

In diesem Buch soll die Bedeutung von Partnerschaft und Familie für die Entstehung und Aufrechterhaltung psychischer Störungen in verschiedenen Facetten beleuchtet werden. Aufgrund der hohen Komplexität des Themas und der vielen Teilgebiete wird es allerdings nicht möglich sein, das Gebiet auch nur annähernd repräsentativ darzustellen, geschweige denn es erschöpfend zu diskutieren. Vielmehr sollen einzelne wichtige Aspekte aufgegriffen, einige vertiefter dargestellt und ein Blick für die insgesamt hochrelevante Funktion von engen dyadischen oder familiären sozialen Beziehungen im Rahmen der Klinischen Psychologie geschärft werden. Ihre Bedeutung soll im Rahmen von Störungen bei Personen in Partnerschaft ebenso thematisiert werden wie für die Kinder. Es wird gezeigt, dass ein individuumzentriertes Störungsverständnis bei Kindern, Jugendlichen und Erwachsenen zu kurz greift und dass die sozialen Aspekte des bio-psycho-sozialen Störungsmodells nach wie vor zu kurz (häufig nur in Bezug auf soziale Unterstützung) kommen und ihr Potenzial für das Verständnis von Störungen und deren Behandlung nicht ausgeschöpft wird.

Doch betten wir die Thematik zuerst in die gesamtgesellschaftliche Situation der heutigen Partnerschaften und Familien ein, um ein Verständnis für die Ambivalenz zwischen Idealvorstellungen und realem Kontext zu erhalten und die Rolle der Beziehung in ihrem Zusammenspiel mit Störungen verstehen zu können.

Zur aktuellen Lage von Partnerschaft und Ehe

Seit Jahren wird in den westlichen Industrieländern über Scheidungsraten berichtet, die in Europa und den USA gleichermaßen auf hohem Niveau fluktuieren (z. B. Fincham & Beach, 2010; Bramlett & Mosher, 2002; Eurostat, 2009; Bundesamt für Statistik, 2010). Während die Anzahl Scheidungen vor allem ab den 70er-Jahren des 20. Jahrhunderts signifikant anstieg, zeigte sich in den vergangenen Jahren eine Stagnation auf hohem Niveau mit einem leichten Rückgang in Deutschland (siehe **Abbildung 1-1**) und Österreich, während in der Schweiz keine direkte Abnahme sichtbar wird.

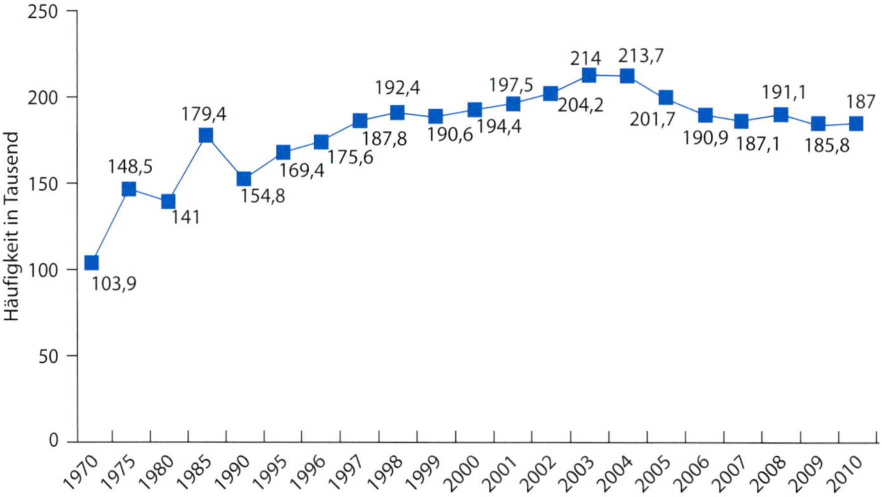

Abbildung 1-1: Scheidungsverlauf von 1970 bis 2010 in Deutschland (Statistisches Bundesamt, Deutschland, 2012)

Die Wahrscheinlichkeit einer Scheidung liegt heute in westlichen Industriestaaten bei 40–50 % (Cherlin, 2010). So wurden in Deutschland im Jahre 2009 38,1 % (2,3 pro 1000 Einwohner), in Österreich 46 % und in der Schweiz 47,7 % Ehen aufgelöst. Im Jahre 2010 waren es 43 % in Österreich (2,1 pro 1000 Einwohner) und 54,4 % in der Schweiz (2,8 pro 1000 Einwohner). Damit ist es seit mehr als 10 Jahren wahrscheinlicher, dass eine Ehe durch Scheidung als durch Tod beendet wird (Pinsof, 2002).

> **Merke!**
> Die Scheidung ist in westlichen Nationen zu einem häufigen Phänomen geworden. Obgleich diese relative Scheidungsrate von der Anzahl geschlossener Ehen im selben Messzeitraum abhängt, ist das Maß doch indikativ, da sich die Eheschließungen in den vergangenen Jahren zwar verringert haben, sich aber auf einem relativ stabilen Niveau plus/minus Standardabweichung bewegen.

Bei nicht verheirateten Paaren scheint die Trennungsrate noch höher zu sein, wie die U. K. Millennium Cohort Study zeigt, der zufolge sich 35 % der unverheirateten Eltern vor dem fünften Geburtstag ihres Kindes trennten, gegenüber 9 % der verheirateten Eltern (Callan et al., 2006).

Laut Statistik finden die meisten Scheidungen im Durchschnitt nach 10–14 Ehejahren statt. In Deutschland lag die durchschnittliche Ehedauer im Jahre 2010 bei 14,2 Jahren, in Österreich bei 10,5 Jahren und in der Schweiz bei 14,5 Jahren. Zwischen 1970 und 2010 haben sich dabei bezüglich der Dauer bis zur Scheidung einige interessante Veränderungen ergeben (siehe **Abbil-**

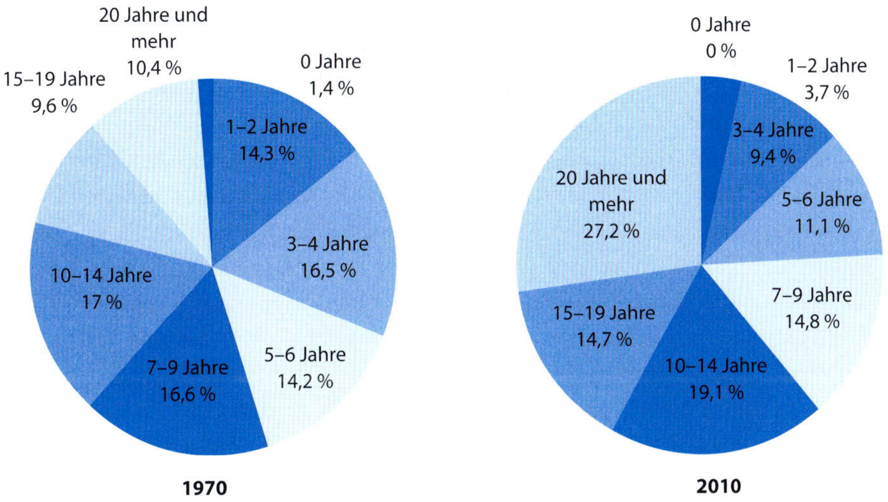

Abbildung 1-2: Durchschnittliche Ehedauer in den Jahren 1970 und 2010 (Statistisches Bundesamt, Deutschland, 2012)

dung 1-2). So haben die Scheidungen bei kurzen Partnerschaften abgenommen, während die Instabilität länger dauernder Ehen (mehr als 20 Ehejahre) signifikant zugenommen hat.

Während 1970 in Deutschland 10,4 % Ehen nach 20 und mehr Jahren geschieden wurden, waren es 2010 fast dreimal so viele Paare, die ihre Ehe nach dieser Zeitspanne auflösten (27,2 %). Die stärksten Veränderungen finden sich somit deutlich in den kurzen Ehen (1–2 Jahre), die seltener geschieden werden, und in den längeren Ehen, die heute signifikant häufiger durch Scheidung beendet werden. Ein ähnliches Bild zeigt sich in Österreich, wo 1970 9,9 % und 2010 23,8 % der längeren Ehen geschieden wurden (Eurostat, 2012). In der Schweiz lösten sich 1970 15,5 %, im Jahre 2010 28,1 % der Ehen mit einer Dauer von 20 Jahren und mehr auf (Bundesamt für Statistik, 2012). Die Zunahme der Instabilität in der Gruppe der langjährigen Ehen ist damit im gesamten deutschen Sprachraum sichtbar.

Merke!

Rund jede dritte bis zweite Ehe wird in West- und Nordeuropa und in den USA gegenwärtig durch Scheidung beendet. In den vergangenen 40 Jahren hat sich das Scheidungsrisiko mehr als verdoppelt. Während die Scheidungshäufigkeit bei kürzeren Ehen abgenommen hat, stieg sie vor allem bei Paaren mit mehr als 20 Ehejahren.

Sind feste Paarbeziehung und Ehe am Ende?

Trotz dieser zunehmend höheren Instabilität von Paarbeziehungen, der polemisch diskutierten Desinstitutionalisierung der Ehe, des gewähnten Zerfalls der Familie und der weiten Verbreitung von Scheidungen hat die enge Partnerschaft oder Ehe in den vergangenen Jahrzehnten erstaunlicherweise kaum an Attraktivität eingebüßt. Zwar wird häufiger geschieden und die Heiratsraten waren seit den 70er-Jahren des 20. Jahrhunderts rückläufig, doch bei genauerem Hinsehen erkennt man, dass dieser Rückgang im Zeitverlauf als relativ harmlos zu bewerten und vor allem darauf zurückzuführen ist, dass heute später geheiratet wird als früher, wodurch eine statistische Verzerrung durch den Wegfall der jüngeren und mittleren Generation stattfindet. «1961 gingen z. B. von 1000 ledigen Männern im Alter von 26 Jahren 221 die Ehe ein; 1999 waren es nur noch 46. Bei den Frauen sanken die Ziffern ähnlich stark, bei den 24-Jährigen z. B. von 254 auf 53» (Peuckert, 2004, S. 47). Die seit den 80er-Jahren des 20. Jahrhunderts rückläufige Zahl an Erstehen wird jedoch durch Zweit- und Drittehen, die in diesem Zeitfenster deutlich zugenommen haben, kompensiert, sodass das Gesamtbild keinen dramatischen Einbruch an Eheschließungen zeichnet, sondern im Gegenteil dieser starke Wiederverheiratungstrend mitunter ein Grund dafür ist, weshalb heute die Gesamtzahl der Eheschließungen in Deutschland leicht ansteigt. Um reine Erstehen (bei denen beide Partner ledig sind) handelte es sich im Jahre 2002 in Deutschland nur noch bei 47 % der Männer und 53 % der Frauen (Peuckert, 2004). Um Folgeehen handelte es sich in Deutschland bei 26 % der geschlossenen Ehen (Statistisches Bundesamt, Deutschland, 2012), in Österreich bei 24,5 % (Statistik Austria, 2012) und in der Schweiz bei 22,2 % (Bundesamt für Statistik, 2012).

Merke!
Die Ehe hat nicht wirklich an Bedeutung verloren. Nach wie vor verheiraten sich die meisten irgendwann im Laufe ihres Lebens. Selbst nach der Erfahrung einer Scheidung sinkt der Wunsch nach einer Ehe und stabilen Beziehung keineswegs.

Statistiken zeigen, dass auch heute noch rund 80–90 % der Bevölkerung irgendwann einmal im Leben heiraten oder mindestens einmal eine feste intime Beziehung haben (Myers, Madathil & Tingle, 2005). Rund zwei Drittel der Geschiedenen heiraten wieder (Grünheid & Roloff, 2000). Wie **Abbildung 1-3** für Deutschland zeigt, sind Personen mittleren Alters in überwiegender Zahl verheiratet.

Das gleiche Bild zeigt sich für Österreich, wo in der mittleren Alterskohorte 82 % verheiratet sind. In der Schweiz leben 78 % der mittleren Alterskohorten im Ehestand.

Die Ehe scheint damit nicht an Zugkraft verloren zu haben. Den-

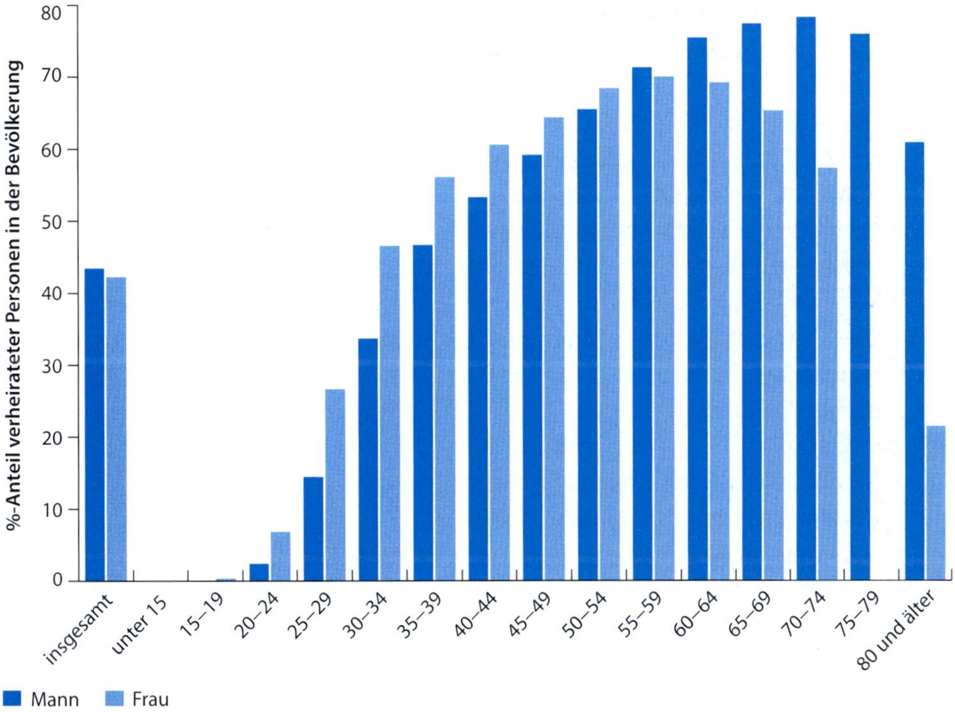

Abbildung 1-3: Anzahl verheirateter Personen in Deutschland nach Alter (Statistisches Bundesamt, Deutschland, 2012)

noch spiegelt diese Situation ein Paradoxon wider: Einerseits heiraten die meisten Menschen immer noch (und praktisch alle gehen damit eine enge, auf Stabilität angelegte Beziehung ein), andererseits ist die Ehe meist nicht beständig. Wo liegen die Gründe für diese Ambiguität? Wie Sabatelli und Ripoll (2004) festhalten, lässt sich diese Frage am besten beantworten, wenn man austausch- und ressourcentheoretisch analysiert, welchen Nutzen eine enge Partnerschaft oder die Ehe den Menschen heute noch bringt, wo dermaßen viele andere Beziehungsoptionen zur Verfügung stehen (Sassler, 2010). Gemäß der Austauschtheorie (Thibaut & Kelley, 1959) sollten Beziehungen nur dann eingegangen und aufrechterhalten werden, wenn sie mehr Nutzen als Kosten mit sich bringen.

Familiäre Diversität und ihre klinisch-psychologische Bedeutung

Über die Bedeutung der heutigen Diversität von Familien wird in Fachkreisen kontrovers debattiert. Während die einen die Vielfalt der heutigen Familienformen als Ausdruck eines neuen Zeitphänomens sehen, relativieren die anderen die Exklusivität dieser Erscheinung und argumentieren, dass es in der Geschichte der Menschheit stets diesen Pluralismus an Familienformen gab. Nur war dies eben früher nicht aufgrund von Scheidung der Fall, sondern aufgrund der hohen Sterblichkeit infolge von Seuchen, Hungersnöten und Kriegen, ökonomischen Bedingungen oder Standesdenken. So koexistierten immer schon:

- *Klein- oder Nuklearfamilien,* die auch in früheren Zeiten die Norm darstellten, da trotz einer hohen Geburtenrate von 12–14 Geburten pro Familie nur ein kleiner Prozentsatz die Kleinkindphase überlebte und daher die Familiengröße meist nicht mehr als vier bis fünf Personen pro Haushhalt betrug
- *Großfamilien* mit mehreren Generationen unter einem Dach
- *Ein-Eltern-Familien* aufgrund von Verwitwung oder kriegs- oder berufsbedingter Abwesenheit des Ehemannes
- *Patchwork- oder Stieffamilien* aufgrund einer immer schon sehr hohen Wiederverheiratungstendenz aus Überlebensgründen und
- *Singles* (einfache Taglöhner, Knechte, Mägde, Fahrende und unterbemittelte Handwerker und Bauern konnten sich eine Ehe oder Familie nicht leisten) (Peuckert, 2010).

Das Phänomen stellt damit keine neue Erscheinung dar, nur die Gründe dafür haben sich heute verändert. Neu sind allerdings auch Familien mit Kindern, die durch *künstliche Insemination* (In-vitro-Kinder) entstanden sind, doch kann auf diese Gruppe infolge einer noch zu spärlichen empirischen Befundlage nicht weiter eingegangen werden. Die aus *gleichgeschlechtlichen Eltern* bestehende Familie ist zwar in der legalisierten Form (eingetragene Partnerschaft, Ehe mit Adoption) ebenfalls historisch neuartig, doch kann davon ausgegangen werden, dass solche Modelle auch früher schon vereinzelt zu finden waren.

Merke!
Die Pluralität der Familienformen ist, historisch betrachtet, kein neues Phänomen. Es gab sie schon immer. Geändert haben sich nur die Gründe. Während früher vor allem ökonomische Gründe oder eine hohe Sterblichkeit dafür verantwortlich waren, sind die Hauptgründe heute gesellschaftliche Phänomene (Liberalisierung von Einstellungen) und vor allem die Scheidung.

Aus klinisch-psychologischer Sicht ist demnach nicht die Frage relevant, wie der Pluralismus historisch zu deuten ist, sondern wie er sich auf die Familienmitglieder auswirkt. Auf diese Frage wird bei Erwachsenen ausführlicher in Kapitel 5 eingegangen, bezüglich der Kinder möchten wir sie hier kurz anschneiden, da sich dieses Thema in späteren Kapiteln nicht mehr angemessen einbringen lässt.

Oft findet sich die Ansicht, es gebe für Kinder abhängig von der Familienform günstigere und ungünstigere familiäre Entwicklungskontexte. Inwieweit diese Annahme empirisch belegt ist, sei hier kurz zusammengefasst. Brown (2010) resümiert in ihrem Übersichtsartikel, dass Kinder aus *biologischen Zwei-Eltern-Familien* in Bezug auf intellektuelle, kognitive, soziale und behaviorale Parameter im Querschnitt wie im Längsschnitt (bis ins frühe Erwachsenenalter) signifikant besser abschneiden als Kinder aus monoparentalen Familien, Scheidungs- oder Stieffamilien. Ein analoges Bild zeichnen auch Crosnoe und Cavanagh (2010). Auch diese Autoren bestätigen in ihrer Literaturanalyse eine günstigere Entwicklung von Kindern in intakten Zwei-Eltern-Familien ohne Scheidungshintergrund und unterstreichen damit die Befunde der früheren Meta-Analyse von Ganong und Coleman (1993), in die 24 Studien eingegangen waren. Der Selbstwert der Kinder aus Zwei-Eltern-Familien war signifikant höher als der bei alleinerziehenden Eltern aufwachsenden Kindern oder Kindern aus Stieffamilien, und sie zeigten weniger internalisierende oder externalisierende Störungen als die Kinder der beiden anderen Gruppen.

In einer neueren, auf 61 Studien beruhenden Meta-Analyse (Jeynes, 2007) werden die früheren Ergebnisse erneut bestätigt. Auch diese Befunde sprechen für die Zwei-Eltern-Familie ohne Scheidungserfahrung als günstigster Entwicklungskontext für die Kinder. Auch Jeynes (2007) berichtet, dass die Kinder aus Fortsetzungsfamilien bezüglich Schulleistungen und psychischem Befinden schlechtere Werte erzielen als Kinder aus intakten Familien. Häufig wird auch über Effekte bezüglich Übergewicht, Asthmas oder anderer psychosomatischer Erkrankungen, über Kindesmisshandlung und allgemein über Verhaltensprobleme berichet (Waldvogel, Craigie & Brooks-Gunn, 2010).

Merke!
Obgleich neuere Studien zeigen, dass zwischen der Familienform und kindlichem Befinden ein signifikanter Zusammenhang besteht und Kinder aus intakten Zwei-Eltern-Familien die günstigsten Werte aufweisen, scheint weniger die Familienform per se das Problem zu sein als vielmehr die Vielzahl von Risikofaktoren, die infolge einer Trennung oder Scheidung kumulieren. Es kann davon ausgegangen werden, dass nicht die Familienform das Problem ist, sondern diese lediglich Ausdruck schwierigerer Verhältnisse ist, die es zu bewältigen gilt. Je besser dies den Eltern gelingt, desto einfacher wird es auch für die Kinder, sich in den verschiedenen Familienformen angemessen zu entwickeln.

Als Gründe für die fragilere Entwicklung der Kinder aus Scheidungs- oder Fortsetzungsfamilien werden u. a. genannt:

- ökonomische Voraussetzungen, die für monoparentale Familien schlechter sind
- Turbulenzen und Stress infolge von Trennung oder Scheidung (siehe auch Seite 202–203)
- schwierige Neuorientierungen bei Fortsetzungsfamilien

- schwierige neue Beziehungskonstellationen, vor allem auch der Verlust der Vaterbeziehung oder eine schwierige Beziehung zum neuen Partner des Elternteils
- unterschiedliche Erziehungsstile oder
- elterliche Labilisierung infolge der Scheidung (siehe Seite 191–196, familiäre Risikofaktoren).

Wir gehen davon aus, dass nicht die Familienform das Problem ist, sondern wie es dem Elternteil bei monoparentalen Familien bzw. beiden Eltern oder Erziehungsberechtigten im Falle von Fortsetzungsfamilien gelingt, dem Kind emotional, kognitiv und sozial einen förderlichen Entwicklungskontext zu kreieren. Wichtig ist, wie es den Eltern gelingt, ein gesundes Familienklima zu schaffen.

Auch bei *Kindern in Regenbogenfamilien*, d. h. Kindern, die in gleichgeschlechtlichen Haushalten aufwachsen, zeigt sich ein positives Bild. Diese Kinder scheinen bezüglich einer günstigen Entwicklung weder in ihrer sexuellen Orientierung noch im Befinden von Kindern aus Zwei-Eltern-Familien abzuweichen (Wainright, Russell & Patterson, 2004).

Obgleich aus Platzgründen nicht weiter auf *homosexuelle Partnerschaften* und Familien eingegangen wird, gelten die in diesem Buch beschriebenen Prozesse und Dynamiken weitgehend vergleichbar auch für gleichgeschlechtliche Partnerschaften und Familien.

Wichtiges in Kürze

Innerhalb der Veränderungen der modernen Familie stellt die Scheidung das markanteste Phänomen dar. Im Vergleich zu früheren Zeiten haben sich zwar einige Aspekte der Familie verändert, allerdings keiner so stark wie die Stabilität der Ehe. Historisch einmalig ist daher die Tatsache, dass heute in westlichen Nationen rund jede zweite Ehe wieder aufgelöst wird. Durch die hohe Scheidungsrate sind auch viele Kinder von Scheidungen betroffen. Die Scheidung wird damit für viele zu einer Realität und Entwicklungsaufgabe, mit der in der eigenen Biografie umzugehen ist, sei es, dass die eigene Beziehung von der Instabilität betroffen ist oder dass Kinder die Scheidung der Eltern erfahren.

Die Scheidungsfamilie ist damit innerhalb der Pluralität der Familienformen eindeutig eine Zeiterscheinung der Moderne. Während es früher mitunter nicht weniger Stief- und Patchworkfamilien gab, gehen diese Familien heute vor allem auf Scheidungen zurück. Damit zählen die scheidungsbedingten alleinerziehenden Familien und Fortsetzungsfamilien neben den Familien mit In-vitro-Fertilisationen und Familien mit gleichgeschlechtlichen Eltern zu den neuen Familienformen. Letztlich ist jedoch nicht die Familienform per se relevant und für die Entwicklung des Kindes entscheidend, sondern wie die Familie gelebt wird. Die Familienform ist nur eine erleichternde oder erschwerende Bedingung, doch letztlich bietet jede Familienform Gestaltungsmöglichkeiten und die Voraussetzungen für eine günstige Entwicklung des Kindes.

2. Klinisch-psychologische Bedeutung von Partnerschaft und Ehe

Um die Bedeutung der Familie verstehen zu können, muss man die Bedeutung der Partnerschaft verstanden haben, da sie die elementare und wichtigste Kernzelle der Familie bildet und alle wesentlichen Einflussfaktoren für die kindliche Entwicklung durch die Paarkonstellation und -beziehung direkt und indirekt konstituiert. So sind die vier klassischen *Risikofaktoren* für die Entstehung kindlicher Störungen (psychische Störungen der Eltern, elterliche Sensitivität, elterliches Erziehungsverhalten, Partnerschaftsstörungen) in hohem Maße mit der Frage verbunden, wie die Partnerschaft qualitativ gelebt wird oder wie sich diese Variablen bei einer Trennung oder Scheidung auswirken. Die Partnerschaft der Eltern ist der Dreh- und Angelpunkt des gesamten familiären Lebens, da sie nicht nur das Familienklima maßgeblich prägt, Werte, Einstellungen und Verhaltenskodizes definiert, sondern den Kindern im Sinne des Modelllernens auch den familiären und dyadischen Alltag vorlebt.

So zeigten Van Doorn, Branje, VanderValk, Goede und Meeus (2011) bei 559 Adoleszenten im Alter von rund 13 Jahren und einer zweiten Kohorte von Jugendlichen im Alter von knapp 18 Jahren, dass sich der Problemlöse- und Konfliktstil zwischen Eltern und Jugendlichen auf ihren Umgang mit Gleichaltrigen auswirkt und nicht umgekehrt. Der Umgang zwischen Eltern und Kindern wird seinerseits durch die Partnerschaftsqualität moderiert.

Aber auch ohne Kinder spielt die Partnerschaft für die Lebenszufriedenheit und das Befinden eine zentrale Rolle, wie nachfolgend gezeigt wird (siehe Seite 45–47).

Merke!
Die Qualität der Paarbeziehung beeinflusst maßgeblich die Qualität der Elternbeziehung, der Eltern-Kind-Beziehung und der Geschwisterbeziehung. Wie die Eltern mit den Kindern umgehen, beeinflusst auch deren Umgang mit den Peers.

Heutige Einstellungen zu Partnerschaft und Ehe

Die hohe Scheidungsrate mit dem daraus resultierenden Pluralismus an Familienformen und veränderten Einstellungen gegenüber Ehe und Familie (vgl. Beck-Gernsheim, 1994; Peuckert, 2004; Tyrell, 1988) kontrastiert mit dem weiterhin fundamental ausgeprägt anzutreffenden Wunsch nach einer glücklichen und stabilen Partnerschaft (Bodenmann, 2003). Studien zeigen deutlich, dass sich die meisten Menschen in nahezu allen Kulturen trotz der hohen Instabilität von Beziehungen nach einer lebenslangen intimen Beziehung sehnen (Buss, 1995). Eine feste, glückliche Partnerschaft wird in den meisten Untersuchungen als einer der wichtigsten Werte genannt, die für das Lebensglück nötig sind (Bodenmann, 2003). In einer großen repräsentativen Studie, in der 18 000 Personen aus 17 Nationen befragt wurden, gaben Verheiratete bezüglich des Glücks die höchsten Werte an, Personen in fester Partnerschaft folgten an zweiter und Singles erst an dritter Stelle (Stack & Eshleman, 1998).

Das Glück zu zweit ist somit für viele noch immer ein erstrebenswerter Lebensentwurf und auch 2001 hielten immer noch 72 % der Befragten (*N* = 1000) die Ehe für sinnvoll und ideal (Peuckert, 2004).

Dennoch geht es weniger um die Ehe als Beziehungsinstitution, die klinisch-psychologisch von Interesse ist, sondern um die enge Beziehung als solche, die ein elementares Bindungsbedürfnis befriedigt.

> **Wichtig!**
> Eine feste oder intime Partnerschaft definiert sich mindestens durch folgende vier Kriterien: (a) hohe Interdependenz und emotionale Nähe (stärker als zu Freunden), (b) Längerfristigkeit und der Wunsch nach Kontinuität, (c) Exklusivität der Beziehung (nicht leicht austauschbar durch andere) und (d) sexuelle Intimität.

Daher ist nicht die Ehe relevant, sondern die Tatsache, dass zwei Menschen in dieser oder einer anderen Beziehungsform (Konkubinat, eingetragene Partnerschaft usw.) Halt und Geborgenheit, Stabilität und Kontinuität zu finden hoffen. Die hier dargestellten Befunde beziehen sich daher auch nicht auf die klassische Ehe (obgleich US-amerikanische Studien meist solche Stichproben vorweisen), sondern auf enge Beziehungen, unabhängig davon, ob diese juristisch-institutionell konstituiert sind (Ehe), eine alternative Form repräsentieren oder zwischen gleichgeschlechtlichen Partnern bestehen.

Die Suche nach dem ewigen Glück

Die meisten Menschen heiraten, weil sie sich erhoffen, in der Ehe Glück und Erfüllung zu finden (Cummings & Davies, 1994). Eine feste Paarbeziehung ist denn auch laut Umfragen für die meisten Menschen eines der wichtigsten Ziele im Leben (Diener, Gohm, Suh & Oishi, 2000). So berichten rund 80 % der Jugendlichen und jungen Erwachsenen (Thornton & Young-DeMarco, 2001) bzw. rund 99 % Prozent in einer Untersuchung von Pedersen, Miller, Putcha-Bhagavatula und Yang (2002), dass sie eine feste Partnerschaft anstreben. Eine Untersuchung des NCFMR Family Profiles (2010) zeigt zudem, dass sich die Einschätzung bezüglich der Wichtigkeit der Ehe in den vergangenen 30 Jahren praktisch nicht verändert hat und zwischen 70–80 % der Befragten angeben, für sie seien eine gute Ehe und Familie extrem wichtig.

Wichtig!
Das Bindungsbedürfnis gehört zu den elementaren Grundbedürfnissen – neben dem Bedürfnis nach Befriedigung der physiologischen Grundbedürfnisse (Nahrung, Schutz vor Kälte, Wärme, Gefahren usw.) und dem Bedürfnis nach Sicherheit und Respekt/Achtung. Es ist daher leicht nachzuvollziehen, dass Menschen sich auch heute, in Zeiten hoher Instabilität von Partnerschaften, einer hoch mobilen Gesellschaft, einer zunehmenden Globalisierung und genereller Verunsicherung, nach wie vor eine lebenslange, verbindliche und tragfähige Partnerschaft wünschen. Psychologisch gesehen ist eine enge Partnerschaft eine Keimzelle psychischen Wohlbefindens.

So ist auch der Prozentsatz derer, welche die Ehe kritisch hinterfragen, in den vergangenen 30 Jahren praktisch gleich geblieben. Während 1976 30 % die Ehe kritisch sahen, sind es 2008 35 %. In einer Studie von Bodenmann (2003) an über 300 Gymnasiastinnen und Gymnasiasten (Durchschnittsalter 17 Jahre) gaben 97 % an, für sie sei eine Partnerschaft am wichtigsten für die Lebenszufriedenheit (vor Gesundheit und Ausbildung/Beruf); 80 % merkten zudem an, für sie stelle die Ehe eine lebenslange Beziehung dar.

Merke!
Bereits Jugendliche wünschen sich eine lebenslange feste Partnerschaft und sehen sie als Grundlage für ein glückliches und erfülltes Leben. An dieser Einschätzung hat sich in den vergangenen 30 Jahren trotz des großen gesellschaftlichen Wandels und einer hohen Scheidungsrate in westlichen Ländern nichts geändert.

Suche nach Geborgenheit als Grundbedürfnis

Ein Hauptgrund dafür, dass die enge Partnerschaft bzw. Ehe trotz des gesellschaftlichen Wandels, liberalisierter Normen und eines Zeitgeistes der Kurzlebigkeit und des raschen Konsums weiterhin von hoher Bedeutung ist, lässt sich am besten mit der Bindungstheorie erklären (Bowlby, 1969). Laut Grau und Bierhoff (2003) sind enge Partnerschaften mehr als andere Beziehungen (z. B. Freundesbeziehungen) dazu disponiert, die menschlichen

Grundbedürfnisse nach Sicherheit, Nähe und Bindung zu befriedigen. Das Bindungsbedürfnis ist gemäß der Bedürfnispyramide von Maslow (2002) elementar und folgt unmittelbar auf die physiologischen Bedürfnisse nach Nahrung, Wärme und Pflege und dem Bedürfnis nach Sicherheit. Das starke Bedürfnis nach Zugehörigkeit und Geborgenheit wird dabei am besten im Rahmen einer stabilen Partnerschaft befriedigt, da man dort am ehesten mit längerfristiger Zuneigung, Verständnis und Unterstützung rechnen darf (Reis, Collins & Berscheid, 2000). Analog argumentieren Steverink und Lindenberg (2006) in ihrer «Theory of social production functions» (SPF), dass soziale Bedürfnisse nach Zuneigung, Anerkennung und Status am besten in einer engen Paarbeziehung befriedigt werden können.

Baumeister und Leary (1995) argumentieren, dass dieses Grundbedürfnis nach Nähe und Geborgenheit nur in einer dauerhaften, zufriedenen Partnerschaft angemessen erfüllt werden kann, da wechselnde Beziehungen viel emotionalen Aufwand bedeuten, seltener persönlichen Kontakt erlauben und weniger emotionalen Tiefgang ermöglichen. Entsprechend sind Lebensabschnittspartnerschaften meist nicht bewusst geplant, sondern Folge unüberwindbarer partnerschaftlicher Schwierigkeiten. Dies zeigt sich auch darin, dass man bei frisch verheirateten Paaren ein erstaunlich positives Bild ihrer Partnerschaftszukunft findet. Sie gehen davon aus, ihr eigenes Scheidungsrisiko liege (allen statistischen Daten in der Bevölkerung zum Trotz) bei nahezu null (Fowers, Lyons & Montel, 1996). In einer Untersuchung von Bodenmann, Bradbury und Madarasz (2002) bei 204 Geschiedenen gaben lediglich 8 % der geschiedenen Frauen und 3,4 % der geschiedenen Männer an, sie hätten sich zum Zeitpunkt der Eheschließung eine spätere Trennung oder Scheidung vorstellen können. Dieser euphorischen Einschätzung stehen die in westlichen Ländern hohen Scheidungsraten in krassem Gegensatz gegenüber.

Merke!

Trotz der Konsummentalität der modernen «Wegwerfgesellschaft», veränderter Normen und des gesellschaftlichen Wandels streben die meisten Menschen weiterhin nach einer dauerhaften engen Beziehung. Das Bedürfnis nach Bindung motiviert weiterhin dazu, sich auf die Ehe oder eine enge Beziehung einzulassen.

Merke!

Die meisten Paare unterschätzen ihr eigenes Scheidungsrisiko und gehen davon aus, dass dieses Phänomen vor allem die anderen Paare betrifft. Man verklärt die eigene Beziehung anfangs sehr stark.

Partnerschaft, um gesünder und länger zu leben

Ein weiterer Grund für die ungebrochene Attraktivität von festen Beziehungen oder der Ehe sind positive Effekte, die diese bezüglich Lebenszufriedenheit und Gesundheit haben, wobei ein *Selektionseffekt* (gesündere Personen haben eine höhere Wahrscheinlichkeit zu heiraten) und ein beziehungstypischer *protektiver Effekt* (gesündere Ernährung, gegenseitige Fürsorge, wechselseitige positive Verhaltenskontrolle und schnelleres Reagieren bei gesundheitlichen Problemen, größeres soziales Netzwerk, finanzielle Ressourcen usw.) für diese Effekte stehen (Monin & Clark, 2011). Auf die Bedeutung der Partnerschaft für die Gesundheit wird auf den Seiten 45–47 detaillierter eingegangen.

Wie gut funktionieren Partnerschaften?

Wenn wir die große Bedeutung von Partnerschaften für das psychische und physische Befinden auf der einen Seite sehen, interessiert auf der anderen Seite, wie glücklich denn Beziehungen im Allgemeinen sind, da ja vor allem glückliche Beziehungen einen merklichen Mehrwert haben und mit einem besseren Befinden einhergehen.

Wie zufrieden sind Paare mit ihrer Beziehung?

Interessanterweise zeigen die meisten Untersuchungen, dass Paare sich als relativ zufrieden einschätzen. So gaben 90 % (selbst später Geschiedener) an, sie hätten zum Zeitpunkt der

Wichtiges in Kürze

Trotz des heutigen Beziehungspluralismus, veränderter Normen und Einstellungen, gesellschaftlichen Wandels und markanter Veränderungen der Stabilität von Paarbeziehungen sind viele Dinge aus psychologischer Perspektive gleich geblieben. Die Sehnsucht nach Liebe, Geborgenheit und Zugehörigkeit und damit die Attraktivität einer engen, stabilen Paarbeziehung haben sich nicht verändert. Auch aus statistischer Sicht kann die Behauptung, Partnerschaft und Familie hätten ausgedient, verworfen werden. Nach wie vor gehen die meisten Menschen im Laufe ihres Lebens (wenn auch später als in früheren Zeiten) eine Ehe ein und gründen in vielen Fällen eine Familie. Von einer «Versingelung» der Gesellschaft oder einem Ende der Familie (Perrez, 1982) kann nicht gesprochen werden. So moniert Hettlage (2000) zu Recht, dass sich alternative Lebensformen zwar nachweislich ausgebreitet haben, deren Prävalenz es jedoch nicht rechtfertigen würde, sie als echte Alternativen zur Ehe bzw. Familie zu bewerten.

Eine feste, stabile und glückliche Partnerschaft erweist sich als einer der besten Prädiktoren für Lebenszufriedenheit, Glück, Wohlbefinden und Gesundheit. Umgekehrt ist eine unglückliche Paarbeziehung ein relevanter Risikofaktor für psychische Störungen (Depressionen, Angststörungen, Substanzmissbrauch).

Eheschließung eine starke bis sehr starke Liebe zu ihrem Partner empfunden (Bodenmann, Bradbury & Madarasz, 2002). Ähnlich hoch liegen die Einschätzungen zur Partnerschaftszufriedenheit. Wie Gallup (1990) zeigte, sind Liebe und Partnerschaftszufriedenheit hoch miteinander korreliert. Entsprechend sind sowohl Liebesgefühle als auch eine hohe Zufriedenheit mit der Partnerschaft zu Beginn der Beziehung sehr stark. Gemäß Schneewind et al. (1996) gaben 70 % der Paare kurz nach der Eheschließung an, sehr zufrieden zu sein, und weitere 23 % schätzten sich als zufrieden ein, das heißt, insgesamt 93 % beurteilten ihre Ehe als zufriedenstellend. Selbst nach 6 Ehejahren gaben in dieser Studie die meisten Paare an, mit ihrer Partnerschaft zufrieden zu sein. Lediglich 24 % der Frauen und 17 % der Männer monierten, sie seien weniger zufrieden mit ihrer Partnerschaft.

Ähnliche Befunde zeigte die epidemiologische Studie von Bodenmann, Meyer, Ledermann, Binz und Brunner (2005) an 2235 verheirateten Personen in der Schweiz: 78 % der Frauen und 86 % der Männer bezeichneten sich als zufrieden bis sehr zufrieden mit ihrer Ehe (über alle Altersgruppen hinweg). Die höchsten Zufriedenheitswerte zeigten die Personen mit kurzer Beziehungsdauer (0–4 Jahre) und diejenigen mit einer Beziehungsdauer von über 35 Jahren, während Personen in Partnerschaften von mittlerer Dauer (11–35 Jahre) niedrigere Werte angaben. Aber selbst in dieser Gruppe herrschte eine mittlere Zufriedenheit vor, sodass insgesamt das Bild entstand, dass Paare mit ihrer Beziehung relativ stark zufrieden sind. In einer Studie von Willi (2002) gaben sogar 60 % der Verheirateten an, mit ihrer großen Liebe zusammenzuleben.

Damit findet sich übereinstimmend in praktisch allen Untersuchungen, dass sich Paare als relativ zufrieden einschätzen. Diese hohe Beziehungszufriedenheit auf der einen Seite kontrastiert jedoch mit der oben beschriebenen hohen Scheidungshäufigkeit auf der anderen Seite. Es zeigt, dass die Einschätzung der Zufriedenheit den Zustand der Partnerschaftsqualität relativ inakkurat wiedergibt und viele Paare Spannungen dissonanztheoretisch reduzieren, Probleme verdrängen, nicht wahrhaben wollen oder unten den Teppich kehren.

Merke!
Die meisten Paare geben an, mit ihrer Partnerschaft zufrieden zu sein. Während mehr als 90 % ihre Beziehung zu Beginn der Partnerschaft positiv einschätzen, sind es gemäß Querschnittstudien auch nach mehreren Ehejahren immer noch rund zwei Drittel. Dieser hohen Beziehungszufriedenheit steht in westlichen Gesellschaften eine hohe Scheidungsrate gegenüber. Etwas sarkastisch könnte man sagen: Offenbar sind Paare so lange zufrieden, bis sie sich scheiden lassen.

Wie sieht der Verlauf der Zufriedenheit aus?

Die meisten Studien zeigen international übereinstimmend, dass Paare ihre Beziehung oder Ehe in aller Regel glücklich beginnen (Graham, Diebels & Barrow, 2011). Zu Beginn sieht alles rosig aus, die Partner empfinden starke Zuneigung und Liebe füreinander, sprechen in höchsten Tönen voneinander, sind verzückt, wenn sie an den Partner denken und zeichnen sich durch hohen Optimismus dahingehend aus, dass sie annehmen, ihre Beziehung werde glücklich und stabil verlaufen, auch wenn die Scheidungszahlen eine andere Sprache sprechen (Neff & Karney, 2005). Mit der Zeit verändert sich jedoch dieses Bild und die meisten Paare zeigen eine deutliche Abnahme ihrer Beziehungszufriedenheit über die Zeit, wie Bradbury und Karney (2004) anhand von Verläufen bei 100 Längsschnittstudien dokumentieren. In der Regel zeigt sich in Zehn-Jahres-Längsschnittstudien eine relativ steile Abnahme der Beziehungszufriedenheit zu Beginn (erste 4 Ehejahre), dann eine Abflachung der Kurve und eine weitere stärkere Abnahme nach ca. 8 Jahren (Kurdek, 1999; VanLaningham, Johnson & Amato, 2001). Häufig wird dieser Verlauf mit Verstärkererosion erklärt (siehe Seiten 167–168).

Während Querschnittstudien mehrheitlich einen kurvilinearen Verlauf zeigen, wonach Paare mit kurzer und solche mit langer Ehedauer die höchsten Zufriedenheitswerte aufweisen (z. B. Bodenmann et al., 2005), zeigt die Kohorten-Längsschnittstudie von Glenn (1998), dass die Beziehungszufriedenheit bei allen Paaren im Verlauf (untersucht wurden 10 Jahre) abnimmt, und zwar unabhängig von der Dauer ihrer Beziehung. Querschnittkohortenstudien überschätzen demnach meist die Zufriedenheit älterer Paare. Dies kann mit genuinen Kohorteneffekten (unterschiedliche Einstellungen zu Partnerschaften, anderer Zeitgeist usw.) zusammenhängen. Es kann aber auch einen Selektionseffekt widerspiegeln, wonach unglückliche Paare in dieser Gruppe der längeren Partnerschaften deshalb unterrepräsentiert sind, weil sie sich bereits getrennt oder geschieden haben und damit in diesen langjährigen Partnerschaften nur noch diejenigen übrig sind, welche die Beziehung bis anhin erfolgreich gemeistert haben (positive Selektion).

Insgesamt scheint somit nur die Gruppe der kürzlich eingegangenen Beziehungen wirklich zufriedenstellend zu sein. Dadurch haben sich in der Fachliteratur die Begriffe «Honey-

Merke!
Während Querschnittstudien suggerieren, dass Paare mit kurzer und längerer Beziehungsdauer am glücklichsten sind, zeigen Längsschnittstudien, dass bei allen Paaren im Durchschnitt eine Abnahme der Zufriedenheit über die Zeit zu verzeichnen ist. Je länger eine Partnerschaft dauert, desto schwieriger wird es, die Zufriedenheit aufrechtzuerhalten. Paare, die bereits ungünstig starten, zeigen dabei die stärkste Abnahme.

moon-is-over-Effekt» (Kurdek, 1998) und «typical honeymoon then years of blandness pattern» (Aron, Norman & Lewandowski, 2002) etabliert.

Andererseits zeigt die Zehn-Jahres-Längsschnittstudie von Lavner und Bradbury (2010), bei der 464 frisch verheiratete Paare («newlywed couples») zu acht Messzeitpunkten innerhalb der ersten 4 Ehejahre und nach 10 Jahren bezüglich der Ehestabilität befragt wurden, dass es trotz einer allgemeinen Abnahme der Beziehungszufriedenheit bei allen Paaren (in Mittelwertsanalysen) interindividuelle Unterschiede gibt. So sinkt die Partnerschaftszufriedenheit bei einigen Paaren kurz nach der Eheschließung sehr schnell, bei anderen zeigt sich eine kontinuierliche Abnahme mit unterschiedlichem Steigungswinkel und bei einigen Paaren hält sich die Zufriedenheit auch nach einigen Jahren noch auf relativ hohem Niveau. Die Autoren fanden fünf Cluster:

- hohe Ausgangszufriedenheit und Verbleiben auf hohem Niveau (4 % der Paare)
- relativ hoher Ausgangswert und minimale Verschlechterung (3 % der Paare)
- mittlere Ausgangszufriedenheit und minimale Verschlechterung (14 % der Paare)
- mittlere Ausgangszufriedenheit und substanzielle Verschlechterung (25 % der Paare) und
- niedrige Ausgangszufriedenheit und substanzielle Verschlechterung (54 % der Paare) (siehe **Abbildung 2-1**).

Auch in der Längsschnittstudie von Kamp Dush, Taylor und Kroeger (2008) zeigte sich bei Paaren mit 12-jähriger Beziehungsdauer, dass einige Paare ihre Partnerschaftszufrie-

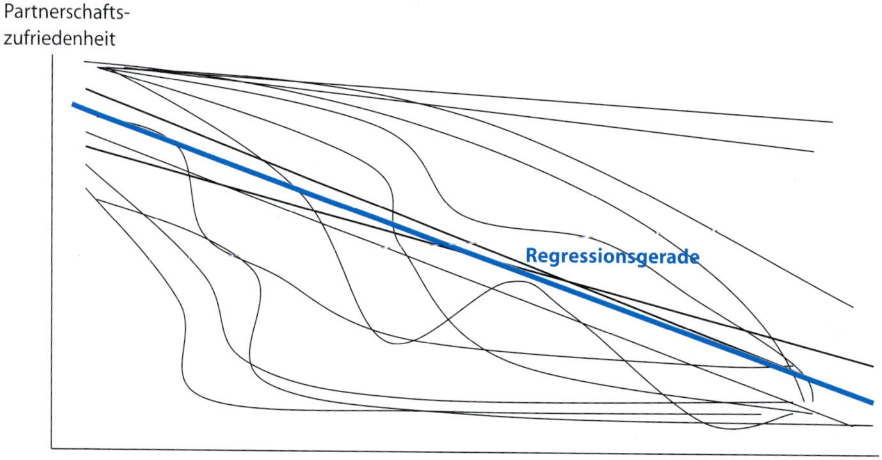

Abbildung 2-1: Unterschiedliche Partnerschaftsverläufe, die sich in einer allgemein absteigenden Regressionsgerade wiederfinden

denheit durchaus über die gesamte Dauer der Untersuchung auf hohem Niveau halten konnten – und dass diese meist günstig starten.

Es gibt also durchaus Variabilität in den Partnerschaftsverläufen, die nahelegt, dass Paare unterschiedlich in der Lage sind, ihre Beziehungszufriedenheit zu erhalten. Lavner und Bradbury (2010) fanden bei den Paaren mit ungünstigen Verläufen signifikant häufiger ungünstige Persönlichkeitseigenschaften (Neurotizismus, Trait-Ärgerlichkeit, niedriger Selbstwert), physisch aggressives Verhalten, negativen Affekt, Stress und weniger positive Emotionalität.

Voraussetzungen einer dauerhaft glücklichen Partnerschaft

Die Frage, welche Faktoren die Stabilität von Beziehungen vorhersagen lassen, beschäftigt die Partnerschaftsforschung schon seit Langem und geht auf die 30er-Jahre des 20. Jahrhunderts zurück (Terman, 1938). Je nach Ansatz und theoretischer Orientierung wird dabei entweder angestrebt, die Scheidung (Fokus auf Risikofaktoren) oder die Langlebigkeit von Beziehungen (Fokus auf Protektivfaktoren) vorherzusagen. Letztlich handelt es sich jedoch um dieselbe Suche unter vertauschten Vorzeichen. Während die meisten Studien quantitativer Natur und bestfalls prospektive Längsschnittstudien sind, gibt es vereinzelt auch qualitative Studien. Bachand und Caron (2001) publizierten eine solche qualitative Untersuchung an 15 heterosexuellen Paaren und berichteten, dass Paare, die mehr als 35 Jahre zusammen sind, sich vor allem durch anhaltende Liebe, gleiche Interessen und ähnlichen Hintergrund auszeichneten, die einzelnen Paarbiografien aber auch sehr idiosynkratische Elemente aufwiesen.

Fenell (1993) sowie Lauer, Lauer und Kerr (1991) fanden in quantitativen Längsschnittstudien als Prädiktoren für Langzeitpartnerschaften neben überdauernd hohen Zufriedenheitswerten vor allem ein starkes, lebenslanges *Commitment* zur Ehe, ausgeprägte Loyalität zwischen den Partnern, hohe moralische Werte, Respekt gegenüber dem Partner als engstem und bestem Freund und sexuelle Treue. Sharlin (1986) zeigte zudem, dass Partner in glücklichen Langzeitehen meist auch Eltern in glücklichen Partnerschaften hatten, wonach sich Partnerschaftsglück transgenerational zu wiederholen scheint.

Merke!
Langzeitehen zeichnen sich vor allem durch ein hohes *Commitment*, starke Loyalität untereinander, Respekt und hohe moralische Standards aus. Häufig haben Partner in Langzeitehen auch Eltern, die bereits eine stabile, glückliche Partnerschaft führten.

Welche Rolle spielt die Liebe?

Häufig wird angenommen, es sei die Liebe, die das Beziehungsglück auf Dauer ermögliche. Doch die Forschung widerspricht dem: Liebe ist zwar wichtig, doch leider verblasst sie relativ schnell. Liebe zu Beginn ist kein Garant für eine längerfristig glückliche Partnerschaft. Gehen wir zuerst der Frage nach, was Liebe überhaupt ist.

Was ist Liebe?

Die Liebe gehört zu den faszinierendsten Themen des Lebens und Dichter, Sänger, Bildhauer, Philosophen und Wissenschaftler interessieren sich – genauso wie der Rest der Menschheit – seit jeher für dieses Phänomen. Liebe gehört zu den schönsten und intensivsten Erfahrungen im Leben, zu den höchsten und einzigartigen Gefühlen (Baumeister, Wotman & Stillwell, 1993). Entsprechend ist das Liebesideal weitverbreitet und die Liebesheirat wurde vor rund 150 Jahren zum gesellschaftlichen Standard und ist bis heute persönlicher Maßstab. Die meisten Menschen hoffen, im Laufe ihres Lebens die große Liebe zu finden und ihre Beziehung auf Liebe gründen zu können (Buss, 1993). In der Dichtung wird die Liebe in unzähligen Werken besungen und glanzvoll verewigt. Die berühmtesten Beispiele sind vielleicht die Geschichten von Romeo und Julia (in vielfältigen Abwandlungen und unter unterschiedlichen Namen besungen), von Philemon und Baucis oder von Abaelard und Heloïse. Gibt es ein größeres Zeugnis für die Liebe als den Wunsch von Philemon und Baucis, dem Paar in der Geschichte des römischen Dichters Ovid, das, als es dem Götterva-

Philemon und Baucis

Der Göttervater Zeus und sein Sohn Hermes, beide als Menschen verkleidet, suchen spätabends Unterkunft in einer Stadt, doch niemand will sie aufnehmen. Endlich finden sie als unerkannte Wanderer bei Philemon und Baucis Unterkunft. Die beiden alten, armen Leute bewirten sie herzlich und tischen ihnen alle Speisen auf, die sie haben. Die ganzen Wochenvorräte verschwinden im hungrigen Magen von Zeus und Hermes. Die beiden freuen sich, dass die Gäste satt werden, und stellen ihnen nach dem Mahl ihre karge Schlafstatt zur Verfügung. Zeus ist gerührt von dieser großzügigen und selbstlosen Gastfreundschaft. Am anderen Morgen gibt er sich als Göttervater zu erkennen und fragt die beiden, welchen Wunsch er ihnen erfüllen könne. Die beiden antworten ohne Zögern, dass sie gerne miteinander sterben würden, damit keiner der beiden ohne den anderen weiterleben müsse. Zeus verwandelt daraufhin die armselige Hütte von Philemon und Baucis in einen Palast, in dem beide bis an ihr Lebensende als Priester dienen, und ihren Wunsch, nicht ohne den anderen weiterleben zu müssen, erfüllt er ihnen, indem die beiden gleichzeitig sterben und in Bäume verwandelt werden, die ewig dicht beieinanderstehen (Philemon in eine Eiche, Baucis in eine Linde). (Ovid, Liber Octavus, VIII, 617–724).

ter Zeus gegenüber einen Wunsch äußern konnte, sich nichts anderes sehnlichst wünschte, als gemeinsam sterben zu dürfen? Oder gibt es eindrücklichere Beispiele als die unerschrockene und tragische Liebe eines Abaelard und einer Heloïse, die allen Widrigkeiten zum Trotz an ihrer unerschütterlichen Liebe festhielten und ihr ein Leben lang huldigten?

Sicher gibt es aktuellere Zeugnisse als die berühmten Beispiele großer Liebe aus früheren Zeiten und Jahrhunderten, dennoch scheint die ewige Liebe heute eher in die Grauzone der Mythen zu gehören, eine Wunschvorstellung zu sein und nicht die Realität abzubilden. In Wirklichkeit scheint der Zauber der Liebe nach anfänglicher Verliebtheit relativ rasch zu verblassen und die Romantik weicht meist bald der Ernüchterung im Alltag.

Eine Antwort auf die Frage, was nun Liebe sei, konnte die Wissenschaft bisher allerdings nicht befriedigend geben. Vielmehr beschränkte man sich in der Psychologie lange darauf, die Liebe zu definieren, zu klassifizieren und zu typologisieren (Sternberg & Barnes, 1986). Aber auch neuere Definitionen befriedigen nicht und erweisen sich oft als tautologisch oder inhaltsleer (vgl. Asendorpf & Banse, 2000; Schindler, Hahlweg & Revenstorf, 2007). Oft stellt sich auch die Frage, wie Liebe von Partnerschaftszufriedenheit abzugrenzen sei, da beide Konstrukte hoch miteinander korrelieren, wie die Meta-Analyse von Acevedo & Aron (2009) zeigt.

Einfacher scheint es, Dimensionen der Liebe zu beschreiben, als die Liebe selber zu erklären. So umfasst die Liebe gemäß Clark und Reis (1988) verschiedene Aspekte, die mit Leidenschaft, verbaler und körperlicher Zuneigungsbekundung, Sehnsucht nach dem Partner, Sorge um den Partner, Vertrauen in den Partner und Toleranz ihm gegenüber zusammenhängen. Universell wird Liebe auch mit emotionalen Reaktionen wie Euphorie, Energetisierung, intensiver Fokussierung auf und obsessiver gedanklicher Beschäftigung mit der geliebten Person, emotionaler Abhängigkeit und Sehnsucht nach emotionaler und körperlicher Vereinigung mit ihr in Verbindung gebracht (Aron et al., 2005; Hatfield & Sprecher, 1986).

Sternberg (1986) gehört zu den Ersten, welche die Liebe wissenschaftlich zu systematisieren begannen. In seiner *triangulären Theorie* der Liebe schlug er drei Dimensionen der Liebe vor, die bis heute zum allgemein anerkannten Wissen im Bereich der Psychologie der Liebe gehören. Die drei Dimensionen der Liebe sind:

- *Leidenschaft* (physische Anziehung, sexuelle Aktivität)
- *Intimität* (emotionale Verbundenheit und Unterstützung, Zweisamkeit)
- *Commitment/Verbindlichkeit/Verpflichtung/Engagement* (Pflege der Liebe, Investition in die Liebe).

Je nach Ausprägung der jeweiligen Dimension lässt sich für jedes Paar ein idiosynkratisches Dreieck der Liebe erstellen. Während beim gleichschenkeligen Dreieck alle drei Dimensionen in gleichem Ausmaß relevant sind, können bei Dreiecken mit unterschiedlichen Schenkeln eine oder zwei Dimensionen vorrangig sein. Dies kann z. B. bei einem leidenschaftlichen und intimen Paar, das Wert auf Erotik und Nähe legt, jedoch keine tiefer gehende Verpflichtung eingehen möchte, oder bei einem Paar, das vor allem auf gegenseitiges Vertrauen, Verpflichtung und Fürsorge setzt und der erotischen Leidenschaft geringe Bedeutung beimisst, der Fall sein.

Theoretisch und diagnostisch weiterentwickelt und ausdifferenziert wurde dieses Modell im Ansatz der verschiedenen Liebesstile nach Lee (1976) und Hendrick, Hendrick und Dicke (1998) oder im deutschen Sprachraum von Bierhoff, Grau und Ludwig (1993). Diese Autoren unterscheiden die:

- *romantische Liebe* (hohe Werte in Leidenschaft und Intimität)
- *besitzergreifende Liebe* (hohe Werte in Leidenschaft und Verbindlichkeit)
- *pragmatische Liebe* (hohe Werte in Verbindlichkeit und Verpflichtung)
- *kameradschaftliche* oder *freundschaftliche Liebe* (gewisses Ausmaß an Intimität und Verpflichtung)
- *spielerische Liebe* (hohe Werte in Leidenschaft, geringe Werte in Intimität und Verbindlichkeit) und die
- *altruistische Liebe* (hohe Werte bezüglich Verbindlichkeit).

Merke!

Liebe kann bis heute wissenschaftlich nicht erklärt werden. Es handelt sich um ein metaphysisches Konstrukt. Genauso wie wir den Ursprung des Lebens nicht erklären können, ist es bis heute nicht gelungen, zu verstehen, wie aus Sympathie Liebe wird, woher dieses Gefühl kommt und wohin es mitunter wieder entschwindet. Die Liebe wird daher wissenschaftlich meist deskriptiv beschrieben oder in Typologien klassifiziert. Am bekanntesten ist die *trianguläre Theorie der Liebe* von Sternberg (1986), in der drei Dimensionen zur Beschreibung der Liebe vorgeschlagen werden: Leidenschaft, Nähe, Commitment.

Die Liebe bleibt somit auch im 21. Jahrhundert wissenschaftlich ein Mysterium – ein metaphysischer Zustand. Zwar wissen wir, wie Leben technisch entsteht (durch Verschmelzung von Ei- und Samenzelle), können jedoch nicht erklären, woher die Beseelung dieser Materie und damit das Leben letztlich kommen, und genauso bleibt die Liebe ein Buch mit sieben Siegeln. Die vorliegenden Definitionen und Typologien der Liebe zeigen daher nur, dass das Phänomen «Liebe» zwar wissenschaftlich beschrieben, diagnostisch erfasst und klassifiziert werden kann, dass jedoch bis heute kein theoretisches und empirisch fundiertes Verständnis davon besteht, wie Liebe entsteht und was geschieht, dass aus Sympathie Liebe wird. Ebenso wenig ist bekannt, wie sich Verliebtheit, junge Liebe und langjährige Liebe zueinander verhalten. Zwar können hirnfunktionelle und biochemische Prozesse und psychologische Korrelate beschrieben werden, doch bleiben diese Versuche phänomenologisch deskriptiv und erreichen keinen explikativen Status. Dennoch hat die Wissenschaft einiges Licht ins Dunkel der Liebe gebracht. Wichtige Impulse bekam die Liebesforschung durch die neuere Partnerschaftsforschung, die Bindungstheorie sowie in neuerer Zeit durch die Neuro- und Biopsychologie mit bildgebenden Methoden und endokrinologischen Parametern.

Neuere psychologische Ansätze zur Liebe

Das Gefühl der romantischen Liebe scheint relativ universell zu sein und sich nicht nur auf die westliche Kultur zu beziehen, wie früher angenommen wurde. Jankowiak and Fischer (1992) zeigten, dass in 148 von 166 untersuchten Kulturen romantische Liebe erlebt wurde, und auch neuere bildgebende Studien sprechen dafür, dass Liebe kulturunabhängig empfunden wird und die gleichen Areale im Gehirn feuern, wenn jemand verliebt ist (Xu et al., 2011). Damit scheint das Phänomen nicht primär ein Erzeugnis kultureller Überformung zu sein, sondern in der Evolution zu wurzeln. Die Evolutionstheorie formulierte entsprechend die Hypothese, dass sich Männer schneller verlieben, da sie die Frau durch ihre Liebe erst gewinnen und der Frau ihr Commitment zeigen müssen. Liebe als Ausdruck von Commitment wird im Ansatz von Frank (1988) dahingehend gedeutet, dass verliebte Menschen geneigt sind, in hohem Maße Ressourcen (Zeit, Geld usw.) mit dem geliebten Menschen zu teilen, und dadurch auch keine Zeit für Alternativen haben. Diese Theorie wird empirisch nur teilweise gestützt. So fand Galperin (2010) nur teilweise Geschlechtsunterschiede, doch zeigte sich in seiner Studie, dass Männer schneller verliebt sind, wenn sie die sexuellen Interessen der Frau überbewerten und diese als physisch hoch attraktiv wahrnehmen (Stützung des evolutionstheoretischen Ansatzes). Auch Frauen waren schneller verliebt, wenn sie eine starke Sexualität aufwiesen. Die Sexualität spielt bei der Verliebtheit damit eine gewisse Rolle.

Neff und Karney (2008) haben die Frage, was Liebe sei, vor allem kognitiv zu beantworten versucht. Sie postulieren, Liebe sei zum einen eine *Einstellung* gegenüber dem Partner, zum anderen eine Frage der *Motivation*, die positive Einstellung gegenüber dem Partner auf Dauer positiv zu erhalten. Mit der Einstellung ist gemeint, dass Partner zu Beginn der Beziehung dazu tendieren, den anderen als großartig wahrzunehmen. In einer Studie von Neff und Karney (2002) zeigte sich, dass zum Zeitpunkt der Eheschließung nahezu 50 % der Partner den anderen als perfekt bezeichneten, was mit höchsten Partnerschaftszufriedenheitswerten einherging. Zirka 60 % der frisch Verheirateten nahmen ihren Partner als einzigartig wahr und meinten, er sei eine besonders wertvolle, vertrauenswürdige und außerordentliche Person, wobei häufig Stärken im Vergleich zu Schwächen überschätzt wurden.

Personen, die diese positive Sicht des Gegenübers über die Jahre bewahren können, erhalten ihre Liebe und bleiben in der Partnerschaft zufrieden. Die globale Einschätzung («Mein Partner ist der Beste», «Mein Partner ist so liebenswert») weicht mit der Zeit, wenn man den Partner im Alltag besser kennenlernt und sein Verhalten akkurater einschätzen kann, häufig spezifischeren Einstellungen («Mein Partner ist verlässlich», «Mein Partner ist ein guter Koch»), wodurch zum einen eine generelle Entmystifizierung stattfindet, zum anderen die generell positive Sicht verloren geht und später häufig Enttäuschung und Frustration bezüglich einzelner Verhaltensweisen weichen. Was einen am Partner früher begeistert hat («Meine Partnerin war so eloquent und geistreich», «Mein Partner war so großzügig»), weicht kritischen oder gar negativen Bewertungen («Das ständige Geschwätz meiner Partnerin», «Mein Partner ist so verschwenderisch und kann nicht mit Geld umgehen»).

Liebe auf Dauer bedeutet damit, sich die positive Sicht des Partners zu erhalten und die rosarote Brille nicht abzulegen. Diejenigen, denen dies gelingt, berichten auch längerfristig von einer höheren Beziehungszufriedenheit. Partner, die sich gegenseitig wohlwollender einschätzen, sind zufriedener. Sie überschätzen gegenseitig (bewusst) positive Qualitäten des Partners und unterschätzen seine Fehler (vgl. Boyes & Fletcher, 2007).

Offenbar gelingt dies jedoch vielen Paaren nicht. Albrecht und Kunz (1980) verdeutlichen eindrücklich die Diskrepanz zwischen den an die Ehe und den Partner gehegten Erwartungen zum Zeitpunkt des Eingehens der Beziehung und den späteren Erfahrungen. In ihrer Studie schildern 41 % der Männer und 57 % der Frauen, dass die effektive Erfahrung sehr viel schlechter sei als erwartet, 33 % der Männer und 27 % der Frauen empfinden die Eheerfahrung als etwas schlechter als erwartet,

Merke!
Zu Beginn einer Beziehung nimmt man den Partner in der Regel sehr positiv, durch die rosarote Brille, wahr. Im Verlauf der Zeit ändert sich dies und negative Aspekte bekommen größere Valenz bis hin zur völligen Einfärbung der Sicht, die man vom Partner hat. Die anfängliche Großzügigkeit und Toleranz gegenüber Schwächen des Partners nehmen ab und weichen einer nörglerischen, kritischen Haltung. Man versucht den Partner nach seinen Vorstellungen zu ändern, wodurch es zum Machtkampf und zur Zerstörung der Liebe kommt.

Merke!
Liebe verkümmert, wenn man dem Partner nicht Toleranz entgegenbringt und sich eine positive Sicht von ihm bewahrt. Partner, denen es gelingt, negative Aspekte des anderen zu filtern und in ihrer Gesamtbedeutung nicht zu überhöhen, können sich ein positives Bild des Partners erhalten und damit die Liebe längerfristig bewahren.

während sich bei 20 % der Männer und 11 % der Frauen die Erwartung und Erfahrung im Ehealltag einigermaßen decken. Nur bei 5 % der Männer und Frauen ist die Eheerfahrung im Alltag besser als die Erwartungen, die man daran hatte.

Offenbar korrigieren viele Partner aufgrund der Alltagserfahrungen mit dem Partner ihr Bild von ihm, fühlen sich ernüchtert und in ihren Erwartungen enttäuscht. Letztlich ist dies jedoch ein Attributionsproblem. Die Enttäuschung wird auf Eigenschaften des Partners (internale, stabile, globale Attribution: negativer Charakter) oder auf externe Umstände und Alltagswidrigkeiten zurückgeführt. Im letzteren Fall ist dies günstig für den Partner und damit auch für die Aufrechterhaltung der Liebe.

Neuropsychologie der Liebe

Immer häufiger werden die neuropsychologischen Befunde zur Liebe zitiert. Bildgebende Untersuchungen haben gezeigt, dass bei Verliebtheit oder Liebesgefühlen eine ganze Reihe von Hirnregionen involviert ist, dass jedoch vor allem subkortikale Belohnungs-, Emotions- und Motivationszentren aktiviert sind (Aron et al., 2005; Acevedo et al., 2011).

Aron et al. (2005) untersuchten mittels funktioneller Magnetresonanztomografie (fMRI) die Hirnaktivitäten von 17 Probanden (zehn Frauen und sieben Männer), die sich als intensiv frisch verliebt beschrieben. Als Stimulusmaterial verwendeten sie eine Fotografie (Porträt) des geliebten Partners einerseits und das Gesicht einer vertrauten, emotional neutralen Person gleichen Alters und Geschlechts andererseits (neutraler Stimulus).

Acevedo, Aron, Fisher und Brown (2011) zeigten in ihrer Studie an zehn Frauen und sieben Männern (durchschnittliche Ehedauer 21,4 Jahre) mittels fMRI, dass beim Betrachten des Bildes des Partners (im Vergleich zu Bildern einer anderen nahen Person, eines langjährigen engen Freundes versus einer fremden Person) auch bei Langzeitbeziehungen Gefühle romantischer Liebe nachweisbar sind und ähnliche Hirnareale aktiviert werden wie bei jüngerer Liebe (siehe **Abbildung 2-2**). Bei Personen mit starker Liebe zu ihrem langjährigen Partner zeigte sich in der Computertomografie beim Sehen des Partnerbildes eine Aktivierung der dopaminreichen Hirnareale des Belohnungszentrums und des Systems der Basalganglien (ventrales tegementales Areal, dorsales Striatum). Ferner wurden Areale aktiviert, die mit müt-

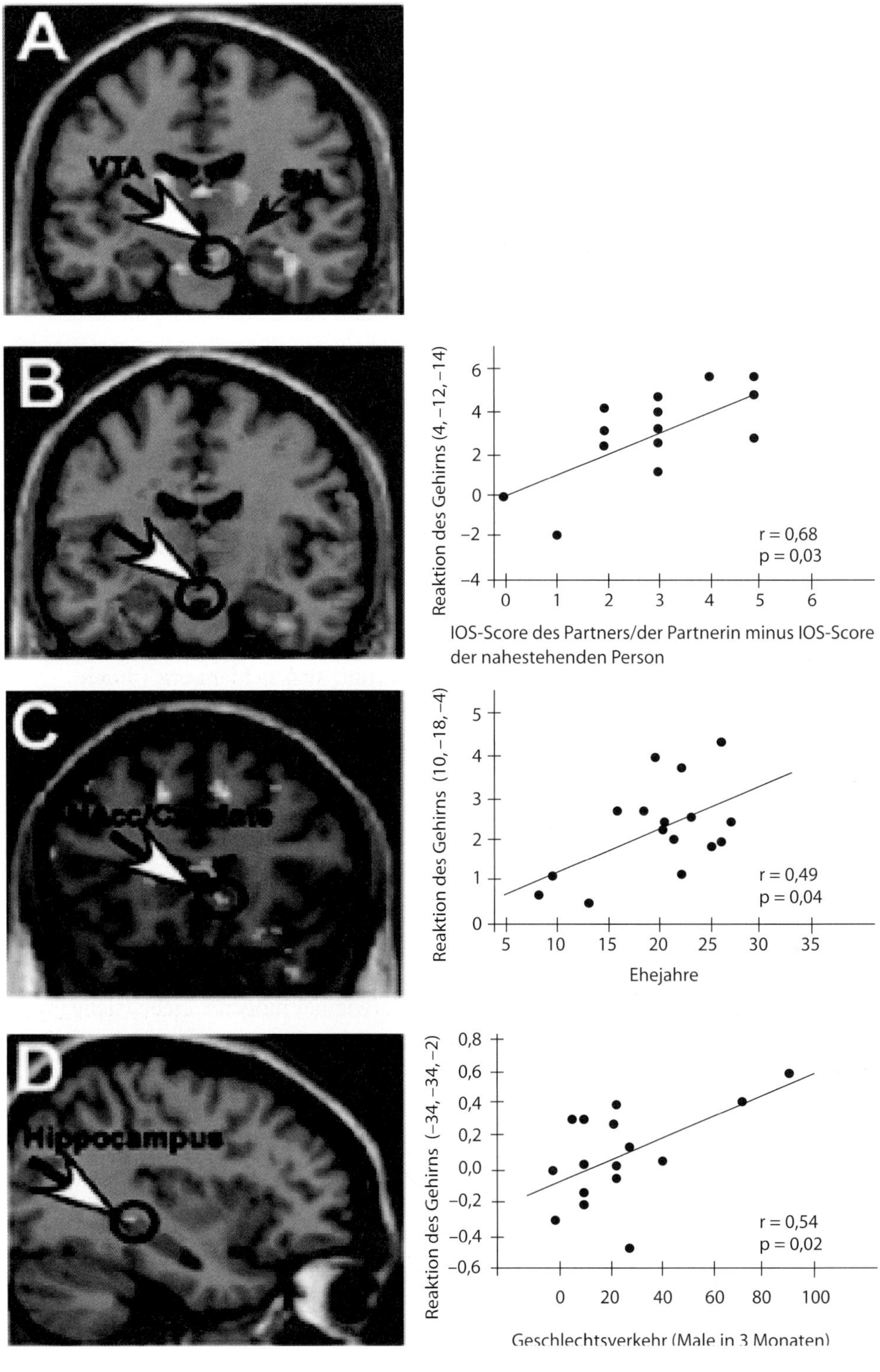
A
VTA
SN
B
Reaktion des Gehirns (4, −12, −14)
IOS-Score des Partners/der Partnerin minus IOS-Score der nahestehenden Person
r = 0,68
p = 0,03
C
Reaktion des Gehirns (10, −18, −4)
Ehejahre
r = 0,49
p = 0,04
D
Hippocampus
Reaktion des Gehirns (−34, −34, −2)
Geschlechtsverkehr (Male in 3 Monaten)
r = 0,54
p = 0,02

terlicher Bindung zusammenhängen: Globus pallidus, Substantia nigra, Raphe Nukleus und Thalamus, Insularcortex, anteriores und posteriores Cingulatum. Korrelationen lagen zwischen neuronaler Aktivität und mittels Fragebögen erfassten Konstrukten vor. So korrelierte eine Aktivierung des ventralen tegmentalen Areals mit im Fragebogen erfasster romantischer Liebe, der Globus pallidus mit freundschaftlicher Liebe, Hypothalamus und posteriorer Hippocampus mit der Häufigkeit sexueller Aktivitäten und Aktivierungen des Nucleus caudatus, Septum/Fornix, posteriores Cingulatum und posteriorer Hippocampus mit leidenschaftlicher Liebe.

So interessant die Liebe im Spiegel bildgebender Methoden ist, was genau sie ausmacht, wie sie entsteht und vergeht, dazu gibt uns auch die Neuropsychologie keine Hinweise. Die Liebe bleibt weiterhin ein Mysterium.

Merke!
Wenn man verliebt ist oder liebt, geht dieser Gefühlszustand mit einem wahren Cocktail von Hormonen einher und gewisse Hirnareale feuern. Dennoch ist die Liebe kein biochemischer Vorgang, sondern äußert sich lediglich in physiologischen, biochemischen oder hirnstrukturellen Parametern.

Liebe ist interindividuell unterschiedlich

Liebe scheint zudem nicht für alle dasselbe Gefühl zu sein oder zumindest nicht für alle dieselbe Rolle zu spielen. Zwar spricht man heute von der «Liebesheirat» (im Vergleich zur früheren «Zweckhochzeit»), doch sieht man in verschiedenen Studien, dass Liebe und Leidenschaft unterschiedlich definiert werden. Gottman (1994) hat mit seiner Paartypologie auf diese Sachlage aufmerksam gemacht. Er unterscheidet:

Abbildung 2-2: Hirnfunktionen und Liebe (Acevedo et al., 2011, Seite 6; mit freundlicher Genehmigung von Oxford University Press).
A) Personen, die über intensive Liebe zu einem langjährigen Ehepartner berichten, zeigen als Reaktion auf Bilder ihres Partners/ihrer Partnerin eine signifikante neuronale Aktivierung in den dopaminreichen Belohnungsarealen des ventralen tegmentalen Areals (VTA) bzw. der Substantia nigra (SN).
B) Bild und Scatter-Plot zur Verdeutlichung des Zusammenhangs zwischen der Reaktion des Gehirns im VTA minus des Ansprechens auf eine nahestehende Person unter Einschluss der Other-in-the-Self-Scores (IOS-Scores). Stärkere Nähe zum Partner/zur Partnerin ging mit einem im Vergleich zu einer nahestehenden Person stärkeren Ansprechen im VTA einher.
C) Bild und Scatter-Plot zur Verdeutlichung des Zusammenhangs zwischen dem Ansprechen des Gehirns im Nucleus accumbens bzw. caudatus und der Anzahl der Ehejahre mit dem Partner/der Partnerin. Eine höhere Anzahl Ehejahre ging mit einer im Vergleich zu einer vertrauten Person stärkeren Reaktion im Nucleus accumbens bzw. caudatus auf den Partner/die Partnerin einher.
D) Bild und Scatter-Plot zur Verdeutlichung des im Vergleich zu einer nahestehenden Person stärkeren Ansprechens auf den Partner/die Partnerin im posterioren Hippocampus, verbunden mit häufigerem Geschlechtsverkehr.

- *impulsive Paare*, gekennzeichnet durch starke Konfliktbereitschaft, viel Negativität, aber dennoch um ein Vielfaches mehr Positivität und starke Leidenschaftlichkeit
- *wertschätzende Paare*, gekennzeichnet durch hohes Verständnis und Einfühlungsvermögen für den Partner, ein hohes Ausmaß an Ruhe, Geborgenheit und Intimität und viel Gemeinsamkeit, jedoch auch durch die Gefahr längerfristiger Langeweile, und
- *vermeidende Paare*, gekennzeichnet durch eine geringe Konflikthäufigkeit, kaum Meinungsverschiedenheiten, die zudem als nebensächlich abgetan werden, aber auch durch mangelndes Engagement und wenig emotionale Bindung an den Partner (vgl. auch Bodenmann, Gottman & Backman, 1997; Holman & Jarvis, 2003).

Alle drei Paartypen scheinen mit ihrer Beziehung zufrieden zu sein und längerfristig eine relativ gute Prognose zu haben. Wie Bodenmann et al. (1997) zeigen konnten, gehören jüngere Paare häufiger zu den impulsiven Paaren, Paare im mittleren Erwachsenenalter gehören zur Gruppe der wertschätzenden Paare und ältere Paare zur Gruppe der vermeidenden Paare. Relevant ist diese Typologie von Paaren für die Paartherapie deshalb, weil sie zeigt, dass sehr unterschiedliche Paare gleichermaßen zufrieden und stabil sein können, was bei der Festlegung von Therapiezielen zu berücksichtigen ist. Die Frage, welche Rolle dabei die Liebe spielt, wird von Gottman (1994) zwar nicht beantwortet, kann jedoch indirekt erschlossen werden. Die leidenschaftliche Liebe spielt bei den impulsiven Paaren, die ruhige, wertschätzende Liebe bei den wertschätzenden Paa-

Merke!
Gottman (1994) postuliert in seiner Typologie von Paaren, dass das Bedürfnis nach Nähe, Intimität und Leidenschaft sehr unterschiedlich ausgeprägt sein kann und Paare mit unterschiedlicher Nähe zufrieden und stabil sein können. Entsprechend sollte auch therapeutisch kein Idealtypus als Therapieziel vorgegeben werden, sondern die jeweilige Sicht des Paares und seine Bedürfnisse sollten die Zielgröße bestimmen.

Merke!
Es ist schwierig bis unmöglich zu definieren, wann die Liebe zu schwach, zu wenig ausreichend oder pathologisch ist, weil das Nähe-Distanz-Bedürfnis individuell und dyadisch sehr unterschiedlich ausgeprägt ist, sich im Laufe einer Partnerschaft verändert – mit Phasen eines größeren Bedürfnisses nach Nähe und solchen mit dem Wunsch nach mehr Distanz, Freiheit und Unabhängigkeit – und weil sich sowohl subjektiv wie objektiv nur schwer festlegen lässt, wann die Liebe zum Problem wird. Erschwerend kommt hinzu, dass diese Bedürfnisse zwischen den Partnern variieren können und beide zeitweise oder allgemein unterschiedliche Sichtweisen und Bedürfnisse haben.

ren die stärkste Rolle. Bei den vermeidenden Paaren dagegen spielt Liebe keine markante Rolle mehr, die Partner haben sich aufeinander eingependelt, führen ein geruhsames Leben ohne Leidenschaft, aber auch ohne große Reibung. Es scheint, dass sie die Abwesenheit der prickelnden Liebe nicht sonderlich beunruhigt oder stört.

Wichtig!
Partnerschaftsstörungen stellen keine klinische Diagnose nach DSM-IV-R oder ICD-10 dar. Sie werden bestenfalls als V-61.1-Kodierung (Partnerschaftsprobleme) im DSM oder Z-63.0-Kodierung (Probleme in der Beziehung zum Ehepartner) bzw. Z-63.5 (Familienzerrüttung durch Trennung oder Scheidung) im ICD vermerkt oder auf Achse IV unter psychosozialen Belastungsfaktoren aufgeführt.

Definition von Partnerschaftsstörungen

Im Gegensatz zu individuellen psychischen Störungen (z. B. affektive Störungen, Angststörungen, Psychosen) gibt es in den herkömmlichen Klassifikationssystemen (DSM-IV-R oder ICD-10) weder diagnostische Kriterien noch Klassifikationen von Partnerschaftsstörungen. Letztere zählen nicht zu dieser Form von Störungen und können bestenfalls als *V-Kodierung* im DSM-IV-R oder *Z-Kodierung* im ICD-10 vermerkt werden.

Dass Partnerschaftsstörungen nicht klassifiziert werden können, hat mehrere Gründe. Zum einen beruhen die Klassifikationssysteme für psychische Störungen auf der traditionellen Nosologie und gehen von einem individuumzentrierten Störungsverständnis aus, wie dies im medizinischen Krankheitsmodell der Fall ist. Störungen haben gemäß diesem Modell ihren Ursprung in genetischen oder biologischen Ursachen und sind primär medikamentös zu behandeln.

Obgleich sich heute in der Klinischen Psychologie und Psychiatrie allgemein das *bio-psycho-soziale Störungsmodell* durchgesetzt hat, das bei der Störungsgenese neben angeborenen Bedingungen in hohem Maße auch psychischen Prozessen und dem sozialen Umfeld Rechnung trägt, hat auch dieses Modell lediglich den Einbezug von sozialen Bedingungen bei der Erklärung psychischer Störungen beim Individuum im Blick, jedoch nicht wirklich die Störung von Systemen wie der Partnerschaft oder Familie per se. Eine Partnerschaftsstörung bleibt demnach eine «persönliche Angelegenheit des Paares».

Dessen ungeachtet kann man eine Partnerschaftsstörung auf drei Ebenen beschreiben:

- Ebene der Partnerschaftszufriedenheit
- Ebene der Partnerschaftsqualität
- Ebene der Partnerschaftsstabilität.

Eine Partnerschaftsstörung liegt vor, wenn wichtige Aspekte der Partnerschaftsqualität (z. B. Nähe/Verbun-

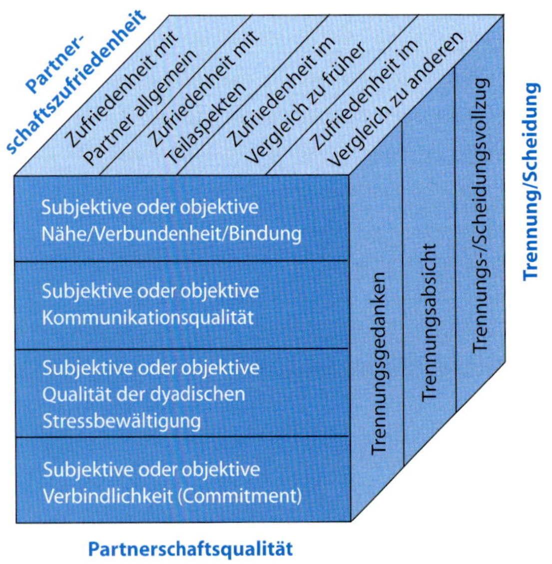

Abbildung 2-3: Dimensionen zur Beurteilung einer Partnerschaftsstörung

denheit, Kommunikation, Sexualität, Commitment) dysfunktional sind und einer oder beide Partner mit diesem Zustand unzufrieden sind (niedrige Partnerschaftszufriedenheit) und darunter leidet bzw. leiden (persönlicher Leidensdruck) oder wenn Experten eine dysfunktionale Partnerschaftsqualität feststellen. Für das Befinden der Person spielt oft die subjektive Sicht eine wichtigere Rolle als die Expertenmeinung.

Eine Partnerschaftsstörung kann sich als akute Partnerschaftskrise, chronisch konfliktreiche Partnerschaft oder entleerte Beziehungshülle (entfremdete Partnerschaft) manifestieren. Sie geht häufig mit Trennungsgedanken, Trennungsabsichten oder einer Scheidung einher (siehe **Abbildung 2-3**). Eine Partnerschaftsstörung kann sich generalisiert (in mehreren oder allen Bereichen der Partnerschaft) äußern oder sich auf einzelne Bereiche (z. B. Kommunikation, Sexualität, Commitment) beziehen.

Beachte!
Je generalisierter die Partnerschaftsproblematik ist oder je stärker sie sensible Bereiche (z. B. Treue) betrifft, desto schwerer wiegt die Störung.

Die Partnerschaftsstörung kann sich auf folgenden Ebenen äußern:

- *behaviorale Ebene* (destruktive Kommunikation, Gewalt)
- *emotionale Ebene* (Enttäuschung, Resignation, Verbitterung, Angst, Ekel, Entfremdung)
- *kognitive Ebene* (enttäuschte Erwartungen, negative Bilanzierung bezüglich Kosten und Nutzen der Beziehung, Wahrnehmung gravierender Differenzen zum Partner)
- *motivationale Ebene* (fehlende Motivation, die Beziehung weiterführen zu wollen)
- *interpersonelle* Ebene (reduzierte Kohäsion zwischen den Partnern).

Damit treten bei einer Partnerschaftsstörung vier Arten von Merkmalen auf, die deren Definition insgesamt komplex und schwierig machen, zumal die einzelnen Bereiche hierarchisch strukturiert sind und nicht alle gleich stark zur Beziehungsstörung beitragen (Fletcher, Simpson & Thomas, 2000):

- *dyadische* Merkmale (Spannungen, Konflikte zwischen den Part-

nern, fehlender Konsens zwischen den Partnern, emotionale Distanzierung vom Partner)
- *individuelle* Merkmale (Enttäuschung, mangelndes Engagement für die Beziehung)
- *deskriptive* Merkmale (gestörte Kommunikation)
- *evaluative* Merkmale (subjektive Unzufriedenheit eines oder beider Partner).

Die Zufriedenheitseinschätzung stellt ein erwiesenermaßen volatiles Maß dar, das Fluktuationen und konstanten Veränderungen unterworfen ist. Dazu gehören Stimmungsschwankungen, Bewertungsschwankungen infolge wechselnder Referenzsysteme, infolge eines veränderten Interaktionsverhaltens der Partner, veränderter Ansprüche, Ziele und anderer motivationaler Parameter, aber auch der Zyklus der Frau. Dementgegen gilt die Partnerschaftsstabilität allgemein als verlässlicheres und objektiveres Maß.

Doch auch diese Definition ist auf den zweiten Blick tückischer als erwartet. So wird in der Literatur Instabilität von Partnerschaften relativ breit gefasst (vgl. Karney, Bradbury & Johnson, 1999). In Studien wird Trennung häufig definiert als ernsthaft an Trennung denkende Paare, getrennte Paare und geschiedene Paare. Und sie wird semantisch inkonsistent verwendet: stabile Paare als relativ robust bezüglich ihrer Partnerschaftsqualität, instabile Paare als Paare mit starken Höhen und Tiefen, instabilen Beziehungsverhältnissen oder aber im Sinne von Trennung oder Beziehungsauflösung. Erschwerend kommt hinzu, dass eine Trennung oder Scheidung kein reliables Merkmal für eine Beziehungsstörung zu sein braucht, da rund 25–40 % der unzufriedenen Paare stabil zusammen sind (Beach, 1999), während sich rund 26 % der Paare, die an und für sich zufrieden sind, scheiden lassen (Amato & Hohmann-Mariott, 2007) (siehe Seiten 216–222).

Beachte!

Es ist schwierig, eine Partnerschaftsstörung reliabel und valide zu definieren, da sie konstituiert wird durch Abweichungen im Rahmen verschiedener Bereiche, und zwar:
- der statistischen Norm (Normalverteilung)
- der Expertennorm (Festlegung von Kriterien durch Paarforscher oder -therapeuten)
- der Idealnorm (eigene Idealvorstellung einer Beziehung)
- der sozialen Norm (Partnerschaftsbild in der Gesellschaft oder einer soziokulturellen Gruppe)
- der persönlichen Norm (Ansprüche an die Beziehung im Vergleich zu anderen oder im Vergleich zu früher).

Erschwerend kommt hinzu, dass die Sicht des einen Partners nicht mit der Sicht des anderen übereinstimmen muss, wodurch die Störung nur einseitig wahrgenommen werden und mehr, weniger oder keinen Leidensdruck auslösen kann. Auch objektive Kriterien wie eine Scheidung sind ungünstige Definitionsmerkmale, da sich viele Paare nicht scheiden lassen, die unglücklich sind, jedoch andere sich trennen, die an und für sich keinen Anlass dazu hätten.

Wichtiges in Kürze

Trotz der hohen Instabilität von Partnerschaften und Ehen ist das Bedürfnis nach einer stabilen, glücklichen Beziehung nach wie vor ein Hauptwunsch und die Attraktivität dieses Beziehungsmodells wird auch heute nicht infrage gestellt. Die meisten Menschen suchen ihr Glück in einer Zweierbeziehung von Bestand. Der Hauptgrund dafür liegt im menschlichen Grundbedürfnis nach Bindung, Sicherheit, Wertschätzung und Achtung sowie Kontinuität. All diese Aspekte kann man am besten in einer engen Partnerschaft erfahren und befriedigen. Das Dilemma besteht darin, wie man diesen Wunsch nach einer lebenslangen Beziehung in einer längerfristigen Partnerschaft aufrechterhalten und ihm gerecht werden kann. Wie gelingt es, die Liebe aufrechtzuerhalten, ihr Beständigkeit zu geben und die anfängliche Euphorie und Begeisterung für den Partner zu erhalten? Dies scheint das Hauptproblem längerfristiger Partnerschaften zu sein. Die anfängliche Faszination weicht in vielen Fällen dem Alltagstrott, die Liebe beginnt zu erodieren, die Sicht von der Partnerschaft wird allmählich negativ eingefärbt, die Haltung gegenüber dem Partner kritischer, weniger tolerant und zunehmend fordender, wodurch die positiven Gefühle erstickt werden. Hohe Erwartungen an die Partnerschaft tragen zu dieser Entwicklung bei. Es kommt zu Unzufriedenheit, Entfremdung und Trennungsgedanken oder zur effektiven Auflösung der Beziehung – zu einer Partnerschaftsstörung.

Die Definition einer Partnerschaftsstörung ist jedoch schwierig, da es einerseits die subjektive Einschätzung eines oder beider Partner sein kann, eine Beurteilung durch Experten oder beides. Häufig sind es gewisse Bereiche der Partnerschaft, die Unzufriedenheit auslösen, wobei diese im Vergleich zu früher oder zu anderen Paaren festgestellt wird. Eine Partnerschaftsstörung kann sich als Unzufriedenheit eines oder beider Partner, als Beziehung mit niedriger Partnerschaftsqualität (ungünstige Kommunikation, inadäquate Problemlösung, mangelndes Commitment, Sexualstörungen) oder in Form von Trennung oder Scheidung äußern. Doch gerade letzteres Kriterium zeigt, wie schwierig es ist, eine Partnerschaftsstörung objektiv zu fassen, da Scheidung und Beziehungsstörung nicht kongruent sind. So können sehr unglückliche Paare ein Leben lang zusammenbleiben, während es heute immer häufiger zu Scheidungen auch bei an und für sich zufriedenen Paaren kommt.

Die anfängliche Liebe ist somit insgesamt ein schlechter Prädiktor für Partnerschaftsverläufe und deren Ausgang. Anfangs sind die meisten Paare verliebt, der biochemische Cocktail brodelt, doch unabhängig von der ursprünglichen Liebe und ihrer Stärke kann es zu Partnerschaftsproblemen und Scheidung kommen.

3. Psychische Störungen und Partnerschaft

Die Familie bildet einen der wichtigsten Einflussfaktoren auf die Gesundheit, indem sie *ökonomische, soziale und psychologische Ressourcen* oder *Belastungen* beinhaltet, welche die Gesundheit der Familienmitglieder fördern oder gefährden (Carr & Springer, 2010).

Obgleich psychische Störungen in einen persönlichen, sozialen, ökologischen, gesellschaftlichen, kulturellen und historischen Kontext eingebettet sind, wobei die verschiedenen von Bronfenbrenner (1981) thematisierten Systeme (Mikro-, Meso- und Makrosystem) relevant sind und mannigfach aufeinander einwirken (siehe **Abbildung 3-1**), spielt die Partnerschaft innerhalb der Familie und anderer sozialer Beziehungen (Freunde, Verwandte, Bekannte, Unterstützung durch Professionelle) eine Schlüsselrolle. Damit können das Mikrosystem und die Partnerschaft im Speziellen als fundamentale Größe im Verständnis von psychischen und somatischen Störungen gelten. Relevant sind der Partnerschaftsstatus, die Partnerschaftsbiografie und die Partnerschaftszufriedenheit oder -qualität.

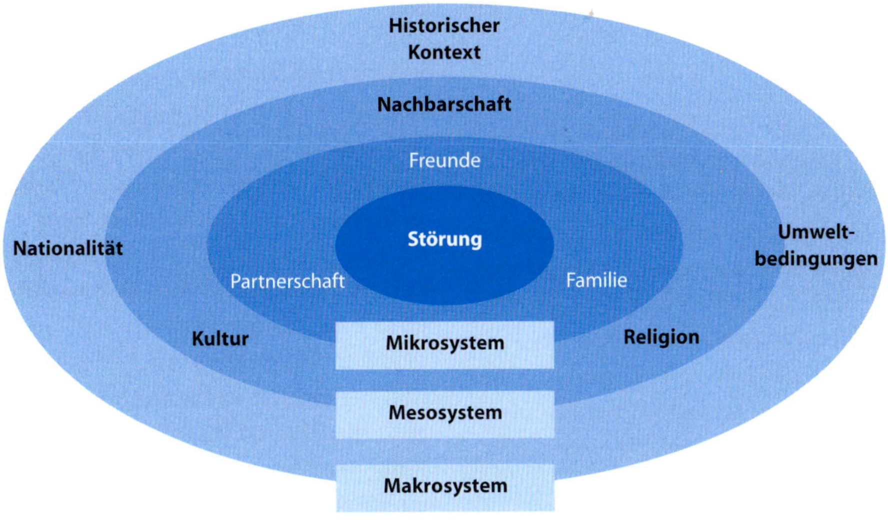

Abbildung 3-1: Die Einbettung von Störungen in den ökologischen Kontext

Partnerschaftsstatus und Befinden

Es gibt eine Fülle von Studien, die den Zusammenhang zwischen Beziehungsstatus (ledig, verheiratet, verwitwet, geschieden) und Befinden dokumentieren. So zeigen sämtliche Untersuchungen bei verheirateten Personen ein *besseres Befinden* und *längere Lebensdauer* als bei nicht verheirateten Personen. Verheiratete Menschen haben allgemein ein geringeres Risiko für akute oder chronische Gesundheitsprobleme, wie grippale Infekte, Krebserkrankung, Operationen, Herzinfarkt oder psychische Störungen, und weisen in allen Phasen des Lebens eine *geringere Mortalitätsrate* auf als unverheiratete Personen, wobei die Effekte bei Männern besonders stark ausgeprägt sind (Hughes & Waite, 2009). Der verheiratete Status geht zudem mit einem geringeren Zigarettenkonsum einher, was das Krebsrisiko senkt (Duncan, Wilkerson & England, 2006).

Beachte!
Allein die Tatsache, verheiratet zu sein oder in einer stabilen, festen Beziehung zu leben, ist hochgradig gesundheitsrelevant. Eine stabile Partnerschaft senkt bei Frauen die Mortalitätsrate um 50 %, bei Männern um 250 % (Kiecolt-Glaser & Newton, 2001). Das Befinden von Personen in stabiler Partnerschaft bzw. Ehe ist deutlich besser als das von ledigen Personen, die ihrerseits ein besseres Befinden angeben als Verwitwete oder getrennt Lebende bzw. Geschiedene.

Interessanterweise führt schon die *Heirat* zur Verbesserung des psychischen Befindens (Simon, 2002), während eine Scheidung in aller Regel mit einer Verschlechterung der Gesundheit einhergeht (siehe auch Seiten 191–196).

Der Effekt, dass verheiratete Personen konsistent eine niedrigere Mortalitätsrate als Ledige, Geschiedene und Verwitwete aufweisen, bleibt auch nach der Kontrolle von Alter, Geschlecht, sozioökonomischem Status und Nationalität in den USA, Asien und Europa bestehen (Carr & Springer, 2010). Vergleichbare Befunde lieferte die Studie von Diener, Gohm, Suh und Oishi (2000) bei 59 169 Personen aus 42 Nationen, wo sich kaum Unterschiede zwischen den Nationen fanden. In kollektivistischen Nationen erwies sich einzig die Heirat gegenüber der Kohabitation bezüglich Lebenszufriedenheit leicht überlegen und Scheidungsfolgen waren etwas geringer als in individualistischen Gesellschaften.

Während lange angenommen wurde, dass es zur Bedeutung von Partnerschaft oder Ehe *Geschlechtsunterschiede* gäbe, zeigen Scott et al. (2010, siehe **Tabelle 3-1**) in ihrer Survey-Studie in 15 Ländern mit 34 493 Probanden im Rahmen der WHO, dass eine enge bzw. intime Partnerschaft oder Ehe (im Vergleich zum Ledigenstatus) bei Frauen wie Männern mit einem niedrigeren Risiko zur Entwicklung *jeglicher psychischen Störung* einhergeht. Allerdings finden sich störungsspezifische Geschlechtsef-

Tabelle 3-1: Odds Ratio der protektiven Wirkung des Ehestatus bei verschiedenen Störungen (länderübergreifend) (nach Scott et al., 2010, Seite 1501)

Störung	Männer	Frauen
Major Depression/Dysthymie	0,6–0,9	0,9–1,1
Bipolare Störungen	0,4–0,8	0,4,-0,8
Panikstörungen	0,4–0,9	0,8–1,5
Generalisierte Angststörungen	0,5–1,1	0,8–1,3
Agoraphobie	0,3–1,4	0,4–1,0
Sozialphobie	0,1–0,3	0,2–0,3
Spezifische Phobie	0,5–1,0	0,5–0,8
Posttraumatische Belastungsstörung (PTSD)	0,4–1,1	0,6–1,0
Alkoholmissbrauch	0,4–0,7	0,2–0,4
Alkoholabhängigkeit	0,5–1,1	0,2–0,5
Drogenmissbrauch	0,1–0,3	0,2–0,4

fekte, wonach Männer häufiger *substanzinduzierte Störungen* und Frauen häufiger *Depressionen* und *Panikstörungen* aufweisen. Eine kürzlich zurückliegende Scheidung erhöht bei beiden Geschlechtern das Störungsrisiko, erneut bei Männern stärker für Suchtstörungen, bei Frauen für Depressionen.

Die stärksten Effekte des Partnerschaftsstatus finden sich demnach bei affektiven Störungen, Panikstörungen, generalisierten Störungen, Agoraphobie und spezifischer Phobie, wobei das Risiko, beispielsweise an einer Panikstörung zu erkranken, bei ledigen Frauen um den Faktor 1,5 erhöht ist.

Die *gesundheitsschützende Wirkung* der Ehe oder einer festen, stabilen Partnerschaft wird in der Regel durch die Selektions- oder Protektionshypothese erklärt. Bei der *Selektionshypothese* geht man davon aus, dass diejenigen Menschen eine höhere Wahrscheinlichkeit haben, sich zu verheiraten und verheiratet zu bleiben, die psychisch und physisch gesünder sind und damit weniger Belastungen mit sich bringen. Diese Menschen sind auf dem Heiratsmarkt attraktiver und finden daher schneller einen Partner, den sie auch länger halten können. Die unterschiedlichen Befunde zur Morbidität und Mortalität zwischen verheirateten und unverheirateten Menschen würden damit einen Selektionsbias widerspiegeln, wonach Personen mit schlechteren Lebens- und Gesundheitsbedingungen und größeren psychischen oder physischen Problemen auch weniger häufig heiraten.

Bei der *Protektionshypothese* nimmt man an, dass die Ehe oder feste Partnerschaft per se einen günstigen Einfluss auf die Gesundheit der Partner hat, indem die Partner mehr materielle und soziale Ressourcen aufweisen, weniger risikoreiches und gefährliches Freizeit- und Sexualverhalten haben (z. B. weniger Hochrisikosport, weniger ungeschützter Geschlechtsverkehr mit fremden Partnern), sich gegenseitig stärker für regelmäßige Gesundheitskontrollen beim Arzt motivieren, gesünder essen und leben und über ein größeres soziales Netzwerk verfügen, das stressabfedernde Wirkung haben kann.

Interessant ist dabei die Tatsache, dass sich die Partner in diesem Verhalten gegenseitig «anstecken». So zeigten Falba und Sindelar (2008) in ihrer Sechs-Jahres-Längsschnittstudie bei einer Stichprobe von 6072 Personen, dass sich die Partner in ihrem Gesundheitsverhalten mit der Zeit immer mehr annähern. So stieg die Wahrscheinlichkeit einer Grippeimpfung bei Männern um 60 %, wenn sich ihre Partnerin impfen ließ, während dies nur bei 21 % der Männer der Fall war, wenn sich die Partnerin weiterhin nicht impfen ließ. Am stärksten sind die Partnereffekte beim Rauchen (58 % für Männer und 52 % für Frauen) und beim Alkoholkonsum (85 % für Männer und 35 % für Frauen), während sie beispielsweise bei der Cholesterinkontrolle (ca. 18 % für beide) etwas geringer sind. Wenn der Partner weiterhin raucht, ist es für den anderen schwerer, damit aufzuhören. Auf der anderen Seite stimuliert das Gesundheitsverhalten des einen (z. B. körperliche Bewegung) das des anderen um mindestens 15 %.

Neben den Effekten beim Gesundheitsverhalten erfüllt eine stabile Partnerschaft oder Ehe aber auch ganz allgemein das Bedürfnis nach *Sicherheit*, *Geborgenheit* und *Nähe*, gibt das Gefühl der Zugehörigkeit, wirkt damit Einsamkeit und Isolation entgegen und erlaubt den Paaren den Aufbau einer gemeinsamen Identität und das Gefühl gemeinsamen Erfolgs (Diener et al., 2000). Hinzu kommt, dass eine stabile

Merke!

Partner bedingen sich gegenseitig in ihrem Gesundheitsverhalten. Wenn der eine weiterhin raucht, ist die Wahrscheinlichkeit erhöht, dass der andere trotz guter Vorsätze weniger erfolgreich damit aufhören kann. Andererseits steckt auch positives Gesundheitsverhalten an. Wenn der Partner regelmäßige Gesundheitschecks beim Arzt durchführt, sich körperlich ertüchtigt und der Grippe durch Impfung vorbeugt, tut dies der Partner auch eher.

Hintergrund

Stimpson, Wilson und Schuler (2012) zeigten, dass die Wahrscheinlichkeit für somatische Probleme bei getrennt Lebenden bzw. Geschiedenen um den Faktor 1,19 erhöht ist. Getrennt Lebende bzw. Geschiedene (Faktor 1,44) und kürzlich Verwitwete (Faktor 1,27) haben ein höheres Risiko als Verheiratete für psychische Probleme. Getrennt Lebende bzw. Geschiedene haben zudem ein höheres Risiko für beruflichen Ausfall aufgrund von Gesundheitsproblemen (Faktor 1,36).

Partnerschaft mit der Möglichkeit zu *dyadischem Coping* (siehe auch Seite 180) eine wichtige Ressource bereitstellt, die es Paaren ermöglicht, tägliche Widrigkeiten ebenso wie gravierende kritische Lebensereignisse besser zu bewältigen (Bodenmann, 2000a). Nicht zu vernachlässigen sind aber auch *sozio-ökonomische Aspekte*, da bei Ehepaaren das Einkommen in der Regel höher liegt als bei Singles und Geschiedenen.

Partnerschaftsqualität und Befinden

Obgleich schon eine stabile Beziehung oder Ehe eine signifikante gesundheitsrelevante Bedeutung hat, spielt natürlich vor allem die *Qualität* der Partnerschaft eine zentrale Rolle. So erstaunt es nicht, dass sich *Langzeitpartnerschaften* mit niedriger Partnerschaftsqualität negativ auf das allgemeine Befinden auswirken, wie Hawkins und Booth (2005) in ihrer Zwölf-Jahres-Längsschnittstudie mit 1183 Personen (58 % der Ursprungsstichprobe) nachwiesen. Paare, die trotz hoher Unzufriedenheit zusammenblieben, zeigten deutlich geringere Fröhlichkeit («happiness») und Lebenszufriedenheit, einen geringeren Selbstwert und ein allgemein ungünstigeres psychisches und physisches Befinden als glückliche Paare. Interessanterweise zeigten unglückliche Personen sogar niedrigere Werte als Geschiedene.

Merke!
Die Partnerschaftsqualität spielt über den Beziehungsstatus hinaus eine wichtige Rolle für das Befinden der Partner. Am gesündesten und glücklichsten sind Personen mit hoher Beziehungszufriedenheit. Personen in langen, nicht zufriedenstellenden Beziehungen zeigen dagegen ein schlechteres Befinden, eine niedrigere Lebenszufriedenheit und einen geringeren Selbstwert als Geschiedene oder Ledige.

Der Zusammenhang zwischen Beziehungsqualität und Befinden ist heute gut untersucht. So zeigt sich zum einen, dass eine glückliche Partnerschaft einer der stärksten Prädiktoren für die Lebenszufriedenheit (Ruvolo, 1998) ist. Snyder, Whisman und Beach (2009) wiesen sogar nach, dass eine glückliche Partnerschaft für die Zufriedenheit mit dem eigenen Leben insgesamt wichtiger ist als Gesundheit, Arbeit oder eigene Kinder. Eine glückliche, intime Beziehung gehört damit zu den Grundpfeilern für *Lebenszufriedenheit* und *Wohlbefinden* der Partner (Kiecolt-Glaser & Newton, 2001; Proulx, Helms & Buehler, 2010). Personen in einer glücklichen Beziehung scheinen am meisten von der Partnerschaft zu profitieren (Schoenborn, 2009). In einer großen Längsschnittstudie mit 1998 Personen zeigten Kamp Dush, Taylor und Kroeger (2008) zudem, dass Veränderungen in der Partnerschaftszufriedenheit mit Veränderungen in der Lebenszufriedenheit und mit Depressivität einhergingen. Personen in der glücklichen Gruppe zeigten dabei die geringsten Verschlechterungen der Lebenszufriedenheit, die mittel und sehr zufriedenen Personen berichteten gar von einer Abnahme der depressiven Symptomatik über die Zeit. Relevant ist dabei nicht nur die subjektive Einschätzung der Partnerschaftszufriedenheit als hoch oder niedrig, sondern auch, wie die täglichen Interaktionen zwischen den Partnern erlebt werden. Wie Saxbe und Repetti (2010) in einer Feldstudie mit 60 Frauen in fester Partnerschaft zeigten, hingen die im Alltag verwendeten Wörter, die ein belastendes oder regenerationsförderliches Zuhause abbildeten, mit den Kortisolprofilen ebenso zusammen wie mit einer depressiven Verstimmung im Tagesverlauf. Frauen, die ihr Zuhause als regenerationsfördernd erlebten, zeigten steilere (d. h. günstigere) Kortisolkurven und weniger deprimierte Stimmung.

Weiter zeigten Kiecolt-Glaser, Loving et al. (2005), dass sogar die *Wundheilung* abhängig von der Partnerschafts- und Interaktionsqualität unterschiedlich schnell erfolgt. Die Autoren berichten, dass experimentell zugefügte Wunden langsamer heilten und die Zytokinproduktion nach einem Konfliktgespräch niedriger war als nach einem unterstützenden Gespräch. Paare, die ein insgesamt hohes Konfliktniveau zeigten, d. h. auch bei unterstützenden Gesprächen negativ interagierten, wiesen eine um 60 % schlechtere Wundheilung auf. Die Harmonie zwischen den Partnern spielte dabei eine wichtige Rolle.

Die wichtige Rolle der Partnerschaftsqualität beim Heilungsprozess wird auch durch die Studie von Whisman und Sbarra (2012) gestützt. Darin wiesen die Autoren nach, dass zwischen dem Biomarker *Interleukin-6* (IL-6), einem Zytokin, das die Entzündungsreaktionen des Organismus reguliert, und positiven (Partnerunterstützung) versus negativen (partnerbedingter Stress) Aspekten der Partnerschaftsqualität ein Zusammenhang besteht, der allerdings nur bei den Frauen signifikant war, wo er zusätzlich durch das Alter moderiert wurde. Bei jüngeren Frauen erwies sich eine geringe Partnerunterstützung als entzündungsfördernd.

Rosland, Heisler und Piette (2012) untersuchten in ihrem Übersichtsartikel mit 30 Studien und 22 unterschiedlichen Stichprobenkohorten die Wirkung von positivem und negativem Partnerverhalten bei verschiedenen somatischen Störungen (Arthritis, chronische kardiovaskuläre Erkrankungen, Diabetes, Niereninsuffizienz). Als günstiges Partnerverhalten identifizierten sie:

- Förderung der Selbstständigkeit des Partners
- Fokus auf persönlichen Erfolgserlebnissen des Partners
- dyadische Kohäsion
- aufmerksame, besonnene Reaktionen auf Symptome des Partners.

Als für die Gesundheit des Partners ungünstiges Verhalten erwiesen sich:

- kritisches oder strafendes Partnerverhalten
- überprotektives, bemutterndes Verhalten
- kontrollierendes Verhalten
- ablenkendes Verhalten, indem unsensibel andere Gesprächsthemen eingebracht werden.

Wichtig!
Die Partnerschaftsqualität beeinflusst sogar die Wundheilung positiv, die bei Paaren mit hoher Partnerschaftszufriedenheit schneller verläuft. Chronische Konflikte mit dem Partner erhöhen das Risiko von Herz-Kreislauf-Krankheiten und Herzinsuffizienz sowie einer Schwächung des Immunsystems und damit einer höheren Krankheitsanfälligkeit.

Uchino (2006) zufolge führt förderliches soziales Unterstützungsverhalten des Partners zu positiven biologischen Profilen innerhalb des kardiovaskulären, neuroendokrinen und immunfunktionellen Systems, womit deren gesundheitsrelevante Funktion erklärt wird.

Die Befunde bezüglich der Wichtigkeit der Partnerschaft bzw. Ehe werden weiter dadurch erhärtet, dass deren Auflösung mit einem höheren Risiko für ischämische Herzkrankheiten (Kriegbaum et al., 2008) und mit einer höheren Wahrscheinlichkeit für Tod durch Herzinsuffizienz einhergeht (Matthews & Gump, 2002). Damit scheint eine enge Partnerschaft per se bereits gesundheitsrelevant zu sein, eine zufriedenstellende Partnerschaft ist jedoch für die Gesundheit noch bedeutsamer (Kiecolt-Glaser & Newton, 2001). Eine chronisch unglückliche Beziehung hingegen geht mit einer Schwächung des Immunsystems durch einen chronisch erhöhten und später sinkenden Kortisolspiegel sowie höherer Krankheitsanfälligkeit einher (Gruenewald et al., 2006; Kiecolt-Glaser et al., 2005; Robles & Kiecolt-Glaser, 2003). Unzufriedene Paare zeigen konsistent ein schlechteres Allgemeinbefinden und einen niedrigeren Selbstwert (Hawkins & Booth, 2005). Kiecolt-Glaser, Gouin und Liisa Hantsoo (2009) berichten zudem von einem signifikanten Zusammenhang zwischen Partnerschaftsproblemen und Immunsuppression sowie Entzündungsprozessen, was mit einem höheren Risiko für Diabetes Typ II, Arthritis und Alzheimerkrankheit einhergeht.

In einer großen Survey-Studie, in der 6168 Probanden über einen Zeitraum von 40 Jahren untersucht wurden, erwiesen sich Partnerschaftsprobleme und Trennung bzw. Scheidung als meistgenannte Ursachen für akute *emotionale Probleme* (Swindle, Heller, Pescosolido & Kikuzawa, 2000), wobei sich vor allem starke Zusammenhänge zwischen Partnerschaftsproblemen und Depression, Angststörungen und Substanzmissbrauch zeigten (Whisman, 2007). Zu guter Letzt weisen glückliche Paare auch eine höhere ökonomische Prosperität auf (Thomas & Sawhill, 2005).

Gesundheitsprobleme und Störungen eines Partners als «we-disease»

Wie auch auf Seite 297 bei der Paartherapie psychischer Störungen und chronischer Erkrankungen gezeigt wird, spielt die Frage, wie ein Paar die Störung oder Krankheit des anderen definiert, eine wichtige Rolle. Das Konzept der «we-disease», ein Begriff, der von Kayser, Watson und Andrade (2007) erstmals eingeführt wurde, beruht auf dem *systemisch-transaktionalen Stressmodell* von Bodenmann (2000a), in dem angenommen wird, dass der Stress des einen in einer Partnerschaft immer auch der Stress des anderen ist (siehe **Abbildung 3-2**). Damit kann das Konzept der «we-disease» als Weiterentwicklung des bio-psycho-sozialen Störungsmodells bei Personen in fester Partnerschaft angesehen werden.

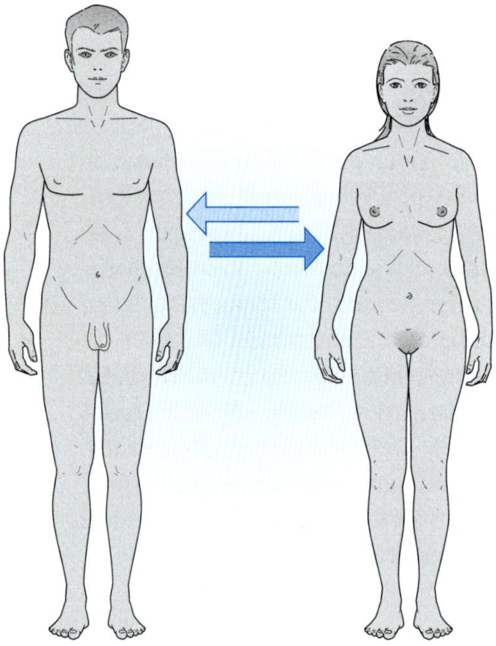

Abbildung 3-2: Psychische Störungen als «we-disease»

Das Modell lässt sich auch auf Familien übertragen, die als *Schicksalsgemeinschaft* bei der Störung oder Krankheit eines Familienmitglieds als Gesamtheit betroffen sind und im Verbund der gemeinsamen Ressourcen reagieren müssen (vgl. Bodenmann-Kehl, 1999). Allerdings ist die Konstellation bei Familien je nach Alter der Kinder unterschiedlich und die Grenzen zwischen den Subsystemen (Eltern, Kinder) sind weiterhin zu berücksichtigen, um *Parentifizierungen* entgegenzuwirken. Das Modell ist zudem nicht auf andere soziale Beziehungen übertragbar, sondern stellt primär einen Ansatz bei Paarbeziehungen dar. Die Idee dieses Störungskonzepts soll hier ausführlicher dargestellt werden.

Zentral geht es dabei um die Frage, ob man die Störung oder Krankheit des Patienten in einer Partnerschaft als primär sein Problem oder als eine gemeinsame Herausforderung, eine gemeinsame Aufgabe definiert, die es mit vereinten Kräften zu bewältigen gilt. Die Vorstellung ist weitverbreitet und seit jeher im medizinischen Krankheitsmodell verwurzelt, dass eine somatische Krankheit oder psychische Störung das *Problem des Patienten* ist und Ursachen, Symptomatik, Verlauf und Ausgang primär mit ihm zu tun haben, in ihm liegen oder von ihm beeinflusst

Hintergrund

Transkript eines Gesprächs eines Paares, bei dem die Frau an Brustkrebs erkrankt ist (Kayser et al., 2007, Seite 410):

Patientin: Coping to him and me is that we talk about the breast cancer and we deal with it.

Partner: We share decisions, we share the experience. One of us isn't running off saying ‹this is what I'm doing. I don't care – it's my disease.› It's shared – it's a *we-disease*.

Patientin: … that was the most impressive thing he said to me. He calls it a *we-disease*. He just said it to me a couple of weeks ago.

Partner: Isn't that what it is?

Patientin: It is but it doesn't mean that everyone thinks that way.

Patientin: Bewältigung bedeutet für ihn und mich, dass wir über den Brustkrebs sprechen und damit umgehen.

Partner: Wir treffen gemeinsam Entscheidungen, wir teilen die Erfahrung. Einer von uns läuft nicht weg und sagt: «Ich mach das so. Ist mir egal – es ist meine Krankheit.» Es wird geteilt – es ist eine gemeinsame Krankheit [«we-disease»].

Patientin: … das war das Beeindruckendste, was er mir sagte. Er nennt es eine gemeinsame Krankheit [«we-disease»]. Er sagte es mir gerade erst vor ein paar Wochen.

Partner: Ist es nicht genau das?

Patientin: Ja, aber das heißt nicht, dass jeder so denkt.

werden können. Dennoch hat das *bio-psycho-soziale Modell* von Störungen (Goodman, 1991) diese Sichtweise erweitert und die sozialen Einflüsse, die auf den Patienten in allen Stadien der Erkrankung einwirken, geltend gemacht. Damit wird die Krankheit oder Störung als ein *Mehrebenengeschehen* betrachtet, bei dem genetische Aspekte sowie biologische, physiologische, psychologische und soziale Prozesse ineinanderwirken und in ihrer Bedeutung und Wirkung nicht mehr klar voneinander abzugrenzen und zu trennen sind. Die Störung äußert sich entsprechend auf allen Ebenen und tangiert die Funktionstüchtigkeit des Individuums und seiner Umwelt in dynamischer Weise.

Dieses Modell ist heute in breiten Kreisen von Medizin und Psychologie anerkannt und hat die Relevanz sozialer Beziehungen in den Fokus der Betrachtung bei Krankheiten und Störungen gerückt, und zwar sowohl bei der Ätiologie als auch bei dem Schweregrad der Störung, ihrem Verlauf und ihrer Rückfallwahrscheinlichkeit. Die stärksten *sozialen Implikationen* hat das Modell in Bezug auf die Rolle des Partners, der Angehörigen und Freunde (soziales Netzwerk), und zwar:

- im Hinblick auf die *Auslösung und Aufrechterhaltung der Symptomatik* im Sinne der operanten Konditionierungstheorie (Bodenmann, Perrez & Schär, 2011) und
- im Hinblick auf ihre *protektive Wirkung* (Puffereffekt) bei günstigen sozialen Unterstützungsressourcen.

Der letztere Aspekt hat in den vergangenen Jahren stark an Bedeutung gewonnen. Soziale Unterstützung als Schutzvariable, die den Effekt von Stress auf das Befinden moderiert, wurde intensiv untersucht und wahrgenommene («perceived») versus erhaltene («received») Unterstützung in diesem Zusammenhang thematisiert (Haber, Cohen, Lukas & Baltes, 2007). Neben einer stressabfedernden Wirkung sozialer Unterstützung bezüglich Gesundheit wurde auch ein positiver Effekt im Hinblick auf die Partnerschaftszufriedenheit vor allem bei Frauen beschrieben (Brock & Lawrence, 2008). Der sozialen Unterstützung durch den Partner (siehe Seite 180, dyadisches Coping; Bodenmann, 2000a), aber auch durch Dritte wird damit eine in Zusammenhang mit Gesundheit und Krankheit wichtige Rolle zugedacht. Da die meisten Menschen in soziale Beziehungen (Freundschaften, familiäre Beziehungen, Partnerschaft) eingebunden sind, spielt die soziale Unterstützung eine immens wichtige Rolle. Bei Patienten in Partnerschaft kommt noch eine weitere wichtige Dimension hinzu. Anders als bei sozialer Unterstützung durch Dritte (Verwandte, Freunde, Bekannte) kommt der sozialen Unterstützung durch den Partner nicht nur eine Schlüsselrolle bezüglich Bedeutung und Qualität zu, die von niemand anderem ausgefüllt werden kann (Coyne & Anderson, 1999), sondern die Reziprozität und Zirkularität erhalten eine noch größere Bedeutung.

Das Konzept der «we-disease» geht damit über diese Betrachtung der Rolle des Partners als potenziell unterstützendem Agens hinaus. Es handelt sich vielmehr um eine *neue, ganzheitlichere Sicht* von Störung als gemeinsame Aufgabe. Damit werden auch die Rollen der beiden Partner im Falle von Krankheit und Störung neu definiert. Es handelt sich bei dieser Betrachtung nicht mehr um den

Merke!
Das bio-psycho-soziale Störungsmodell spielt heute eine zentrale Rolle in der Forschung und Gesundheitsversorgung. Störungen werden nicht mehr unilinear oder monokausal betrachtet, sondern als Produkt eines komplexen Zusammenspiels verschiedener Variablen gesehen. Für ein differenzierteres Störungsverständnis werden heute herangezogen:

- genetische Veranlagung
- angeborene Bedingungen (Schädigungen durch Schwangerschafts- und Geburtskomplikationen)
- biologische Prozesse (z.B. Neurotransmitter)
- psychologische Variablen (z.B. Informationsverarbeitung, Bindung, Kompetenzen) und
- soziale Aspekte (Rolle von sozialer Unterstützung).

Wichtig!
Soziale Unterstützung durch Freunde, Verwandte und Bekannte, aber vor allem dyadisches Coping (Unterstützung durch den Partner) spielen bei psychischen Störungen eine zentrale Rolle. Die Unterstützung durch den Partner kann durch keine andere Form der Unterstützung wettgemacht werden. Sie ist von anderer persönlicher Bedeutung und Qualität. Dennoch ist es nicht angebracht, dem Partner die Rolle des Unterstützenden aufzudrängen und von ärztlicher, psychotherapeutischer, familiärer oder gesellschaftlicher Seite überhöhte Erwartungen an ihn zu haben.

Patienten, der die Störung oder Krankheit hat, auf der einen Seite und den «gesunden» *Partner*, der Ressourcen zur Unterstützung hat, auf der anderen Seite, sondern um zwei Protagonisten mit ihren jeweiligen Stärken und Schwächen, die beide auf ihre Weise an der Störung leiden und sensibel in ihrer Lebensqualität betroffen sind, aber auch beide zum Gelingen und zur Überwindung der Störung beitragen können. Das Paar als *Einheit*, als Entität, steht hier im Mittelpunkt. Beide Partner müssen sich gemeinsam und mit vereinten Kräften gegen den gemeinsamen Feind – die Störung bzw. Krankheit – engagieren. Diese Sicht geht über das bio-psycho-soziale Störungsmodell hinaus und fordert den konsequenten Einbezug beider Partner in die Betrachtung und Behandlung einer Störung oder Krankheit. Es überwindet gleichzeitig das weiterhin dominierende defizitorientierte Verständnis von Störungen, denn obgleich Ressourcen dem Patienten zugestanden werden, scheinen dennoch das Ungleichgewicht zuungunsten des Patienten evident und die Defizitorientierung zu obsiegen.

Wird das Paar als Gesamtheit betrachtet, relativiert sich die Ressourcen- und Defizitfrage auf der neuen Analyseebene. Die Gesamtbilanz ist in der Regel positiver, die Ressourcen des Patienten wie des Partners zusammen können in vielen Fällen die Defizite beider ausgleichen und damit eine stärkere Position bedeuten. Diese Sicht der Krankheit oder Störung als «we-disease» impliziert aber auch, dass in die Therapie beide einbezogen werden sollten (siehe Seite 297) und der Partner nicht nur als Quelle der sozialen Unterstützung gesehen wird. Letzteres muss zwangsläufig zu einem Ungleichgewicht zwischen Patient und Partner führen. Das Konzept der «we-di-

Wichtig!
Auch in jeder Krise bleiben dem Patienten Ressourcen und gewisse gesunde Anteile. Nicht nur der «gesunde» Partner soll entsprechend den Patienten unterstützen und tragen, sondern auch der Patient soll in den Grenzen seiner Möglichkeiten den Partner unterstützen und zum Gelingen des Alltags, aber auch zur Überwindung der Krankheit bzw. Störung beitragen. Denn beide haben Schwächen und Stärken, Defizite und Ressourcen, aber gemeinsam, als Paar, sind sie stärker.

sease» hingegen berücksichtigt den Partner als ebenfalls Leidenden. Es gesteht ihm seine Ängste, Unsicherheiten, depressiven Phasen, Überforderungs- und Schuldgefühle zu und nimmt ihm den Druck des Gesundheitsversorgungssystems, der Familie und der Gesellschaft, den Patienten ohne Rücksichtnahme auf das eigene Befinden und die eigenen aktuellen Ressourcen tragen und unterstützen zu müssen.

Tabelle 3-2 zeigt Störungsmodelle und ihre Implikationen.

Gerade die Tatsache, dass der Patient im bio-psycho-sozialen Störungsmodell vor allem als *Empfänger* sozialer Unterstützung und der Partner als *Gebender* definiert werden, ist ein Grundproblem dieses Modells und eines daraus resultierenden Behandlungsansatzes. Zwar ist es zweifellos eine wichtige Errungenschaft dieses Modells, dass überhaupt soziale Bezüge berücksichtigt werden und der Partner überhaupt als wichtige Größe im Ganzen wahrgenommen wird, dennoch greift diese Sichtweise zu

Tabelle 3-2: Störungsmodelle und ihre Implikationen

Störungsmodell	Annahme	Konsequenzen
Medizinisches Krankheitsmodell	Der Patient hat die Störung bzw. Krankheit. Die Störungsursachen liegen im Patienten und die Behandlung erfolgt entsprechend *patientenzentriert* mittels Medikamenten oder Individualtherapie.	Defizitorientierung, einseitige Sicht von Störungen und reduktionistische Behandlungskonzepte
Bio-psycho-soziales Störungsmodell	Eine Störung wird auf verschiedene Ursachen und deren Zusammenspiel zurückgeführt, wobei genetische, biologische, psychologische und soziale Aspekte berücksichtigt werden. Bei der Behandlung werden verschiedene Komponenten einbezogen, die für die Aufrechterhaltung der Störung bedeutsam sind.	Trotz der Berücksichtigung von Ressourcen des Patienten ist die Gesamtbilanz weiterhin defizitär. Soziale Aspekte werden in der Behandlung in Form sozialer Unterstützung einbezogen.
Störung/ Krankheit als «we-disease»	Eine Störung wird als gemeinsames Problem des Paares gesehen, als gemeinsame Aufgabe definiert. Beide leiden darunter auf ihre Weise, beide können aber auch zur Bewältigung beitragen. Beide sind aufgefordert, «an einem Strick zu ziehen» und ihre jeweiligen Ressourcen ins Spiel zu bringen.	Die Gesamtbilanz fällt nun häufig zugunsten der Ressourcen aus. Beide Partner werden regelmäßig in die Behandlung einbezogen oder sie erfolgt im Rahmen einer Paartherapie. Der Partner ist nicht mehr nur Unterstützender, sondern wird ebenfalls als Leidender gesehen. Der Patient ist nicht mehr nur Empfänger von Unterstützung, sondern soll auch dem Partner Unterstützung geben.

kurz. Vor einem *austauschtheoretischen* (Thibaut & Kelley, 1959) oder *equity-theoretischen* Hintergrund (Walster, Utne & Traupman, 1979) wird die Brisanz des dadurch geschaffenen Ungleichgewichts zwischen den Partnern deutlich. Wenn kein faires und ausgeglichenes Geben und Nehmen zwischen den Partnern möglich ist, führt dies zu Belastungen, Spannungen und Unzufriedenheit. Obgleich der faire Austausch und die Ausgeglichenheit im Geben und Nehmen natürlich nicht unmittelbar in der Gegenwart gewährleistet sein müssen, sind zu große längerfristige Ungleichgewichte zu vermeiden. Es gibt jedoch noch weitere wichtige Überlegungen in dieser Problematik des Gebens und Nehmens, als rein austausch- und equity-theoretische. So zeigte die Studie von Rafaeli und Gleason (2009), dass der Erhalt von Unterstützung hoch *ambivalent* ist. Selbst gut gemeinte Unterstützung (ohne Negativität) zeigt häufig destruktive Aspekte, denn Unterstützung zu benötigen und zu erhalten, hat Auswirkungen auf den eigenen *Selbstwert*, man fühlt sich als Versager, abhängig vom Partner, wird von Schuldgefühlen geplagt, fühlt sich weniger wert, weniger nützlich bis sogar mitunter sinnlos. So zeigten auch Bolger, Zuckerman und Kessler (2000) im Rahmen einer Tagebuchstudie, dass die soziale Unterstützung des Partners in besonders stressreichen Zeiten sogar zu einer Erhöhung der Angst- und Depressionswerte führen kann. Brock und Lawrence (2009) doppelten nach und fanden in einer Fünf-Jahres-Längsschnittstudie bei 103 Paaren, dass *ein Zuviel* an sozialer Unterstützung durch den Partner auch destruktive Effekte auf die längerfristige Partnerschaftszufriedenheit haben kann. Brown, Nesse, Vinokur und Smith (2003) berichteten ebenfalls von der Wichtigkeit, Unterstützung geben zu können, statt nur Unterstützung zu erhalten. In ihrer Fünf-Jahres-Längsschnittstudie bei 846 älteren Paaren zeigte sich, dass diejenigen, die dem Partner, Freunden und anderen Unterstützung geben konnten, eine niedrigere *Mortalitätsrate* innerhalb von 5 Jahren aufwiesen, während die Abhängigkeit von anderen die Mortalitätsrate signifikant erhöhte.

Wichtig!
Psychologisch kann Geben wichtiger sein als Nehmen. Soziale Unterstützung von anderen oder dyadisches Coping des Partners ist dann ungünstig, wenn die Reziprozität fehlt und Einseitigkeit im Geben entsteht. Der Empfänger von Unterstützung kann sich dadurch abhängig, minderwertig, bedürftig, schwächer und wertloser fühlen. Daher sollte in der Partnerschaft auch im Falle einer Krankheit auf ein ausgewogenes Geben und Nehmen geachtet werden.

Gerade in Zusammenhang mit Depressionen, aber letztlich auch mit jeder anderen Störung (bei hoher Komorbidität verschiedener Störungen mit Depression) spielt die Frage, welchen Sinn und Wert man als Patient hat, eine wichtige Rolle: Was kann man anderen noch sein, wozu ist man überhaupt nutze, fällt man mit seiner Störung nicht sowieso allen zur Last und bedeutet nur Sorge und Ballast für andere? Hier wird rasch deutlich, dass Unterstützung zu erhalten solche dysfunktionalen Kognitionen weiter stärker kann. Die eigene Wertlosigkeit und Bedürftigkeit werden einem durch die Hilfe des anderen zusätzlich gespiegelt (siehe auch **Tabelle 3-3**).

Wenn sich beide Partner im Sinne der «we-disease» als für die Überwindung der Krise verantwortlich sehen, die Störung bzw. Krankheit als *gemeinsamen Stress* definieren und beide versuchen, im Rahmen ihrer Möglichkeiten und Ressourcen zur Bewältigung (gemeinsames dyadisches Coping; siehe Bodenmann, 2000a) beizutragen, dann führt dies bereits zu einem ausgewogeneren Zustand. Es kommt zu einem Geben und Nehmen im Gleichtakt, auch wenn die Beiträge nicht gleich sein müssen und können, und damit zu einem für beide, den Patienten wie den Partner, günstigeren Bewältigungsprozess. Bodenmann et al. (2008) konnten im Rahmen einer 1,5-Jahres-Katamnesestudie bei Patienten mit mittelschwerer bis schwerer Depression nachweisen, dass die gemeinsame Bewältigung im Sinne des dyadischen Copings von Vorteil ist und nicht nur zu einer Symptomreduktion, sondern auch zu einem günstigeren Partnerschaftsklima («expressed emotion») führt. Viele Patienten meldeten im Verlauf der Therapie mit der Drei-Phasen-Methode (siehe Seite 290) zurück, es sei besonders wertvoll für sie, auch dem Partner Unterstützung bei seinen Alltagssorgen geben

Tabelle 3-3: Dysfunktionalitäten bei einseitiger Unterstützung durch den Partner

Patient	Partner
• Erleben von Ungleichgewicht • Schuldgefühle, dem Partner und anderen zur Last zu fallen, sie einzuschränken, ihnen das Leben schwer zu machen und ihnen nicht mehr zu genügen, nicht mehr das sein zu können, was man ihnen früher war und was sie von einem weiterhin erwarten und erhoffen • Nutzen/Brauchbarkeit: Wozu ist man noch zu gebrauchen? • Sinnfrage: Ist das Leben so noch sinnvoll? • Erleben von Abhängigkeit, Unterlegenheit, Minderwertigkeit, Schwäche, Ineffizienz • Weiterer Abbau der Selbstwirksamkeitserwartung und des eigenen Handlungsspielraums	• Angst und Sorge um den Partner und die gemeinsame Zukunft, Erleben von Ungewissheit und Hilflosigkeit • Erleben von Ungleichgewicht • Gefühl, die ganze Last alleine tragen zu müssen; den Druck Dritter zu spüren, dass von einem erwartet wird, in solchen Situationen voll und ganz für den Partner da zu sein • Schuldgefühle, diesen Ansprüchen nicht ausreichend genügen zu können, mit Ambivalenz und Ärger • Mobilisierung aller Ressourcen bis an die Belastungsgrenze, mit anschließender Erschöpfung und eigener Symptomentwicklung • erlebte Einschränkungen im persönlichen, sozialen und finanziellen Bereich

zu können. Es gebe ihnen Sinnhaftigkeit und das Gefühl, auch nützlich sein zu können, ebenfalls benötigt zu werden und nicht nur zur Last zu fallen.

Partnerschaftsqualität und psychische Störungen

Nachfolgend soll ein Überblick über den Wissensstand zu Partnerschaftsqualität und psychischen Störungen gegeben werden.

Whisman (1999) publizierte eine Survey-Studie mit 2538 Probanden, in der er überzeugend den Zusammenhang zwischen geringer Partnerschaftsqualität und *affektiven Störungen, Angststörungen* und *substanzinduzierten Störungen* nachweisen konnte. Besonders starke Zusammenhänge fanden sich:

- bei den affektiven Störungen zu Major Depression und Dysthymie
- bei den Angststörungen zu Panikstörungen, Agoraphobie, generalisierter Angststörung und posttraumatischer Belastungsstörung (PTSD) sowie
- bei den substanzinduzierten Störungen zu Alkoholmissbrauch und Drogenabhängigkeit.

Wurde für Komorbiditäten statistisch kontrolliert, blieben vor allem bei den Frauen starke Zusammenhänge zwischen geringer Partnerschaftszufriedenheit und Major Depression sowie bei den Männern zu Dysthymie.

Partnerschaftsqualität und Depressionen

Depressionen sind vor allem auch deshalb im Kontext von Partnerschaften relevant, weil der Modus der Ersterkrankung zwischen dem 30. und 40. Altersjahr liegt und daher viele Patienten in einer festen Beziehung leben (vgl. Assh & Byers, 1993). Entsprechend häufig wurde der Zusammenhang zwischen Depression und Partnerschaft auch untersucht. Die Befundlage ist relativ eindeutig. So wird durchweg über negative Zusammenhänge zwischen Depression und Partnerschaftsqualität berichtet, die sich in *mittleren Korrelationsstärken* widerspiegeln.

Whisman (2001) berichtet in seiner Meta-Analyse, in die 26 Studien mit mehr als 3700 Frauen und 2700 Männern einflossen, von Korrelationen zwischen depressiver Verstimmung und Partnerschaftsqualität von $r = -0{,}42$ (Frauen) und $r = -0{,}37$ (Männer) sowie zwischen klinisch diagnostizierter Depression und Partnerschaftsqualität von $r = -0{,}66$ bei beiden Geschlechtern. Bodenmann et al. (2008) fanden einen negativen Zusammenhang zwischen Depressionswert (BDI) und Partnerschaftsqualität von $r = -0{,}33$ bei 60 Paaren, bei denen ein Partner an einer mittelschweren bis schweren Depression erkrankt war. In der Drei-Monate-Tagebuch-Studie von Whitten, Stanley, Markman und Baucom (2008) korrelierten depressive Stimmung und Beziehungszufriedenheit bei den untersuchten 161 Frauen mit einer mittleren Effektstärke von $d = 0{,}67$. Damit kann die negative Beziehung zwischen den beiden Variablen als international gut repliziert gelten.

Wichtig!

Depression und Partnerschaftsprobleme sind eng korreliert. Bei klinischer Depression ist der Zusammenhang zudem stärker.

Kendler et al. (1998) zeigten zudem, dass die Wahrscheinlichkeit, an einer Depression zu erkranken, bei schwerwiegenden Partnerschaftsproblemen um den Faktor 8,4 (Odds Ratio) erhöht ist. Moya, Prous, Fernandez und Alonso (2010) berichteten bei 59 Paaren mit einem Partner mit Major Depression und 53 nicht klinischen Kontrollpaaren, dass eine eingangs hohe Partnerschaftszufriedenheit zu einem günstigeren Verlauf der Depression mit schnellerer Remission innerhalb von 6 Monaten beitrug, während bei den Patienten, bei denen keine Besserung eintrat, die Partnerschaftszufriedenheit des Partners abnahm.

Zusammenfassend liegen folgende Zusammenhänge zwischen Depression und Partnerschaftsqualität vor:

- Partnerschaftsprobleme gehen häufig einer depressiven Episode *voraus* (bei rund 50–70 % depressiven Frauen lagen Partnerschaftsprobleme vor Krankheitsbeginn vor) und 60 % der Depressiven geben Partnerschaftsprobleme als Hauptgrund für ihre Erkrankung an (Beach & Whisman, 2012; Hahlweg, 1997).
- Partnerschaftsprobleme erhöhen den Schweregrad der Störung, sagen einen ungünstigeren Verlauf und eine schlechtere Remission vorher, während eine günstige Partnerschaftsqualität mit einer rascheren Besserung einhergeht (Moya et al., 2010).
- Ein ungünstiges Partnerschaftsklima sagt eine höhere Wahrscheinlichkeit von *Rückfällen* nach erfolgreicher Remission vorher (Hooley, 2007).
- Bereits bei *Jugendlichen* finden sich ähnliche Befunde. Whitton und Kuryluk (2012) dokumentierten bei 484 Jugendlichen (18–25 Jahre) einen moderat bis starken negativen Zusammenhang zwischen Partnerschaftsqualität und Depression, allerdings stärker bei Frauen, während bei Männern der Zusammenhang nur dann vorlag, wenn sie sich in der Partnerschaft emotional einließen (Commitment) und die Beziehung eine längere Dauer aufwies.

Die Partnerschaftsqualität spielt damit auf verschiedenen Ebenen der Depression eine wichtige Rolle. Beach und Mitarbeiter (2000) haben ein Modell der Depression vorgeschlagen, das die prominente Rolle der Paarbeziehung illustriert (siehe **Abbildung 3-3**).

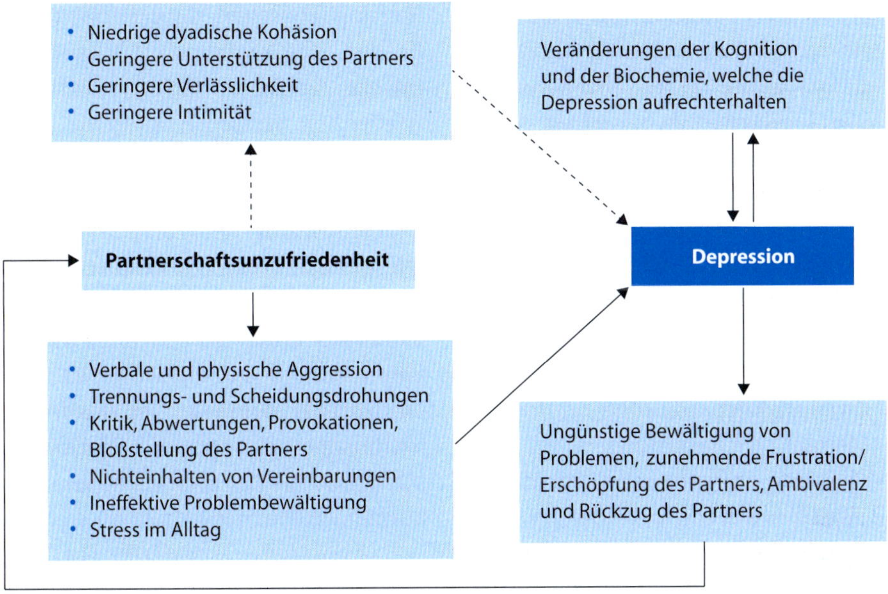

Abbildung 3-3: Theoretisches Modell der Depression (in Anlehnung an das Modell von Beach et al., 2000)

Dyadische Interaktion und Depression

Destruktive Interaktionen zwischen den Partnern scheinen eine zentrale Rolle zu spielen, wobei Cano und O'Leary (2000) darauf hinweisen, dass insbesondere *Erniedrigungen* und *Bloßstellungen* des Partners, gerade auch in Zusammenhang mit Außenbeziehungen, mit einer höheren Wahrscheinlichkeit für depressive Episoden korreliert sind. Auch Brown (2004) zeigte diesen Zusammenhang und berichtete, dass 43 % von 130 untersuchten Frauen nach einer Belastung mit Demütigung eine Depression entwickelten, im Gegensatz zu 20 % mit Belastungen ohne demütigenden Charakter (z. B. Todesfall eines nahen Angehörigen).

Die negativen Zusammenhänge zwischen Depression und Partnerschaft verweisen dabei vor allem auf die *dyadische Interaktion* und die *Sexualität* als sensible Bereiche, in denen negative Erfahrungen gemacht werden.

Eine negative Interaktion bei Paaren mit einem depressiven Partner wird häufig beobachtet, wobei die ungünstigere Interaktion auch nach Kontrolle der Partnerschaftsqualität bestehen bleibt, was auf depressions-

Merke!
Die Wahrscheinlichkeit einer Depression ist bei schwerwiegenden Partnerschaftsproblemen um mehr als das 8-Fache erhöht, vor allem, wenn Demütigungen und Erniedrigungen in der Partnerschaft erfahren werden.

spezifische Effekte hinweist, die nicht mit der Partnerschaftsqualität per se assoziiert sind (Backenstrass, 1998; Joiner, Brown & Kistner, 2006). Kennzeichen der negativen Interaktion depressiver Paare sind:

- geringere verbale und nonverbale Positivität (z. B. weniger Interesse, Aufmerksamkeit, Wertschätzung, Lob, Zustimmung)
- geringerer Blickkontakt und abgewandte Körperhaltung
- Sprachverlangsamung
- häufige offene und verdeckte Kritik (Vorwürfe, Abwertungen, Bloßstellungen, subtile negative Anspielungen)
- häufige Defensivität
- häufige Unterbrechungen
- stärkerer Rückzug
- hohe Asymmetrie zwischen den Partnern (bezüglich Bedürfniswahrnehmung des Partners, Positivität).

Gründe für die depressionstypische Negativität in der partnerschaftlichen Interaktion werden in beeinträchtigten sozialen Kompetenzen, der dysfunktionalen Informationsverarbeitung (Aktivierung destruktiver automatischer Gedanken) und einer ungünstigen Affektregulation gesehen, wobei häufig auch eine Konfundierung zwischen depressionsspezifischer Negativität und Negativität infolge geringer Partnerschaftszufriedenheit vorliegen kann. Gemäß Harper und Sandberg (2009) sind die affektive Kommunikation und die Problemlösung der Paare (N = 614 ältere Paare) stärker gestört, wenn beide Partner depressiv sind, als wenn nur einer der Partner erhöhte Depressionswerte aufweist. Ist nur ein Partner depressiv, ist die Interaktionsqualität jedoch signifikant schlechter als bei zwei nicht klinisch auffälligen Partnern.

Merke!
Paare mit einem depressiven Partner zeigen eine negativere Interaktion als Kontrollpaare, wobei die Interaktionsqualität am niedrigsten ist, wenn beide Partner hohe Depressionswerte aufweisen.

«Expressed emotion» und Depression

Eine negative dyadische Interaktion hängt auch relevant mit den *Einstellungen* gegenüber dem Depressiven zusammen, wie dies im Konstrukt der «expressed emotion» erfasst wird. Es beschreibt ungünstige Einstellungen des Partners gegenüber dem Patienten, die gekennzeichnet sind durch:

- abwertende Kritik
- Hostilität und
- Überbehütung bzw. Bemutterung.

Hooley (2007) hat in einer Meta-Analyse eindrücklich die Bedeutung von «expressed emotion» für das *Rückfallrisiko* nachgewiesen und je nach psychischer Störung über Effektstärken zwischen d = 0,39 und 0,45 berichtet. Vormals Depressive, die nach einer erfolgreichen Therapie remittiert waren, wiesen ein 6-fach höheres Rückfallrisiko auf, wenn der

Partner hohe «expressed emotion» zeigte (siehe **Abbildung 3-4**).

Die Bedeutung des Konstrukts haben Meuwly, Bodenmann und Coyne (2012) auch im Rahmen der *Auslösung und Aufrechterhaltung der Depression* nachgewiesen. Bei 60 Paaren mit einem mittelschwer bis schwer klinisch depressiven Partner zeigten sie in Actor-Partner-Interdependenz-Modellen, dass hohe «expressed emotion» mit stärkeren dysfunktionalen Einstellungen (im Sinne automatischer Gedanken und dysfunktionaler Schemata) seitens des Depressiven einhergingen, die ihrerseits hochsignifikant mit der Depressionssymptomatik kovariierten. Der bislang vermutete direkte Zusammenhang zwischen «expressed emotion» und Depression wurde durch die dysfunktionalen Einstellungen des Patienten vollständig mediiert. Interessanterweise hatte die «expressed emotion» des depressiven Patienten (gegenüber seinem Partner) keinen Einfluss auf seinen eigenen Depressionswert oder denjenigen des Partners (siehe **Abbildung 3-5**).

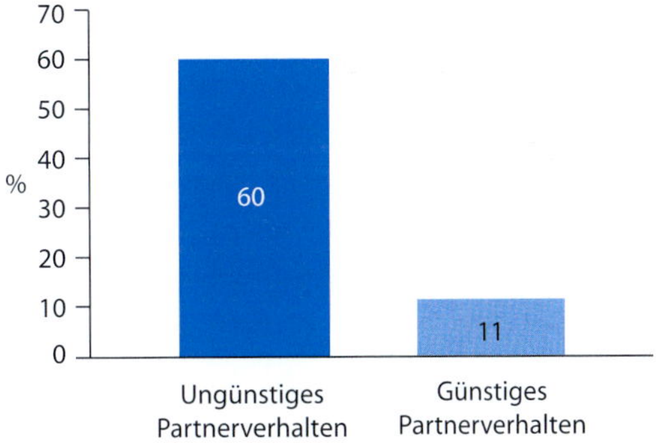

Abbildung 3-4: «Expressed emotion» und Rückfallrisiko bei Depressiven

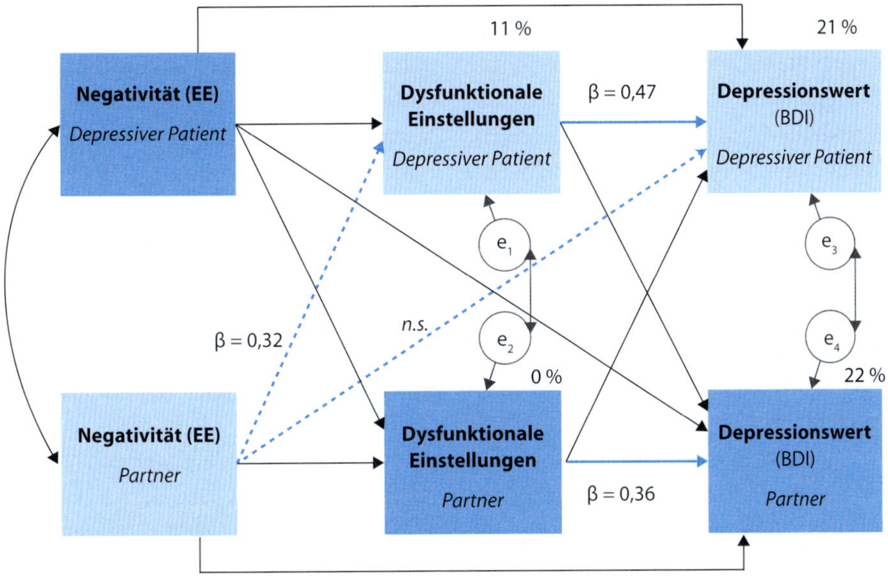

Abbildung 3-5: Zusammenhänge zwischen «expressed emotion» (EE) des Partners und des Depressiven mit dysfunktionaler Informationsverarbeitung und Depression (n.s. = nicht signifikant) (Meuwly, Bodenmann & Coyne, 2012)

Beachte!
Während «expressed emotion» vor allem in Zusammenhang mit Rückfällen bei Depressionen und anderen psychischen Störungen diskutiert wird und nachgewiesen werden konnte, dass die negativen Einstellungen des Partners gegenüber dem Depressiven nach einer Remission der Depression ein 6-fach höheres Rückfallrisiko bewirken, zeigt eine neuere Studie, dass «expressed emotion» des Partners auch direkte Auswirkungen auf Informationsverarbeitungsprozesse des Depressiven hat. Gibt sich der Partner kritisch, feindselig oder überbemutternd, geht dies bei dem Depressiven mit stärker dysfunktionalen Kognitionen und in der Folge mit einer stärkeren Depressionssymptomatik einher.

Dyadisches Coping bei Paaren mit einem depressiven Partner

Ungünstige Muster liegen auch beim *dyadischen Coping* vor. So berichten Bodenmann, Widmer, Charvoz und Bradbury (2004) in ihrer Vergleichsstudie bei 20 Patienten mit schwerer Depression, 22 mit leichter bis mittelschwerer Depression, 20 remittierten Depressiven und 62 Kontrollpersonen, dass vor allem bei Frauen mit schwerer Depression im Vergleich zur Kontrollgruppe und den remittierten Depressiven niedrigere Werte in der Stresskommunikation und im eigenen supportiven dyadischen Coping vorlagen, während bei den Männern mit depressiver Symptomatik tendenziell über mehr eigenes negatives dyadisches Coping berichtet wurde. Damit wurden die Ergebnisse einer früheren Studie von Bodenmann, Cina und Schwerzmann (2001), in der beim eigenen supportiven dyadischen Coping keine, beim dyadischen Coping des Partners dagegen signifikante Unterschiede gefunden wurden, nur teilweise repliziert. Depressive nahmen signifikant weniger positives und mehr negatives dyadisches Coping seitens des Partners wahr.

Häufig sind auch *Asymmetrien im Verhalten* (z. B. ein Ungleichgewicht bei der gegenseitigen Unterstützung, Überanpassung einer Person) festzustellen. Defizite im dyadischen Coping-Prozess ergeben vor dem Hintergrund der Beobachtungen von Harris, Pistrang und Baker (2006), denen zufolge Paare beim Auftreten einer Depression bei einem Partner häufig tief greifende Verwirrung, Desorientierung und Ringen erleben und zweitens die Akkuratheit der Interpretation der Emotionen und Gedanken des Partners oft gering sind, einen Sinn. Eine Erklärung für ungünstigeres dyadisches Coping könnte daher auch in einer mangelnden Genauigkeit der Emotionsdechiffrierung bei Depressiven liegen. Gadassi, Mor und Rafaeli (2011) untersuchten diesen Zusammenhang und fanden bei 51 Paaren anhand von Fragebögen, Tagebuch- und Labordaten, dass bei den Labordaten von Frauen stärkere depressive Symptome mit geringerer empathischer Akkuratesse bezüglich der Emotionen und Gedanken des Partners einhergingen. In den Tagebuch-

Merke!
Bei Paaren mit einem depressiven Partner ist nicht nur die Interaktion negativer, sondern auch die Unterstützung (dyadisches Coping) defizitär. Effekte finden sich vor allem in der Stresskommunikation, aber auch in einem häufigeren negativen dyadischen Coping. Eine Erklärung für das ungünstigere dyadische Coping könnte darin liegen, dass bei Frauen mit depressiver Symptomatik die empathische Akkuratesse niedriger ist.

daten fand sich dieser Zusammenhang nur bei negativen, nicht aber bei positiven Gefühlen. Bei den Männern war die Depressionssymptomatik in beiden Settings (Labor- und Feldstudie) nicht mit der Genauigkeit ihrer Emotionserkennung assoziiert.

Sexualität bei Paaren mit einem depressiven Partner

Der Sexualität als weiterem sensiblen Indikator für Partnerschaftsprobleme kommt im Rahmen einer Depression ebenfalls eine wichtige Bedeutung zu, zumal bei mehr als 50 % der depressiven Patienten auch sexuelle Störungen, insbesondere *Appetenzstörungen* (Verlust des Verlangens), vorliegen. Bancroft et al. (2003) fanden bei 61 % schwer depressiven Patienten sexuelle Funktionsstörungen (Appetenzstörungen, Schmerzstörungen, Orgasmusstörungen) im Vergleich zu 27 % bei einer nicht klinischen Vergleichsgruppe. Offenbar bleiben selbst nach einer Remission der Depression weiterhin bei rund einem Drittel der Betroffenen sexuelle Probleme bestehen (Zieba, Dudek & Jawor, 1997). Bodenmann, Ledermann, Blattner und Galluzzo (2006) fanden bei 198 Paaren einen signifikanten Zusammenhang zwischen Depression und sexueller Zufriedenheit sowohl in Bezug auf die eigenen Werte (Actor-Effekte) als auch hinsichtlich der Depressionswerte des einen Partners bezüglich der sexuellen Zufriedenheit des anderen (Partner-Effekte) (siehe **Abbildung 3-6**).

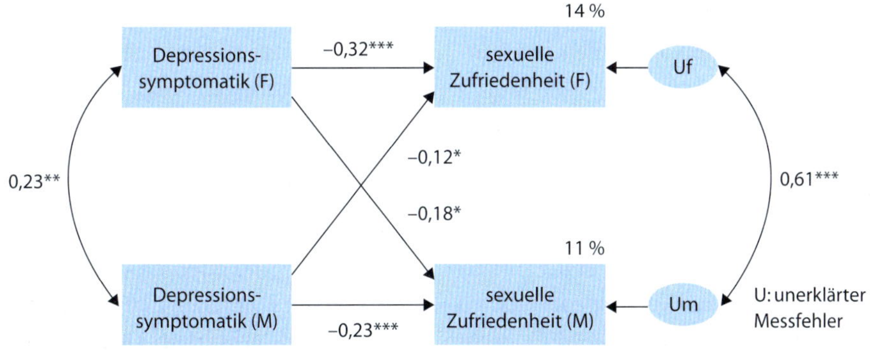

Abbildung 3-6: Zusammenhänge zwischen Depression und sexueller Zufriedenheit (Bodenmann & Ledermann, 2008, Seite 70)

Merke!
Bei Paaren mit einem depressiven Partner sind sexuelle Probleme in rund 50 % der Fälle anzutreffen, bei schwerer Depression sogar bei rund 60 %. Depression korreliert mit einer niedrigeren sexuellen Zufriedenheit, aber auch mit häufigeren sexuellen Funktionsstörungen (vor allem Appetenzstörungen und Aversionsstörungen bei beiden Geschlechtern), Erregungs- und Schmerzstörung bei den Frauen und Erektionsstörung bei den Männern.

Der BDI-Wert korrelierte bei Frauen signifikant mit *Appetenzstörung* ($r = 0{,}36$), sexueller *Aversionsstörung* ($r = 0{,}41$), sexueller *Erregungsstörung* ($r = 0{,}17$), *Dyspareunie* ($r = 0{,}22$) und *Vaginismus* ($r = 0{,}29$). Bei den Männern fanden sich signifikante Zusammenhänge zwischen Depression und *Appetenzstörungen* ($r =. 20$), sexueller *Aversionsstörung* ($r = 0{,}33$) und *Erektionsstörungen* ($r = 0{,}26$).

Was kommt zuerst: Depression oder Unzufriedenheit in der Partnerschaft?

Die Frage nach der Kausalität zwischen den beiden Variablen beschäftigt Forschende seit den 90er-Jahren des 20. Jahrhunderts. Spannend sind daher Studien, in denen Kausalbeziehungen zwischen den Variablen untersucht werden, wobei zwei Thesen konkurrieren: Die erste postuliert, dass Partnerschaftsprobleme zu Depression führen, die zweite sieht die Wirkzusammenhänge anders herum.

Erste Belege von Langzeitstudien für die kausale Bedeutung von Partnerschaftsproblemen für depressive Symptome (erste These) lieferten Beach, Katz, Kim und Brody (2003) sowie Davila, Hall und Bradbury (2003). Overbeek et al. (2006) berichteten zudem, dass Partnerschaftsstörungen Episoden von *Major Depression* auslösen können. Exemplarisch für diese Befunde wird kurz die Studie von Beach et al. vorgestellt. In der Ein-Jahres-Längsschnittstudie von Beach et al. (2003) bei 166 Paaren einer Gemeindestichprobe (mit adoleszenten Kindern) erwies sich effektiv die Partnerschaftsqualität zum ersten Messzeitpunkt als relevanter Prädiktor für depressive Symptome (allerdings nicht für klinische Depression) zum Messzeitpunkt nach einem Jahr. Dabei sagte die eigene Partnerschaftsqualität sowohl die eigene spätere depressive Verstimmung als auch diejenige des Partners vorher.

Im Rahmen der zweiten Hypothese untersuchten Kouros und Cummings (2011) den Zusammenhang zwischen Depression und Partnerschaftszufriedenheit in einer Drei-Jahres-Längsschnittstudie bei 296 Paaren mittels Fragebögen und Verhaltensbeobachtungsdaten. Bei den Männern sagte der Schweregrad der Depression eine nachfolgende Abnahme der Partnerschaftszufriedenheit vorher, jedoch ging auch eine Abnahme der Partnerschaftszufriedenheit mit nachfolgend erhöhten Depressionssymptomen einher. Bei den Frauen dagegen erwies sich lediglich ein früheres hohes Konfliktniveau als prädiktiv für stärkere depressive Symptome über die Zeit. Die Depression des Partners sagte jedoch auch eine Abnahme der Partnerschaftszufriedenheit der Frau zu späteren Messzeitpunkten vorher. Smith et al. (2012) zeigten bei 24 neuvermählten und 31 unzufriedenen verheirateten Frauen im Rahmen einer Tagebuchstudie über 21 Tage, dass sie über höhere Depressionssymptome an den Tagen berichteten, an denen sie sich in ihrer Partnerschaft unzufriedener fühlten. Die Effekte waren markanter bei Frauen mit einem vermeidenden Bindungsstil, höherer Grunddepressivität und geringerer Partnerschaftsqualität.

Unterstützungen für die zweite These (Depression schafft Partnerschaftsprobleme) finden sich auch bei Benazon und Coyne (2000) sowie bei Whisman und Uebelacker (2009). Basierend auf Daten einer Zwei-Jahres-Längsschnittstudie und einer Populationsstichprobe (N = 1969) zeigten Letztere, dass Partnerschaftsstörungen zum ersten Messzeitpunkt t_1 mit eigenen depressiven Symptomen nach 2 Jahren zusammenhingen. Andererseits sagten depressive Symptome zum ersten Messzeitpunkt t_1 eigene und durch den Partner eingeschätzte Partnerschaftsprobleme nach 2 Jahren voraus, was eher eine bidirektionale Beziehung zwischen den Variablen annehmen lässt.

Beachte!
Studien sprechen sowohl für die Annahme, dass Partnerschaftsprobleme Depressionen verursachen, als auch umgekehrt dafür, dass Depressionen zu Partnerschaftsproblemen führen können. Die Beziehung zwischen den Variablen ist bidirektional, je nach Fall ist die eine oder andere Richtung zu finden. Die entscheidende Frage ist jedoch nicht, ob Partnerschaftsprobleme Vorläufer oder Folge der Depression sind. Vielmehr sollten die reziproken, dynamischen und transaktionalen Prozesse zwischen dem Patienten und seinem Partner für die Behandlung in Betracht gezogen werden (Benazon & Coyne, 2000).

Partnerschaftsqualität und Essstörungen

In einer steigenden Anzahl von Studien wird die Rolle der Partnerschaft bei Essstörungen untersucht, auch wenn der Forschungsfundus bei Weitem nicht an den bei depressiven Störungen heranreicht. Auf einige relevante Befunde soll nachfolgend eingegangen werden. Interessanterweise fanden sich in einer Studie von Bussolotti, Fernandez-Aranda, Solano, Jimenez-Murcia & Vallejo et al. (2002) bei jungen Frauen mit *Anorexia nervosa* oder *Bulimia nervosa* in einer Partnerschaft stärkere Symptomausprägungen und psychopathologische Befunde als bei Frauen ohne Partner. Dagegen zeichneten sich die Frauen mit Partner durch eine signifikant höhere Veränderungsmotivation, Perfektionismus und Häufigkeit des wöchentlichen Erbrechens aus. Essstörungen gehen damit generell mit geringerer Beziehungszufriedenheit, Geborgenheit und Nähe in der Partnerschaft einher. Frauen mit Bulimia nervosa zeigen zudem ungünstigere Problemlösestrategien, Konfliktvermeidung und dysfunktionale Beziehungseinstellungen (Evans & Wertheim, 1998). Wie Friedman et al. (1998) bei 16 377 Probanden und Probandinnen zeigten, die mindestens einmal innerhalb der vergangenen 3 Jahre einen Versuch abzunehmen unternommen hatten, war Figurunzufriedenheit nicht mit dem Partnerschaftsstatus, jedoch signifikant mit einer niedrigeren Partnerschaftszufriedenheit assoziiert (auch nach Kontrolle von BMI, Alter, Geschlecht und Selbstwert).

Diese Befunde werden auch von einer neueren Studie von Whisman, Dementyeva, Baucom und Bulik (2012) zu *Binge Eating Disorders* (BED) bestätigt. BED sind im Gegensatz zu Anorexie und Bulimie, die häufig in der Adoleszenz beginnen, in besonderem Maße partnerschaftsrelevant, weil ihr Beginn meist um das 25. Lebensjahr liegt (Hudson, Hirpi, Pope & Kessler, 2007). Whisman et al. (2012) verglichen anhand populationsbasierter Daten von 2084 Frauen drei Gruppen: Frauen mit BED innerhalb der letzten 12 Monate, Frauen mit psychiatrischer Diagnose (Achse-I-Störungen im DSM-IV) und eine unauffällige Kontrollgruppe. Ihre Ergebnisse legen nahe, dass Frauen mit BED eine geringere Partnerschaftszufriedenheit und häufigere negative Interaktionen mit dem Partner aufwiesen als Frauen mit einer anderen klinischen Diagnose. Dagegen berichteten die Frauen mit Achse-I-Störung von weniger positiven dyadischen Interaktionen als Frauen mit BED, die ihrerseits niedrigere Werte aufwiesen als die Kontrollgruppe (siehe **Abbildung 3-7**).

Es zeigen sich damit für Essstörungen typische negative Interaktions-

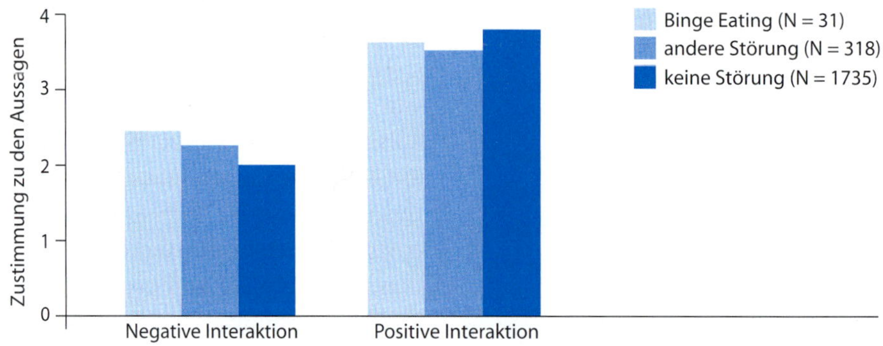

Abbildung 3-7: Unterschiede in der Interaktionsqualität von Patienten mit Essstörungen, anderen Achse-I-Diagnosen und einer gesunden Kontrollgruppe (Whisman et al., 2012, Seite 387)

muster, geprägt durch mehr Negativität und weniger Positivität als bei einer nicht klinischen Vergleichsgruppe, was die Relevanz des Einbezugs der Partnerschaft in die Behandlung von Essstörungen unterstreicht.

Merke!
Positive Zusammenhänge zwischen gestörtem Essverhalten und Essstörungen sowie einer geringen Partnerschaftsqualität und -zufriedenheit sind gut dokumentiert. Noch ist allerdings wenig über die Kausalrichtung bekannt.

Auch wenn die Kausalitätsfrage durch die Studie von Butler, Young und Randall (2010) nicht beantwortet wird, gibt diese Tagebuchuntersuchung bei 91 Paaren dennoch interessante Hinweise auf paardynamische Mechanismen bei gestörtem Essverhalten. Dabei scheint die *Unterdrückung negativer Emotionen* («emotion suppression») bei Frauen mit höherem BMI dahingehend eine wichtige Rolle zu spielen, als sie an Tagen mit negativen Emotionen gegenüber ihrem Partner, die sie um des sozialen Friedens willen unterdrückten, ein gestörteres Essverhalten zeigten.

Eine wichtige Rolle bei der Betrachtung von Essstörungen und Partnerschaft dürfte ferner die *Sexualität* spielen. Pinheiro et al. (2007) zeigten anhand einer Stichprobe von 242 Frauen, dass rund die Hälfte der Frauen mit Essstörungen in einer Partnerschaft leben (52,7 %) und sexuell aktiv sind (55,3 %). Allerdings gaben 66,9 % eine niedrige sexuelle

Wichtig!
Bei übergewichtigen Frauen scheint es einen fatalen Mechanismus zu geben. Um dem Partner zu gefallen, scheinen sie ihre negativen Emotionen stärker zu unterdrücken und mittels Nahrungsaufnahme und Überessen Stress zu bewältigen.

Lust und 59,2 % Angst vor Sexualität an. Frauen mit Anorexie berichteten von einem stärkeren *Libidoverlust* (75 %) als Frauen mit Bulimie (39 %) und Frauen mit nicht spezifizierter Essstörung (45,5 %). Wie Ghizzani und Montomoli (2000) berichteten, scheint jedoch die Sexualität bei den Frauen, die erst im Erwachsenenalter anorektisch wurden, vor der Essstörung unauffällig gewesen zu sein.

Eine Studie von Don Morgan, Wiederman und Pryor (1995) zeigt zudem, dass Personen mit Essstörungen nicht nur eine geringere sexuelle Zufriedenheit angeben, sondern auch seltener einen Orgasmus mit dem Partner erleben, Sexualität negativer wahrnehmen und seltener Autoerotik erleben (siehe **Abbildung 3-8**). Ihre sexuelle Aktivität ist reduziert und der Wunsch nach Sexualität signifikant schwächer als in der Kontrollgruppe.

Insgesamt kennzeichneten sich Frauen mit Essstörungen im Vergleich zu einer gesunden Vergleichsstichprobe durch:

- geringere sexuelle Appetenz
- höhere sexuelle Ängstlichkeit und Anspannung
- losgelöstere, vermeidendere Beziehungen

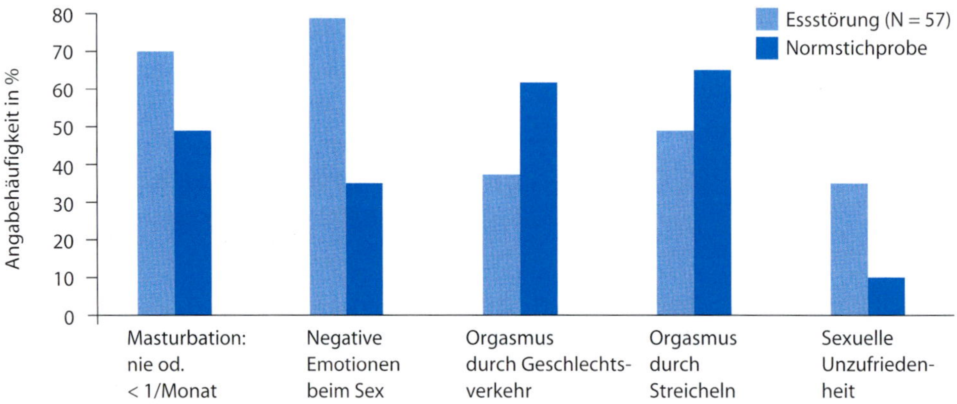

Abbildung 3-8: Unterschied bezüglich sexueller Variablen bei Personen mit Essstörung versus Kontrollgruppe (Don Morgan et al., 1995, Seite 72)

- mehr Partnerschaften ohne Geschlechtsverkehr
- Vermeidung sexueller Beziehungen.

In Zusammenhang mit Partnerschaft und Essstörungen ist zudem die 20-Jahres-Längsschnittstudie von Keel et al. (2007) erwähnenswert. Die Autoren untersuchten die Frage der *Stabilität von Essstörungen* bei einer nicht klinischen Stichprobe von anfangs 654 Probanden und Probandinnen zu drei Messzeitpunkten 1982, 1992 und 2002. Dabei konnten zum letzten Messzeitpunkt immerhin noch 86 % der Ursprungsstichprobe befragt werden, die sich nun im Durchschnitts-

Hinweis

Störungen der Sexualität und Essstörungen gehen häufig Hand in Hand. Zum einen beeinflusst dies die Art der gewählten Partnerschaft (ohne sexuelle Beziehung), zum anderen dürfte die geringere Partnerschaftsqualität und -zufriedenheit mit den sexuellen Problemen zusammenhängen.

Klinisch relevant sind Sexualstörungen in Zusammenhang mit Essstörungen und Übergewicht auch vor dem Hintergrund, dass Sexualität bei der Behandlung von Patienten und Patientinnen mit Essstörungen noch immer kaum thematisiert wird. Dies geschieht einerseits, weil der Körper von anorektischen ebenso wie von adipösen Patienten und Patientinnen häufig als wenig erotisch wahrgenommen wird und es daher nicht naheliegend scheint, Sexualität zu thematisieren, andererseits aber auch, weil man die Essstörung zu wenig in Zusammenhang mit partnerschaftlichen Aspekten betrachtet. Die Befunde zur Sexualität bei Essstörungen sprechen jedoch deutlich dafür, diesem wichtigen Bereich von Paarbeziehungen in der Behandlung einen größeren Stellenwert zu geben.

alter um die 40 Jahre befanden. Die Ergebnisse zeigen interessante Befunde zu Veränderungen bezüglich Gewichtswahrnehmung, Diätverhalten, gestörten Essverhaltens, aber auch zur *Bedeutung der Partnerschaft*. Danach führten Heirat und Elternschaft zu einer Abnahme von gestörtem Essverhalten von der späteren Adoleszenz zur mittleren Altersphase bei den Frauen, während dieser Effekt bei den Männern nicht beobachtet werden konnte.

Interessant sind auch die Befunde zu Übergewicht, auch wenn es sich dabei um keine psychische Störung handelt. The und Gordon-Larsen (2009) berichteten anhand von Daten einer großen Sechs-Jahres-Längsschnittstudie mit schließlich in der dritten Erhebungswelle 1293 jungen Erwachsenen auf der Grundlage anthropometrischer Daten und Selbstberichtdaten, dass vor allem bei verheirateten Partnern oder solchen, die mindestens 2 Jahre zusammen im selben Haushalt lebten, eine höhere Übereinstimmung zwischen übergewichtigen Partnern bestand als bei Singles oder nicht zusammenlebenden Partnern. Damit scheint der *gemeinsame Haushalt* zur Erklärung von Übergewicht wichtiger zu sein als selektive Partnerwahlprozesse, denen zufolge ähnliche Essgewohnheiten oder ähnliches Aussehen zur bevorzugten Wahl eines ebenfalls übergewichtigen Partners führen sollten.

Partnerschaftsqualität und Angststörungen

Im Vergleich zu Depressionen fällt bei Angststörungen ein geringeres Forschungsvolumen in Zusammenhang mit Partnerschaft auf. Dies ist umso erstaunlicher, als aufgrund klinischer Beobachtungen bei Patienten schon früh auf *dysfunktionale Sozial- und Paarbeziehungen* hingewiesen wurde. Dabei scheint zumindest der Partnerschaftsstatus gemäß der Studie von Scott et al. (2010) besonders bei Panikstörungen, Agoraphobie und spezifischen Phobien relevant zu sein und das Störungsrisiko zu beeinflussen. Eine erste Studie zum negativen Zusammenhang zwischen *Partnerschaftsqualität* und Angststörungen eines oder beider Partner publizierte McLeod (1994). Wenn ein Partner oder beide Partner die Kriterien einer Angststörung nach DSM-IV erfüllten, so die Autorin, lag folgendes (inkonsistente) Bild vor:

- Bei Männern mit einer Phobie berichteten sie und ihre Frauen von einer geringeren Partnerschaftsqualität.
- Bei Männern mit einer Panikstörung lag nur eine niedrigere Partnerschaftsqualität bei ihnen selber vor, während die Partnerschaftsqualität bei Frauen mit einer Panikstörung seitens des Mannes schlechter eingeschätzt wurde.
- Bei Frauen mit generalisierter Angststörung fand sich eine ungünstigere Einschätzung ihrer Be-

ziehungsqualität nur bei ihnen selber, während eine generalisierte Angststörung des Mannes vor allem im Zusammenspiel mit Komorbiditäten (Alkohol- und Drogenabhängigkeit, Phobien, Panikstörung) partnerschaftsrelevant war.

- Litten beide Partner an einer Phobie, war dies günstig für die Partnerschaftsqualität beider Partner, nicht jedoch, wenn beide eine andere Angststörung hatten.

Das Bild der Zusammenhänge zwischen Angststörungen und Partnerschaftsqualität ist damit inhomogen und scheint von der jeweiligen Angststörung abzuhängen. *Agoraphobie* scheint stärker mit der Partnerschaftsqualität assoziiert zu sein als beispielsweise Sozialphobie oder andere phobische Störungen. So fanden bereits Kleiner und Marchall (1987), dass Frauen mit einer Agoraphobie mit Panikattacke vor dem Störungsausbruch mehr und gravierendere Partnerschaftskonflikte wahrnahmen, und Emmelkamp und Gerlsma (1994) berichteten von einem ungünstigeren Verlauf der *Agoraphobie* bei einem niedrigen Funktionsniveau des Paares.

Whisman, Sheldon und Goering (2000) unterstützen vor allem die Befunde zur generalisierten Angststörung. Auch in ihrer Studie fand sich die stärkste negative Korrelation zwischen Partnerschaftszufriedenheit und dieser Form der Angststörung im Vergleich zu anderen Diagnosen wie affektive Störungen, Sozialphobie, einfache Phobie, Agoraphobie und Panikstörung, wobei dieser Effekt nicht durch soziale Unterstützung durch Freunde oder Verwandte moderiert wurde. Generalisierte Angststörungen erhöhen auch signifikant das *Scheidungsrisiko* um den Faktor 1,7 (Kessler, Walters & Forthofer, 1998). Dies ist insofern relevant, als Yoon und Zinbarg (2007) zeigten, dass die meisten Patienten mit generalisierter Angststörung in einer Beziehung leben und nur knapp 12 % ohne Partner sind.

Beachte!
Angststörungen und niedrige Partnerschaftsqualität korrelieren signifikant, wobei sich die stärksten Effekte bei *Agoraphobie* und *generalisierter Angststörung* zeigen. Da die meisten Patienten mit Angststörungen in einer Partnerschaft leben, wird die Relevanz dieses Zusammenhangs noch deutlicher. Zudem erhöht eine generalisierte Angststörung das Scheidungsrisiko um den Faktor 1.7.

Wichtiges in Kürze

Partnerschaftsprobleme sind eng mit psychischen, aber auch somatischen Störungen assoziiert. Allein der Umstand, dass man in einer Partnerschaft lebt und/oder verheiratet ist, spielt für das Befinden und die Lebenserwartung eine entscheidende Rolle. Verheiratete Personen leben länger, sind gesünder und mit ihrem Leben zufriedener als Singles, Geschiedene oder Verwitwete. Enge Beziehungen wirken sich prinzipiell gesundheitsförderlich aus. Eine stabile Partnerschaft senkt das Mortalitätsrisiko um 250 % bei Männern und 50 % bei Frauen, wodurch die protektive Funktion der Ehe vor allem bei Männern deutlich wird.

Neben dem Beziehungsstatus spielt die Partnerschaftsqualität eine zentrale Rolle, wonach Personen dann besonders von einer Beziehung profitieren können, wenn sie auch zufrieden in der Partnerschaft sind und die Interaktionen zwischen den Partnern mehrheitlich konstruktiv verlaufen (dyadisches Coping). Neuere Studien zeigen, dass sogar die Wundheilung von der Interaktionsqualität des Paares beeinflusst ist und bei günstig interagierenden Paaren schneller erfolgt.

Zu fast allen psychischen Störungen finden sich Zusammenhänge zur Partnerschaftsqualität, wobei Depressionen besonders gut erforscht sind. Es zeigt sich, dass Partnerschaftsprobleme sowohl als Vorläufer psychischer Störungen als auch als Begleitsymptome auftreten, in jedem Fall jedoch in die Betrachtung der Störung und ihre Behandlung einbezogen werden sollten. Innerhalb des bio-psycho-sozialen Störungsmodells wird der sozialen Komponente immer noch zu wenig Beachtung geschenkt und diese zu sehr nur auf soziale Unterstützung (meist zu allgemein gefasst) bezogen. Es wird die Nützlichkeit gezeigt, psychische Störungen nicht als Problem des Individuums zu sehen, sondern als dyadisches Problem, mit dem das Paar umzugehen hat. Das Konzept der «we-disease» beinhaltet, dass sich die Störung des einen immer auch auf den anderen auswirkt (Interdependenz) und damit immer beide Partner, der Kranke wie der Gesunde, davon betroffen sind. Beide leiden unter der Situation, doch beide haben auch mehr oder weniger Ressourcen, um zur Bewältigung beizutragen. Diese Sicht von Störungen bedeutet, dass beide Partner in die Behandlung einzubeziehen sind, um beiden in ihren Rollen gerecht zu werden.

4. Psychische Störungen bei Kindern und die Rolle der Familie

Psychische Störungen bei Kindern und Jugendlichen gehören zu den wichtigsten Bereichen der Klinischen Paar- und Familienpsychologie, wobei die Klinische Kinder- und Jugendpsychologie oder -psychiatrie auch einen eigenständigen Forschungs- und Lehrbereich darstellt, der in den vergangenen 10 Jahren nochmals enorm an Bedeutung gewonnen hat.

Prävalenz psychischer Störungen im Kindes- und Jugendalter

Gemäß der WHO (2001) weist eines von fünf Kindern eine psychische Störung oder Verhaltensauffälligkeit auf. In Deutschland und der Schweiz beträgt die Prävalenz von Störungen im Kindes- und Jugendalter 17–27 % (Barkmann & Schulte-Markwort, 2004; Kuschel et al., 2004), wobei die Angaben abhängig von der erfassten Prävalenz (Punktprävalenz, Sechs-Monate-Prävalenz, Lebenszeitprävalenz) variieren.

Eschmann, Weber Häner und Steinhausen (2007) berichteten übereinstimmend mit den oben genannten Störungsraten im Zeitraum von 1987 bis 2004 von einer *mittleren Prävalenz von 22 %*. Wurde die *Funktionstüchtigkeit* ebenfalls als Kriterium einbezogen, erwiesen sich 16 % der Kinder und Jugendlichen als klinisch gestört. Ihle und Esser (2002) zufolge liegt der Median der Periodenprävalenz der wichtigsten internationalen Studien bei 18 %, wobei in rund drei Vierteln der Studien eine Prävalenzrate zwischen 15 % und 22 % angegeben wird. Die Unterschiede der Prävalenz psychischer Störungen in *verschiedenen Ländern*

Prävalenz

Unter der Prävalenz versteht man die Anzahl von Personen aus der Grundgesamtheit oder einer bestimmten *Population*, die zu einem bestimmten *Zeitpunkt* (Punktprävalenz), in einem bestimmten *Zeitraum* (Periodenprävalenz, z.B. 6 Monate) oder im ganzen Leben (Lebenszeitprävalenz) in einer bestimmten *geografischen Region* an einer bestimmten *Störung* oder allgemein an einer psychischen Störung erkrankt sind (wahre Prävalenz) bzw. behandelt werden (behandelte Prävalenz).

(z.B. Deutschland, Kanada, Niederlande, Neuseeland, Schweiz, USA) ist minimal (Steinhausen, 2010).

Die deutsche *Bella-Studie*, bei der 2863 Familien und ihre Kinder (ab dem Alter von 11 Jahren wurden diese auch selber befragt) erfasst wurden, berichtet von ähnlichen Prävalenzraten auf Basis des SDQ-Fragebogens. Bei 12,2% lagen deutliche Hinweise auf eine psychische Auffälligkeit vor, bei weiteren 9,6% gab es Hinweise auf eine Störungswahrscheinlichkeit, womit erneut rund 21,8% der Kinder als klinisch auffällig betrachtet werden können. In Therapie waren 48,5% der auffälligen Kinder (Ravens-Sieberer, Erhart, Dettenborn-Betz, Cronjäger & Möller, 2011).

In einer großen Survey-Studie an 200 000 Schulkindern im Alter zwischen 11 und 15 Jahren gaben 44% der Schüler in der *Selbstbeurteilung* multiple Gesundheitsbeschwerden an (schlechtes Befinden oder geringe Lebenszufriedenheit), wobei ältere Schüler (Odds Ratio: 1,1–1,6) und Mädchen mehr Beschwerden angaben (Odds Ratio: 1,2–1,4) (Ravens-Sieberer et al., 2009).

Merke!

Rund *jedes fünfte* Kind weist eine psychische Störung auf, die behandlungsbedürftig ist. Die Studienergebnisse sind dabei relativ homogen und zeitlich stabil. So liegt die Prävalenz der meisten Studien zwischen 15% und 27%, mit einer mittleren Prävalenz bei rund 22%. Damit liegt die Prävalenz von Störungen im Kindes- und Jugendalter leicht unter dem Niveau von Störungen im Erwachsenenalter, wo die Lebenszeitprävalenz bei einem Drittel liegt.

Mit rund 22% Störungen im Kindes- und Jugendalter liegt die Prävalenz leicht unter der im Erwachsenenalter mit 31% (Petermann, Maercker, Lutz & Stangier, 2011).

Geschlechtsunterschiede liegen insofern vor, als im Kindesalter häufiger Knaben Störungen zeigen, in der Jugend dagegen Mädchen eine höhere Gesamtprävalenz aufweisen, während sich im jungen Erwachsenenalter die Prävalenzen wieder angleichen und nur die Störungstypen (internalisierende versus externalisierende Störungen) pro Geschlecht unterschiedlich verteilt sind. So haben Jungen häufiger externalisierende Störungen (hyperkinetische Störungen, dissoziale Störungen, Störungen aufgrund Substanzgebrauch, Tics, Enkopresis), während Mädchen stärker zu Essstörungen und psychosomatischen Störungen und ab der Pubertät zu Angststörungen und depressiven Störungen neigen, wo Letztere rund doppelt so häufig auftreten (Ihle & Esser, 2002).

In *niedrigeren sozialen Schichten* ist die Wahrscheinlichkeit psychischer Störungen unabhängig vom Geschlecht höher (Eschmann et al., 2007).

Betrachtet man die Prävalenz einzelner Störungen, sieht man, dass Angststörungen im Kindes- und Jugendalter am häufigsten sind (siehe **Tabelle 4-1**). Innerhalb der Angststörungen leiden Kinder am häufigsten

Merke!
Knaben sind häufiger in der Kindheit, Mädchen häufiger in der Adoleszenz klinisch auffällig. Im jungen Erwachsenenalter gleichen sich die Prävalenzraten beider Geschlechter wieder an. Die Wahrscheinlichkeit einer psychischen Störung ist bei Kindern und Jugendlichen aus niedrigeren sozialen Schichten höher.

an Trennungsängsten, spezifischen Phobien (Angst vor Geistern, Monstern, Tieren, Gewitter, Dunkelheit) und sozialen Phobien (Petermann, 2005).

Häufig treten zudem *Komorbiditäten* auf. So finden sich bei 50 % der Kinder und Jugendlichen mit hyperkinetischen Störungen auch dissoziale Störungen. Bei einem Sechstel finden sich aber auch Angststörungen und weniger als 10 % depressive Störungen, während bei einer Hauptdiagnose «dissoziale Störung» die Komorbidität mit hyperkinetischen Störungen unter 10 % liegt. Angststörungen treten häufig komorbid mit depressiven Störungen (20 %) auf. Depressive Störungen treten häufig mit Angststörungen (rund 40 %), dissozialen Störungen (rund 25 %) und hyperkinetischen Störungen (rund 13 %) auf (Ihle & Esser, 2002).

Beachte!
Die häufigsten psychischen Störungen im Kindes- und Jugendalter sind Angststörungen, gefolgt von Störungen des Sozialverhaltens (dissoziative Störungen), depressiven Störungen und hyperaktiven Störungen. Insgesamt liegen hohe Komorbiditäten vor.

Die meisten psychischen Störungen beginnen bereits im *Kindesalter* (Costello, Mustillo, Erkanli, Keeler & Angold, 2003) und *persistieren* bis ins Erwachsenenalter (Kessler et al., 2005). Costello, Mustillo, Erkanli, Keeler und Angold (2003) belegten in ihrer Längsschnittstudie, in der mehr

Tabelle 4-1: Prävalenz verschiedener psychischer Störungen im Kindes- und Jugendalter (nach Ihle & Esser, 2002; Lebenszeitprävalenzen nach Kessler et al., 2005. Bei dieser Studie wurde die Lebenszeitprävalenz für Störungen des Sozialverhaltens und hyperkinetische Störungen zusammengelegt.)

Art der Störung	Drei- bis Zwölf-Monate-Prävalenzraten nach DSM-III oder -IV-R [%])			
	Median	Mittelwert	Range	Lebenszeitprävalenz
Angststörungen	5,5	7,8	1,0–15,4	29 %
Störungen des Sozialverhaltens	5,5	6,8	2,9–13,9	25 %
Depressive Störungen	2,3	5,1	0,3–8,0	21 %
Hyperkinetische Störungen	1,9	3,5	0,4–12,2	8 %

als 6700 Kinder während acht Messzeitpunkten im Alter von 9–16 Jahren untersucht wurden, dass rund *37 % der Kinder* in diesem Zeitraum mindestens eine klinisch relevante Diagnose erhielten (31 % Mädchen, 42 % Jungen). Die Wahrscheinlichkeit, zu späteren Messzeitpunkten erneut eine Diagnose gestellt zu erhalten, war um das *3-Fache erhöht*, wenn zu früheren Messzeitpunkten bereits eine Diagnose gestellt worden war. Während das *Persistenzrisiko* für beide Geschlechter hoch war, war es signifikant höher für Mädchen. Häufig wurden (außer bei spezifischen Phobien) auch zu späteren Zeitpunkten dieselben Diagnosen erneut gestellt. Shifts wurden von Angst zu Depression und umgekehrt, von ADHS zu dissoziativen Störungen und von Ängsten und Verhaltensauffälligkeiten zu Suchtstörungen festgestellt (Costello et al., 2003).

Hintergrund

Der Median der Ersterkrankungen liegt bei Angststörungen und Impulskontrollstörungen (Störungen des Sozialverhaltens, hyperkinetische Störungen) bei 11 Jahren, bei Suchterkrankungen bei 20 Jahren und bei affektiven Störungen bei 30 Jahren. Die Hälfte aller Störungen tritt vor dem 14. Lebensjahr auf und drei Viertel treten vor dem Alter von 24 Jahren auf (Kessler et al., 2005). Störungen im Kindesalter persistieren in hohem Maße bis ins junge Erwachsenenalter, und bei den Kindern, die früher bereits eine Diagnose erhalten haben, ist das Risiko, weiterhin klinisch auffällig zu sein, um das 3-Fache erhöht. Dabei kann es zur gleichen Störungsdiagnose (homotypische Diagnose) kommen, was auf Chronifizierung oder Rückfälle schließen lässt, oder es kommt zu Veränderungen in der Diagnosestellung (heterotypische Diagnose), was Störungskarrieren andeutet.

Häufig reichen solche *Störungskarrieren* weit in die Biografie eines Kindes zurück, das bereits im Säuglingsalter als schwierig wahrgenommen wurde (z. B. sehr unruhig war, viel schrie, schwer zu beruhigen war), im Vorschulalter als trotzig, oppositionell oder ängstlich galt und im Schulalter erste Störungszeichen zeigte, die sich ins Erwachsenenalter fortsetzen.

Loeber und Farrington (2001) zeichneten eine solche Störungskarriere bei externalisierenden Störungen nach, wonach Kinder mit Störungen des Sozialverhaltens:

- bereits im Säuglingsalter ein schwieriges Temperament aufwiesen
- im Vorschulalter durch motorische Unruhe und Hyperkinese auffielen
- im Schulalter offene Aggression, oppositionell-aufsässiges Verhalten, geringen Kontakt zu Peers zeigten
- einen schwachen Selbstwert entwickelten
- in der Schule schlechtere Leistungen erbrachten oder Lernstörungen zeigten
- delinquentes oder substanzmissbrauchendes Verhalten zeigten, den Kontakt zu dissozialen Jugendlichen suchten und schließlich
- selber delinquent und kriminell wurden.

Merke!
Psychische Störungen bei Kindern und Jugendlichen reichen meist bis zu Auffälligkeiten in frühster Kindheit zurück. Die Kinder wurden oft schon als Säuglinge als von schwierigem Temperament beschrieben und fielen häufig bereits in der Tagesstätte oder im Kindergarten negativ auf. Es handelt sich häufig um einen ungünstigen Entwicklungsverlauf mit *heterotypischer Kontinuität* (Symptome variieren, sind jedoch kontinuierlich vorhanden).

Es scheint, dass die Wurzeln psychischer Störungen weit zurückreichen, einerseits, weil Störungen bei Kindern und Jugendlichen oft schon früh erstmals auftreten, d. h. oft bereits im Vorschulalter beginnen, andererseits, weil auch bei späterem Störungsbeginn die Kindheits- und Sozialisationserfahrungen eine wichtige Rolle spielen (siehe Seiten 97–116, Bindung).

Störungsentstehung bei Kindern und Jugendlichen

Psychische Störungen sind Ergebnis des Zusammenspiels zwischen Diathese und Stress auf der einen Seite (angeborene Vulnerabilität, Lebensstressoren, Kumulation von Alltagsstress) und Ressourcn oder *Resilienzfaktoren* (Kompetenzen, soziale Unterstützung) auf der anderen Seite. In Anlehnung an die Inzidenzformel von Becker (1982) werden diese Variablen in ihrer Interaktion und Bedeutung für die Störungsgenese gesehen (siehe **Abbildung 4-1**).

Angeborene Vulnerabilität umfasst:

- die genetische Disposition (genetisches Risiko für eine Störung)
- organische Ursachen
- die mitunter aufgrund von prä-, peri- und postnatalen Komplikationen entstandenen *Schädigungen*, *Beeinträchtigungen* oder *Behinderungen*, die ab der Geburt vorliegen, wie z. B.:
  - Schädigung des Fötus durch *Drogen-, Alkohol- oder Nikotinkonsum* der Mutter während der Schwangerschaft
  - Schädigungen durch *Medikamentenkonsum* der Mutter oder durch schwere Erkrankungen der Mutter in sensiblen Schwangerschaftsphasen
  - chronischer *Stress* der Mutter mit erhöhter Kortisolbelastung
  - *Sauerstoffmangel* während der Geburt
  - *Verletzungen* während der Entbindung.

$$\text{Inzidenz von Störungen} = f\left\{\frac{\text{Angeborene Vulnerabilität} \times \begin{array}{c}\text{Makrostressoren und}\\ \text{Kumulation von Stress}\end{array}}{\text{Interne Ressourcen} \quad + \quad \text{Externe Ressourcen}}\right\}$$

Abbildung 4-1: Inzidenzformel psychischer Störungen

Die angeborene Vulnerabilität kann man als *Diathesefaktor* noch breiter fassen und darunter auch Persönlichkeitsmerkmale wie Temperament, Neurotizismus usw. subsumieren. Diese Variable in Interaktion mit Umweltbelastungen (schwere kritische Lebensereignisse, Entwicklungsaufgaben, Kumulation von Alltagsstressoren im Zusammenspiel mit Entwicklungsstress und kritischen Lebensereignissen) erhöhen das Risiko für eine psychische Störung.

Auf der anderen Seite wird die Wahrscheinlichkeit für eine Störungsentwicklung moderiert durch die Nennervariablen:

- *interne Ressourcen* (psychische Widerstandskraft, Kompetenzen wie Sozialkompetenz, Problemlösekompetenz, Coping-Kompetenz, günstiger Attributionsstil, sicherer Bindungsstil, internale Kontrollüberzeugungen, guter Selbstwert usw.) und
- *externe Ressourcen* (soziale Unterstützung, förderliche Wohnumwelt, gute soziale Integration etc.).

Bei Vorliegen eines Risikopotenzials (Zählervariablen) können die Nennervariablen dieses bei hohen Ressourcen, die sich aufaddieren, abschwächen und einer Störungsentwicklung entgegenwirken, während eine Störungsgenese bei hohem Störungsrisiko und geringen Ressourcen wahrscheinlicher wird. Wie die multiplikative Verknüpfung nahelegt, sind für das Störungsrisiko sowohl eine genetische, angeborene Vulnerabilität als auch auslösende Faktoren (Stress) erforderlich, da erst die Interaktion beider Variablen zur Störungsentwicklung führt, wie neuere genetische Studien belegen (Caspi, Hariri, Holmes, Uher & Moffitt, 2010). Die Formel integriert neben Risikovariablen auch Resilienzfaktoren und bildet damit ein *bio-psycho-soziales Verständnis* von Störungen gut ab. Auf die Familie als Resilienzfaktor wird in Kapitel 7 gesondert eingegangen.

Merke!
Die Störungsentwicklung kann erst in einem komplexen Zusammenspiel von Risikovariablen (angeborene Vulnerabilität und Stressoren) und Resilienz- oder Protektivfaktoren (interne und externe Ressourcen des Kindes oder Jugendlichen oder der Familie) verstanden werden. Therapeutisch gilt es vor allem die *Protektivfaktoren* zu fördern und seitens der auslösenden Bedingungen (Stress) dort einzuwirken, wo es möglich ist.

In Zusammenhang mit den Stressfaktoren sowie den internen und externen Ressourcen spielt die Familie eine Schlüsselrolle, wie in diesem Buch zu zeigen versucht wird. Einerseits sind viele für das Kind stressreiche Belastungen familiär bedingt (Umzüge, schwere Krankheit eines Elternteils, psychische Störung eines Elternteils, Tod eines Elternteils oder Geschwisters, Behinderung eines Familienmitglieds, Arbeitslosigkeit des Hauptverdieners und Auswirkungen auf die Familie usw.), andererseits

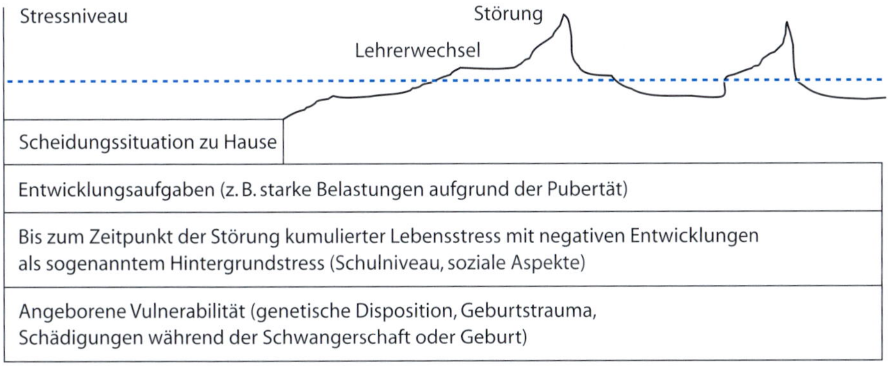

Abbildung 4-2: Störungsentstehung nach dem Diathese-Stress-Modell

werden die internen Ressourcen maßgeblich im familiären Umfeld aufgebaut und gelernt und die Familie stellt eine der wichtigsten externen Ressourcen (Bindung, soziale Unterstützung, Quelle von Förderung, Stimulation und Lernen) dar.

Viele Störungen, die bei Kindern phänomenologisch-diagnostisch festgestellt werden können (z. B. ADHS), sind weniger organisch oder hirnorganisch bzw. genetisch, sondern von ihren psychosozialen Stressoren und den Ressourcen des Kindes her zu verstehen (siehe **Abbildung 4-2**).

Interaktion zwischen Anlage und Umwelt als Störungsdisposition

Die Interaktion zwischen Umwelt und Anlage (Genen) wird heute allgemein für die Störungsentwicklung anerkannt (Caspi et al., 2010; Sroufe, 2009; Wong et al., 2010). Eine Schlüsselrolle bei dieser Erkenntnis spielt die Zwillingsforschung, die deutlich zeigt, dass die *Erblichkeit* psychischer Störungen mehrheitlich *überschätzt* wird. Vielmehr zeigen neuere Studien, dass familiäre und andere Umwelteinflüsse *mindestens zur Hälfte* für die Entstehung von Störungen verantwortlich sind.

Dass Geschwister häufig bemerkenswert unterschiedlich sind, obgleich sie in derselben Familie aufwachsen, ist bekannt. Dies wird häufig mit unterschiedlicher genetischer Ausstattung und unterschiedlichen Sozialisationsbedingungen (z. B. unterschiedliches Erziehungsverhalten der Eltern) in Verbindung gebracht, da Geschwister nur 50 % der Geninformation teilen. Interessanterweise zeigen aber auch Studien an *eineiigen Zwilligen*, dass sich diese recht unterschiedlich entwickeln und auch Störungen häufig nur einen der beiden monozygoten Zwillinge betreffen, obgleich hier eine 100 %ige Übereinstimmung des Erbguts, des Alters und des Geschlechts vorliegt. Dies ist nur mit Umwelteinflüssen erklärbar, die genetische Dispositionen aktivieren oder nicht.

Diese unterschiedlichen Sozialisationsbedingungen werden in der Verhaltensgenetik als *nicht geteilte (non-shared)* oder *kindspezifische* Entwicklungsbedingungen bezeichnet, da sie trotz gleichem familiärem Hintergrund (*geteilte Umwelteinflüsse*) zwischen den Kindern variieren und bei monozygoten Zwillingen zu unterschiedlicher Entwicklung führen. Nicht geteilte Umwelteinflüsse innerhalb der Familie stellen vor allem Bindungs- und Beziehungserfahrungen dar, während geteilte Umwelteinflüsse beispielsweise den sozioökonomischen Hintergrund, die Wohnumwelt, den Freundeskreis usw. abbilden.

Nicht geteilte Umwelteinflüsse, die neben familiären Faktoren eine Rolle spielen, sind Schule, Peers sowie kritische Lebensereignisse, die nur einen Zwilling betreffen und in diesen Kontexten zu unterschiedlichen Erfahrungen führen. In der Schule sind die Schulleistungen, Leistungsdruck (Über- oder Unterforderung), die soziale Integration versus Ausgrenzung, das Wecken von Interessen durch die Lehrpersonen usw. relevant. Die Peers spielen durch ihre günstigen oder ungünstigen Einflüsse eine Rolle. Kritische Lebensereignisse betreffen häufig nur einen Zwilling, so beispielsweise Unfälle oder Krankheiten. Geteilte Umwelteinflüsse sind häufig:

- der sozioökonomische Status der Eltern (finanzieller Hintergrund der Familie, Ausbildung der Eltern, Arbeitssituation der Eltern) und
- der ökologische Lebensraum (Wohnverhältnisse, Gestaltungsmöglichkeiten des Lebensraums, Nachbarschaft, Erreichbarkeit von Freizeitangeboten, Bildungsangeboten usw.).

Merke!
Vor allem die Zwillingsforschung zeigt, dass Sozialisationseinflüsse eine zentrale Rolle spielen, um die Entstehung und Aufrechterhaltung psychischer Störungen bei Kindern und Jugendlichen verstehen zu können. So liegt die Konkordanzrate bei monozygoten Zwillingen lediglich bei rund 50 %, obgleich diese zu 100 % dieselbe Erbanlage, dasselbe Geschlecht und Alter teilen. Störungen sind daher immer eine Interaktion zwischen Anlage und Umwelt, wobei innerhalb der Umweltvariablen die Familie die wichtigste Rolle spielt.

Die Familie als wichtigste Sozialisationsinstanz

Da die *Familie* als wichtigste Sozialisationsinstanz gelten kann, ist ihre Bedeutung als *Resilienzfaktor* (im günstigen Falle) bzw. als *Risikofaktor* (im ungünstigen Falle) für die kindliche Entwicklung heute zwar unbestritten, jedoch wird die Diskussion über die Rolle der Familie dann hitzig und intensiv geführt, sobald die *Schuldfrage* ins Spiel kommt. Historisch hat diese Schulddiskussion eine lange Tradition, was auch die heute noch heftigen Reaktionen von Betroffenen, Eltern, Fachpersonen oder

der Gesellschaft in vielen Fällen erklären mag.

So spielte die Mutter bereits in der *Psychoanalyse* Freuds eine störungsrelevante Rolle, da sie durch Kastrationsdrohungen («Wenn du weiterhin masturbierst, schneidet dir der Papa den Penis ab») beim Kind im ödipalen Konflikt für emotionale Ambivalenzen verantwortlich gemacht wurde oder indem sie durch Verweigerung oder Überbemutterung nicht adäquat auf die kindlichen Bedürfnisse einging, was zu frühkindlichen Fixierungen führte, die früher oder später im Leben bei erneuter Konfrontation mit einer ähnlichen Stresssituation zur Regression und Störungsentwicklung disponierten. In Weiterführung dieser Gedanken entstand die Annahme, die Mutter spiele eine Schlüsselrolle für die gesunde oder die pathologische Entwicklung des Kindes. Der Begriff der «good enough mother» (Winnicott, 2002), d.h. der «ausreichend guten Mutter», reihte sich in diese Sichtweise ebenso ein wie die *schizophrenogene Mutter*, die als kalt, emotionslos und unfähig, auf die Bedürfnisse des Kindes angemessen einzugehen, beschrieben wurde (Fromm-Reichmann, 1948).

Mit der «ausreichend guten Mutter», die in der Lage ist, die Bedürfnisse ihres Kindes adäquat zu erkennen, darauf einzugehen und dem Kind Geborgenheit und Sicherheit zu vermitteln und es rechtzeitig in die Individuation zu entlassen, hat Winnicott die große Bedeutung der Mutter für eine gesunde Entwicklung des Kindes betont. Er bereitete damit den Weg für die Bindungs- und Sensitivitätsforschung und deren Bedeutung für die kindliche Entwicklung (siehe Seite 103). Bei Fehlleistungen der Mutter würde es seinen Überlegungen zufolge zur emotionalen Deprivation und zur Entwicklung kindlicher Störungen kommen.

Merke!
Ein wichtiges Verdienst der Psychoanalyse ist es, psychische Störungen aus einer zu stark genetisch geprägten Sicht herausgelöst und die Aufmerksamkeit stärker auf die Bedeutung psychosozialer Faktoren gerichtet zu haben. Der Mutter-Kind-Beziehung kam dabei früh eine Schlüsselrolle zu. Bei einer ungünstigen Konstellation sah man darin eine Ursache für die Störungsentwicklung beim Kind.

Fromm-Reichmann (1978) prägte den Begriff der schizophrenogenen Mutter einerseits als Antwort auf eine zu stark genetisch ausgerichtete Sicht dieser Störung, die zu Beginn des 20. Jahrhunderts verbreitet war, wonach die erbliche Krankheit nicht therapierbar sei, und stellte dieser Lehrmeinung die Bedeutung des psychosozialen Umfelds entgegen, andererseits ortete sie die Mutter als

Beachte!
Begriffe wie die «ausreichend gute» oder die «schizophrenogene» Mutter wurden später sehr kontrovers diskutiert und führten in Fachkreisen wie in der Gesellschaft zu einer heftigen Auseinandersetzung über die Pathologisierung der Mutter und ihre Verantwortung bei Störungen.

Quelle pathogener Einflüsse auf das Kind per se. Sie nahm an, eine zentrale Ursache für Schizophrenien sei die Unfähigkeit der Mutter, eine klare Grenze zwischen ihren eigenen Gefühlen und Bedürfnissen und denen des Kindes zu ziehen. Durch überfürsorgliches, überwachendes und kontrollierendes Verhalten oder zu geringe Beachtung der Bedürfnisse des Kindes erlaube die Mutter dem Kind keine angemessene Beziehungsregulation und Individuation. Selber sei sie emotional unterkühlt oder unausgefüllt und (miss)brauche das Kind für ihre eigene Bedürfnisbefriedigung. Das Kind müsse quasi der Lebensinhalt seiner Mutter sein, wodurch eine gefährliche *Symbiose* zwischen Mutter und Kind entstehe, die in der Adoleszenz beim Versuch der Ablösung des Jugendlichen infolge seiner gestörten Individuation zum Störungsausbruch führe.

Mit der Systemtheorie begann eine Ausweitung dieser Perspektive, weg von der Mutter und hin zum gesamtfamiliären System als pathogenem Entwicklungskontext des Kindes. Mit der *Double-Bind-Hypothese* (Bateson, Jackson, Haley & Weakland, 1956) rückte die Familie in den 70er-Jahren des 20. Jahrhunderts als Stätte pathologischer Prozesse in den Fokus der Theoriebildung und Psychotherapie, und die Störung des Kindes oder Jugendlichen wurde zum Ausdruck eines gestörten Systems. In der *Double-Bind-Hypothese* wurde angenommen, dass bei der Entstehung von Schizophrenien mehrdeutige Botschaften eine ätiologisch relevante Rolle spielen, indem der Sender unbewusst oder bewusst Signale auf verschiedenen Ebenen sendet, die vom Adressaten als unverständlich, unauflösbar und häufig beziehungsbedrohlich erlebt werden. Die Signale sind dabei häufig paradoxal, indem die Botschaft auf der verbalen Ebene mit derjenigen auf der non- oder paraverbalen Ebene nicht übereinstimmt und damit beim Empfänger Unbehagen, Hilflosigkeit und Verwirrung auslöst. Vor allem in Beziehungen, die durch ein Abhängigkeitsverhältnis gekennzeichnet sind, kann diese Aporie zu großem emotionalem Stress führen und störungsrelevant werden. Im Kontext der Familie bedeutet dies, dass das Kind nicht weiß, wie es auf die Aussagen oder Erwartungen seiner Eltern reagieren soll, da es sich einerseits an ein Gebot oder Verbot halten soll, das zu dem zweiten geforderten Gebot oder Verbot in krassem Gegensatz steht, und damit in beiden Fällen ein negativer Ausgang antizipiert werden kann.

Trotz dieser negativen Auslegungen in früherer Zeit darf die Familie zu Recht als die wichtigste Sozialisa-

Merke!
Eine Kernannahme prominenter Psychoanalytiker ist, dass eine gesunde Entwicklung des Kindes eine angemessene Mutter-Kind-Beziehung voraussetzt, in der eine angemessene Bedürfnisregulation zwischen Mutter und Kind und eine altersgerechte Individuation ermöglicht werden.

Psychische Störungen bei Kindern und Jugendlichen wurden schon früh mit Dysfunktionen in der Mutter-Kind-Beziehung oder generell gestörten Familienbeziehungen in Verbindung gebracht. Während die Psychoanalyse insbesondere die Mutter oder die Eltern (ödipale Situation) im Rahmen intrapsychischer Konflikte als störungsrelevant thematisierte, spielte in der Systemtheorie die gesamte Familie eine Rolle, wonach die Störung des Kindes nur Ausdruck eines gestörten Systems sei. Behandlungsbedürftig ist aus dieser Sicht nicht das Kind, sondern die ganze Familie.
Aufgrund neuester empirischer Erkenntnisse gilt die Familie heute als Ressource wie Risikofaktor für Störungen im Kindes- und Jugendalter, wobei erst die Interaktion zwischen genetischer und angeborener Vulnerabilität und aversiven Umweltbedingungen, innerhalb derer die Familie eine Schlüsselrolle spielt, zu einer Störungsentwicklung führt.

tionsinstanz für Kinder und Jugendliche bezeichnet werden (Schneewind, 2010). Dennoch kann diese Tatsache nicht darüber hinwegtäuschen, dass die heutige Familie viele ihrer früheren Funktionen, wie von König (1974; siehe **Tabellen 4-2 und 4-3**) beschrieben, eingebüßt hat und dass Kinderkrippen, Tagesstätten, Schule, Gleichaltrige und Medien als Sozialisationsgrößen eine immer wichtigere Rolle spielen.

Von den früher beschriebenen Funktionen der Familie, die *häufig pragmatischer Natur* waren und der *Existenzsicherung* der Familienmitglieder bzw. dem Erhalt der Menschheit dienten, ist heute die Beziehung (Bindung, Erziehung, Emotionsregulation) stärker ins Zentrum gerückt. Entsprechend wird heute die Familie nicht mehr über ihre Funktionen definiert, sondern mehrheitlich über zwei Charakteristika:

- die Tatsache, dass mindestens zwei Generationen (mindestens ein Elternteil und ein Kind) diese soziale Lebensform bilden und (meist) im selben Haushalt wohnen und
- diese Beziehung durch physische, emotionale und geistige Intimität, gemeinsame Ziele, Solidarität und Betreuung geprägt ist (Hurrelmann, 2006; Schneewind, 2010).

Aus psychologischer Perspektive ist die Familie nach Schneewind (2010) vor allem durch die interpersonelle Involviertheit charakterisiert, welche die vier folgenden Aspekte umfasst:

- *Nähe* (physische, geistige und emotionale Nähe zwischen den Familienmitgliedern)
- *Abgrenzung* (räumliche und zeitliche Abgrenzung von anderen Systemen)
- *Privatheit* (umgrenzter Lebensraum mit Intimität)
- *Dauerhaftigkeit* (längerfristige Gemeinsamkeit durch wechselseitige Bindung, Verpflichtung und Zielorientiertheit).

Tabelle 4-2: Vergleich früherer und heutiger Funktionen der Familie

Funktion	Früher	Heute
Reproduktion	Die Koppelung von Ehe und Familie wurde über Jahrtausende als Selbstverständlichkeit propagiert und hat die Gesellschaft über Generationen geprägt. Ein Paar hatte die Aufgabe, die insbesondere von der Kirche streng eingefordert wurde, sich in der Ehe zu reproduzieren und möglichst viele Kinder hervorzubringen.	Heute ist die Partnerschaft sowohl von der Ehe wie der Reproduktion weitgehend entkoppelt. Paare entscheiden sich willentlich, ob sie heiraten wollen und Kinder haben möchten. Die hohe Rate an außerehelichen Kindern in der EU zeugt von dieser Entkoppelung.
Produktion	Über Generationen waren Familie und Produktion in ländlichen Gebieten (Bauernfamilien), aber auch im städtischen Gewerbe (familiäre Handwerksbetriebe) eng miteinander verbunden. Produktion und Familie gehörten eng zusammen.	Heute ist diese Koppelung nur noch selten und in Bauernfamilien zu finden, wobei auch hier die Scheidungsraten zusehends steigen und diese Funktion der Familie auch auf dem Land reduzieren.
Sexualitätsregulation	Partnerschaft, Ehe, Sexualität und Familiengründung gehörten früher als Begrifflichkeiten zusammen. Die Sexualität wurde in der Ehe gelebt und diente dem Familienzuwachs.	Heute sind alle vier Begriffe voneinander entkoppelt. Sexualität findet in aller Regel bereits vor der Eheschließung oder in alternativen Beziehungsformen statt. Die hohe Rate an Untreue zeigt zudem, dass auch die Sexualitätsregulation in der Ehe an Bedeutung verloren hat und heute Sexualität viel weniger reglementiert gelebt wird.
Erziehungsfunktion	Lange fand Erziehung vor allem in der Familie statt. Hier lernten die Kinder von ihren Eltern meist in gemeinsamen Aktivitäten und durch Beobachtungslernen.	Die Idee, dass die Erziehung insbesondere in der Familie stattfindet, hat seit der Aufklärung an Bedeutung verloren. Obgleich immer noch viele Erziehungsaufgaben der Familie obliegen, haben Kinderkrippen, die Schule, Peers und Medien eine wichtige Rolle in diesem Zusammenhang übernommen. Dennoch bleiben die Eltern als Erziehungsinstanz weiterhin zentral.
Emotionsregulation	Emotionen wurden im intimen Kreis der Familie ausgetauscht. Hier lernten die Kinder Emotionen der Eltern zu deuten, eigene wahrzunehmen und auszudrücken. Emotionaler Austausch und Bindungserfahrungen fanden in der Familie statt.	Auch heute noch kann diese Funktion der Familie in hohem Maße zugestanden werden. Es ist eine der letzten Funktionen, die die Familie behalten hat. Dennoch sieht man mit den Social Media auch hier eine Auslagerung, die neusten Datums ist. Auch die frühe Platzierung von Kindern in Krippen und Tagesstätten lagert diese Funktion der Familie zusehends aus.

Tabelle 4-3: Heutige Funktionen der Familie

Funktion	Merkmale	Anmerkungen
Schutz und Sicherheit, Bindung	Nach wie vor ist die Familie der Ort, wo dem Kind materielle, physische und soziale Sicherheit geboten wird, aber auch, wo emotionale Sicherheit erlebt werden kann («refueling base»).	Diese Funktion besteht seit Menschengedenken und war schon immer eine wichtige familiäre Aufgabe.
Emotionale Regulation und Nähe	In der Familie lernt das Kind, fundamentale Gefühle wahrzunehmen, zu dekodieren, auszudrücken und angemessen zu bewältigen. Es erfährt hier Zuneigung, Liebe, Geborgenheit und emotionale Wärme, aber auch den Umgang mit negativen Gefühlen wie Frustrationen, Ärger, Traurigkeit, Angst usw.	Diese Funktion hat zunehmend an Bedeutung gewonnen, vor allem aber seit der emotionalen Aufwertung und der größeren Bedeutung des einzelnen Kindes. Die Aufwertung des Kindes hängt eng mit der niedrigeren Kindersterblichkeit im Zuge gesteigerter Hygienebedingungen und des medizinischen Fortschritts (Impfungen usw.) seit rund 100 Jahren zusammen. Sie hängt auch mit der niedrigeren Anzahl Kinder pro Familie zusammen, wodurch mehr Zeit und Liebe in das einzelne Kind investiert werden können und man in der Interaktion mit dem Kind mehr Gefühle reguliert.
Stimulation und Bildung	Nach wie vor ist die Familie neben Schule, Medien und Peers die wichtigste Lernumgebung für das Kind, wo es seit der Geburt durch die Eltern Stimulation erfährt und lernt.	Eltern spielen als Entwicklungsinitiatoren heute eine noch größere Rolle als früher, wo das Kind mehr inzidentell lernte und weniger explizit stimuliert, trainiert und gefördert wurde. Heute stehen sehr viele Frühförderungsmöglichkeiten mittels Büchern, pädagogisch wertvollen Spielsachen und im medialen Bereich (Computerlernprogramme) zur Verfügung, die Eltern nutzen, um ihren Kindern kognitive und soziale Stimulationen zu bieten.
Wertevermittlung	Die Vermittlung von Einstellungen, Werten, Normen und ethischer oder religiöser Verankerung gehört nach wie vor zu den Kernaufgaben der Familie. Hier erfährt das Kind moralische Erziehung, teils explizit, teils implizit, indem die Vorbilder der Eltern über Modelllernen nachgeahmt werden.	Diese Funktion war schon immer eine zentrale Aufgabe der Familie, doch heute ist sie noch wichtiger als früher geworden, da heute sehr viele andere Sozialisationsinstanzen (z. B. Medien) zur Meinungsbildung und Werteausbildung beitragen, denen die Eltern stärker gegensteuern müssen als früher.
Erziehung	Erziehung geschieht inzidentell und absichtsvoll in den Interaktionen zwischen Eltern und Kind.	Während heute Erziehung durch Tagesstätten, Schule, Peers und Medien flankiert erfolgt, bleibt die Erziehungsaufgabe eine familiäre Priorität.

Funktion	Merkmale	Anmerkungen
Pflege und Fürsorge	Ernährung, Hygiene und Pflege des Kindes stellen eine wichtige Aufgabe der Familie dar, weil damit direkt das Überleben und Gedeihen des Kindes verbunden sind.	Diese Aufgabe zieht sich seit den Anfängen der Familie als roter Faden durch die Geschichte.
Beziehungserfahrungen	Die Eltern sind dem Kind auch Modell bezüglich des Umgangs miteinander, wie man Beziehungen lebt, wie man Partnerschaft und Ehe gestaltet. Sie sind Modelle für Kommunikation und Konfliktlösung.	Auch hier stehen durch Medien (z. B. Fernsehserien, Berichte in Zeitschriften über prominente Paare usw.) Beziehungsmodelle anderer zur Verfügung, aber nicht in derselben Intensität und Authentizität, wie sie zu Hause erfahren werden.
Kompetenzenvermittlung	Bei den Eltern lernt das Kind Sozialkompetenzen, Stressbewältigungskompetenzen, Problemlösekompetenzen usw.	Auch in diesem Bereich bleibt die Familie eine zentrale Sozialiationsinstanz.

Insgesamt kann man festhalten, dass die Funktionen der Familie heute stärker *psychosozialer Natur* sind. Die Beziehungsgestaltung ist eine Hauptaufgabe der Familie und spielt heute sogar eine noch wichtigere Rolle als in früheren Jahrhunderten, in denen die *Existenzsicherung* im Vordergrund stand.

Merke!
Die Familie hat viele ihrer früheren Funktionen verloren. Im Gegensatz zu früher ist jedoch die *Beziehungsgestaltung* in den Vordergrund getreten. Die Eltern-Beziehung, die Eltern-Kind-Beziehung sowie die Geschwisterbeziehungen spielen dabei auf der emotionalen Ebene eine zentrale Rolle. In der Familie wird die Emotionsregulation (Emotionswahrnehmung, -bewältigung und -ausdruck) am explizitesten gelernt und geübt. Die Familie spielt zudem nach wie vor auch bei der moralisch-ethischen Sozialisation eine wichtige Rolle. Die Eltern vermitteln ihren Kindern Werte und beeinflussen ihre Einstellungen, Normen und Lebensentwürfe.

Familiäre Beziehungen sind durch verschiedene Inhalte und Funktionen charakterisiert:

- *emotionaler Austausch* (Kohäsion, Bindung)
- *kognitiv-intellektuelle Stimulierung* (Wissensvermittlung)
- *moralisch-ethische Sozialisation* (Vermittlung von Werten, Normen, Einstellungen), die eventuell auch mit der religiösen Erziehung (Vermittlung von religiösen Inhalten oder Glauben) zusammenhängt, wobei dieser Aspekt heute in vielen Familien in den Hintergrund getreten ist
- *gemeinsame Erfahrungen und gemeinsam verbrachte Zeit,* die zur Entwicklung eines Wir-Gefühls oder Familiensinns beitragen

- *gemeinsame spielerische Aktivitäten* (Spielen, Hobbys etc.)
- *gemeinsame Entwicklung* mit fortwährender Anpassung an Entwicklungsstadien des Kindes, an neue Anforderungen relevanter Entwicklungsaufgaben und gemeinsame Bewältigung (familiäres Coping und familiäre Adaptabilität).

Dimensionen familiären Funktionierens

Von verschiedenen familiären Dimensionen hat Olson (1993) in seinem *Circumplexmodell* zwei Aspekte des *Familienfunktionsniveaus* herausgegriffen: die familiäre Kohäsion und die familiäre Adaptabilität, die beide Beziehungsaspekte repräsentieren (siehe **Tabelle 4-4**).

Das Circumplexmodell gehört zu den *normativen Familienmodellen*, die funktionale von dysfunktionalen Familien zu differenzieren versuchen. Als normativ günstig gilt der Mittelbereich, d. h. eine mittlere Kohäsion (flexible Nähe) und eine mittlere Adaptabilität (strukturierte Anpassung), da zu schwache Ausprägungen in der Kohäsion für losgelöste Familienbeziehungen, eine zu starke Kohäsion für verstrickte Beziehungen stehen, wo die Familienmitglieder symbiotisch miteinander verbunden sind. Eine hohe Adaptabilität steht für chaotische Familienregeln, die ständig adaptiert und über den Haufen geworfen werden, während eine niedrige Adaptabilität für Rigidität und Starrheit steht, wo es Familien schwerfällt, sich neuen Gegebenheiten und Veränderungen anzupassen (siehe **Abbildung 4-3**).

Obgleich das Circumplexmodell eine kurvilineare Beziehung zwischen den Ausprägungen in Kohäsion und Adaptabilität und dem familiären Funktionsniveau postuliert, zeigen empirische Studien in der Regel einen linearen Zusammen-

Tabelle 4-4: Kohäsion und Adaptabilität als Aspekte des Familienfunktionsniveaus

Aspekt	Merkmale
Familiäre Kohäsion	emotionale Bindungen zwischen den Familienmitgliedern, kennzeichnend für den emotionalen und sozialen Zusammenhalt und damit auch für familieninterne und -externe Grenzen. Die Kohäsion repräsentiert die räumliche und zeitliche Nähe zwischen den Familienmitgliedern und bildet auch Koalitionen zwischen den Familienmitgliedern (Eltern, Geschwister, zwischen den Generationen) ab. Die familiäre Kohäsion beinhaltet auch familiäre Entscheidungsprozesse, die Freizeitgestaltung der Familie und ihre gemeinsamen Interessen.
Familiäre Adaptabilität	die Fähigkeit einer Familie, ihre Machtstrukturen, Rollenbeziehungen und Beziehungsregeln situativen Bedingungen und Umständen entsprechend verändern zu können, wobei die Adaptabilität vor allem abhängig von der Entwicklung und vom Alter der Kinder Veränderungen 1. Ordnung (Assimilation: systemerhaltende Änderungen) bzw. Veränderungen 2. Ordnung (Akkommodation: systemverändernde Reorganisation) ermöglicht.

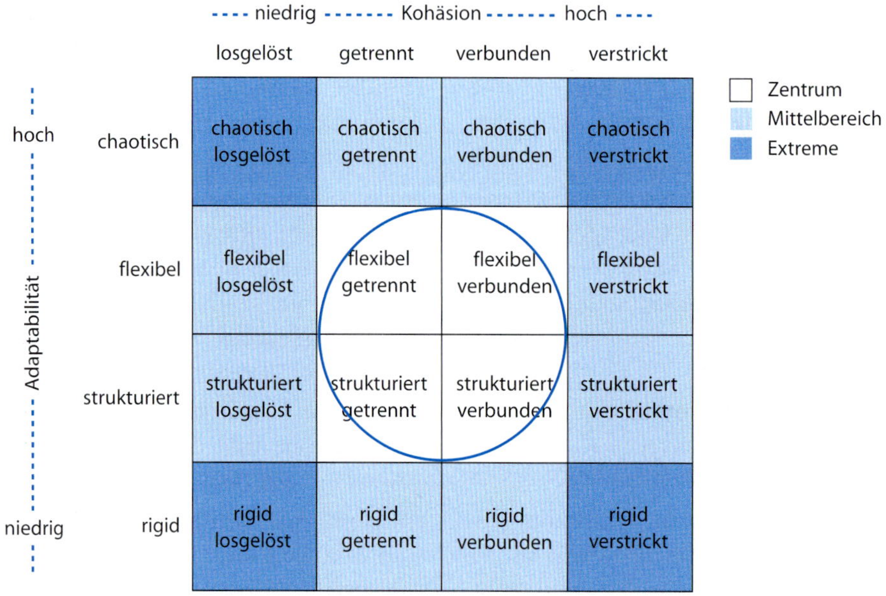

Abbildung 4-3: Das Circumplexmodell von Olson (adaptiert nach Olson et al., 1989, Seite 17)

hang, wonach höhere Kohäsion mit besserem Befinden der Familienmitglieder assoziiert ist (z. B. Vandeleur, Jeanpretre, Perrez & Schöbi, 2009).

Merke!

Nach Olson (1993) sind problematische Familien durch eine zu geringe oder zu hohe Kohäsion oder/und eine zu geringe oder zu stark ausgeprägte Adaptabilität charakterisiert. Günstig sind mittlere Ausprägungen in beiden Dimensionen, die eine emotional verbundene und strukturiert-flexible Familie kennzeichnen.

Wichtigste familiäre Risikofaktoren für kindliche Störungen

Die Familie birgt in mancher Hinsicht ein Risikopotenzial für die kindliche Entwicklung. Steinhausen (2010) nennt verschiedene familiäre Aspekte, die störungsrelevant sein können. So thematisiert er als potenzielle Risikobedingungen:

- *Kindererziehung* (inadäquate Disziplinierung, inkonsistente Erziehung, ungünstige elterliche Einmischung oder Überprotektivität)
- *Veränderungen der familiären Beziehung* (Trennungserfahrungen aufgrund von Trennung oder Scheidung oder Tod eines Familienangehörigen)
- *psychische Auffälligkeiten der Eltern oder eines Elternteils* (Depres-

sion, Alkohol- oder Drogenmissbrauch)
- *devianter Entwicklungskontext* (Kriminalität der Eltern, Toleranz gegenüber Delinquenz), aber auch
- *familienstrukturelle Aspekte* (zu dichte Geburtenfolge mit starker Geschwisterrivalität, zu große Familiengröße, wodurch eine mangelhafte Anregung stattfindet, da ab dem vierten oder fünften Kind die Wahrscheinlichkeit für eine niedrigere Intelligenz, schwächere Leseleistungen und psychische Störungen steigt).

Beachte!
Neben psychologischen Faktoren können auch strukturelle Aspekte für die Entwicklung von Störungen im Kindes- und Jugendalter eine Rolle spielen. So werden auch eine zu dichte Geburtenfolge und zu große Familiengröße (mehr als vier Kinder) als Risikofaktor beschrieben.

Heinrichs, Sassmann, Hahlweg und Perrez (2002) gehen in ihrem Übersichtsartikel auf ähnliche familiäre Risikofaktoren ein. Neben dysfunktionalem Erziehungsverhalten (inkonsistentes, bestrafendes oder nonkontingentes Verhalten), negativen familiären Kommunikationsmustern (Partnerschaftskonflikte, familiäre Gewalt usw.), psychischen Störungen der Eltern und insbesondere der Mutter (Depression), familiären kritischen Lebensereignissen (Tod eines Elternteils) werden weiter ungünstige sozioökonomische und ökologische Bedingungen (Armut, unangemessene Wohnverhältnisse, Kriminalität) und mangelnde außerfamiliäre soziale Beziehungen genannt.

Reichle und Gloger-Tippelt (2007) konzentrieren sich in ihrem Überblick auf drei zentrale Risikofaktoren und schreiben:

> Als besonders einflussreiche Verhaltenssysteme haben sich bisher aufseiten des Kindes das Bindungs- und Explorationsverhalten, aufseiten der Eltern das Fürsorge- oder Pflegeverhalten, der elterliche Erziehungsstil sowie der partnerschaftliche Umgang der Eltern miteinander erwiesen. Sie beeinflussen in Abhängigkeit von Persönlichkeitsmerkmalen der Eltern, deren Arbeitsplatzerfahrungen, von Merkmalen des Kindes, aber auch sozialer Unterstützung und Stressoren die Entwicklung des Kindes. Eine Entwicklungslinie ergibt sich schließlich anhand von typischen Entwicklungsaufgaben und deren Bewältigung, die sich aus den kindlichen Bedürfnissen, dem kindlichen Entwicklungsstand und den sozialen Anforderungen ableiten lassen (ebd., Seite 199).

Wichtig!
Zu den wichtigsten psychosozialen familiären Risikofaktoren zählen:
- psychische Störung der Eltern (insbesondere der Mutter)
- ungünstiges Erziehungsverhalten
- mangelnde elterliche Sensitivität
- chronische destruktive Partnerschaftskonflikte der Eltern.

Zusammenfassend können die folgenden vier psychosozialen familiären Risikofaktoren als die wichtigsten bezeichnet werden:

- *mangelnde mütterliche oder elterliche Sensitivität:* Dadurch kann die Bindungssicherheit nicht ausreichend aufgebaut werden und das Kind kann seine Wertigkeit zu wenig erfahren, was mit einem niedrigen Selbstwert und externalen Kontrollüberzeugungen einhergehen kann.
- *dysfunktionales Erziehungsverhalten:* Es ermöglicht dem Kind bei inkonsistentem Erziehungsverhalten keine klaren Kontingenzerfahrungen oder unterminiert bei bestrafendem Verhalten seinen Selbstwert bzw. fördert über ungünstige Modelllernprozesse beim Kind seinerseits destruktives Verhalten.
- *gestörte elterliche Partnerschaft:* Sie trägt zu einem dysfunktionalen Familienklima und multiplen negativen Effekten im Hinblick auf die anderen hier genannten Variablen bei.
- *psychische Störungen der Eltern:* Sie haben Auswirkungen auf die Sensitivität, die Erziehung und die Partnerschaftsqualität.

In der Regel stehen diese vier Variablen in einem komplexen Wechselspiel zueinander und sind häufig nicht getrennt voneinander zu betrachten. Zudem spielen sie nach Perrez und Bodenmann (2009) bei der Ätiologie, der Auslösung sowie der Performanz psychischer Störungen von Kindern und Jugendlichen eine Rolle:

- *im Vorfeld der Störungsentstehung* (z. B. psychische Störung eines Elternteils, zu frühe Familiengründung, gestörte Paarbeziehung der Eltern)
- *während der Störungsentstehung* (z. B. Bindungsprobleme, dysfunktionales Erziehungsverhalten, chronische destruktive Partnerschaftsprobleme)
- *im Vorfeld des Ausbruchs der Störung* (z. B. kritische Lebensereignisse wie der Tod eines Elternteils, schwere Partnerschaftskonflikte, familiäre Gewalt, Behinderung eines Elternteils oder Geschwisters, Geburt eines Geschwisters, Umzug der Familie mit Schulwechsel)
- *aufrechterhaltende Bedingungen nach dem Ausbruch der Störung* (z. B. Erziehungsstil, mangelnde oder inadäquate Unterstützung durch Eltern und Geschwister).

Repetti, Taylor und Seeman (2002) weisen darauf hin, dass kindliche Störungen häufig in einem komplexen Wechselspiel von Faktoren zur

Hintergrund

Den Befunden der Bella-Studie zufolge erhöhen Familienkonflikte das Risiko für psychische Störungen bei Kindern und Jugendlichen um den Faktor 4,97, psychische Störungen der Eltern um den Faktor 2,42 und eine gestörte Partnerschaft der Eltern um den Faktor 2,75 (Ravens-Sieberer et al., 2009).

Störungsentwicklung und gesundheitsgefährdendem Verhalten (z. B. Drogenabusus) führen. Beteiligt sind:

- familiäre Risikofaktoren (gravierende Konflikte zwischen den Eltern, familiäre Aggression und Gewalt, emotional unterkühlte, wenig unterstützende oder gar vernachlässigende Beziehungen)
- eine genetische Disposition
- anschließende psychosoziale Einbrüche (vor allem bezüglich der Emotionsregulation und Sozialkompetenz) und
- stressreaktive biologische Regulationssysteme.

Der frühkindlichen familiären Umwelt räumen diese Autoren zum Verständnis physischer und psychischer Störungen während der gesamten Lebensspanne eine wichtige Bedeutung ein (Repetti et al., 2002).

Störungen der Eltern und kindliche Störungen

Die Ein-Jahres-Prävalenz für Erwachsene, irgendeine psychische Störung zu entwickeln, liegt nach Petermann et al. (2011) bei 31 % (siehe oben). Von diesem Drittel Personen mit einer psychischen Störung haben durchschnittlich gleich viele Personen Kinder wie in der Normalbevölkerung (Wiegand-Grefe, Mattejat & Lenz, 2011), sodass in Deutschland rund *3 Millionen* Kinder mit einem psychisch erkrankten Elternteil zusammenleben, häufig sind sogar beide Eltern psychisch angeschlagen oder auffällig. Zwischen 12 % und 30 % erwachsener Patienten sind Eltern minderjähriger Kinder (Grube & Dorn, 2007). In der Allgemeinbevölkerung Großbritanniens leben rund 25 % der Kinder mit einem psychisch belasteten Elternteil zusammen (Meltzer, Gateward, Goodman & Ford, 2000), in Deutschland sind es ähnlich viele, rund ein Drittel (Lenz, 2005). Schone und Wagenblass (2002) schätzen, dass rund 8–10 % der Kinder mit einer psychiatrischen Diagnose auch Eltern mit einer psychischen Störung haben, und Pedersen und Revenson (2005) sprechen von 13–14 %.

Der Entwicklungskontext für diese Kinder ist häufig entsprechend schwierig, daher stellen Kinder mit einem Elternteil mit psychischer Störung eine besondere Risikogruppe dar, weil nicht nur die Kinder selbst, sondern auch die Partner psychisch Kranker durch die Störung beeinträchtigt sind, was das familiäre Funktionsniveau und Familienklima insgesamt vulnerabilisiert. Eine psychische Erkrankung eines Elternteils stellt somit unabhängig davon, um welche Störung es sich handelt, immer eine Beeinträchtigung für die gesamte Familie dar. Dennoch kann angenommen werden, dass gewisse

Wichtig!
25–30 % der Kinder leben mit einem Elternteil zusammen, der eine psychische Störung hat. Lenz (2005) berichtet von rund 34 % der Mütter und 17 % der Väter.

Wichtig!
Eine psychische Störung der Eltern ist ein *Hochrisikofaktor* für psychische Störungen bei den Kindern. Das Risiko für Kinder, ebenfalls psychisch auffällig zu werden, ist um das 3- bis 4-Fache erhöht.

Störungen gravierendere Auswirkungen haben als andere.

Wiegand-Grefe, Jeske, Bullinger, Plaß und Petermann (2010) unterstreichen diese negativen Zusammenhänge zwischen verschiedenen psychischen Störungen der Eltern (z.B. Störungen durch psychotrope Substanzen, schizophrene Störungen, affektive Störungen, Belastungsstörungen, somatoforme Störungen und Persönlichkeitsstörungen) und der Lebensqualität der Kinder, ihrem Befinden und Funktionsniveau in Familie und Schule. Interessanterweise fand sich in dieser Studie, in der 78% der Eltern einen mittleren bis starken Schweregrad der Störung angaben, außer in der Subskala «Familie» kein Zusammenhang zwischen dem Schweregrad der Störung und dem kindlichen Befinden.

Dennoch ist davon auszugehen, dass *Psychosen* und Störungen aufgrund psychotroper Substanzen der Eltern oder Persönlichkeitsstörungen des Clusters A oder B besonders gravierend für Kinder sein dürften. International übereinstimmend wird zudem seit Längerem auf die negativen Auswirkungen von *Depressionen der Mutter* hingewiesen, wobei frühere Depressionen ebenso wie eine aktuelle Depression mit einem niedrigeren familiären Funktionsniveau und einer ungünstigeren Eltern-Kind-Beziehung assoziiert sind (Herr, Hammen & Brennan, 2007).

Übereinstimmend zeigten Kouros und Garber (2010) in einer Sechs-Jahres-Längsschnittstudie mit 240 Kindern im Alter von 12 Jahren, dass die Depression der Mutter während des Untersuchungszeitraums stabil mit kindlicher Depression und externalisierenden Störungen kovariierte. Die mütterlichen Symptome zum Vorjahres-Messzeitpunkt sagten dabei die depressiven Symptome des Kindes und sein externalisierendes Verhalten zum nachfolgenden Messzeitpunkt signifikant vorher, während eine Zunahme depressiver Symptome beim Kind zu einer Reduktion der mütterlichen Depression zum nachfolgenden Messzeitpunkt führte.

Dass sich eine affektive Störung der Mutter (Dysthymie, Major Depression, bipolare Depression) besonders negativ auf die Entwicklung des Kindes auswirken kann, liegt an den diversen Beeinträchtigungen des psychosozialen Funktionsniveaus von Depressiven. So finden sich bei depressiven Müttern:

- ein krankheitsbedingt geringeres Interesse am Kind, da die Kraft fehlt, sich um dessen Bedürfnisse angemessen kümmern zu können, was mit einer reduzierten Sensitivität, geringerem Monitoring und weniger gemeinsam verbrachter Zeit einhergeht

- ein nachgiebigeres oder harscheres Erziehungsverhalten, das sich zudem häufig durch Inkonsistenz auszeichnet, sowie
- geringere Sozial- und Problemlösekompetenzen.

Viele Symptome der Depression (Lethargie, Passivität, Interessenlosigkeit, Konzentrationsstörungen, Motivationsverlust, Schlafstörungen, Suizidgedanken usw.) sind für das Kind in aller Regel direkt erfahrbar und daher in besonderem Maße belastend.

Connell und Goodman (2002) belegten diesen Zusammenhang in ihrer Meta-Analyse und berichteten von mittleren Effektstärken zwischen der Depression der Mutter und kindlichen Störungen, wobei bei den Kindern Zusammenhänge sowohl mit internalisierenden wie mit externalisierenden Störungen gefunden wurden. Dieser Effekt erweist sich auch in Längsschnittstudien als robust (z. B. 13-Jahres-Längsschnittstudie von Halligan, Murray, Martins & Cooper, 2007).

Lim, Wood, Miller und Simmens (2011) zeigten in ihrer Studie an 106 Kindern mit Asthma, dass die mütterliche Depression über eine negative Elterninteraktion und ungünstiges Erziehungsverhalten bei den Kindern das Risiko für internalisierende Störungen und Asthmaanfälle erhöht. Interessanterweise spielt die väterliche Depression zwar auch für sein Erziehungsverhalten eine Rolle, jedoch nicht signifikant für die Ausprägung internalisierender Störungen und psychosomatischer Beschwerden (siehe auch Seiten 117–132, Erziehung).

Papp, Cummings und Schermerhorn (2004) fanden ähnliche Zusammenhänge, wonach destruktive dyadische Interaktionen den Zusammenhang zwischen väterlichen Symptomen und kindlichem Befinden mediierten, während bei den Müttern ein direkter Effekt vorlag.

Aber auch in Bezug auf *Angststörungen* finden sich Zusammenhänge zwischen mütterlicher und kindlicher Psychopathologie. So konnte die Rolle der mütterlichen Ängstlichkeit von Hudson, Dodd, Lyneham und Bovopoulous (2011) in einer 2-Jahres-Längsschnittstudie bei 202 Kindern im Alter von ursprünglich 4 und zum zweiten Messzeitpunkt 6 Jahren nachgewiesen werden. Die mütterliche Ängstlichkeit erwies sich über Persönlichkeitsmerkmale des Kindes (z. B. behaviorale Inhibition) hinaus als signifikanter Prädiktor für soziale Phobie und generalisierte Angststörungen beim Kind im Alter von 6 Jahren.

Wichtig!
Innerhalb der verschiedenen psychischen Störungen spielt die Depression der Mutter eine wichtige Rolle für eine potenzielle Erhöhung des Störungsrisikos beim Kind. Dabei sind vor allem Mediationsprozesse von Bedeutung, wonach die Interaktion der Eltern, die Sensitivität der Mutter und die Erziehung für negative Effekte beim Kind verantwortlich sind.

Eine Studie des World Mental Health Surveys (McLaughlin et al., 2012), in der 51 507 Personen befragt wurden, berichtet von einer mittleren Varianzaufklärung psychischer Störungen bei Kindern durch elterliche Störungen von 12,4 %. In dieser Untersuchung, in der Major Depression, generalisierte Angststörungen, Panikstörungen, Störungen aufgrund psychotroper Substanzen, Verhaltensstörungen und Suizidalität berücksichtigt wurden, fanden sich stärkere Zusammenhänge bei Verhaltensstörungen (11–20 %) im Vergleich zu den anderen Störungen (7–14 %), wobei die Störung der Eltern das Risiko bei den Kindern unspezifisch erhöhte, d. h. nicht zwingend dasselbe Störungsbild bei den Eltern und den Kindern vorliegen musste.

Die *High-Risk-Forschung* zeigt übereinstimmend, dass das eigene Risiko einer psychischen Störung (Lebenszeitprävalenz) bei Kindern mit einem psychisch gestörten Elternteil um das 3- bis 4-Fache erhöht ist. Neben schweren psychiatrischen Störungen finden sich auch vermehrt:

- Schulleistungsschwierigkeiten/ Konzentrationsstörungen
- geringe soziale Kompetenzen
- Hyperaktivitäts- und Aufmerksamkeitsstörungen
- Angststörungen
- Delinquenz und Substanzmissbrauch.

Das durch die elterliche psychische Störung erhöhte eigene Erkrankungsrisiko der Kinder zeigt sich in allen Altersstufen, besonders ausgeprägt jedoch in der frühen Kindheit und der Pubertät (Pedersen & Revenson, 2006), wobei es häufig auch zu *Sleeping-Effekten* kommen kann. Das heißt, die Kindheit verläuft noch kaum auffällig und eine Störung beginnt sich erst im Erwachsenenalter zu manifestieren.

Pedersen und Revenson (2005) schlagen ein familienökologisches Modell zum Verständnis des Einflusses psychischer Störungen der Eltern auf das Befinden von Jugendlichen vor (siehe **Abbildung 4-4**).

Neben der genetischen Disposition bei der Entstehung einer eigenen psychischen Störung bei Kindern psychisch gestörter Eltern, die zweifellos eine gewisse Rolle spielt, wirken sich weitere ungünstige Bedingungen auf ein höheres Störungsrisiko aus:

- Die krankheitsbedingt ungünstige Eltern-Kind-Beziehung kann durch Störungen im Denken, Fühlen und Verhalten psychisch gestörter Eltern pathogen auf die Kinder wirken, die mit *dysfunktionalen Verhaltensmodellen* konfrontiert sind und mit ihnen aufwachsen, wodurch Defizite in Sozialkompetenz, Problemlösefertigkeiten oder Coping entstehen können.
- Eltern mit einer psychischen Störung können häufig ihre Elternrollen nicht angemessen ausüben und haben ein erhöhtes Risiko, *maladaptive oder dysfunktionale Erziehungspraktiken* (z. B. inkonsistente Erziehung, geringe emotionale

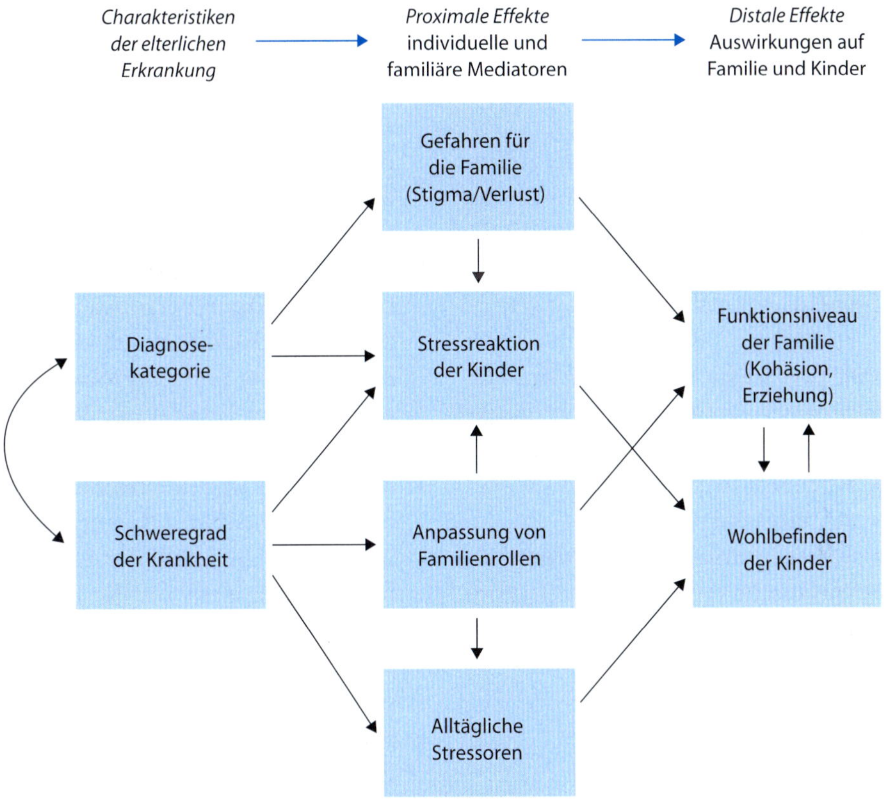

Abbildung 4-4: Familienökologisches Modell (Pedersen und Revenson, 2005, S. 405)

Wärme, geringes Interesse am Kind, mangelhafte Unterstützung und niedrige Sensitivität) zu zeigen, die eine gesunde Entwicklung des Kindes erschweren können.

- Als besonders problematisch erweisen sich *Traumatisierungen* der Kinder durch das Erleben von Störungssymptomen (z. B. psychotischer Schub eines Elternteils, Zwangshandlungen, in welche die Kinder einbezogen werden, Alkohol- oder Drogenabusus mit für das Kind ungewohnten Verhaltensveränderungen). Das Kind macht sich Sorgen um den Elternteil, hat Angst und ist verunsichert.
- Weiter erfährt das Kind möglicherweise häufige Trennungen vom psychisch auffälligen Elternteil durch dessen Hospitationen und Klinikaufenthalte und erlebt dadurch diskontinuierliche Bindungserfahrungen, Verlusterfahrungen, Unsicherheit und Ängste.
- Zudem geht die Unsicherheit bezüglich einer Remission bzw. des Risikos einer Neuerkrankung mit chronischem Stress und Hilflosigkeit einher.

- Auch hat das Kind häufig Befürchtungen, später selbst an einer Störung wie der des Elternteils zu erkranken.
- Das Kind wird früher in die Selbstständigkeit getrieben, muss im Haushalt und bei der Betreuung jüngerer Geschwister mithelfen (siehe Parentifizierung).

Eine psychische Erkrankung eines Elternteils erhöht zudem unspezifische Stressoren in der Familie, wie z. B.:
- Partnerschaftsprobleme
- familiäre Spannungen
- Stellenverlust und Arbeitslosigkeit
- chronische physische Gesundheitsprobleme
- Alkoholmissbrauch
- Armut
- soziale Isolation.

Die Vulnerabilisierung der Kinder durch die Exposition gegenüber der elterlichen Störung kann ihrerseits durch gewisse Variablen abgefedert oder moderiert werden (Pedersen & Revenson, 2005). Solche Protektivfaktoren sind:
- sichere, verlässliche und dauerhafte Verfügbarkeit eines gesunden Elternteils
- intaktes soziales Netzwerk der Familie, das die Familie entlastet, dem Kind Auszeiten ermöglicht und bei der Bewältigung der Belastungen beisteht
- leichter Zugang zu pädagogischen und psychologischen Hilfen und Entlastungen des Elternteils mit einer psychischen Störung, da sich dieser häufig im Umgang mit den Kindern überfordert fühlt und Stress und Insuffizienz empfindet, zumal, wenn die Kinder selber häufig schwierig werden und sich ein Teufelskreis aufzubauen beginnt
- das Alter des Kindes bzw. Jugendlichen und der Eltern zum Zeitpunkt der Ersterkrankung, d. h. die störungsfreie und unproblematische Zeit der Familie vor der Störungsentwicklung
- das Geschlecht des Elternteils mit einer psychischen Störung und seine Rolle innerhalb der Familie. In der Regel ist es für die Kinder gravierender, wenn die Mutter die psychische Störung hat, da Kinder sich mehr in der Obhut der Mutter befinden. Ist allerdings der Vater die Haupterziehungsperson, wiegt seine Erkrankung schwerer für das Kind.
- das Geschlechtsverhältnis zwischen erkranktem Elternteil und Kind. Die Erkrankung des gleichgeschlechtlichen Elternteils hat für das Kind negativere Auswirkungen.
- die Coping-Fertigkeiten des Kindes (individuelles Coping), des Paares (dyadisches Coping) und der Familie (familiäres Coping)
- die Partnerschaftsqualität der Eltern und das allgemeine Familienfunktionsniveau (Bindungen und Kohäsion, Adaptabilität)
- kulturelle Normen und gesellschaftliche Akzeptanz gegenüber der Störung.

Tabuisierung und Loyalitätskonflikt

Für die Kinder von Eltern mit einer psychischen Störung erweisen sich zwei Aspekte als besonders belastend:

- die Tabuisierung des Problems und
- der Loyalitätskonflikt.

Häufig erhalten Kinder von Eltern mit einer psychischen Störung zu wenig soziale Unterstützung von Verwandten, Freunden und Bekannten einerseits, aber auch von professioneller Seite andererseits, weil die Familie das Problem zu vertuschen versucht. Eine Kommunikationskultur in der Familie, die diese *Tabuisierung* der psychischen Störung eines Elternteils vorschreibt, geht oft mit Schweigen einher. Man spricht nicht über die Störung, weder innerhalb der Familie (da das Thema oft auch schambesetzt ist) noch mit anderen, um nach außen den intakten Schein zu wahren und Stigmatisierungen (üblem Gerede der Leute, Benachteiligungen, Schikanen, falschem Mitleid, sozialer Ausgrenzung) vorzubeugen.

Aus *Loyalität* wird diese Wahrung der intakten Fassade und das Schweigen über die wahren Probleme von allen Familienmitgliedern implizit oder explizit erwartet, wodurch Außenstehende die Probleme oft zu wenig mitbekommen und auch soziale Unterstützung ausbleibt. Doch auch von professioneller Seite wurde das Problem zu lange verkannt und die Bedürfnisse der Kinder und des Partners (siehe Seiten 48–55) in Bezug auf Information und Unterstützung zu wenig berücksichtigt (Schone & Wagenblass, 2002). Die Störung eines Elternteils als «we-disease» (siehe Seite 48) zu definieren und zu erkennen, dass alle Familienmitglieder davon betroffen sind und darunter leiden und im Rahmen der Möglichkeiten und alters- und entwicklungsgemäß in die Behandlung einbezogen werden sollten, war lange zu wenig präsent (Lenz, 2005). Erst seit kürzerer Zeit werden das Leiden des Partners und der Kinder und deren immense Belastung erkannt (Jungbauer, Bischkopf & Angermeyer, 2001; Saunders, 2003).

Dennoch zeigt eine Studie von Sollberger und Byland (2006) in der Schweiz, dass in der Aufklärung von Kindern von Eltern mit einer psychischen Störung nach wie vor großer Handlungsbedarf besteht. In ihrer Untersuchung gaben 73 % einer Erwachsenenstichprobe, die als Kind die Störung eines Elternteils erfahren hatten, an, keine Fachperson habe ihnen die Diagnose des Elternteils mitgeteilt, und 81 % gaben zu Protokoll, niemand habe ihnen die Störung des Elternteils erklärt oder gesagt, wie sie damit umgehen sollten; 33 % wurden überhaupt von keiner Fachperson auf die Störung des Elternteils angesprochen. Nur 20 % der Kinder erfuhren die Diagnose vor ihrem 10. Lebensjahr, etwa 75 % wurden darüber bis zum 20. Lebensjahr informiert.

Kinder sind daher besondere Leidtragende, da sie häufig kein Verständnis von der Störung, ihrem Verlauf und ihrem Ausgang haben (Diagnosewissen), sich selber oft auch Schuld an der Störung des Elternteils geben, sich dafür schämen oder Hilflosigkeit erleben. Durch die Isolierung der Familie finden diese Kinder nicht ausreichend Unterstützung und haben auch in der Freizeit oft zu selten Sozialkontakte, worunter ihre eigenen sozialen Fertigkeiten leiden.

Parentifizierung

Ein weiteres gewichtiges Problem von Kindern mit einem psychisch gestörten Elternteil ist die Parentifizierung, durch die *klare Grenzen* zwischen den Familiensystemen (Paar, Eltern, Geschwister-Subsysteme) und die Unterschiede in Status bzw. Autorität und Verantwortung verwischt werden, da Generationengrenzen verletzt werden. Infolge der Parentifizierung kommt es zu einem Ungleichgewicht im Geben und Nehmen, zu einer Verzerrung der Beziehungen, in deren Folge ein Kind die Rolle des kranken Elternteils übernimmt, was aufgrund der *umgekehrten Eltern-Kind-Beziehung* auch mit Bindungsproblemen einhergehen kann. Teils wird in der Literatur sogar von emotionaler Misshandlung gesprochen (Graf & Frank, 2002).

Graf und Frank (2002) monieren, dass Parentifizierung vor allem dann für das Kind schädlich ist, wenn folgende Punkte vorliegen:

- Parentifizierende Eltern geben ihre Elternfunktion auf, verletzten Generationengrenzen und missbrauchen das Kind, um ihre eigenen Bedürfnisse zu befriedigen, was auf Kosten der Bedürfnisse des Kindes geht, da dieses keine kindsgerechte Rolle einnehmen kann, von der Bindung her mangelnde Fürsorge und Unterstützung erfährt und in seinen Bedürfnissen ignoriert und vernachlässigt wird (siehe auch mangelnde elterliche Sensitivität, Seite 100).
- Die Anforderungen, die an das Kind gestellt werden, sind nicht altersgerecht und überfordern es. Seine natürliche Entwicklung wird gestört und das Kind verliert seine Kindheit, das heißt, Sorglosigkeit, Spontaneität und Lebenslust können verloren gehen.
- Das Kind erfährt zu wenig Validierung und Wertschätzung für die Übernahme der ihm zugewiesenen Rolle, erfährt keine Dankbarkeit und Reziprozität und denkt, dass es nicht genügt, noch zu wenig getan hat, was mit Schuldgefühlen, Insuffizienzgefühlen und Enttäuschung einhergeht.
- Häufig sind durch die Parentifizierung Freizeitaktivitäten und Sozialkontakte des Kindes eingeschränkt.
- Die Zeit für Schule und Hausaufgaben kann darunter leiden, wodurch das Kind auch schulisch unter Druck kommen kann.

Als Langzeitfolgen der Parentifizierung gelten Depressivität bis hin zu Suizidalität, ein niedriges Selbstwertgefühl, Ablösungs- und Identitätsprobleme, Perfektionismus, intensive Angst vor Liebesverlust, Vernachlässigung eigener Bedürfnisse und später bei der Berufswahl möglicherweise eine stärkere Wahl helfender Berufe (*Helfersyndrom*) (Graf & Frank, 2002).

Bindung und Störungen bei Kindern und Jugendlichen

Während die Erziehung des Kindes erst nach dem 2. Lebensjahr zentral wird, spielt ab seiner Geburt die Eltern-Kind-Interaktion bzw. die Mutter-Kind-Beziehung eine Schlüsselrolle. So zeigt eine prospektive Längsschnittstudie von Laucht, Esser und Schmid (2000) an 362 Kindern, dass dysfunktionale Mutter-Kind-Interaktionen Vorläufer für spätere psychische Auffälligkeiten der Kinder sind. Dabei machte diese Studie deutlich, dass externalisierende Störungen früher auftreten als internalisierende, bereits ab dem frühen Säuglingsalter nachweisbar sind, zu allen Altersstufen häufiger auftreten und größere Stabilität zeigen. Bindungserfahrungen gehören damit zu den frühen Protektiv- oder Risikoerfahrungen, je nachdem, in welcher Qualität sie erfolgen.

Schwerpunkte der Bindungsforschung

Anfänglich wurde die Rolle der Bindung vor allem in Zusammenhang mit schweren psychischen Störungen (Hospitalismus) untersucht. John Bowlby, ein englischer Kinderpsychiater und Psychoanalytiker, der als Pionier der Bindungstheorie gilt, wurde von der WHO beauftragt, die Gründe für die hohe Kindersterblichkeit in Waisenhäusern und Hospitälern zu eruieren, die seit dem 18. Jahrhundert gut dokumentiert ist und teils pro Jahr 80–90 % betrug. Man ging davon aus, es wäre die Trennung (Deprivation) von der Mutter, die zu diesen schweren seelischen Störungen führte.

Unter *Deprivation* versteht man die Trennung im Säuglings- oder Kleinkindalter von der Mutter, zu der eine affektive Beziehung bestand, und das Aufwachsen unter Bedingungen geringer Stimulation (reizarme Umgebung mit Defizit an sensorischer und motorischer Stimulation, Mangel an emotionalen Kontakten und sprachlicher Anregung) und eines dauernden

Hintergrund
Einen wichtigen Impuls bekam die Bindungstheorie durch die Hospitalismusforschung. Die Tatsache, dass Kinder trotz hygienischer Betreuung und angemessener Ernährung in Hospitälern und Waisenhäusern reihenweise Entwicklungsstörungen zeigten oder starben, führte zur Erforschung der Bedeutung der menschlichen Bindung für die Entwicklung des Kindes.

Wechsels von Bezugspersonen (Mangel an Dauerbeziehungen). Fehlt eine affektive Bindung zur präsenten Mutter, wird von *Privation* gesprochen (Ernst & von Luckner, 1987).

Bowlby (1969) nahm an, die hohe Kindersterblichkeit sei eine Folge von Deprivation, da es ein primäres und angeborenes Bedürfnis des Säuglings sei, neben Nahrungsaufnahme und hygienischer Betreuung Nähe und Geborgenheit bei einer engen Bezugsperson zu finden. Er vermutete, dass Kleinkinder eine durch die Evolution vorgegebene Bindungsneigung haben und Bindung als *sichere Basis* für die gesamte weitere Entwicklung benötigen. Bei einer Bindungsstörung würde dies zu Hospitalismus führen oder zu späteren psychischen Störungen disponieren.

So hatte Bowlby beobachtet, dass Kinder auf eine Trennung von der Bezugsperson mit einem *Separationsschock* reagieren. Zuerst zeigt das Kind heftigen Protest (Weinen, Schreien, Impulskontrollverlust), der Stunden bis Tage dauern kann. Nach dieser Protestphase kommt es zu Verzweiflung (physische Erschöpfung, Regression, passiv-ablehnende Haltung) und anschließend zur Ablehnung (Scheinkontakte, soziale Reserviertheit, psychogener Autismus). Eine Reaktion, die Spitz (2005) ähnlich als *anaklitische Depression* beschrieben hatte (Weinen/Schreien ⇒ Apathie ⇒ Resignation), wenn das Kind keine Sicherheit, emotionale Wärme und Geborgenheit erfährt. Durch die seelische Vernachlässigung kommt es zum *Hospitalismussyndrom*, das durch erhöhte Krankheitsanfälligkeit, Stereotypien, intellektuelle und emotionale Retardierung, Kontakt- und Wahrnehmungsstörungen, Lernstörungen und Regression, Teilnahmslosigkeit und Apathie gekennzeichnet ist. In schweren Fällen tritt sogar der Tod ein. Im Zentrum des Interesses lagen in der frühen Bindungsforschung Trennungserfahrungen.

Zwar hat der Begriff des Hospitalismus in der ICD-10 auch heute noch seinen Niederschlag in den Diagnosen *reaktive Bindungsstörung* (F94.1) oder *ungehemmte Bindungsstörung* (F94.2), doch hat dieses Störungsbild seit den frühen Schriften

Hintergrund

Anfangs fokussierte die Bindungstheorie vor allem auf die Bedeutung der Trennung von der Bindungsperson, meist der Mutter. Bowlby nahm in der Monotropie-Hypothese an, das Kind würde die Nähe zur Mutter brauchen, um sich adäquat entwickeln zu können. Längerfristige oder wiederholte Trennungen von ihr würden zu Störungen disponieren.

Merke!

Auch heute werden im ICD-10 oder im DSM-IV noch Bindungsstörungen klassifiziert, auch wenn das Hospitalismussyndrom als solches nicht mehr aufgeführt wird. Dennoch ist die Bedeutung unsicherer Bindung bei vielen anderen Störungen noch wichtiger als nur bei dieser Bindungsstörung.

von Bowlby und Spitz deutlich an Bedeutung verloren, mitunter gerade wegen dieser Erkenntnisse, die zu markanten Veränderungen in der Betreuung von Kindern in Waisenhäusern und Spitälern geführt haben und in breiten Kreisen ein Bewusstsein für die Wichtigkeit menschlicher Bindung schufen.

Ainsworth (1999) unterschied die Deprivationsformen weiter und schlug folgende drei Typen vor:

- *quantitativ ungenügende Interaktion:* Die Bindungsperson ist zeitlich nicht ausreichend verfügbar. Dies ist beispielsweise der Fall, wenn die Bindungsfigur (z. B. die Mutter) häufig abwesend ist oder wenn das Kind von der Mutter physisch getrennt wird, indem es z. B. in einem Heim untergebracht wird.
- *qualitativ gestörte Interaktion:* Hier erleben Kinder eine ambivalente Zuwendung seitens der Bezugspersonen, die sie ablehnen, zurückstoßen oder aus einer übersteigerten Angst heraus überbemuttern.
- *diskontinuierliche Interaktion:* Häufige kürzere oder längere Trennungen kennzeichnen Diskontinuität in der Bezugspersonen-Kind-Beziehung. Das Kind leidet darunter, sobald es die Bezugsperson von anderen Personen unterscheiden kann und zu ihr eine affektive Beziehung aufgebaut hat sowie kognitiv nicht in der Lage ist, die Diskontinuität zu verstehen und angemessen zu bewältigen.

Merke!
Neben der körperlichen Versorgung (Hygiene, Pflege) sind die Zuwendung und Stimulation und Anregung seitens der Umwelt für eine gesunde Entwicklung der Kinder zentral notwendig. Deprivation stellt dagegen einen Risikofaktor für das Kind dar, auch wenn die Folgen von verschiedenen Faktoren abhängen.

Die Annahme, Trennungs- und Deprivationserfahrungen würden für psychische Störungen oder geistige Retardierung anfällig machen und Bindungsstörungen seien in der frühen Kindheit *deterministisch* für spätere psychische Auffälligkeiten verantwortlich, wurde von Ernst und von Luckner (1987) infrage gestellt. Diese Autoren argumentierten, Deprivationserlebnisse in der Kindheit würden nicht zwangsläufig zu psychischen Auffälligkeiten im späteren Leben führen, sondern es müsste eine Reihe moderierender Faktoren und Kontextbedingungen einbezogen werden:

- genetische Vulnerabilität (psychische Labilität usw.)
- Geschlecht des Kindes
- Noxen während der Schwangerschaft oder Geburt
- Milieubedingungen vor der Deprivation
- Alter zum Zeitpunkt der Trennung von der Bezugsperson
- Dauer der Deprivation
- Bedingungen nach Beendigung der Deprivation

- Familienklima
- Verfügbarkeit anderer Bezugspersonen (Kompensationsmöglichkeiten).

Ernst und von Luckner (1987) revidierten frühere Annahmen der Bindungstheorie und postulierten, Entwicklungsrückstände kämen in den meisten Fällen nicht aufgrund von Deprivation, sondern aufgrund ungenügender Stimulation zustande. Die Trennung von der Mutter sei für eine unterdurchschnittliche Sprachentwicklung weniger relevant als der Mangel an einem anregenden Sprachmilieu. Auch psychische Störungen in späteren Jahren seien meist nicht Folge einmaliger Trennungserlebnisse, sondern wiederholter und längerer Trennungen, hoher familiärer Belastungen und gestörter Familienverhältnisse (siehe auch Seiten 150–164; 196–223).

In neuerer Zeit ist deshalb die Trennungs- und Deprivationsthematik in den Hintergrund gerückt und der Fokus von der *Verfügbarkeit* der Bezugsperson stärker auf das Konstrukt der *mütterlichen oder väterlichen Sensitivität* gerichtet worden, um die kindliche Entwicklung und die Ausbildung von Störungen besser verstehen zu können. Die Verfügbarkeit der Bezugsperson wird damit zur Grundlage für deren Sensitivität.

Nach Ainsworth, Bell und Stayton (1974) definiert sich elterliche Sensitivität über vier Merkmale:

- Wahrnehmung der kindlichen Signale bereits auf niederschwelliger Ebene
- richtige Interpretation der kindlichen Signale
- prompte Reaktion, damit der Säugling eine Verbindung zwischen seinem Verhalten und den Reaktionen der Umwelt herstellen kann
- angemessenes Eingehen auf die Bedürfnisse des Säuglings.

Feinfühligkeit ist damit eines der zentralen Konstrukte, um die Effekte der Bindungserfahrungen beim Kind verstehen zu können. Feinfühligkeit steht auch für die Fähigkeit der Mutter, ihr Kind mit seinen individuellen Eigenarten so annehmen zu können, wie es ist, und mit ihm in dem Sinne zu kooperieren, dass eigene Bedürfnisse mit denen des Kindes in Einklang gebracht werden, ohne dass die Mutter dem Kind Ablehnung und Feindseligkeit entgegenbringt oder es vereinnahmt (siehe auch das Konzept der «good enough mother» von Winnicott, Seite 79). Damit ist nach Ainsworth et al. (1974) die mütterliche Sensitivität nicht losgelöst vom Kind als ein Trait der Mutter zu be-

Wichtig!
Die mütterliche oder väterliche Sensitivität ist eine Schlüsselvariable im Verständnis der Bindungserfahrungen. Die Sensitivität ist durch vier Merkmale gekennzeichnet: angemessene Wahrnehmung, Dekodierung, Promptheit und Qualität der Interaktion.

trachten, sondern im Zusammenspiel der beiden zu sehen (siehe **Abbildung 4-5**). Das kindliche Verhalten beeinflusst das mütterliche Verhalten und umgekehrt.

Die Art, wie das Kind seine Bedürfnisse kundtut, steht somit in enger Wechselwirkung mit den Reaktionen der Mutter auf die kindlichen Verhaltensäußerungen. So führt die Feinfühligkeit der Mutter zu vermehrt positivem Kindsverhalten (mehr Wimmern als Weinen oder Schreien, mehr freudige Reaktionen, bessere eigene Bedürfnisregulation, Suche der Mutter, wenn nötig, sonst selbstständiges Spielen usw.). Dies wiederum erleichtert sensitives Reagieren seitens der Mutter. Ahnert (2004) berichtet, dass Kinder von sensitiven Müttern weniger Ärger, Aggressionen und Ängstlichkeit in den Interaktionen mit der Mutter zeigen, mehr Vertrauen in die Verfügbarkeit der Mutter und ihre Hilfsbereitschaft haben und bereitwilliger auf Verbote und Gebote der Mutter eingehen. Sie nutzen die Mutter häufiger als *sichere Basis*, von der aus sie die Welt erkunden können. Ihre Sprachentwicklung verläuft schneller, sodass diese Kinder bereits im Alter von 6–10 Monaten mit differenzierter Lautäußerung beginnen (Ahnert, 2004). Diethelm (1991) zeigte, dass die Kinder sensitiver Mütter im Alter von 3 Monaten ihre Bedürfnisse signifikant häufiger mit Wimmern anstelle von Weinen oder Schreien bekundeten, was für die Mutter deutlich weniger Stress bedeutete und eine positivere Interaktion zwischen Mutter und Kind schaffte.

Auf der anderen Seite zeigen Kleinkinder im Krabbelalter von weniger feinfühligen Müttern eine größere Unabhängigkeit von ihnen, jedoch gepaart mit höherer Ängstlichkeit, Unzufriedenheit und Ärger oder höhere Anhänglichkeit. Sie reagieren seltener auf Verbote der Mutter (Ahnert, 2004).

Das *Bindungsverhalten* des Kindes (wimmern, weinen, schreien, lächeln, sich festklammern, Blickkontakt zur

Bindungsverhalten: Kind äußert Bedürfnisse (physiologische Laute, Wimmern, Weinen, Schreien) bei Angst und Unbehagen und sucht Sicherheit, Schutz und Trost bei spezifischen Personen, die stärker und weiser sind (Bowlby, 1969). Ziel ist die Wiederherstellung des Gefühls von Sicherheit.

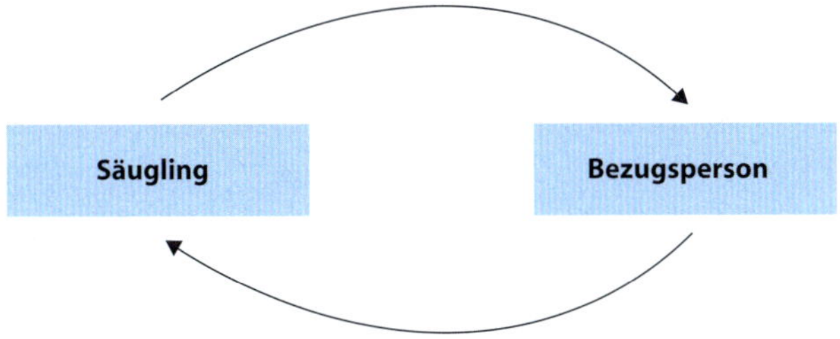

Fürsorgeverhalten: Bezugsperson realisiert Bindungsbedürfnis und reagiert auf Bindungsverhalten z. B. mit Sprechen, Singen, Füttern, Wickeln, Schmusen, Halten, Trösten etc.

Abbildung 4-5: Das Bindungssystem als Aktion und Reaktion von Mutter und Kind

Merke!
Die mütterliche Sensitivität hängt mit günstigerem Verhalten seitens des Kindes zusammen, was sich wiederum positiv auf die mütterlichen Reaktionen auswirkt, sodass sich ein günstiger Regelkreis entwickelt. Kinder sensitiver Mütter wimmern mehr, als dass sie weinen oder schreien, und beginnen früher mit differenzierten Lautäußerungen. Kinder feinfühliger Mütter kommunizieren direkt und unmittelbar sowie häufiger, wenn sie sich unwohl fühlen oder in schlechter Stimmung sind, während Kinder von Müttern mit geringer Sensitivität (vermeidend-gebundene Kinder) seltener mit der Mutter interagieren (Ahnert, 2004).

Mutter suchen, strampeln oder später zu ihr hinkrabbeln) wird in der Regel nur in physiologischen oder emotionalen *Stresssituationen* aktiviert, d.h. wenn sich das Kind unwohl fühlt (Hunger, Durst, Kälte, Wärme, Krankheit, Erschöpfung etc.) oder Kummer, Angst oder Schmerzen hat. Ziele des Bindungsverhaltens sind entsprechend die *Mobilisierung* von Nähe und Geborgenheit sowie die Lösung des Zustands, der zum Unwohlsein führt.

Aufgabe der Mutter ist es, die Bedürfnisse des Kindes richtig zu deuten und angemessen darauf einzugehen, damit der Spannungszustand für das Kind beendet werden kann. Durch die Regulation seitens der Mutter empfindet das Kind ein Gefühl von Sicherheit. Dieses Wechselspiel zwischen Mutter und Kind bildet die Grundlage späterer Beziehungserfahrungen und künftiger eigener Regulationsprozesse. Während das Kind im Säuglingsalter von der externen Betreuung abhängt, nimmt im Laufe seiner Entwicklung die Selbstregulation einen immer wichtigeren Platz ein. Ein früher Zusammenbruch der Kommunikation seitens des Kindes bildet daher die Ausgangslage für Fehlentwicklungen und Psychopathologien.

Während Bowlby davon ausging, die Hirnreifung ließe erst ab dem 6. Lebensmonat Bindungserfahrungen zu und die zentrale sensible Phase für den Aufbau der Bindung läge daher ab diesem Zeitraum bis 2 Jahre, geht man heute teils davon aus, dass relevante Bindungserfahrungen des Säuglings bereits ab der Geburt gemacht werden (Ahnert, 2004).

Wichtig!
Zentral für den Bindungsaufbau sind nach Bowlby vor allem die ersten 2 Lebensjahre, wobei bis zum 5. Lebensjahr die Bindung ein zentrales Thema bleibt. Heute nimmt man an, dass Bindungserfahrungen das Leben lang gemacht werden können, dass jedoch die frühe Kindheit eine richtungweisende Phase darstellt.

Konsequenzen einer angemessenen elterlichen Sensitivität sind zum einen der Aufbau einer sicheren *emotionalen Bindung* mit günstigen inneren Arbeitsmodellen («inner working model»), zum anderen der Aufbau erster *Kontrollüberzeugungen* (Diethelm, 1991). Bei mangelnder elterlicher Sensitivität entwickelt das Kind einen unsicheren Bindungsstil, einen niedrigen Selbstwert und externale Kontrollüberzeugungen (Rotter, 1966). Auf diese Punkte wird auf Seite 114 (Mechanismen der Bindungserfahrung und Psychopathologie) weiter eingegangen.

Die Rolle der Sensitivität bei psychischen Störungen

Die mütterliche oder elterliche Sensitivität spielt eine Schlüsselrolle im Bindungssystem. Mangelnde mütterliche Sensitivität konnte denn auch in mehreren internationalen Querschnittstudien (z. B. Aviezer, Sagi-Schwartz & Koren-Karie, 2003; NICHD, 1999; Rubin & Burgess, 2002) und Längsschnittstudien (Stams, Juffer, van Ijzendoorn & Hoksbergen, 2001) als *Risikofaktor* für kindliche Störungen belegt werden (van Ijzendoorn, Schuengel & Bakermans-Kranenburg, 1999).

Sensitives Eingehen der Mutter auf das Bindungsverhalten des Kindes fördert seine sichere Bindung, führt zu einem adäquaten inneren Arbeitsmodell und einer gesünderen Entwicklung des Kindes (Bakermans-Kranenburg, van Ijzendoorn & Juffer, 2003).

Wegweisend für die Bedeutung der mütterlichen Sensitivität sind zudem neuere Studien, die diese Variable zusammen mit einem *genetischen Risiko* für die Entwicklung kindlicher Störungen untersuchen. So zeigten Spangler, Johann, Ronai und Zimmermann (2009) in der Regensburger Längsschnittstudie bei 106 Kindern, dass nur bei Kindern mit Müttern mit geringer Sensitivität ein signifikanter Zusammenhang zwischen dem kurzen Polymorphismus des Serotonin-Transporter-Gens (DRD4 Gen mit Polymorphismus 5HTTLPR) und einem desorganisierten Bindungsstil bestand, das heißt, dass Risiko-Gene durch mütterliche Sensitivität beeinflusst werden können.

Weiter zeigten Zimmermann, Mohr und Spangler (2009), dass das kurze Allel dieses Serotonin-Transporter-Gens (5HTTLPR) bei sicherem Bindungsstil mit einem konstruktiveren Autonomiebestreben einherging, während bei unsicherer Bindung ein hostilerer Ausdruck erfolgte. Jugendliche mit einem kurzen Allel des 5HTTLPR und einem unsicheren Bindungsstil wurden zudem als aggressiver wahrgenommen.

Als Determinanten der mütterlichen Sensitivität fanden Drake, Humenick, Amankwaa, Younger und Roux (2007) bei 177 Müttern 2–4 Monate nach der Geburt deren allgemeine Lebenszufriedenheit, ih-

Wichtig!
Auch Kinder mit schwierigem Temperament können eine sichere Bindung und angemessene Entwicklung erfahren, wenn die Eltern sensitiv auf das Kind eingehen. Sensitivität kompensiert sowohl ein schwieriges Temperament (Pauli-Pott, Haverkock & Beckermann, 2007) als auch eine genetische Vulnerabilität (Zimmermann et al., 2009).

Beachte!
Die mütterliche Sensitivität ist keine stabile Persönlichkeitseigenschaft, sondern wird von verschiedenen Faktoren beeinflusst und determiniert. Dies sind einerseits Kindseigenschaften (z. B. Temperament), aber auch situative Faktoren (allgemeine Lebenszufriedenheit, allgemeines Befinden, Partnerschaftszufriedenheit, erwünschte Schwangerschaft, Anzahl anderer im Haushalt lebender Kinder), frühere eigene Bindungserfahrungen und psychologische Faktoren (eigene Selbstwirksamkeitserwartung und Selbstwert).

ren Selbstwert und die Anzahl der Kinder, während Alter, Bildung, Einkommen und Berufsstatus einen geringen oder gar keinen Einfluss auf die mütterliche Sensitivität hatten. In anderen Studien waren ferner das Temperament des Kindes, die Mutter-Kind-Synchronizität, Postpartum-Depressionen, ungewollte Schwangerschaft, unglückliche Partnerschaft und Missbrauchserfahrungen der Mutter in ihrer Kindheit als wichtige Einflussfaktoren beschrieben worden (z. B. Porter & Hsu, 2003).

Die Folgen einer angemessenen mütterlichen Sensitivität für Kinder sind nach Becker-Stoll (2007):

- *mit 12 Monaten:* subtilere und vielfältige Kommunikationsfähigkeiten des Kindes
- *mit 2 Jahren:* kompetenteres Problemlöseverhalten
- *mit 5 Jahren im Kindergarten:* weniger aggressives bzw. feindseliges Verhalten gegenüber anderen Kindern, weniger emotionale Isolation und Abhängigkeit von den Erzieherinnen, mehr Kompetenz im Umgang mit anderen Kindern, positivere Wahrnehmung sozialer Konfliktsituationen, konzentrierteres Spielverhalten
- *im Schulalter:* positive soziale Wahrnehmung, hohe soziale Kompetenz, bessere Freundschaftsbeziehungen, hohes Selbstwertgefühl und großes Selbstvertrauen, höhere Ich-Flexibilität, Impulskontrolle und Gefühlsmodulation sowie die Fähigkeit, Bedürfnisse und Gefühle dynamisch an situative Erfordernisse anzupassen
- *im Jugendalter:* mehr Ich-Flexibilität und ein positives Selbstkonzept, aktivere Coping-Strategien und gelungener Umgang mit Problemen, gelungene Balance von Autonomie und Verbundenheit in der Beziehung zu den Eltern, bessere Freundschaften zu Peers und posi-

Merke!
Die frühen Bindungserfahrungen beeinflussen die Situationswahrnehmung, Erwartungs- und Kausalattributionsprozesse sowie die Emotionsregulation ein Leben lang. So nehmen unsicher Gebundene auch im Erwachsenenalter andere als weniger vertrauenswürdig wahr, beurteilen ihren Partner ungünstiger und haben eine negativere Sicht von ihren Kindern. Sie erwarten weniger Unterstützung von anderen und nehmen diese als weniger wirksam wahr (Dykas & Cassidy, 2011).

tivere Erfahrungen in ersten Partnerschaften

- *im Erwachsenenalter*: ausgeprägtere eigene mütterliche Feinfühligkeit, ausgeprägtere eigene väterliche Spielfeinfühligkeit, bessere Bindungsqualität des eigenen Kindes, transgenerationale Weitergabe der Organisation von Bindung, Exploration und Autonomie.

Bindungserfahrungen und emotionale Sicherheit

Eine zentrale Annahme der Bindungstheorie ist, dass eine gesunde emotionale Entwicklung des Kindes die *Konstanz* der Bindungsfigur und deren hohe *Sensitivität* erfordert. Unter diesen Voraussetzungen entwickelt das Kind ein günstiges inneres Arbeitsmodell und einen sicheren Bindungsstil.

Innere Arbeitsmodelle sind aktive Konstruktionen aufgrund generalisierter Bindungserfahrungen über die Rückkoppelungsprozesse zwischen Mutter und Kind, wo eigene Handlungen und deren Konsequenzen in der Eltern-Kind-Interaktion erfahren und abgespeichert werden und die Grundlage für künftige Erwartungen an Bezugspersonen und das eigene Selbst bilden. Aufgrund dieser Erfahrungen werden künftig bewährte Verhaltensweisen wieder eingesetzt, um einen gewünschten Soll-Zustand zu erreichen. Waters und Waters (2006) haben die inneren Arbeitsmodelle auch mit Skripten verglichen, wobei das Skript einer sicheren Bindung die folgenden Elemente beinhaltet:

- Das Kind und die Bezugsperson interagieren miteinander.
- Ein Ereignis oder eine andere Person unterbrechen die Interaktion.
- Das Kind erfährt emotionalen Stress.
- Es zeigt Bindungsverhalten, darauf folgt Fürsorgeverhalten.
- Das Fürsorgeverhalten wird vom Kind angenommen.
- Es wird von ihm als effektiv in der Bewältigung seines Problems und bei der Emotionsregulation wahrgenommen.
- Kind und Mutter interagieren wieder normal, wie vor dem Stress.

Die inneren Arbeitsmodelle umfassen affektive und kognitive Komponenten (Aufmerksamkeit, Lernen, Gedächtnis, Informationsverarbeitung usw.) und sind integrale Bestandteile von Verhaltenssystemen, die das kindliche Verhalten steuern. Sie sind unbewusst und zeitstabil, können jedoch durch neue Bindungserfahrungen neu strukturiert werden. Hat das Kind ein inneres Arbeitsmodell aufgebaut (z. B. Eltern als zuverlässige Bezugspersonen abgespeichert), wird das Modell auch beibehalten, wenn die Bezugsperson in gewissen Situationen nicht angemessen reagiert (Dykas & Cassidy, 2011)

Die inneren Arbeitsmodelle finden ihren Ausdruck im *Bindungsstil* (Bowlby, 1969). Als Bindungsstile wurden ursprünglich drei (A, B, C) vorgeschlagen, die später durch den Typ D ergänzt und erweitert wurden (siehe **Tabelle 4-5**).

Main (1996) hat als Bindungsstile vorgeschlagen:

- sicher-autonom (entspricht Typ B)
- unsicher-distanziert (entspricht Typ A)
- unsicher-verwickelt (entspricht Typ C) und
- unverarbeitet/traumatisiert (entspricht Typ D).

Diese Bindungsstile sind klinisch-psychologisch auch deshalb relevant, weil sie über die Lebensspanne (bis 19 Jahre) relativ stabil sind und daher auch für spätere Störungsentwicklungen während der Adoleszenz von Bedeutung sein können. Laut der Meta-Analyse von Fraley (2002) liegt die durchschnittliche Korrelation zwischen einer frühen sicheren Bindung und späterer sicherer Bindung bei $r = 0{,}39$.

Häufigkeit der Bindungsstile

Laut einer Meta-Analyse von Bakermans-Kranenburg und van Ijzendoorn (2009) auf der Grundlage von mehr als 200 Adult Attachment Interviews und über 1055 Personen sind in der erwachsenen Durch-

Tabelle 4-5: Bindungsstile im Rahmen des Fremde-Situation-Tests (Kienbaum & Schuhrke, 2010)

Bindungstyp	Merkmale
Unsicher-vermeidende Bindung (A) (unsicher-distanziert)	Die Kinder lassen bei der Trennung von der Mutter kaum Emotionen erkennen und spielen selbstständig und unbeteiligt weiter. Sie meiden den Kontakt zur Mutter bei der Wiedervereinigung, solange das Bindungssystem aktiviert ist, und beschäftigen sich mit Objekten. Das Kind zeigt zu einer fremden Person ähnliche Verhaltensweisen wie zur Mutter und spielt mitunter mit ihr, während es von der Mutter getrennt ist. Die Mutter reagiert bei der Wiedervereinigung zurückweisend und distanziert.
Sichere Bindung (B) (sicher-autonom)	Kinder können Sorge zeigen und ausdrücken und erhalten Trost. Nach der Trennung von der Mutter suchen sie ihre Nähe, versichern sich und erkunden anschließend weiter. Sie beziehen die Mutter ins Spiel ein. Die Mutter reagiert sensitiv und kann das Kind rasch beruhigen.
Unsicher-ambivalente Bindung (C) (unsicher-verwickelt)	Die Kinder zeigen bei einer bevorstehenden Trennung Weinen und klammerndes-vigilantes Verhalten. Sie können sich selber nicht beruhigen und zeigen eine fehlende Selbstorganisation. Nach der Trennung suchen sie die Nähe und den Kontakt zur Bezugsperson, sind aber gleichzeitig abweisend und lassen sich nur schwer beruhigen, da sie Kontaktwiderstand zeigen. Dieser Wechsel zwischen der Suche nach Nähe und Kontaktwiderstand erschwert das Beruhigen des Kindes. Die Mutter reagiert intrusiv und inkonsistent.
Desorganisierte/desorientierte Bindung(D) (unverarbeitet-traumatisiert)	Kinder zeigen deutliche Anzeichen von Angst, sind aber nicht in der Lage, sich zu beruhigen. Ihr Verhalten ist häufig bizarr (Einfrieren des Gesichts). Zusammenbruch der normalen Verhaltens- und Aufmerksamkeitsstrategien. Paradoxerweise suchen sie Schutz bei Personen, vor denen sie Angst haben sollten, da sie diese nicht kennen.

Merke!
In der erwachsenen Normalbevölkerung sind mehr als 40 % nicht sicher gebunden. Am häufigsten sind innerhalb der unsicheren Bindung die vermeidend oder unsicher-distanziert Gebundenen. Bei Kindern sind die Befunde je nach Studie variabler, dennoch zeigt sich auch hier, dass nur rund 55 % der Kinder sicher gebunden sind, 23 % sind vermeidend, 8 % ambivalent und 15 % desorganisiert gebunden.

schnittsbevölkerung der USA rund 58 % der Mütter sicher gebunden, 23 % unsicher-vermeidend und 19 % unsicher-ambivalent gebunden; 18 % wurden dem Typ D zugeordnet. Bei den Vätern zeigte sich ein ähnliches Bild: 58 % sicher, 28 % distanziert und 15 % verwickelt. Bei den Adoleszenten waren 52 % sicher, 35 % distanziert und 13 % verwickelt gebunden. Für Europa berichten die Autoren über 56 % sicher gebundene Erwachsene sowie über 30 % vermeidend und 14 % verwickelt gebundene Probanden.

Während die Autoren bezüglich der verschiedenen Bindungsstile kaum Geschlechtsunterschiede fanden, berichteten sie über häufigere unsichere und unverarbeitet/traumatisierte Bindung bei klinischen Probanden.

Zusammenhänge zwischen Bindungsstil und kindlichen Auffälligkeiten

In *Risikogruppen* (z. B. mit niedrigem sozioökonomischem Status) wiesen lediglich 30 % eine sichere Bindung auf, gegenüber 32 % mit distanzierter, 7 % verwickelter und 32 % traumatisierter Bindung. Bei Gewalterfahrung sinkt die Wahrscheinlichkeit einer sicheren Bindung dramatisch und liegt bei rund 14 %.

Bei klinischen Gruppen fanden Bakermans-Kranenburg und van Ijzendoorn (2009) 21 % sichere Bindung, 23 % distanzierte, 13 % verwickelte und 43 % traumatisierte Bindung. *Internalisierende Persönlichkeitsstörungen* (z. B. Borderline) waren häufiger mit unsicher-verwickeltem und unverarbeitetem Bindungsstil assoziiert, während *externalisierende Persönlichkeitsstörungen* (z. B. antisoziale Persönlichkeitsstörung) stärker mit unsicher-distanziertem oder verwickeltem Bindungsstil einhergingen. Auch bei

Merke!
In Risikopopulationen oder bei Personen mit klinisch diagnostizierten Störungen ist eine sichere Bindung relativ selten. Nur 30 % der Risikogruppe und 21 % der klinischen Gruppe wiesen in der Meta-Analyse von Bakermans-Kranenburg und van Ijzendoorn (2009) eine sichere Bindung auf. War zudem Gewalt im Spiel, sank die Rate gar auf 14 % sichere Bindung. Unsichere Bindung und psychische Störungen sind damit relativ stark miteinander assoziiert.

Depression fand sich ein Zusammenhang mit unsicherer Bindung, allerdings nicht mit Typ D, während die posttraumatische Belastungsstörung (PTSD) gehäuft mit diesem Bindungsstil zusammenhing.

Es gilt heute als gesichert, dass sich der Bindungsstil auf die Entwicklung des Kindes und Jugendlichen bis hin zu einer früheren Pubertät und Menarche bei unsicherer Bindung (Belsky, Houts & Fearon, 2010) auswirkt und im Zusammenhang verschiedener psychischer Störungen eine Rolle spielt (Bakermans-Kranenburg & van Ijzendoorn, 2009). Allerdings sind direkte Korrelationen häufig wenig aussagekräftig, da anzunehmen ist, dass der Bindungsstil vor allem über Mediatoren (Emotionsregulation, Selbstwert, Kontrollüberzeugungen, Repräsentationen von sich und der Umwelt im Sinne der inneren Arbeitsmodelle) störungsrelevant ist. Dennoch zeigen bereits korrelative Studien signifikante Zusammenhänge.

So berichten Fearon, Bakermans-Kranenburg, van Ijzendoorn, Lapsley und Roisman (2010) in ihrer Meta-Analyse von 69 Studien mit insgesamt 5947 Kindern, dass eine frühkindliche unsichere Bindung mit mehr externalisierendem Verhalten (aggressives, oppositionelles, feindseliges Verhalten, Verhaltensprobleme) bis zum Alter von 12 Jahren einhergeht (d = 0,31). Die Effekte waren stärker für Knaben (d = 0,35), während bei Mädchen (d = –0,03) häufiger über soziale Schwierigkeiten und Depressionen berichtet wurde. Die stärksten Effekte liegen zwischen einem desorganisierten Bindungsstil und externalisierenden Verhaltensweisen vor, doch auch vermeidend gebundene Kinder zeigen stärkere Symptome. Erwartungsgemäß sind die Effektstärken größer bei klinischen Gruppen (d = 0,49) und bei Verhaltensbeobachtungsdaten (d = 0,58) (siehe **Tabelle 4-6**).

Fearon und Belsky (2011) replizieren diese Befunde anhand einer Stichprobe von 1364 Kindern der NICHD-Längsschnittstudie. Eine frühe unsicher-vermeidende Bindung und eine desorganisierte Bindung sagten in latenten Wachstumskurvenanalysen signifikant externalisierendes Verhalten in den ersten Schuljahren vorher. Die Effekte eines desorganisierten Bindungsstils waren zudem durch das Geschlecht des Kindes, sein Alter und andere familiäre Risikovariablen moderiert. Knaben aus Hochrisikofamilien (niedriger sozioökonomischer Status, niedriges Bildungsniveau der Mutter, Abwesenheit des Vaters) mit desorganisiertem Bin-

Merke!
Bindungserfahrungen sind für das psychische Befinden vor allem über Mediatoren von Bedeutung. So spielen der Selbstwert, die Emotionsregulation oder Kontrollüberzeugungen, die in engem Verhältnis zu Bindungserfahrungen stehen, bei den meisten psychischen Störungen eine wichtige Rolle und verdeutlichen damit die Wichtigkeit der Bindungstheorie im Rahmen der Klinischen Psychologie und Psychiatrie.

Tabelle 4-6: Effektstärken zwischen Bindungsstil und externalisierendem Verhalten
***: p < .001; **: p< .01; *: p < .05

Bindungsstil	Gruppenzugehörigkeit	Effektstärke
Unsichere Bindung (gesamt)	*Gesamtstichprobe* Nicht klinische Gruppe Klinische Gruppe	0,31** 0,26** 0,49**
Vermeidende Bindung	*Gesamtstichprobe* Nicht klinische Gruppe Klinische Gruppe	0,12** 0,10* 0,22*
Ambivalente Bindung	*Gesamtstichprobe* Nicht klinische Gruppe Klinische Gruppe	0,11 0,06 0,30*
Desorganisierte Bindung	*Gesamtstichprobe* Nicht klinische Gruppe Klinische Gruppe	0,34** 0,39** 0,43**

dungsstil zeigen aus der Sicht der Eltern im Zeitverlauf einen deutlich stärkeren Zuwachs an Symptomen (1. bis 6. Klasse).

Auch bei *Essstörungen* liegt eine breite empirische Evidenz vor, dass der *Bindungsstil* (sicher, vermeidend, ambivalent) mit Essstörungen korreliert. Da frühkindliche Bindungserfahrungen signifikant mit dem Selbstwert zusammenhängen und damit die eigene Körperwahrnehmung und Figurzufriedenheit mitbestimmen, ist die Rolle der Bindung

Wichtig!

Vor allem ein *vermeidender Bindungsstil* und ein *desorganisierter Bindungsstil* sind prädiktiv für externalisierende Störungen in der Schulzeit. Treten weitere familiäre Risikofaktoren hinzu, erhöht sich die Wahrscheinlichkeit einer Zunahme der Symptomatik, vor allem bei Knaben mit einem desorganisierten Bindungsstil.

nachvollziehbar. Bindung erweist sich als ein signifikanter Prädiktor zur Vorhersage von Essstörungen (siehe Übersichtsartikel von O'Shaughnessy & Dallos, 2009; Zachrisson & Skarderud, 2010).

Relativ gut erforscht ist die Bedeutung der Bindung zudem in Zusammenhang mit *Essverhalten*. Wick et al. (2012) zeigten an 495 Mädchen und 353 Jungen (Durchschnittsalter von 15 Jahren) mit 15,5 % bzw. 7,5 % untergewichtigen Mädchen und Jungen sowie 3,7 % bzw. 6,1 % übergewichtigen Mädchen und Jungen, dass der *Bindungsstil* als relevanter Prädiktor für problematisches Essverhalten fungiert: 61,6 % der Jugendlichen waren in dieser Studie sicher, 25,7 % ambivalent und 12,7 % vermeidend gebunden. Die Ergebnisse zeigten, dass das Risiko einer Essstörung bei Frauen am höchsten war, die mit ihrer Figur unzufrieden waren (d.h. sich als zu dick empfanden) und *vermeidend gebunden* waren. In der

Gruppe der Mädchen mit problematischem Essverhalten fanden sich 16,4 % sicher gebundene junge Frauen, gegenüber 39,8 % mit unsicherer Bindung. Der Bindungsstil erhöhte das Risiko für problematisches Essverhalten und die Entwicklung einer Essstörung um das 3,2-Fache.

Obgleich die genauen Prozesse und Mechanismen, wie Bindungserfahrungen konkret mit Essstörungen zusammenhängen, nicht bekannt sind, scheinen vor allem indirekte Zusammenhänge (Mediationshypothesen) interessant, denen zufolge ein unsicherer Bindungsstil mit einem niedrigen *Selbstwert* korreliert, der seinerseits mit einer höheren Unzufriedenheit mit dem eigenen Körperbild (geringe Figurzufriedenheit) zusammenhängt. Dies wird besonders relevant bei Personen, die sich stark mit (idealisierten) anderen vergleichen. Aber auch die Emotionsregulation könnte durch eine unsichere Bindung gestört sein, wodurch Essen als Coping eine besondere Bedeutung erhält.

Hintergrund

Heute gilt es als gut gesichert, dass Frauen mit Essstörungen einen unsicheren Bindungsstil aufweisen. Die Prävalenz dieser Koinzidenz wird mit Werten von 70–100 % angegeben. Ringer und Crittenden (2007) fanden den Bindungstyp A (vermeidend) bei 13 %, Typ C (ambivalent) bei 50 % und kombinierte Muster bei 37 % der Frauen mit Essstörungen. Anorexie scheint mehr mit Typ A, Bulimie mehr mit Typ C assoziiert zu sein (O'Shaughnessy & Dallos, 2009).

Auch in Zusammenhang mit *Übergewicht* konnten Turner, Rose und Cooper (2005) nachweisen, dass adoleszente übergewichtige Frauen mehr emotionale Deprivation, ein negativeres Selbstbild, stärkere Verlustangst und mehr mangelnde Selbstkontrolle aufwiesen als die Kontrollgruppe (23 Frauen pro Gruppe). Sie nahmen zudem den Vater häufiger als überprotektiv bei gleichzeitig geringer *emotionaler Involvierung* wahr. Die mütterliche Fürsorge korrelierte mit weniger negativen Schemata.

Ein wichtiges Erklärungselement steuerten Haycraft und Blissett (2010) bei. Sie zeigten bei 156 Müttern und ihren Kindern, dass die Partnerschaftsqualität mit dem Fütterungsverhalten und dieses mit dem Essverhalten des Säuglings zusammenhing. Bei wenig warmherziger oder hostiler Partnerschaft der Eltern fand sich mehr maladaptives Essverhalten, wie etwa Essensverweigerung. So hängen Partnerschaftsstörungen (siehe Seite 160), Bindungsstörungen und Psychopathologien im Kindes- und Jugendalter häufig zusammen.

Empirische Evidenz für eine bedeutende Rolle von Bindungsunsicherheit wird zudem im Kontext von *Borderline-Persönlichkeitsstörungen* berichtet (Levy, Beeney & Temes, 2011).

Eine unsichere Bindung wird heute mit verschiedenen *psychosomatischen und psychischen Störungen* in Zusammenhang gebracht, da Bindung eng mit bio-psycho-sozialen Anpassungsprozessen, dem sozialen Funktionsniveau, dem Selbstwert des Kindes oder Jugendlichen, Stress- und Coping-Prozessen und Befinden zusammenhängt, wie Ravitz, Maunder, Hunter, Sthankiya und Lancee (2010) in ihrem Übersichtsartikel über 25 Jahre Bindungsdiagnostik resümieren.

Damit kann Bindungsunsicherheit bei verschiedenen Störungen (affektive Störungen, Angststörungen, Essstörungen, Störungen des Sozialverhaltens, ADHS usw.) eine wichtige Rolle spielen, da vor allem die Auswirkungen der frühkindlichen Erfahrungen auf den *Selbstwert* des Kindes und seine *Emotionsregulation* eine Vulnerabilisierung darstellen, die in Interaktion mit genetischer Disposition oder anderen kumulierenden Risikofaktoren zur Entstehung einer Störung (siehe Becker-Formel der Inzidenz von psychischen Störungen, S. 75) beitragen kann.

Ein-Dor, Mikulincer, Doron und Shaver (2010) monieren in diesem Zusammenhang zu Recht, dass häufig erst diese Interaktionen zur Störungsgenese führen, da es sonst nicht erklärbar wäre, dass zwar rund 50 % der Kinder unsicher gebunden sind, aber nur jedes fünfte Kind eine klinisch diagnostizierte Störung aufweist oder rund 35 % der Kinder auffällig sind (Kuschel et al., 2004). Auch verweisen sie auf eine gewisse Funktionalität von Hypervigilanz oder Vermeidungsstrategien in gewissen Situationen, wodurch ängstlich-ambivalent und vermeidend gebundene Kinder nicht per se benachteiligt sein müssten.

Auch wenn wir dieser Sicht zustimmen und die Richtigkeit der Aussage unterstreichen, dass ein unsicherer Bindungsstil nicht zwangsläufig zu einer psychischen Störung führt, möchten wir dennoch zu bedenken geben, dass viele Kinder, Jugendliche und Erwachsene mit bindungsbedingter *Selbstwertproblematik* oder *Störungen der Emotionsregulation* (siehe unten) zwar keine direkten manifesten Auffälligkeiten zeigen, jedoch bezüglich ihres allgemeinen Funktionsniveaus, ihrer Leistungsfähigkeit, ihrer sozialen Integration oder ihrer Lebenszufriedenheit durchaus beeinträchtigt sein mögen, sodass ein vermeidender oder ambivalenter Bindungsstil zwar nicht direkt klinisch relevant sein muss, jedoch subklinische Bedeutung oder zumindest Auswirkungen auf das allgemeine Befinden hat.

Auch vor dem Hintergrund der *Transmission* des Bindungsstils von Generation zu Generation (60–80 %

Beachte!

Auch wenn es mehr Kinder mit Bindungsstörungen gibt, als es klinisch diagnostizierte Störungen im Kindes- und Jugendalter gibt, muss dennoch davon ausgegangen werden, dass eine unsichere Bindung als Vulnerabilitätsfaktor von großer Bedeutung ist und in Interaktion mit anderen Risikofaktoren das Störungsrisiko über die Lebensspanne hinweg erhöht. Da sich zudem der Bindungsstil von Generation zu Generation sozial tradiert, ist es für die psychische Gesundheit in der Bevölkerung relevant, welche Bindungserfahrungen Kinder machen.

Konkordanz zwischen Bindungsstil der Mutter und der Kinder [Hesse, 2008]) zeigt sich die große Bedeutung der frühen Bindungserfahrungen für die psychische Gesundheit der Familie über Generationen.

Mechanismen der Bindungserfahrung und Psychopathologie

Bei einem sicheren Bindungsstil liegen ein gesunder Selbstwert, eine durchschnittliche Autonomie und ein sicheres inneres Arbeitsmodell vor. Er bildet die Grundlage für eine gesunde Entwicklung des Kindes. Doch weshalb spielt die Bindung eine dermaßen große Rolle für die Entwicklung psychischer Störungen?

In seinem *entwicklungspsychopathologischen Modell* der Bindungstheorie postuliert Sroufe (2009), dass günstige frühe Bindungserfahrungen vor allem deshalb von großer Bedeutung sind, weil sie ein Fundament psychischer Stabilität und Resilienz legen. Hier werden erste «prägende» Entwicklungserfahrungen der Selbstregulation und der eigenen Wirksamkeit gemacht, die für den Selbstwert von wegweisender Bedeutung sind. Die inneren Arbeitsmodelle, die über das eigene Verhalten und dessen Konsequenzen sowie die Verlässlichkeit wichtiger Bezugspersonen Informationen speichern und sich in einem sicheren oder unsicheren Bindungsstil äußern, bilden dazu eine wichtige Grundlage (Grossmann & Grossmann, 2012). Da Bindungserfahrungen für die *Emotionsregulation* und diese für *soziale Kompetenzen* und spätere *soziale Integration* und Beliebtheit grundlegend sind, wird eine Kausalkette über verschiedene Mediatoren deutlich.

Da der Säugling bei der Aktivierung des Bindungssystems erste *Bewältigungserfahrungen* im Hinblick auf physiologischen oder emotionalen Stress macht, bilden diese Erfahrungen auch prospektiv eine Schablone seiner *Coping-Ressourcen* und seiner künftigen Inanspruchnahme sozialer Unterstützung in Stresssituationen (Zimmermann, 2000). Zum einen wird er bei mehrfachem unbefriedigendem Eingehen der Bezugsperson (mangelnde Sensitivität) auf sein Regulations- und Schutzbedürfnis häufig unsicher-vermeidend reagieren und künftig versuchen, selber mit der Situation zurechtzukommen. Der Säugling wird seine Bedürfnisse zwar nicht mehr kommunizieren, keine Nähe mehr suchen und sich zur Bezugsperson distanziert-abweisend verhalten, jedoch ohne effektiven Abbau seiner inneren Spannung. Er erfährt dadurch in zweifacher Bedeutung keine eigene Wirksamkeit: Einerseits ist sein Appell an die Bezugsperson wirkungslos, andererseits ist seine Gefühlsregulation ineffektiv, da die Anspannung weiter bestehen bleibt. Er erlebt damit erstmals schmerzhaft Inkompetenz und Insuffizienz und bildet eine externale Kontrollüberzeugung sowie einen niedrigen Selbstwert aus. Wie Willemen, Schuengel und Koot (2009) zeigen, geht eine unsichere Bindung mit stärkerer physiologischer Erregung und schlechterer physiologischer Erholung einher.

Hintergrund
Kontingentes responsives Reagieren der Bezugsperson auf Bindungsverhalten des Kindes führt nicht nur zum Aufbau einer sicheren emotionalen Bindung und angemessener innerer Arbeitsmodelle, sondern auch zum Aufbau einer internalen Kontrollüberzeugung und günstigen Selbstwirksamkeitserwartung. Das Kind erhält damit in jeder Bindungssituation auch Rückmeldung zu seiner eigenen Wirksamkeit und seiner Bedeutung für die Bezugsperson, was sich auf die Ausbildung des Selbstbildes und Selbstwerts auswirkt.

Wenn die Bezugsperson unzuverlässig oder zu wenig prompt bzw. kontingent reagiert, kann der Säugling ihre Reaktionen nicht auf seine Verhaltenssignale beziehen und keine Kontingenz zwischen seiner Aktion und der Reaktion der Bezugsperson stiften. Er erlebt dadurch *Kontrollverlust*. Das macht es ihm unmöglich, eine internale Kontrollüberzeugung aufzubauen. Vielmehr lernt er, dass es Zufall ist, ob und wann die Bezugsperson auf sein Bindungsverhalten reagiert, wodurch eine *external-passive Kontrollüberzeugung* entwickelt wird. Falls der Säugling erfährt, dass die Bezugsperson ab und zu auf seine Signale reagiert, ab und zu jedoch auch ohne seine Signale auf ihn eingeht (z. B. ihn füttert, aus dem Bettchen nimmt, herumträgt usw.), lernt er, dass vor allem die Bezugsperson Einfluss und Kontrolle hat und darüber entscheidet, was wann geschieht, wodurch sich eine *external-defensive Kontrollüberzeugung* ausbildet (Rotter, 1966). Da externale Kontrollüberzeugungen eng mit einem niedrigeren Selbstwert assoziiert sind, erfährt das Kind eine Vulnerabilisierung, die im Zusammenspiel mit weiteren Risikofaktoren zur Entwicklung einer Störung disponieren kann (siehe **Abbildung 4-6**).

Ein gesundes Explorationsverhalten hängt demzufolge nicht nur mit der emotionalen Bindungssicherheit und adäquaten inneren Arbeitsmodellen zusammen, sondern auch mit den durch die frühkindlichen Lernerfahrungen ausgebildeten Kontrollüberzeugungen und *Selbstwirksamkeitserwartungen* (Bandura, 1979). Ein Kind, das sich nicht zutraut, auf seine Umwelt Einfluss ausüben zu können und Kontrolle über Erfolg oder Misserfolg zu haben, ist weniger motiviert, angemessenes Erkundungsverhalten zu zeigen, sich später schulisch zu engagieren und Interesse zu zeigen, und zeigt mehr Problemverhalten (Moss, St. Laurent & Parent, 1999). Entsprechend können auch schulische Defizite und Lernschwierigkeiten zu Bindungserfahrungen in Bezug gesetzt werden. *Neugierdeverhalten* setzt nicht nur emotionale Sicherheit, sondern auch eine internale Kontrollüberzeugung und ausreichende Selbstwirksamkeitserfahrung voraus. Bindungserfahrungen hängen damit auch eng

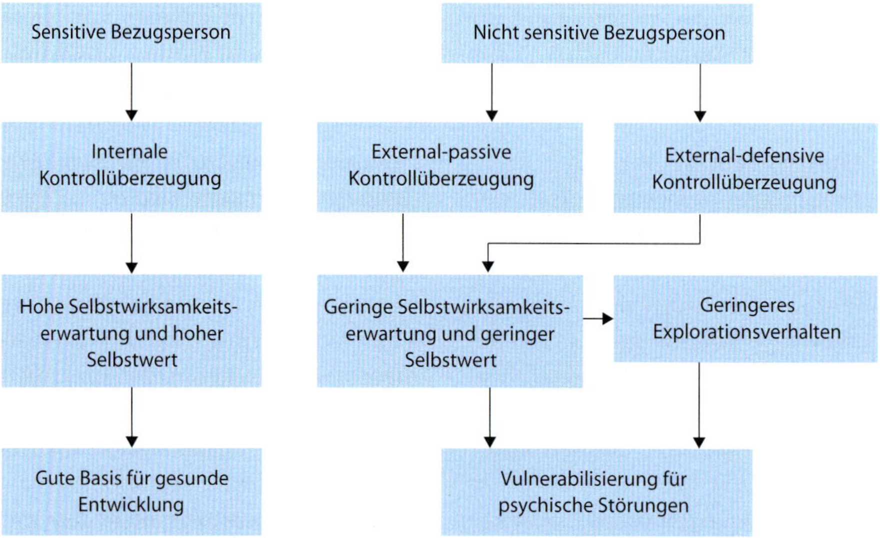

Abbildung 4-6: Bindungserfahrungen, Kontrollüberzeugungen und Selbstwert

mit dem Leistungsverhalten im späteren Leben zusammen.

In ihrem Übersichtsartikel resümieren Bergin und Bergin (2009) folgende Effekte des Bindungsstils auf schulisches Verhalten:

- Bereits im *Kindergartenalter* zeigen unsicher gebundene Kinder eine kürzere Aufmerksamkeitsspanne und schlechtere Lese- und kognitive Leistungsfähigkeit sowie weniger Interesse am Lesen.
- Im *Schulalter* weisen unsicher gebundene Kinder schlechtere verbale und mathematische Fähigkeiten und generell unbefriedigendere Schulleistungen (schlechtere Schul- und Betragensnoten) auf, sie zeigen weniger Interesse und Neugier am Schulstoff, bereiten sich schlechter auf Prüfungen vor, machen ihre Hausaufgaben weniger zuverlässig, sind unkonzentrierter und misserfolgsorientiert, suchen jedoch weniger Unterstützung bei Lehrpersonen und Mitschülern, zu denen sie ebenfalls eine unsichere Bindung zeigen.
- Unsicher gebundene Kinder fallen während der *gesamten Schulzeit* als sozial weniger kompetent auf, haben weniger Freunde, sind weniger beliebt und integriert und suchen sich vor allem Freunde, die selber unsicher gebunden sind. Die Freundschaftsbeziehungen sind oberflächlicher und unpersönlicher. Unsicher gebundene Schüler werden von den Lehrpersonen als weniger selbstbewusst, weniger herausforderungsorientiert und weniger psychisch stabil eingeschätzt. In der Schule fallen unsicher gebundene Kinder stärker durch Verhaltensprobleme auf, rund 71 % der

auffälligen Kinder sind desorganisiert gebunden.

Merke!
Unsichere Bindung geht mit schlechteren Schulleistungen einher. Die Kinder fallen durch geringere Leistungsmotivation, höhere Ängstlichkeit, geringere Neugierde und schwächeres Interesse sowie geringeres Engagement auf. Sie sind sozial weniger beliebt und integriert und suchen weniger Unterstützung bei Lehrpersonen und Peers.

Bergin und Bergin (2009) vermuten in Anlehnung an das Modell von Sroufe (2009), dass ungünstige frühe Bindungserfahrungen über vier Mechanismen mit schlechterer Schulleistung zusammenhängen:

- *Sozialkompetenz:* Sozialkompetenz und Leistungserfolg sind stark interkorreliert, sodass angenommen werden kann, dass die geringeren Sozialfertigkeiten unsicher gebundener Kinder auch zu Leistungsbeeinträchtigungen beitragen. Da Schule in hohem Maße einen sozialen Kontext repräsentiert, in dem soziale Situationen zu meistern sind, erleben unsicher gebundene Kinder die Schule als stärker angstbesetzt und aversiv.
- *Emotionsregulation:* Aufgrund ungenügender Coping-Fertigkeiten erfahren unsicher gebundene Kinder häufiger Ängste, die mit der Aufnahmefähigkeit interferieren und dadurch zu Leistungseinbußen führen. Da Lernen per se mit Neuem, Unbekanntem und Ungewohntem, d.h. mit Erkundungsverhalten, assoziiert ist, fällt es unsicher gebundenen Kindern schwerer, sich angstfrei darauf einzulassen, da diese Situationen emotionalen Stress bedeuten. Auch die sozialen Interaktionen werden als bedrohlich erlebt, da Gefühle wie Vertrauen, Sicherheit und positive Reziprozität fehlen und stattdessen Hypervigilanz gezeigt wird. Das Lernen wird dadurch beeinträchtigt und in seiner subjektiven Relevanz minimiert.
- *ADHS-Symptome:* Unsicher gebundene Kinder zeigen häufiger Symptome von ADHS (Unkonzentriertheit, Hyperkinese, Impulsivität), wodurch ihr Lernen durch Unaufmerksamkeit, mangelndes Erinnerungsvermögen und unangemessene Problemlösefähigkeiten erschwert wird.
- *psychische Auffälligkeiten:* Bereits nach Schuleintritt zeigen rund 20–50 % der desorganisiert gebundenen Kinder Verhaltensauffälligkeiten oder psychische Symptome, die ihrerseits mit Lernen und angemessenem Betragen in der Schule negativ assoziiert sind.

Bergin und Bergin (2009) illustrieren diese Zusammenhänge und verweisen dabei auf die Schlüsselbedeutung der Emotionsregulation (siehe **Abbildung 4-7**).

Bezieht man in dieses Modell zudem die oben erwähnten kognitiven Variablen (Kontroll- und Selbstwirksamkeitsüberzeugung) ein, wird

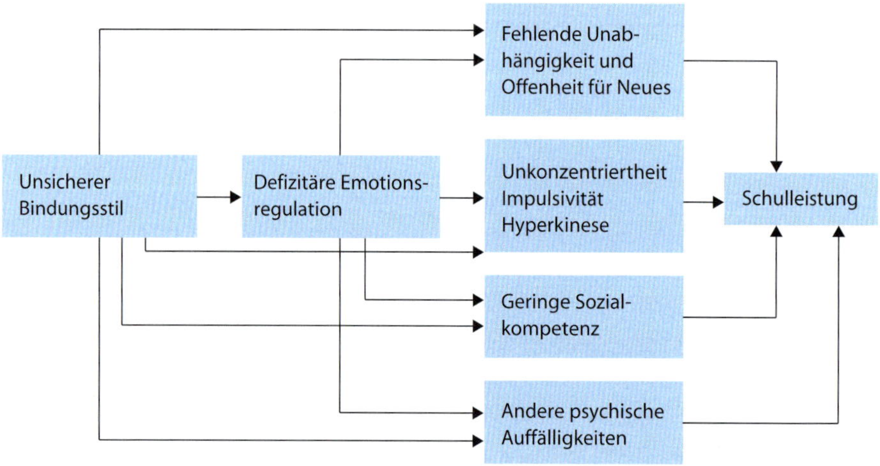

Abbildung 4-7: Adaptiertes Modell des Zusammenhangs zwischen Bindung und Schulleistung (Bergin & Bergin, 2009, Seite 150)

deutlich, wie stark ungünstige Bindungserfahrungen auch im schulischen Bereich Spuren hinterlassen, die später zu einem schlechteren Schulabschluss, geringeren Chancen auf dem Arbeitsmarkt, einem niedrigen sozioökonomischen Status und weiteren Risikofaktoren (schlechtere Wohnlage, ungünstige Sozialkontakte, instabilere Partnerschaften usw.) führen können.

Merke!
Unsicher gebundene Kinder sind schulisch schwächer, weil sie:

- Defizite in der Emotionsregulation aufweisen, wodurch ihre Aufnahmefähigkeit eingeschränkt und ihre Behaltensleistungen reduziert sind
- sozial inkompetenter sind, wodurch sie die Schule als soziales Setting als bedrohlich wahrnehmen und in ihrem Lernverhalten beeinträchtigt sind
- stärker ablenkbar und reizbar sind und sich weniger gut konzentrieren und erinnern können und
- häufig bei einem desorganisierten Bindungsstil auch andere psychische Auffälligkeiten (Dysthymie, Ängstlichkeit, Störung des Sozialverhaltens) aufweisen.

Erziehung und Störungen bei Kindern und Jugendlichen

Dysfunktionales Erziehungsverhalten wird übereinstimmend als wichtige Risikovariable für kindliche Störungen beschrieben, wobei Erziehungsschwierigkeiten häufig mit psychischen Störungen der Eltern (siehe Seite 88), partnerschaftlichen Konflikten (siehe Seite 151) oder ungünstigen Erziehungserfahrungen in der eigenen Kindheit und Jugend zusammenhängen. Der Zusammenhang zwischen dysfunktionaler Erziehung und Partnerschaftskonflikten ist wissenschaftlich besonders gut dokumentiert (Cummings & Davies, 2010). Krishnakumar und Buehler (2000) berichten in ihrer Meta-Analyse über den Zusammenhang zwischen elterlichen Konflikten und dysfunktionaler Erziehung mit einer durchschnittlichen Effektstärke von $d = 0{,}62$.

Erziehung ist heute deshalb kompliziert geworden, weil es kaum mehr allgemeingültige Richtlinien und verbindliche Vorbilder gibt. Die Gesellschaft und die darin stattfindende Individualisierung erlauben jedem, die Kinder so zu erziehen, wie man es für richtig hält. Gesellschaftliche Vorgaben oder Einschränkungen gibt es nur bezüglich gewisser Leitlinien. So wird die Hinführung des Kindes zu einem sozialverträglichen, autonomen und verantwortungsbewussten künftigen Bürger gewünscht und das Unterlassen dysfunktionaler Erziehungsverhaltensweisen (z. B. Gewalt, Vernachlässigung) gefordert. Doch wie man die Kinder angemessen erzieht, wird zur innerfamiliären Aufgabe. Entsprechend viele Ratgeber nutzen die Verunsicherung der Eltern, wie sie ihre Sprösslinge zu gesunden und mündigen Mitmenschen erziehen können. Dabei beruhen diese häufig auf eigenen Erfahrungen oder Einzelfallstudien und sind damit in den seltensten Fällen empirisch fundiert. Eine Ausnahme bildet hier beispielsweise *Triple P*, das didaktisch ansprechend wichtige Prinzipien der Verhaltenstherapie für den Erziehungsalltag nützlich aufbereitet und Eltern in ihrer Erziehungskompetenz zu stärken versucht (siehe auch Seite 274 ff., Prävention bei Familien).

Merke!
Heute wird man mit der Erziehung seiner Kinder weitgehend alleingelassen. Es wird erwartet, dass man die Kinder richtig erzieht, doch wie dies genau aussieht, ist der individuellen Interpretation und Verantwortung überlassen. Klare Verhaltensregeln sind der Freiheit gewichen, das Kind nach eigenen Vorstellungen zu erziehen. Diese Freiheit hat den Preis der Verunsicherung und oft auch der Überforderung, denn Erziehung gehört zu den schwierigsten Aufgaben.

Facetten der elterlichen Erziehung, auf die nachfolgend eingegangen wird, sind:

- ungünstiges Erziehungsverhalten
- dysfunktionale Erziehungseinstellungen (Erziehungsstil).

Ungünstiges Erziehungsverhalten

Innerhalb des ungünstigen Erziehungsverhaltens können unterschieden werden:

- harsches bis hin zu punitivem oder gewalttätigem Erziehungsverhalten
- ungenügendes Monitoring
- zu wenig Zeit
- unzureichende Positivität und
- Inkonsistenz im Erziehungsverhalten innerhalb einer Elternperson oder zwischen den Eltern.

Dabei lassen sich noch differenziertere Abstufungen vornehmen, die sich inhaltlich teils überschneiden können. Es kann sich jedoch lohnen, sie auseinanderzuhalten, da hohe Negativität und zu geringe Positivität nicht dasselbe sind. Petermann und Petermann (2005) nennen fünf Kriterien ungünstigen Erziehungsverhaltens:

- strenge und strafende Erziehungspraktiken
- inkonsistentes Belohnungs- und Bestrafungsverhalten
- zu viele, unzureichend begründete und/oder widersprüchliche Anweisungen
- Uneinigkeit der Eltern in Bezug auf das konkret im Alltag erforderliche Erziehungsverhalten
- mangelnde Wärme und unzureichendes Einfühlungsvermögen der Eltern.

Diese Kriterien lassen sich noch weiter differenzieren, wie dies in **Tabelle 4-7** versucht wird.

Die Vielfältigkeit problematischen Erziehungsverhaltens zeigt, wie schwierig es ist, Kinder richtig zu fördern und ihnen einen angemessenen Entwicklungsrahmen zu geben. Dies gehört zu den schwierigsten Aufgaben schlechthin, umso mehr, als der Erziehungsprozess bidirektional verläuft und beide Protagonisten (Eltern, Kind) sich wechselseitig beeinflussen und ein Erziehungsverhalten in einer bestimmten Situation bei einem Kind unterschiedliche Wirkungen zeigen kann. Erschwerend kommt hinzu, dass das Verhalten per se nicht immer gleich gezeigt wird (z.B. anderer Tonfall, andere Gestik und Mimik, anderer Kontext), sodass dasselbe Erziehungsverhalten mitunter sehr unterschiedliche Wirkungen zeigen kann. Dieser Effekt wird noch

Merke!

Eltern können ihren Kindern auf vielfältige Weise *dysfunktionales Erziehungsverhalten* entgegenbringen, und zwar:

- *bestrafend* (harsches, punitives Verhalten)
- *zu lasch* (nachgiebiges, gewährendes, verwöhnendes Verhalten)
- *zu engagiert* (überbehütendes, überforderndes Verhalten)
- *zu wenig engagiert* (unterfordernd, mangelndes Monitoring, zu wenig Zeit, vernachlässigendes Verhalten) oder
- *zu wenig positiv* (zu geringe Sensitivität, zu wenig Lob, Aufmerksamkeit und Zärtlichkeit usw.).

Diese problematischen elterlichen Verhaltensweisen haben immer ungünstige Auswirkungen auf das Kind und führen je nach seinem Temperament und anderen Protektiv- oder Risikofaktoren zur Erhöhung der Wahrscheinlichkeit kindlicher Störungen. Kinder angemessen zu erziehen, gehört zu den schwierigsten Aufgaben.

Tabelle 4-7: Ungünstiges Erziehungsverhalten

Erziehungsverhalten	Merkmale
Bestrafendes Erziehungsverhalten	
Harsche Erziehung	Bereits kleinere kindliche Vergehen werden bestraft, dem Kind wird gedroht, es wird angeschrien, abgewertet oder beschimpft. Die Eltern reagieren ungeduldig, gereizt, aufbrausend, intolerant und barsch. Dem Kind wird kein Gehör geschenkt, die Eltern setzen ihre Meinung und Ziele ohne Eingehen auf das Kind durch.
Punitives Erziehungsverhalten	Ohrfeigen, Schlagen, Stoßen, Schubsen, An-den-Haaren-Ziehen, Schütteln usw.
Zu geringes elterliches Engagement	
Ungenügendes Monitoring	Die Eltern zeigen kaum Interesse an Aktivitäten des Kindes, wo, mit wem und wann es diese unternimmt, und es fehlt das Wissen, was das Kind tut (z. B. Fernsehkonsum, Spielverhalten, soziale Interaktionen mit Peers etc.).
Unzureichend Zeit für Kinder	Es fehlt an: • emotionaler Verfügbarkeit für das Kind (Schmusen, Zärtlichkeit, Fürsorge, Zuhören und Eingehen auf das Kind und seine Erfahrungen, Erlebnisse, Sorgen und Freuden usw.) • Zeit für Stimulation und Schaffen einer interessanten Lernumwelt, an Zeit für gemeinsame Interaktionen (z. B. Spielen mit dem Kind, zusammen kochen, gemeinsam basteln, gemeinsame Ausflüge und Unternehmungen, gemeinsame Mahlzeiten) • Zeit zur Hausaufgabenkontrolle und -mithilfe • Zeit für Zubettgehrituale • Zeit für «Taxidienst» für das Kind (zum Musikunterricht, zu Sport- und Freizeitaktivitäten bringen) usw.
Unterforderndes Erziehungsverhalten	Dem Kind werden zu wenige Entwicklungsanreize geboten, es wird intellektuell, emotional und sozial zu wenig stimuliert. Die Eltern können unterforderndes Verhalten zeigen, wenn sie selber psychisch nicht in der Lage sind, das Kind zu fördern (z. B. mütterliche Depression), aus Erziehungsüberzeugung (das Kind braucht nichts von außen, es stimuliert sich selbst), aufgrund von Stress und Zeitnot, Erschöpfung oder viele andere Kinder, wodurch das einzelne oder die letztgeborenen zu wenig Raum erhalten.
Zu hohes elterliches Engagement	
Überbehütendes Verhalten	Überbehütung ist ein weiterer Ausdruck einer dysfunktionalen Erziehung. Dem Kind wird kaum Raum zur eigenen Entwicklung und Gestaltung gelassen, da die Eltern aus übertriebener Sorge und Ängstlichkeit, einem übermäßigen Kontrollbedürfnis oder infolge eigener Persönlichkeitsprobleme das Kind kontrollieren, gängeln und bevormunden. Dadurch werden seine Autonomie und Selbstständigkeit in starkem Maße eingeschränkt oder erstickt.
Überforderndes Erziehungsverhalten	Das Kind angemessen fördern bedeutet immer auch, es zu fordern und in seinen Entwicklungsschritten anzuspornen. Fördern durch Fordern heißt aber auch, das richtige Maß alters- und entwicklungsgerecht abschätzen zu können. Eltern überfordern daher ihre Kinder meist aus eigenem Geltungsbedürfnis heraus oder unterfordern es in Fällen der Vernachlässigung.

Erziehungsverhalten	Merkmale
Zu lasches Erziehungsverhalten	
Nachgiebiges oder gewährendes Erziehungsverhalten	Nachgiebigkeit der Eltern muss nicht gleichbedeutend mit verwöhnendem oder inkonsistentem Erziehungsverhalten sein, da hier das Augenmerk mehr auf den elterlichen Forderungen liegt. Vor allem Eltern, die nach dem Prinzip des Laissez-faire, inspiriert von humanistischen Vorstellungen, denken, man solle den Kindern möglichst viel Freiräume, Entwicklungsspielraum und Eigeninitiative gewähren, können gewährendes Erziehungsverhalten präferieren. So findet man dieses Erziehungsverhalten sowohl bei engagierten Eltern als auch bei Eltern, die das Kind gewähren lassen, um selber mehr Freiheiten, Ruhe und Zeit für sich zu haben. Dem Kind fehlen jedoch Struktur und Lenkung, wodurch dieses Erziehungsverhalten schädigende Wirkungen zeigt.
Verwöhnendes Erziehungsverhalten	In Abgrenzung zum überbehütenden Verhalten handelt es sich hier stärker um ein Erziehungsverhalten, das durch ein häufig inkonsistentes, exzessives materielles Eingehen auf kindliche Wünsche gekennzeichnet ist. Oft haben die Eltern zu wenig Zeit für das Kind, schenken ihm zu wenig Zuwendung, Wärme und Unterstützung und kompensieren diesen Mangel durch Geschenke. Selbst wenn dem Kind angekündigt wurde, dass es eine Belohnung nicht erhält, wenn es ein gewünschtes Verhalten nicht zeigt, wird diese dann doch gegeben, um dem Kind auf diese Weise kompensatorisch Genüge zu tun. Kinder, die der elterlichen Fürsorge und Obhut entbehren oder früh auf sich selber gestellt sind, erfahren häufig Verwöhnung, um mangelnde Zeit und elterliche Investition in das Kind materiell aufzuwiegen. Verwöhnung stellt für Kinder eine äußerst schlimme und pathogene Situation dar. Das Kind bildet keine Selbstwirksamkeitserfahrung und keinen gesunden Selbstwert aus, erlernt Hilflosigkeit (Wohlfahrtsstaatssyndrom; Seligman, 2010) und kann schwierige Situationen auch später nicht durch Anstrengung, Willen und Verstärkeraufschub-Kompetenz meistern. Es wird mit der Zeit träge, lethargisch, antriebslos, aggressiv oder depressiv. Die Eltern erschweren es ihm, lebenstüchtig zu werden.
Inkonsistentes Erziehungsverhalten	Konsequenzen werden angekündigt, aber nicht ausgeführt oder wechseln situativ, wodurch keine klaren Kontingenzen für das Kind vorliegen. Die Inkonsistenz kann sich innerhalb eines Elternteils (mangelnde Übereinstimmung zwischen Erziehungszielen und Erziehungsverhalten) oder zwischen den Eltern manifestieren, das heißt, die beiden Eltern ziehen nicht am selben Strick.
Zu wenig sensitiv-positives Erziehungsverhalten	
Mangelnde Sensitivität	Keine angemessene Wahrnehmung, akkurate Interpretation und kein promptes sowie qualitativ angemessenes Eingehen auf die emotionalen, sozialen, kognitiven, musischen Bedürfnisse des Kindes, Übergehen, Kritisieren oder Abwerten von kindlichen Bedürfnissen.
Mangelndes positives Erziehungsverhalten	Geringe Involviertheit, seltenes Loben, geringes Anerkennen, wenig Nachfragen, kaum Interesse zeigen, wenig freundliches Eingehen auf das Kind, kaum oder ambivalente Unterstützung, wenig Lachen mit dem Kind, wenig Zärtlichkeit, wenig gemeinsame Rituale, wenig gemeinsame Unternehmungen und Spiele.

zusätzlich durch die Kontingenzen kompliziert:

- Zeigt die Erziehungsperson ein Verhalten unmittelbar (d.h. für das Kind kontingent wahrnehmbar, in der Regel 5–8 Sekunden)?
- Oder reagiert die Mutter zwar auf das Kind, doch in einem zu distalen Zeitfenster, wodurch die Wirkung ihres Erziehungsverhaltens abgeschwächt oder gar völlig entkräftet wird?

So zeigt die Studie von Franiek und Reichle (2007), dass punitives oder inkonsistentes Erziehungsverhalten der Eltern signifikant mit häufigerem *oppositionellem, trotzigem* oder *aggressivem Kindsverhalten* bzw. mit mehr *Hyperaktivität* und *Impulsivität* einhergeht (vgl. auch Beelmann et al., 2007). Erath, El Sheikh und Cummings (2009) zeigten allerdings an 251 Kindern, dass die Hautleitfähigkeit diesen Zusammenhang moderieren kann. Kinder (besonders Jungen) mit niedriger Hautleitfähigkeit zeigten eine abgeschwächte Beziehung zwischen harschem elterlichem Erziehungsverhalten und externalisierendem Kindsverhalten.

Auf eine Interaktion zwischen genetischer Disposition und Erziehung bei der Entwicklung des ADHS weist auch Sonuga-Barke (2005) hin und Johnston und Mash (2001) heben hervor, wie wichtig es sei, die Rolle der Familie bei ADHS künftig noch besser verstehen zu können, wobei sie insbesondere auf Effekte dysfunktionaler Erziehung hinweisen.

Merke!
Ein Zusammenhang zwischen ungünstigem elterlichem Erziehungsverhalten und ADHS darf heute als gesichert gelten. Eine Interaktion von dysfunktionalem Erziehungsverhalten und genetischer Vulnerabilität kann bei der Entwicklung gewisser Formen von ADHS in vielen Fällen als störungsrelevant angenommen werden.

Innerhalb des dysfunktionalen Erziehungsverhaltens ist harsche, punitive Erziehung besonders schädigend (siehe Seiten 240–248): 10–20 % der Kinder werden Zeugen häuslicher Gewalt, 30–60 % von ihnen werden selber tätlich angegriffen (Fopp, 2011).

Wie eine Untersuchung von Hahlweg, Heinrichs, Bertram, Kuschel und Widdecke (2008) bei Vorschulkindern zeigte, ist die körperliche Bestrafung von Kindern nach wie vor sehr häufig (siehe auch Seite 244): 71 % der Mütter und 52 % der Väter aus mittlerer und höherer Bildungsschicht sowie 76 % der Mütter und 69 % der Väter mit niedrigerem sozioökonomischem Status geben an, ihre Kinder körperlich zu bestrafen. Der Schichtunterschied wird dabei vor allem bei der Häufigkeit des Ein-

Merke!
Nach wie vor bestrafen viele Eltern ihre Kinder körperlich. Häufiges körperliches Strafen wird dabei in der Unterschicht signifikant stärker als Erziehungsmittel eingesetzt. Während Eltern mit besserer Bildung dies seltener tun, bestrafen 26 % der Unterschichteltern ihre Kinder mit körperlicher Züchtigung.

satzes von körperlicher Strafe evident. Während 1,5 % der Eltern aus höheren Bildungsschichten das Kind sehr oft körperlich bestrafen, tritt diese Erziehungsform bei 26 % der Eltern aus der Unterschicht auf.

Grobe Erziehungsmaßnahmen (das Kind anschreien, schubsen, stoßen etc.) lassen sich gemäß einer Studie von Jansen et al. (2012) an 3756 3-jährigen Kindern und ihren Eltern vor allem durch das Alter der Eltern (jüngere Eltern sind harscher), einen Immigrantenhintergrund, familiäre Dysfunktionen, elterliche Psychopathologie und elterliches delinquentes Verhalten vorhersagen. Finanzielle Schwierigkeiten und ein niedriges Bildungsniveau waren dagegen nur für das mütterliche harsche Erziehungsverhalten prädiktiv. Da aufgrund dieser Risikofaktoren sehr viele Eltern von der Wahrscheinlichkeit inadäquaten Erziehungsverhaltens betroffen sind, raten die Autoren zu möglichst frühzeitiger und universeller Prävention zur Stärkung von Erziehungskompetenzen, da Kinder, die *harschen Erziehungsmethoden* ausgesetzt sind, später mit höherer Wahrscheinlichkeit emotionale oder behaviorale Probleme oder Störungen aufweisen, selbst wenn elterliches dysfunktionales Verhalten nur sporadisch auftrat (z. B. Taylor, Manganello, Lee & Rice, 2010; Teicher, Samson, Polcari & McGreenery, 2006).

Taylor et al. (2010) zeigten, dass 5-jährige Kinder, die im Alter von 3 Jahren häufig körperlichen Strafen ausgesetzt waren, signifikant aggressiver waren. Das Risiko (Odds Ratio) für aggressives Verhalten durch Körperstrafe stieg um den Faktor 1,49, selbst wenn konfundierende Faktoren (Aggression des Kindes im Alter von 3 Jahren, sozioökonomischer Status etc.) kontrolliert wurden.

Verwöhnen auf der anderen Seite führt nach Seligman (2010) zu Bedingungen von Kontrollverlust im Rahmen einer *Wohlfahrtsstaatsneurose*. Hier liegt das Problem nicht darin, dass das Kind aufgrund von Armut und Deprivation keine Kontrolle über Verstärker hat, sondern dass es aufgrund von Überfluss und fehlenden Verhaltenskontingenzen keine Kontrolle erfährt. Was das Kind auch tut, ob es artig ist oder nicht, sein Zimmer aufräumt oder nicht, frech ist oder nicht: Nichts hat klare Konsequenzen, das Kind erhält trotzdem, was es will, und wird mit Geschenken

Merke!
Überforderte Eltern greifen häufiger zu inadäquatem Erziehungsverhalten. Dieses hat nachweislich schädigende Wirkung auf das Kind. So geht körperliches Strafen mit höherer Aggression des Kindes einher. Verwöhnen geht mit Kontrollverlust und erlernter Hilflosigkeit einher und vulnerabilisiert Kinder für diverse psychische Störungen. Elterntrainings können Eltern hier wertvolle Hilfestellungen geben und damit zur gesunden Entwicklung der Kinder beitragen.

überhäuft. Dieses Kind lernt nicht, dass sein Verhalten Konsequenzen hat und dass es durch sein Tun etwas bewirken kann (internale Kontrollüberzeugung), sondern es lernt, dass Konsequenzen (auch wenn sie positiv sind) unabhängig von seinem Handeln erfolgen (external-defensive Kontrollüberzeugung). Dies kann zu Reaktanz (Aggression) oder internalisierenen Problemen (Ängsten, Depression, Essstörungen) führen.

Die Wirkung von *Körperstrafe* wird allgemein für Kinder als negativ beschrieben. Die Folgen sind häufig (Bodenmann, Perrez & Schär, 2011):

- Das Kind lernt keine neuen, erwünschten Verhaltensweisen.
- Das Kind versteht häufig nicht, weshalb es bestraft wird und was es anders machen soll.
- Bestrafung führt zu Vermeidung des bestrafenden Agens und belastet die Eltern-Kind-Beziehung.
- Strafe erzeugt Unsicherheit, Angst, Ablehnung und Rückzug. Das Kind lernt nicht, eigene Bedürfnisse angemessen auszudrücken oder durchzusetzen, und entwickelt Defizite in der Sozialkompetenz (Assertivität).
- Bestrafung führt zu Gegenaggression (Reaktanz), Opposition, Hinterhältigkeit und Duckmäuserei.
- Die Kinder lernen durch Modelllernen, dass man mit Strafen zum Ziel kommt, und versuchen daher selber, ihre Ziele mit Aggression durchzusetzen. Später als Eltern wenden sie häufig ihrerseits wieder Körperstrafen an.
- Körperstrafen beschädigen den Selbstwert des Kindes und seine Identität.
- Körperliche Strafen führen beim Kind häufig zu Regression (z. B. erneutes Einnässen), zur Flucht in eine Fantasiewelt.
- Körperstrafe erhöht das Risiko für psychosomatische Störungen sowie externalisierendes und internalisierendes Verhalten.

Gershoff (2002) berichtet in ihrer Meta-Analyse, dass körperliche Strafen bei Kindern multiple Schäden hinterlassen, so in Bezug auf ihre moralischen Standards, ihre Aggressionsregulation, antisoziales und delinquentes Verhalten, die Qualität der Eltern-Kind-Beziehung, ihr psychisches Befinden und die Wahrscheinlichkeit, im Erwachsenenalter gegenüber den eigenen Kindern oder dem Partner Gewalt anzuwenden (siehe Seiten 225–249).

Besonders problematisch ist Bestrafung, wenn das Kind den *Zusammenhang* zwischen seinem Verhalten und der Strafe nicht erkennen kann, *zu hart* für ein Fehlverhalten bestraft wird und die Strafe *keine Lernmöglichkeit* beinhaltet, d. h. die korrektive Funktion der Strafe nicht zum Tragen kommt, sondern diese beispielsweise *im Affekt* erfolgte. Strafen können dann erzieherisch sinnvoll sein, wenn sie eine Wiedergutmachung seitens des Kindes ermöglichen, Einsicht in das Fehlverhalten erlauben und dem Kind aufzeigen, was es anders tun sollte. Diese Form der Strafe erreicht man am besten mittels:

- *indirekter Bestrafung*, d.h. durch den Entzug eines positiven Verstärkers (Belohnung oder Privilegien, z.B. den Entzug der Nachspeise, Fernsehverbot, nicht länger aufbleiben dürfen, Streichen des Ausgangs am Wochenende usw.), oder
- *sinnvoller direkter Bestrafungsstimuli* (z.B. jemandem etwas zuliebe tun müssen, beim Abwasch helfen, etwas reparieren müssen, für etwas bezahlen, das man beschädigt hat, und damit sein Taschengeld opfern müssen etc.).

Inkonsistentes Erziehungsverhalten hängt zum Teil noch stärker mit externalisierenden Störungen des Kindes zusammen als punitives Verhalten (Franiek & Reichle, 2007). Aber auch mit internalisierenden Störungen (Angst, Depression) finden sich Zusammenhänge mit inkonsistentem Verhalten der Eltern (siehe **Tabelle 4-8**). Schreyer-Mehlhop und Petermann (2011) berichten zudem über signifikante Zusammenhänge zwischen inkonsistentem Erziehungsverhalten (und geringem Monitoring) und emotionalen Problemen.

Merke!
Innerhalb der Bestrafung unterscheidet man zwischen direkter Bestrafung (Setzung eines Strafreizes C^{-}) und indirekter Bestrafung (Entzug eines Belohnungsreizes C^{+}):

- *Indirekte Bestrafung* ist häufig ein geeignetes Erziehungsmittel, wenn man dem Kind erklärt, weshalb es die Strafe erhält, und diese erst nach einer Ankündigung konsistent, verhältnismäßig und wohlüberlegt (nicht im Affekt) erfolgt. Das Kind hatte dann eine Chance, die Strafe zu vermeiden.
- *Direkte Bestrafung* in moderaten Formen – damit ist nicht Körperstrafe gemeint – kann dann angemessen sein, wenn das Kind dadurch eine Wiedergutmachung leisten und aus der Strafe etwas für die Zukunft lernen kann.

Daten der *Erlangen-Nürnberger Entwicklungs- und Präventionsstudie* (Jaursch, Lösel, Beelmann & Stemmler, 2009) an 504 Elternpaaren und ihren Kindern im durchschnittlichen Alter von 6,6 bzw. 8,6 Jahren bestätigen diesen Zusammenhang zwischen elterlicher Inkonsistenz und kindlichen Verhaltensproblemen. Inkonsistentes elterliches Verhalten wirkte sich im Rahmen einer ablehnend-strafenden Erziehungshaltung der Eltern besonders auf Störungen des Sozialverhaltens, aber auch auf Verhaltensprobleme allgemein aus. Interessanterweise konnte selbst günstiges Erziehungsverhalten des einen Elternteils die negativen Effekte der Inkonsistenz zwischen den Eltern nicht moderierend puffern. Auf der anderen Seite zeigt diese Studie, dass elterliche Konsistenz nur dann günstig ist, wenn die Eltern auch günstig erziehen. Hohe Konsistenz bei ablehnend-strafendem Erziehungsstil war entsprechend ungünstig.

Koglin und Petermann (2008) fanden in ihrer Studie an 177 Kindergartenkindern und Kindern der ersten Klasse, dass inkonsistente Erziehung

Tabelle 4-8: Probleme der Inkonsistenz elterlicher Erziehung

Form der Inkonsistenz	Folgen für die Erziehungsperson	Folgen für das Kind
Inkonsistenz innerhalb einer Erziehungsperson	Die Elternperson hat aufgrund persönlicher Probleme oder aufgrund von Stress Mühe, angekündigte Konsequenzen umzusetzen und Kontingenzen zu stiften. Sie erfährt dadurch Misserfolge in ihrer Rolle als Elternteil, erlebt Hilflosigkeit, Frustration, Scham und ein Gefühl der Inkompetenz und der Insuffizienz, baut eine dysfunktionale Selbstwirksamkeitserwartung bezüglich ihrer Erziehungskompetenzen auf und verliert dem Kind gegenüber die Erziehungsautorität, was zu einem Teufelskreis führt.	Das Kind erfährt Nonkontingenz und baut damit die Erwartung auf, sein Verhalten werde auch künftig keine klaren und verbindlichen Reaktionen (Konsequenzen) seitens der Umwelt auslösen, was nach der Theorie der erlernten Hilflosigkeit von Seligman (2010) zu Irritationen (Ärger und Reaktanz) und/oder Hilflosigkeit und Angst oder Depression führen kann.
Inkonsistenz zwischen den Eltern	Die Eltern ziehen nicht am selben Strick, sind sich in ihren Erziehungszielen und deren Umsetzung nicht einig, spielen sich gegenseitig aus, sabotieren die Erziehungsmaßnahmen des anderen oder missbrauchen die Kinder als Plattform dyadischer Auseinandersetzungen.	Das Kind erlebt die Eltern nicht als geschlossene Einheit, wird dadurch verunsichert, lernt aber schnell, dass es die Eltern gegeneinander ausspielen kann. Es beginnt diese Situation auszunutzen, fühlt sich dabei aber unwohl und trotz häufigen Erfolgs seiner Strategie leer und unglücklich.

nur dann einen Effekt auf kindliches aggressives Verhalten hatte, wenn das Kind kein bereits vorliegendes Persönlichkeitsrisiko (im Sinne von Psychopathie) aufwies. Jungen mit erhöhter Psychopathie zeigten unabhängig vom Erziehungsverhalten der Eltern ein höheres Risiko für externalisierendes Verhalten. Bei den Mädchen hingen inkonsistente Erziehung und geringes elterliches Engagement mit einer stärkeren Tendenz zu aggressivem Verhalten zusammen. Damit konnte bei Jungen eine Interaktion zwischen Erziehung und Persönlichkeitsmerkmalen nur dann nachgewiesen werden, wenn das Persönlichkeitsmerkmal schwach ausgebildet war.

Interessant ist in diesem Zusammenhang ferner eine arabische Studie, der zufolge autoritäre Erziehung in Arabien in keinem Zusammenhang mit psychischen Auffälligkeiten der Kinder steht, wie dies in westlichen

Wichtig!
Inkonsistente Erziehung erweist sich in sämtlichen Studien als Risikofaktor für kindliche Störungen und stellt für Kinder und Jugendliche eine besondere Belastung dar, die gehäuft mit externalisierenden, aber auch mit internalisierenden Störungen einhergeht.

Studien gefunden wird, dass jedoch inkonsistentes Erziehungsverhalten kulturunabhängig mit kindlichen Störungen assoziiert ist (Dwairy, 2008).

Inkonsistente Erziehung ist vor allem vor dem Hintergrund der *Theorie der erlernten Hilflosigkeit* von Seligman (2010) für Kinder hoch problematisch und pathogen. Die Erfahrung von Nonkontingenzen ist jedoch nicht nur in Form von inkonsistenter Erziehung, sondern auch im Rahmen von übermäßiger Verwöhnung eine Gefahr (siehe Tabelle 4-7).

So zeigt die Meta-Analyse von McLeod, Weisz und Wood (2007), in die 45 Studien eingingen, dass ungünstiges Erziehungsverhalten 8 % der Varianz der kindlichen Depression und 4 % der Varianz kindlicher Ängste vorhersagen lässt, was die Annahmen der seligmanschen Theorie bestätigt.

Überbehütung gilt als weiteres hoch dysfunktionales Erziehungsverhalten, das besonders bei ängstlichen Eltern, die ihrerseits häufiger Kinder mit Angststörungen haben, vermehrt auftritt (Schneider, 2004).

Wichtig!
Ein ungünstiges Erziehungsverhalten gilt als wichtiger Prädiktor für externalisierendes und internalisierendes Verhalten des Kindes und Jugendlichen. Eine positive Erziehung geht mit häufigerem prosozialem Verhalten des Kindes und einem allgemein besseren Befinden einher. Kinder sind selbstbewusster, reifer und verantwortungsvoller, wenn sie von ihren Eltern Liebe und Struktur erfahren.

Spada et al. (2011) zeigten in ihrer Retrospektivstudie an 297 Personen mit einem Durchschnittsalter von 33 Jahren, dass ihre aktuelle Besorgtheit («worry»), die in engem Verhältnis zu Ängstlichkeit und generalisierten Angststörungen steht, signifikant durch erinnerte frühere Überbehütung der Mutter vorhergesagt werden konnte. Kinder mit überbehütenden Eltern können aufgrund angstbedingter Einschränkungen weniger gesundes Explorationsverhalten zeigen und entwickeln häufiger dysfunktionale Metakognitionen. Dies geschieht mitunter auch deshalb, weil die Überbehütung der Mutter nicht nur als intrusiv erlebt wird, sondern auch, weil die Interaktion zwischen Mutter und Kind von Anspannung, Kritik und Bevormundung gekennzeichnet ist (Hudson & Rappee, 2001).

Auf der anderen Seite erweist sich *positives elterliches Erziehungsverhalten*, gekennzeichnet durch emotionale Wärme, Unterstützung und angemessenes Monitoring seitens der Mutter und Unterlassen körperlicher Strafen seitens des Vaters, als positiv mit prosozialem Kindsverhalten korreliert (Franiek & Reichle, 2007).

In Anlehnung an Fuhrer (2007, 2009) und *Triple P* beschreiben folgende Kriterien eine entwicklungsförderliche Umwelt für Kinder und ermöglichen ihnen eine altersgerechte Entfaltung:

- Schaffung einer *sicheren Umwelt* für das Kind im Kleinkindalter sowie Schutz vor gefährdenden Umwelten (ungünstige Peers) im späteren Kindes- und Jugendalter

- *ausreichend aufmerksame Zuwendung* (Zeit, Aufmerksamkeit), Liebe, Wärme, Unterstützung und Interesse für das Kind und seine Lebenswelt
- *Qualitätszeit*, in der sich die Eltern voll und ganz auf das Kind einlassen, sich Zeit für das Kind reservieren und voll präsent sind, d. h. dem Kind ungeteilte Aufmerksamkeit zukommen lassen (Gute-Nacht-Rituale, Spielen, gemeinsame verbindende Aktivitäten etc.)
- *Positivität* (Loben, Ermutigen etc.)
- *Kommunikation* über Gefühle und Bedürfnisse
- *Körperkontakt* (Zärtlichkeit, Auslösung von Aktivität und Bewegung)
- *verbale Stimulierung* (Dialoge zwischen Eltern und Kind)
- *Materialanregung* (Erkundung verschiedener Materialien)
- *Feinfühligkeit* (responsives, angemessenes, promptes Eingehen auf das Kind)
- *emotionale Wärme* (akzeptierende, liebevolle Beziehung)
- dem Kind *Freiräume*, aber auch klare Regeln, Strukturen, Grenzen, Kontrolle und Lenkung geben
- *Monitoring* (informiert sein über das Kind, was es tut, mit wem und wo, aber ohne unnötige Überwachung)
- *Konsistenz* und Konsequenz
- das Kind in seiner *Autonomie* unterstützen und in der Adoleszenz auf eine gute Art loslassen können.
- auf *realistische Erwartungen* dem Kind, aber auch sich selber gegenüber achten
- auch die *eigenen Interessen, Ressourcen und Möglichkeiten* beachten und Erholungsräume, Zeiten für eigene Intimität und Bedürfnisse schaffen.

Wichtig in diesem Zusammenhang ist ferner der Begriff des *Coparenting* (Feinberg, 2003), bei dem die Eltern als Einheit auftreten, sich als Allianz definieren, gemeinsam die Erziehungsverantwortung wahrnehmen und die Erziehungsaufgabe dyadisch bewältigen (siehe dyadisches Coping, Bodenmann, 2000; siehe auch Seiten 148–149). Das Konstrukt hat inzwischen breite Resonanz gefunden und wurde vielfältig definiert (zum Überblick siehe Teubert & Pinquart, 2009).

Auf einen Aspekt jedoch gehen bisher eher wenige Autoren ein. Er betrifft die *emotionale Erziehung* der Kinder. Gottman (1997) hat mit seinem Ansatz der emotionalen Intelligenzförderung bei Kindern diesen Punkt aufgegriffen und postuliert, dass Eltern ihre Kinder auch einen angemessenen Umgang mit Gefühlen lehren sollten. Er schlägt dazu ein Mehr-Schritt-Vorgehen vor, wonach die Eltern sich zuerst der Gefühle des Kindes bewusst werden, seine Gefühle zum Anlass für Nähe und Lernprozesse nutzen und ihm mitfühlend und bestätigend seine Gefühle spiegeln sollten. Die Eltern sollten zudem das Kind lehren, seine Gefühle angemessen in Worte zu fassen, und ihm helfen, das Problem zu lösen, das zu den negativen Gefühlen geführt hat. Die Idee, dass Erziehung eine wichtige Rolle bei der *Emotionsregulation* spielen kann, ist wichtig und entspricht einer der früheren Funktionen der Familie nach König (siehe Tabelle 4-2).

Diese von Gottman angesprochene Funktion der Erziehung hängt aber auch stark mit der elterlichen Sensitivität (siehe Seite 100) und der Zeit zusammen, die Eltern in ihre Kinder investieren, da diese emotionale Begegnung nur bei *ausreichender Zeit* stattfinden kann und das Lernen von angemessener Emotionsregulation möglich ist. Eine Reihe von Studien zeigt, dass die Zeit für das Kind eine wichtige Rolle spielt für seine Entwicklung und die oben genannte Umsetzung einer funktionalen Erziehung. Dabei sind zwei Dinge wesentlich:

- die *Quantität der Zeit:* ausreichende Momente gemeinsamer Interaktionen, in denen man das Kind spürt und erfährt, und
- die *Qualität der Zeit:* Momente, in denen man sich ganz dem Kind zuwendet, ihm volle Aufmerksamkeit und ungeteiltes Interesse zukommen lässt und Positivität austauscht (Zick, Bryant & Osterbacka, 2001).

Ungünstige Erziehungseinstellungen und -stile

Der Erziehungsstil ist Ausdruck von Erziehungseinstellungen, Erziehungszielen und Verhaltensmustern der Eltern, wobei diese nicht explizit bewusst sein müssen. Ein Erziehungsstil ist damit eine relativ stabile Verhaltenstendenz der Eltern. Viele Eltern erziehen ähnlich, wie sie selber als Kind erzogen wurden (Transmission des Erziehungsstils), einige sind sich dieser Parallelen bewusst und wählen gezielt und reflektiert diese Art der Erziehung, andere wiederholen das elterliche Erziehungsver-

Wichtig!
Die Zeit, die man sich für das Kind nimmt, spielt für eine angemessene Erziehung eine zentrale Rolle. Man braucht eine ausreichend große Verhaltensstichprobe, die Zeit bedingt, um das Kind ausreichend zu kennen und sensitiv auf seine Bedürfnisse eingehen zu können. Nur so können Eltern erkennen, was das Kind umtreibt, beschäftigt und welche Entwicklung es macht. Gleichzeitig sollten viele über den Tag verteilte Augenblicke dem Kind das Gefühl geben, dass man sich Zeit nimmt und es in diesen Momenten volle Aufmerksamkeit und Zuwendung erfährt. Das Kind muss mit seinen Anliegen immer wieder unmittelbar auf offene Ohren stoßen können, muss spüren, dass es wichtig ist. Qualitätvolle Zeit sollte dabei nicht bedeuten, mit dem Kind besonders spektakuläre Dinge zu unternehmen, sondern, sich dann auf das Kind uneingeschränkt einzulassen, wenn es einen braucht, und diese Interaktionen qualitiativ positiv zu gestalten.

halten ohne besonderes Nachdenken («weil man es einfach so macht») oder grenzen sich willentlich vom Erziehungsstil ihrer Eltern ab, wenn sie diesen als unangemessen erfahren haben und es besser als ihre Eltern machen möchten. Doch zwischen Veränderungswunsch und realem Erziehungsverhalten bleibt dennoch oft ein unüberwindbarer Graben. So zeigten Holden Stein, Ritchie, Harris und Jouriles (1998), dass Mütter mit punitivem Erziehungshintergrund in ihrer Jugend zwar der emotionalen Verfügbarkeit für ihr Kind sehr große Bedeutung zugestehen, in Wirklichkeit dann aber dennoch signifikant weniger für das Kind verfügbar sind als Mütter einer Vergleichsgruppe.

Erziehungseinstellungen und -ziele bleiben damit häufig hinter der Alltagsrealität zurück. So zeigte die Meta-Analyse von Gershoff (2002), dass Eltern dann stärker zu autoritärer oder punitiver Erziehung tendieren, wenn sie kurzfristig effektive *Sozialisationsziele* und elternbezogene Ziele haben, während auf diese Form der Erziehung verzichtet wird, wenn die Eltern *kindsbezogene Ziele* mit dem Wunsch haben, dem Kind für die Zukunft gute Voraussetzungen mitzugeben.

Als Erziehungsstile wurden ursprünglich von Baumrind (1971) der autoritäre, der autoritative und der permissive Erziehungsstil eingeführt, die zwischenzeitlich weiter ausdifferenziert wurden (siehe **Tabelle 4-9**).

Diesem typologischen Klassifikationssystem wurden verschiedene dimensionale Konzepte von Erziehungsstilen entgegengesetzt, wobei der Ansatz von Maccoby und Martin (1983) am meisten Beachtung gefunden hat (siehe **Tabelle 4-10**), die zwei Dimensionen unterscheiden: Forderungen/Lenkung/Kontrolle versus emotionale Wärme/Responsivität.

Sowohl theoretische Analysen als auch empirische Befunde zeigen übereinstimmend, dass der autoritative/konstruktive/partizipative Erziehungsstil für das Kind den günstigsten Entwicklungskontext schafft. Hier erfährt das Kind, was es braucht: Zuneigung, Liebe und Unterstützung (Bindung) auf der einen Seite, Struktur, Regeln, Förderung und Lenkung (Halt) auf der anderen Seite. Erst mit *Bindung und Halt* kann ein Kind förderlich gedeihen. Die Aufgabe der Eltern ist entsprechend komplex und schwierig, da beides zu gewährleisten für viele sehr anspruchsvoll ist. So zeigten bereits frühe Studien von Baumrind (1966), dass Kinder, die nur Liebe und emotionale Wärme, je-

Merke!
Der autoritative Erziehungsstil gilt heute als der für das Kind am angemessenste. Eine funktionale Erziehung sollte zum einen klare Regeln, Grenzen und transparente Absprachen, klare Kontingenzen und Konsequenzen aufweisen, zum anderen sollten dem Kind Zeit, Zuneigung, Liebe, Geborgenheit und Unterstützung zuteil werden. Für eine gesunde Entwicklung braucht das Kind Bindung und Halt.

Tabelle 4-9: Erziehungsstile und ihre Auswirkungen auf die Kinder

Erziehungsstil	Charakteristika	Auswirkungen auf das Kind
Autoritäre Erziehung	Einsatz lenkender und kontrollierender Erziehungsmaßnahmen; die Eltern gestehen dem Kind kaum Eigeninitiative zu, sondern achten auf die Durchsetzung ihrer eigenen Ziele und Bedürfnisse. Es gibt viele Regeln und Gebote, wenig Erklärungen und Gespräche. Das Kind wird nicht in Entscheidungen einbezogen. Als Erziehungsmittel dienen häufig Tadel, Verbot, Drohungen, im Extremfall auch Körperstrafen.	Oppositionelles, trotziges Verhalten und Aggression, geringe Selbstständigkeit, geringe Leistungsbereitschaft, wenig Eigeninitiative und Kreativität, geringes Selbstwertgefühl und Abhängigkeit von anderen, autoritätsgläubiges, unterwürfiges oder hinterhältiges Verhalten
Punitive Erziehung	Die Interessen der Eltern sind wichtiger als die des Kindes oder die Eltern sind persönlichkeits- oder stressbedingt nicht in der Lage, auf das Kind angemessen einzugehen. Strafen und Körperstrafen werden als adäquates Erziehungsmittel bejaht. Es herrscht die Annahme, dass Erziehungsziele durch Bestrafung besser als durch Belohnung erreicht werden können oder dass Bestrafung den Kindern nicht schadet.	Das Kind entwickelt einen ungünstigen Selbstwert, fühlt sich minderwertig, ungeliebt und als Störfaktor. Es besteht ein großes Bedürfnis nach Geborgenheit, Liebe und Zuwendung. Disponiert zu antisozialem Verhalten (Aggression, Gewaltanwendung) durch Modelllernen oder zur Erfahrung von Abwertung und Missbrauch, emotionaler Unsicherheit, mangelnder Selbstsicherheit und geringem Optimismus.
Permissive Erziehung	Es herrschen gegenseitiges Verständnis und Offenheit. Das Kind gilt als gleichwertiges Familienmitglied mit eigener Meinung und Interessen, auf die die Eltern eingehen wie auf eigene. Das Kind hat ein Mitspracherecht bei Familienentscheidungen oder Entscheidungen, die es betreffen, weitgehend unabhängig von Alter und Entwicklungsstand. Es herrschen Akzeptanz und Wohlwollen gegenüber dem Kind, seine Eigenaktivitäten, Freiräume und Autonomie werden gefördert.	Bei kleinen Kindern nicht altersgerecht, Problem mit klaren familiären Grenzen zwischen dem Elternsubsystem und dem Kindsubsystem, Überforderung der Kinder, da es zu wenig Struktur und Anleitung gibt. Eltern haben auch gesetzlich Verantwortung für die Kinder, die sie nicht mit ihnen teilen können.
Laisser-faire-Erziehung	Eltern lassen das Kind gewähren («Kind soll sich ausleben können»). Es wird angenommen, das Kind könne am besten gedeihen, wenn man ihm keine Schranken setzt, es nicht erzieherisch beeinflusst und ihm volle Freiheiten gewährt. Selbstverantwortung und Selbstbestimmung des Kindes stehen im Vordergrund, Eingreifen er-	Orientierungslosigkeit und Lustlosigkeit, die sich bis zu Lethargie und Passivität entwickeln können, da das Kind keine klaren Kontingenzen lernen kann und im Alltag Kontrollverlust erfährt. Es bestehen der Wunsch nach Struktur und Grenzen, Rollenverunsicherung, geringe Leistungsorientierung und geringe Motivation zu Zusammenarbeit.

Erziehungsstil	Charakteristika	Auswirkungen auf das Kind
	folgt nur, wenn die Eltern dazu aufgefordert werden oder das Kind gefährdet ist. Dieser Erziehungsstil kann Ausdruck einer Erziehungseinstellung, aber auch einer gewährenden Haltung sein, weil man sich überfordert fühlt und nicht die Kraft zum Erziehen hat.	
Autoritative, konstruktive oder partizipative Erziehung	Die Eltern zeigen dem Kind Liebe, Zuneigung, Anerkennung und schenken ihm Wärme und Unterstützung, sie fördern und fordern das Kind gemäß seinem Entwicklungsstand und seinen Interessen, indem sie sensitiv auf das Kind eingehen. Gleichzeitig setzen sie klare Grenzen und Regeln und geben im Alltag transparente Strukturen vor. Das Kind erfährt dadurch Bindung auf der einen Seite, Struktur und Halt auf der anderen Seite.	Idealer Entwicklungskontext für das Kind, entspanntes und durch angemessene Kohäsion und Adaptabilität gekennzeichnetes Familienklima, kooperatives Zusammenarbeiten, Selbstständigkeit, Kreativität und Eigeninitiative aller Familienmitglieder, gegenseitige Akzeptanz, positives Selbstbild und positive Haltung gegenüber den Mitmenschen
Vernachlässigende Erziehung	Mangelnde Sensitivität der Eltern, mangelnde Fürsorge und Beachtung des Kindes, geringe oder fehlende Anteilnahme und fehlendes Interesse am Kind aufgrund von psychischen Problemen der Eltern, überforderndem Stress oder Ablehnung des Kindes	Gestörtes Bindungsverhalten oder Bindungsstörung, starke Selbstwertdefizite, eingeschränkte intellektuelle Entwicklung, mangelnde Selbst- und Aggressionskontrolle, hohe Vulnerabilität für psychische Störungen

Tabelle 4-10: Erziehungsstile (adaptiert nach Maccoby und Martin)

Forderungen/Kontrolle/ Lenkung	Emotionale Wärme/Responsivität/Unterstützung	
	niedrig	**hoch**
niedrig	vernachlässigend	permissiv/nachgiebig/ verwöhnend/Laisser-faire
hoch	autoritär/punitiv	autoritativ/konstruktiv/ partizipativ

doch keine Struktur und Lenkung erfahren, am wenigsten reif waren.

Die Rostocker Längsschnittstudie, in der 294 Kinder seit ihrer Geburt über 25 Jahre hinweg untersucht werden (mit nach 25 Jahren immer noch 72 % Teilnehmenden), zeigt dabei, dass die Erziehungseffekte auf das Befinden des Kindes erst viele Jahre später evident werden (Krause, 2002).

So resümieren beispielsweise Lobera, Rios und Casals (2010), dass ein ungünstiges elterliches Erziehungsverhalten, gekennzeichnet durch geringe Fürsorge bzw. Wärme und hohe Kontrolle, bei *Essstörungen* häufig beobachtet wird. Während dieses Muster bei der Anorexie wiederholt genannt wurde, scheint bei der Bulimie eher ein fürsorglicher, überprotektiver Stil und bei Binge-Eating-Störungen ein fordernder Erziehungsstil vorzuliegen. Lobera et al. (2010) fanden zudem in ihrer Stichprobe von 74 Frauen mit Essstörung bei 8,6–12,9 % der Patientinnen einen entweder früher oder aktuell vernachlässigenden Erziehungsstil der Eltern.

Während in den meisten Studien direkte Zusammenhänge zwischen elterlichen Variablen und kindlichem Essverhalten untersucht wurden, wiesen Weissbuch, Ambady, Slepian und Jimerson (2011) auf Moderatorvariablen hin. Obgleich die Autoren in ihrer Studie eine Vielzahl potenziell moderierender Variablen einbezogen (interpersonelle Orientierung, Alexithymie, Big-Five-Persönlichkeitsmerkmale, emotionale Ansteckung), erwies sich lediglich die emotionale Ansteckung als relevant. Ein negatives Familienklima war nur dann prädiktiv für ungesundes Essverhalten und Diätverhalten, wenn die junge Frau anfällig für *emotionale Ansteckung* («emotion contagion») war.

Ackard, Neumark-Sztainer, Story und Perry (2006) gingen in ihrer Studie an 4746 Studierenden insbesondere der Frage nach, an wen sich Jugendliche wenden, wenn sie wichtige Entscheidungen treffen müssen oder sie etwas stark beschäftigt. Obgleich die meisten die Meinung der Eltern hoch bewerteten, gab ein Viertel der jungen Frauen und Männer an, unfähig zu sein, ihre Probleme mit der Mutter zu besprechen, und mehr als die Hälfte der Frauen und ein Drittel der Männer berichteten dies in Bezug auf den Vater. Wurde die Meinung von Freunden stärker gewichtet als die der Eltern und wurden diese als wenig fürsorglich eingeschätzt, fanden sich signifikante Zusammenhänge mit ungesundem Essverhalten und Figurunzufriedenheit, Substanzgebrauch, einem niedrigen Selbstwert, depressiven Symptomen und Suizidversuchen. Jugendliche, die sich von ihrer Mutter zu wenig unterstützt fühlten, gaben mehr gestörtes Essverhalten (64 % der Frauen und 26 % der Männer) an. Ähnliche Befunde berichten Fonseca, Ireland und Resnick (2002) bei 9042 Adoleszenten, von denen rund 7 % exzessives Gewichtskontrollverhalten zeigten.

Wichtig!
Die Qualität der früheren und gegenwärtigen Eltern-Kind-Beziehung scheint bei Essstörungen eine wichtige Rolle zu spielen. Fehlende elterliche Unterstützung und Fürsorge, emotionale Wärme und starke soziale Außenorientierung finden sich bei Personen mit Essstörungen häufiger.

Erziehung, Medienkonsum und die Folgen

Ein lascher oder vernachlässigender Erziehungsstil geht oft auch mit mehr und ungünstigerem Medienkonsum der Kinder einher. Wenn die Eltern zudem kaum *Monitoring* betreiben, flottiert das Kind frei vor dem Fernseher, dem Computer, der Workstation, dem Gameboy oder dem Smartphone und wird durch diese Medien häufig signifikant fremdsozialisiert. Die Effekte häufigen und ungünstigen (z.B. gewalttätigen) Konsums von Fernsehen oder in letzter Zeit auch anderen Medien sind dabei nachweislich ungünstig für die kindliche Entwicklung. Zudem lernen die Kinder von fremden Modellen häufig mehr Verhaltensweisen und Einstellungen als von den eigenen Eltern. Effekte bezüglich Verhaltensauffälligkeiten oder psychische Störungen sind zwar nicht sehr stark, doch belegen vor allem methodisch rigorose Studien signifikante negative Zusammenhänge. Die Meta-Analysen von Anderson und Bushman (2003) oder Bushman und Huesmann (2006) unterstreichen, dass gewalttätige Videogames, Fernseh- oder Videokonsum und aggressives Verhalten signifikant korreliert sind. So hatten bereits Huesman, Moise-Titus, Podolski und Eron (2003) bei 329 jungen Erwachsenen festgestellt, dass der Fernsehkonsum 15 Jahre früher (d.h. im Alter zwischen 6 und 10 Jahren) mit damals wie gegenwärtig aggressiverem Verhalten zusammenhing und die Effekte geschlechtsunabhängig waren. Früherer Konsum gewalttätiger Fernsehsendungen korrelierte zudem mit mehr Gewalt gegenüber dem Partner im jungen Erwachsenenalter, und dies auch nach Kontrolle von Bildung und Erziehung der Eltern. Die Fernsehpräferenzen blieben zudem im Zeitraum dieser 15 Jahre relativ stabil, sodass die jungen Erwachsenen weiterhin aggressive oder gewalttätige Medien bevorzugten.

Auch neuere Studienergebnisse stützen dieses Bild, auf die nachfolgend kurz eingegangen wird.

So zeigten Johnson, Cohen, Kasen und Brook (2007) in einer Längsschnittstudie mit 678 Kindern, die im Alter von 14 und später erneut mit 22 Jahren untersucht wurden, dass bereits eine oder mehr Stunden *Fernsehen* pro Tag im Alter von 14 Jahren mit einem weniger sorgfältigen Erledigen der Hausaufgaben, negativen Einstellungen zur Schule, schlechteren Schulnoten und längerfristig schlechteren schulischen Leistungen einherging. Jugendliche, die 3 oder mehr Stunden fernsahen, zeigten die negativsten Effekte und wiesen eine signifikant größere Wahrscheinlichkeit für die Entwicklung von Aufmerksamkeitsproblemen auf.

Wichtig!
Der Konsum gewalttätiger Medien im Kindesalter lässt den Konsum gewalttätiger Medien im jungen Erwachsenenalter, aber auch zu beiden Messzeitpunkten aggressiveres Verhalten vorhersagen.

Anderson et al. (2008) bestätigen dieses Bild auch für *Computerspiele*. In ihrer 6-monatigen Längsschnittstudie mit 181 japanischen Jugendlichen im Alter von 12–15 Jahren, 1050 Jugendlichen zwischen 13 und 18 Jahren und einer US-amerikanischen Stichprobe von 364 Jugendlichen zwischen 9 und 12 Jahren zeigte sich, dass häufiges Spielen von gewalttätigen Computerspielen zu Anfang des Schuljahrs zu stärkerem aggressivem Verhalten disponierte, und zwar unabhängig vom Geschlecht und unter Kontrolle der Aggression zum Zeitpunkt t_1. Die Effekte waren für die japanische und die amerikanische Stichprobe vergleichbar.

Auch Maaß, Hahlweg, Heinrichs, Kuschel und Döpfner (2010) berichten über ähnliche Ergebnisse in einer deutschen Querschnittstudie mit 708 Familien mit Kindern im Kindergartenalter. Signifikante Korrelationen bestanden zwischen täglichem Fernsehkonsum und vermehrten Schlafproblemen, aggressiverem Verhalten und Aufmerksamkeitsproblemen. Die Computernutzung dagegen schien nicht mit Aufmerksamkeitsproblemen assoziiert zu sein. Damit scheint nicht nur Art und Häufigkeit des Medienkonsums, sondern auch der Inhalt der Sendungen relevant zu sein.

Bushman & Huesmann (2006) zeigten in ihrer Meta-Analyse, in die 431 Studien und 50 312 Kinder sowie 167 Studien und 18 151 Erwachsene eingingen, dass *mediale Gewalt* (TV, Videos, Computergames, Musik und Comics) nicht nur mit aggressiverem Verhalten, sondern auch mit einer stärkeren physiologischen Erregung, aggressiveren Gedanken, Ärger und geringerer Hilfsbereitschaft einherging. Während die kurzfristigen Effekte im Labor für Erwachsene stärker waren, erwiesen sich die längerfristigen Auswirkungen bei Kindern (bis 18 Jahre) als ausgeprägter. Die Effekte waren zwar nicht sonderlich stark, jedoch signifikant und robust (siehe **Tabelle 4-11**).

Boxer, Huesmann, Bushman, O'Brien und Moceri (2011) gingen in ihrer Studie noch einen Schritt weiter und untersuchten die Effekte medialer Gewalt auf aggressives und antisoziales Verhalten bei Jugendlichen mit und ohne frühere Aggressions- und Gewaltausübung. In die Untersuchung gingen 820 Jugendliche ein,

Tabelle 4-11: Zusammenhänge zwischen medialer Gewalt und Reaktionen bei den Konsumenten

Abhängige Variablen	Stärke des Zusammenhangs
Aggressives Verhalten	0,19
Ärgerliches Verhalten	0,27
Hilfsbereites Verhalten	–0,08
Aggressive Gedanken	0,18
Physiologische Erregung (Herzrate, Blutdruck)	0,26

davon 390 mit delinquenter Vergangenheit. Die Ergebnisse beruhen auf Selbstberichtdaten, Elterneinschätzungen sowie Berichten von Lehrern und anderen Betreuungspersonen und stützen erneut den Zusammenhang zwischen dem Konsum medialer Gewalt im Alter von 7–8 Jahren und im Teenageralter und Aggression, Verhaltensproblemen und gravierender Gewalt seitens der Jugendlichen. Die Befunde sprechen für einen signifikanten, wenn auch eher schwachen Einfluss der medialen Gewalt und der Medienpräferenz auf aggressiveres und gewalttätigeres Verhalten bei Jugendlichen mit und ohne vorherige Gewaltausübung. Der Konsum gewalttätiger Medien führte über andere Risikofaktoren (Schichtzugehörigkeit, Aggressionsneigung usw.) hinaus zur Vorhersage von Aggression und Gewalt.

Die Kinder mit Medien alleinzulassen und sie durch diese Medien in gewichtigem Ausmaß sozialisieren zu lassen, kann eindeutig als ungünstig gelten. Eltern sollten ausreichend darüber informiert sein (Monitoring), wie lange die Kinder diese Medien nutzen, welche Inhalte sie konsumieren, ob diese altersgerecht und sinnvoll sind und ob sie mit dem Gesehenen umgehen können. Dies erfordert seitens der Eltern:

- ausreichend Zeit für die Kinder, um andere Formen der Freizeitgestaltung zu initiieren und mit dem Kind zu gestalten
- klare Strukturen, Regeln und Abmachungen bezüglich Dauer, Form und Inhalt des Medienkonsums und
- Verantwortungsübernahme.

Merke!
Kinder und Jugendliche, die Medien mit Gewaltinhalt konsumieren, zeigen eine größere Neigung zu Ärger, Gewaltgedanken und Gewaltäußerungen. Auch wenn die Effekte statistisch nicht sehr stark sind, wurden sie international mehrfach repliziert und sind konsistent und stabil.

Eine zu lasche, zu stark gewährende, zu nachgiebige oder vernachlässigende Erziehung zeigt damit auch in diesem sensiblen Bereich nachhaltige Folgen. Man kann annehmen, dass ein zu stark gewährendes bis vernachlässigendes Erziehungsverhalten mit mangelndem Monitoring der Eltern einerseits zu einem Mangel an Verhaltenskontingenzen führt, die mit internalisierenden Verhaltensstörungen (Ängsten, Depressionen) einhergehen, zum anderen über einen unkontrollierten Medienkonsum (beim Konsum gewalttätiger Medien) zu externalisierenden Störungen führen können (siehe **Abbildung 4-8**).

Auch hier finden sich seitens der Eltern verschiedene Motive für diesen unkontrollierten Umgang der Kinder mit Medien, die von der Einstellung, das Kind solle selber mit den Medien umgehen lernen und spüren, was ihm guttue, bis zum Gewährenlassen aus Überforderung, Zeitmangel, geringem eigenem psychischem Befinden oder Desinteresse am Kind und zu

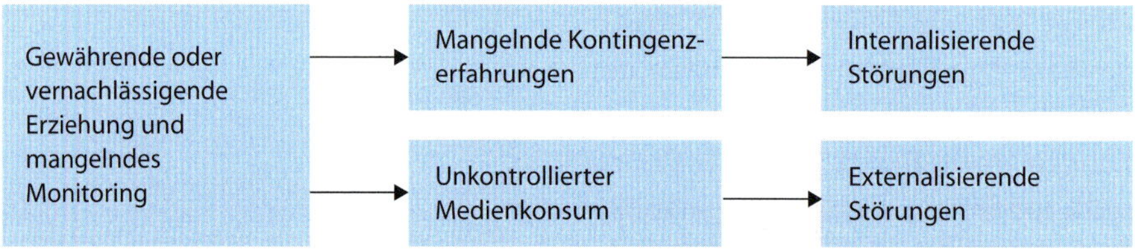

Abbildung 4-8: Gewährende oder vernachlässigende Erziehung, Medienkonsum und die Folgen

Verwahrlosung reichen können. Ungünstig ist auch, dass viele Eltern Medien als «*Babysitter*» ihrer Kinder einsetzen, um mal einen Moment Ruhe vor den Kindern zu haben und sie sich selber überlassen zu können. So verständlich dieses Ansinnen im Alltag ist, so wichtig ist, dass die Eltern trotzdem ihre Erziehungsverantwortung wahrnehmen und den Medienkonsum kanalisieren, reglementieren und überwachen.

Wechselspiel zwischen Eltern und Kind

Die Sensitivität und Erziehung der Eltern stehen in engem Wechselspiel mit kindlichen Eigenschaften (Temperament) und Verhaltensweisen (schwieriges versus ruhiges, liebenswürdiges Verhalten, Wimmern versus Schreien, gehorchendes versus oppositionelles Verhalten) und können daher nicht isoliert betrachtet werden. Beide Seiten können sich im Guten wie im Schlechten beeinflussen und aufschaukeln. Eltern- und Kindsverhalten stehen in enger Reziprozität und oft ist nicht klar erkennbar, von welcher Seite positive oder negative Prozesse ausgingen. Die Situation wird noch komplexer, wenn man die Interaktionen von Eltern und Kindern kontextuell einbettet und äußere Einflüsse in ihren Auswirkungen auf die Eltern-Kind-Beziehung einbezieht.

So zeigt eine Studie von Lee, Lee und August (2011), dass häufig externe Stressoren (z.B. finanzieller Stress) das elterliche Befinden verschlechtern, indem sie z.B. depressive Symptome auslösen. Dies führt zu geringerer Unterstützung und ungünstigerem Erziehungsverhalten, wodurch die Kinder dann ihrerseits schwieriger werden und sich ein Teufelskreis bildet. Die Eltern sind nicht mehr in der Lage, ausreichend geduldig und sensitiv auf das Kind einzugehen. Sie neigen stärker zum Überreagieren, fühlen sich frustriert und bedroht. Da das Kind seinerseits auf die elterlichen Defizite mit mehr impulsivem, störendem oder aggressivem Verhalten reagiert, führt dies zu einer Negativdynamik, die mit physischer Erschöpfung der Eltern und emotionaler Frustration einhergeht, wodurch die Eltern ihre Erziehungsfunktion noch weniger angemessen wahrnehmen können. Umgekehrt führen günstige Bedingungen zu günstigeren Interaktionen, positiverem Kindsverhalten und gelassenerer, kompetenterer Erziehung seitens der Eltern.

Schneewind (2010) spricht in diesem Zusammenhang von *Engelskreis* (wenn sich die Eltern und das Kind gegenseitig positiv beeinflussen) versus *Teufelskreis* (wenn sich die Dynamik wechselseitig ungünstig hochschaukelt). Dass dieser Prozess auch mit dem Geschlecht des Kindes zusammenhängt, haben Schreyer-Mehlhop und Petermann (2011) aufgezeigt: Mütter von Jungen zeigen weniger positive Erziehungsverhaltensweisen als Mütter von Mädchen.

Unter *Stress* bricht die Erziehungskompetenz der Eltern häufig ein. Darauf haben Webster-Stratton (1990) und Cina und Bodenmann (2009) hingewiesen (siehe auch Seite 175 ff.). Gabriel und Bodenmann (2006) zeigten zudem, dass eine niedrige Erziehungskompetenzerwartung und dysfunktionale Coping-Fertigkeiten signifikant mit Erziehungskonflikten einhergehen. Somit hängt Erziehung mit Stress, der Partnerschaftsqualität der Eltern, dem elterlichen Befinden und Kindsmerkmalen komplex zusammen.

Häufig streiten die Eltern wegen Erziehungsfragen, ziehen nicht am selben Strick oder nutzen die Kinder als Plattform für dyadische Machtkämpfe. Zusätzlich zeigen Eltern in Stresssituationen häufiger inadäquates Erziehungsverhalten, fühlen sich überfordert, haben schwache Nerven und reagieren gereizter oder ziehen sich zurück (Repetti & Wood, 1997). Webster-Stratton (1990) zeigte, dass familienexterner Stress (Arbeitslosigkeit, niedriger sozioökonomischer Status) zu mehr intrafamiliärem Stress (Konflikte, Trennung/Scheidung) führt und dies mit negativerem Erziehungsverhalten (leichter irritiert, kritischer, punitiver) und Verhaltensproblemen der Kinder einhergeht. Negatives Kindsverhalten führt dann seinerseits zu einem weiteren Anstoß dieser Negativspirale, wodurch es zu reziproken Zwangsprozessen (Patterson, 1972) bis hin zu familiärer Gewalt kommen kann (siehe Seiten 240–249). Die Überforderungssituation führt bei den Eltern (vor allem Müttern) häufig auch zu Frustration, Resignation und depressiver Verstimmung.

So erstaunt es nicht, dass 92 % der Mütter in einer Untersuchung von Cina (2005) an 255 Familien *Stress* in Zusammenhang mit den Kindern angeben, davon 42 % eine mittlere und 50 % eine starke bis sehr starke Belastung. Als besonders stressreich werden die Erziehungsaufgaben und das Temperament des Kindes erlebt. Von den Müttern dieser Gemeindestichprobe beschreiben 31 % die Häufigkeit des kindlichen Problemverhaltens als kritisch und 45 % sind durch das Problemverhalten des Kindes im kritischen Bereich belastet. Damit wird der beschriebene Teufelskreis in der Untersuchung von Cina (2005) sehr deutlich. Die Mütter mit höherer subjektiver Stressbelastung geben signifikant mehr kindliches Problemverhalten an und fühlen sich dadurch auch stärker belastet. Das Befinden der Kinder ist erwartungsgemäß schlechter und das Erziehungsverhalten der Mütter ungünstiger. 6,3 % sind zu nachsichtig mit dem Kind und 28,3 % zeigen überreagierendes Erziehungsverhalten, wodurch rund 35 % der Eltern kritisches Erziehungsverhalten manifestieren. Gleichzeitig zeigen die hoch belasteten Mütter höhere Depressions- und Angstwerte (siehe **Abbildung 4-9**).

Eine Meta-Analyse von Lovejoy, Graczyk, O'Hare und Neuman (2000), in die 46 Studien eingingen, unterstreicht den signifikanten Zusammenhang zwischen Depression und Erziehungsqualität, wobei insbesondere negatives Erziehungsverhalten, jedoch in weitaus geringerem Ausmaß positives Erziehungsverhalten mit dem Befinden des Kindes assoziiert waren. *Depression* kann damit zu negativerem Erziehungsverhalten führen, doch häufig ist der Prozess im oben beschriebenen Sinne dynamisch und Kindsverhalten, mütterliches Erziehungsverhalten, Überforderung und Depression gehen Hand in Hand. Kommen noch Partnerschaftsprobleme hinzu, verschlechtert sich die Situation weiter (siehe Seite 164, Partnerschaftsstörungen).

Belsky (1984) hat diese Zusammenhänge in seinem Prozessmodell übersichtlich darzustellen versucht und dabei die verschiedenen Einflussgrößen auf das elterliche Erziehungsverhalten thematisiert (siehe **Abbildung 4-10**).

Im Modell von Belsky (1984) fehlt das *psychische Befinden der Eltern* als Einflussgröße auf das Erziehungsverhalten. Wie bereits auf den Seiten 86 ff. bei den psychischen Störungen der Eltern gezeigt wurde, spielen das elterliche Befinden und die Psychopathologie der Eltern eine wichtige Rolle für deren Erziehungsverhalten und das Befinden des Kindes.

Die Wechselwirkung zwischen Eltern und Kindern hat in jüngster Zeit jedoch noch eine weitere Dimension erhalten, die historisch einmalig ist und eine *Vermischung der Generationengrenzen* in bisher nicht gekanntem Ausmaß bewirkte: die Verwischung von Expertise und Alter. Während in früheren Zeiten Alter mit Erfahrung, Sachverständnis und im besten Fall Weisheit einherging

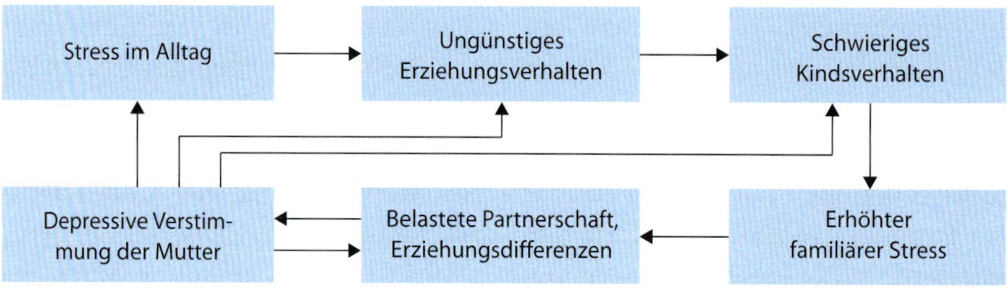

Abbildung 4-9: Teufelskreis zwischen Erziehungsverhalten, Kindsverhalten und Befinden

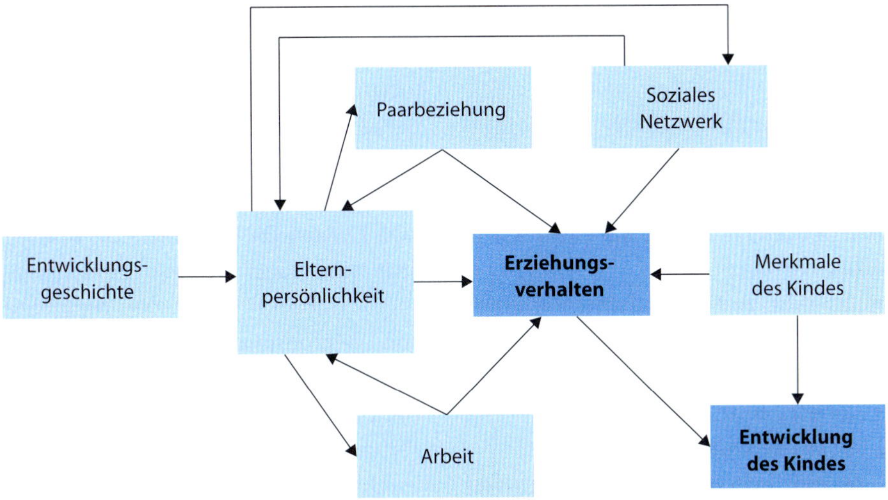

Abbildung 4-10: Prozessmodell der Determinanten elterlicher Erziehung (Belsky, 1984)

und daher der Rat der Alten gefragt und begehrt war, hat sich diese Situation in den vergangenen 50 Jahren einschneidend verändert.

Durch die rapide fortschreitende Technologisierung des Alltags (neue Medien, schnell wechselnde Technologie-, Informatik- und Elektronikkenntnisse), die radikale Veränderung von Lebensgewohnheiten, Sitten und Bräuchen durch die 68er-Bewegung, die Internationalisierung und die hohe Mobilität der Gesellschaft haben sich viele früher geltende Wissensinhalte, Normen und Beziehungsstrukturen verändert, sodass heute nicht mehr die Eltern und älteren Menschen (Großeltern) die Kinder Dinge lehren («top down»), sondern in vielen Bereichen die Kinder den Eltern oder Großeltern gewisse Bereiche erschließen müssen («bottom up»). Dadurch muss die Rollendefinition des Erziehers/Lehrers und des Schülers/Lernenden in problematischer Weise vermischt, teils umgekehrt und neu gestaltet werden.

Der damit einhergehende *Autoritätsverlust* der älteren Generation und in starkem Ausmaß auch der Eltern ist evident. Hinzu kommt, dass die älteren Generationen durch ihre hohe Lebenserwartung im hohen Alter oft selber auf Pflege und Betreuung durch ihre Kinder angewiesen sind, wodurch sich auch hier die Rollen verschieben. Die Auswirkungen dieser Prozesse auf die Familie im Längsschnitt wurden noch zu wenig erforscht, doch kann man auf der Grundlage des Ansatzes von Minuchin (1977) davon ausgehen, dass diese Aufweichung und Verwischung klarer Grenzen zwischen den Generationen nicht unproblematisch sein dürfte.

Partnerschaftskonflikte, Interaktionsstile und Kommunikation

Für viele sind Konflikte per se negativ, doch das ist eine verkürzte Sicht. Denn prinzipiell ist ein Paarkonflikt nichts anderes als ein Szenario wie in einer Novelle:

- Es gibt zwei Handelnde – einen Protagonisten und einen Antagonisten
- Es geht um:
  - ein Thema (Konfliktinhalt)
  - eine Schwierigkeit (anfänglicher Gegensatz in der Sicht der Dinge)
- Es gibt:
  - eine sich aufbauende Handlung (Konfliktverhalten und -verlauf)
  - einen Höhepunkt (Eskalation oder Konfliktlösung) sowie
  - einen Ausgang (neutrale, positive oder negative Folgen des Konflikts) (Laursen & Hafen, 2010).

Dennoch ging man auch in der Partnerschaftsforschung davon aus, dass Konflikte negativ mit der Partnerschaftszufriedenheit und Beziehungsstabilität korreliert sind. Dieser Befund kam jedoch vor allem dadurch zustande, dass man sich speziell auf die Negativität in Konfliktsituationen konzentrierte. Neuere Studien zeigen hingegen, dass Konflikte differenzierter zu betrachten sind und dass ihre Bedeutung für die Partnerschaft vor allem abhängig von ihrer Häufigkeit, vom Umgang der Partner miteinander während des Konflikts und von ihrer Einbettung in den Gesamtkontext der Partnerschaftsqualität zu beurteilen ist (Laursen & Hafen, 2010). In diesem Sinne definieren auch Cummings und Davies (2010) Konflikte offener und sprechen von partnerschaftlichen Interaktionen, die aufgrund von Meinungsdifferenzen stattfinden, wobei deren Qualität (konstruktives oder destruktives Konfliktverhalten) offengelassen wird.

Partnerschaftskonflikte gehören bei Partnerschaften zwangsläufig dazu, eine Partnerschaft ohne Spannungen ist nicht vorstellbar und würde bald als eintönig und langweilig empfunden. Wenn sich zwei Menschen entschließen, gemeinsam durchs Leben zu gehen, einen gemeinsamen Haushalt zu führen, auf engstem Raum zusammenzuleben oder gar Kinder zu haben, kann dies nicht ohne Spannungen und Reibungen vonstatten gehen. Es prallen immer wieder unterschiedliche Bedürfnisse, Wünsche, Ziele, Einstellungen, Normen und Erfahrungen aufeinan-

Merke!
Partnerschaftskonflikte sind nicht per se negativ. Sie gehören zum Alltag eines Paares. Doch kommt es darauf an, wie sie ausgetragen werden, ob die Partner konstruktiv oder destruktiv miteinander umgehen und in welchem Verhältnis Positivität und Negativität zueinander stehen.

der, die zu Konflikten führen. Es sind daher auch nicht die Konflikte per se, die für das Paar oder die Kinder problematisch sind, sondern deren Häufigkeit und vor allem deren Qualität, d.h. ob sie konstruktiv oder destruktiv ausgetragen werden. Erst wenn Kinder häufigen oder chronischen destruktiven Konflikten ausgesetzt sind, tragen sie einen Schaden davon. Andernfalls lernen sie bei konstruktiv ausgetragenen Konflikten der Eltern, wie sie selber mit sozialen Spannungen und Anforderungen umgehen können, wie man das Spannungsfeld zwischen eigenen Bedürfnissen und denen anderer angehen kann. Eltern sind sowohl im konstruktiven wie destruktiven Falle wichtige *Lernmodelle* für ihre Kinder. Bei ihnen schauen sie ab, wie man miteinander umgeht. Sie replizieren dieses Verhalten nicht nur in ihren Interaktionen mit Gleichaltrigen, Geschwistern oder gegenüber den Eltern und anderen Erwachsenen, sondern später auch in ihrer eigenen Partnerschaft. So wie die Eltern streiten, werden einmal auch die Kinder in ihrer Beziehung streiten. Vor allem bei den Männern wurden deutliche Zusammenhänge zwischen destruktivem Interaktionsverhalten der Eltern und ihrem eigenen späteren destruktiven Interaktionsverhalten mit ihrer Partnerin bestätigt (Halford, Sanders, Brett & Behrends, 2000). Aggressiv-gewalttätiges Konfliktverhalten der Großeltern findet sich bei den Eltern und ihren Kindern wieder (Capaldi et al., 2003; Noll, 2005).

Merke!
Wie die Eltern mit Spannungen und Konflikten umgehen, ist für ihr Befinden wie das der Kinder sehr wichtig. So wie sie streiten, werden später ihre Kinder in ihrer eigenen Beziehung streiten. Das Konfliktmuster tradiert sich über mehrere Generationen.

Gemäß Gottman (1994) ist das dyadische Konfliktverhalten zudem noch differenzierter als nur in Bezug auf Negativität oder Positivität zu betrachten. Neben der Häufigkeit und Intensität von positivem und negativem Interaktionsverhalten gilt es auch, die Relation beider Formen zueinander zu beachten, wie dies Gottman (1994) in seiner *Balancetheorie* vorgeschlagen hat. Während er eine Ratio von 5 : 1 (Positivität gegenüber Negativität) als funktional bezeichnete, zeigen neuere Studien, dass das Verhältnis zwar deutlich positiver sein sollte, die magische gottmansche Zahl jedoch häufig nicht erreicht wird. Bertoni und Bodenmann (2010) berichten in ihrer Querschnittstudie an 226 Paaren von einer Ratio von:

- 4,0 : 1,7 bei Frauen bzw. 4,1 : 1,6 bei Männern mit hoher Partnerschaftszufriedenheit (n = 85 Paare)
- 3,5 : 2,2 bei Frauen bzw. 3,5 : 2,1 bei Männern mit niedriger Partnerschaftszufriedenheit (n = 55 Paare) und
- 3,0 : 2,9 bei Frauen bzw. 3,1 : 2,8 bei Männern in Paartherapie (n = 86 Paare).

Entscheidend ist, dass mindestens doppelt so viel Positivität wie Negativität zwischen den Partnern ausgetauscht wird (siehe **Tabelle 4-12**).

Eine *konstruktive Konfliktkommunikation* zeichnet sich durch die beiden negativen Kommunikationsformen *Nichtübereinstimmung* und *Kritik* (spezifisch, variabel) aus, da man zuerst seine Meinung und (nicht verallgemeinernde) Kritik anbringen dürfen muss, wobei dieses kritische Verhalten flankiert werden sollte durch:

- *emotionale Selbstöffnung* – Warum ist das Ganze für mich ein Problem? Was belastet mich daran so sehr? Was stört mich an der Situation oder am Partner usw.
- *Interesse/Zuhören*, d. h. dem anderen auch Raum geben, sich und seine Sicht zu erörtern
- *Konfliktlösung*
- *Kompromiss* und
- *Versöhnung*.

Je nach Persönlichkeit und Paarkonstellation kann auch *Humor* eine Möglichkeit sein, wobei dieser weder zynisch, sarkastisch noch überheblich oder schadenfroh sein darf und bei beiden Partnern auf Zustimmung stoßen muss. Gemäß der Balancetheorie sollte die Ratio von Positivität zu Negativität schließlich zugunsten positiver, konstruktiver Verhaltensweisen sein oder nach dem Konflikt wieder zugunsten einer höheren Positivität ausgeglichen werden. Zentral sind zudem eine konstruktive Lösungsfindung, die fair und für beide akzeptabel ist, sowie die Versöhnung der Partner.

Merke!

Ein konstruktiver Konfliktstil der Eltern ist ein wichtiges Modell für das Kind und zeigt ihm, dass Konflikte normal sind, zum Alltag eines Paares gehören und nicht unter den Teppich gekehrt und verdrängt, sondern thematisiert, angegangen und gemeinsam gelöst werden sollten. Die Kinder erhalten damit einen natürlichen Zugang zu Konflikten und deren Bewältigung. Eine konstruktive Konfliktdiskussion zeichnet sich durch folgende Punkte aus:

- Beide hören sich zu, geben sich gegenseitig Raum und nehmen die Position und Meinung des anderen auf.
- Beide versuchen von sich zu sprechen, von dem, was die Situation für sie bedeutet (emotionale Selbstöffnung) und warum sie das Ganze stört und belastet.
- Beide versuchen den anderen und seine Einschätzung zu verstehen und wertzuschätzen.
- Beide suchen konstruktiv nach einer fairen, für beide stimmigen und tragfähigen Lösung, die in aller Regel Kompromisse beider erfordert.
- Falls es zu zeitweiligen Entgleisungen im Gespräch kam, versuchen beide Partner zur Versöhnung beizutragen, sich ehrlich zu entschuldigen und anschließend wieder Positivität im Umgang mit dem Partner zu zeigen.

Tabelle 4-12: Positives und negatives Interaktionsverhalten

Positive Verhaltensweisen	Negative Verhaltensweisen
• **Zustimmung:** Aussagen des Partners wird zugestimmt, man ist gleicher Meinung oder geht Kompromisse ein. Es wird eine gemeinsame Lösung gefunden. • **Loben/Komplimente:** Man macht dem Partner in ehrlicher, wohlwollender, schätzender Art Komplimente bezüglich Aussehen, Kompetenzen und Fähigkeiten, Verhaltensweisen, Persönlichkeitsmerkmalen usw. • **Interesse für den Partner zeigen/Zuhören:** Es wird Interesse am Partner, seinem Leben, seinen Freunden, seinen Alltagserfahrungen, Freuden und Sorgen gezeigt. Man hört dem Partner aufmerksam und nachfragend zu, nimmt wahr, was ihm wichtig ist, lässt ihm Raum zum Erzählen und geht auf ihn ein. • **Aufmerksamkeiten/Geschenke:** Man bringt dem Partner Geschenke, die ihn freuen (z. B. Bücher, Blumen, Musik-CDs, Filme, Schmuck, Süßigkeiten, Kleider), schreibt kleine Liebesnotizen, überrascht ihn mit kleinen Aufmerksamkeiten (Kaffee ans Bett bringen, Einladung zu einem gemeinsamen Essen oder Kinobesuch usw.). • **Zärtlichkeit:** Man benutzt liebevolle Kosenamen, flüstert dem Partner Liebkosungen ins Ohr, sagt ihm, dass man ihn liebe, umarmt den Partner, streichelt ihn, küsst ihn, hält ihn in den Armen, macht ihm eine Massage, hat Sex mit ihm. • **Emotionale Selbstöffnung:** Man zeigt sich dem Partner offen und ehrlich, mit seinen Stärken und Schwächen, spricht mit ihm über Dinge, die einen freuen und mit Stolz erfüllen, ebenso wie über Dinge, die einen sorgen, ängstigen oder traurig stimmen. • **Konfliktlösung:** Man versucht, eine konstruktive Lösung für den Konflikt zu finden, bemüht sich, auch des Partners Perspektive einzunehmen, seinen Standpunkt zu verstehen und gemeinsam nach einer für beide stimmigen Lösung zu suchen. • **Kompromisse/Akzeptanz:** Obgleich man anderer Meinung ist, lenkt man ein, ist kompromissbereit und akzeptiert die unterschiedlichen Positionen.	• **Nichtübereinstimmung:** Man widerspricht dem Partner, argumentiert von einer eigenen Perspektive her und lehnt den Vorschlag des Partners ab. • **Kritik/Vorwurf:** Man kritisiert ein konkretes Verhalten, eine spezifische Meinung, einen Vorschlag des Partners und weist auf Schwächen hin. • **Verallgemeinernde Kritik:** Man macht einen Rundumschlag, kritisiert nicht nur ein konkretes Verhalten, sondern die gesamte Persönlichkeit des Partners mit typischen Du-Botschaften und Generalisierungen (nie, immer). • **Defensivität:** Rechtfertigungen, Abwehr von Kritik, Verteidigen der eigenen Position, ohne auf Argumente des Partners einzugehen, Gegenvorwürfe, Beharren auf der eigenen Meinung, ohne auf den anderen und seinen Standpunkt eingehen zu können, nur um zu beweisen, dass man recht hat, fehlende Empathie für den anderen • **Dominante Kommunikation:** Man beharrt auf seinem Standpunkt, wird laut, fordernd, beharrlich und schulmeisterlich, fällt dem anderen ins Wort, lässt ihn nicht zu Wort kommen, walzt ihn nieder und lässt nur die eigene Meinung gelten. • **Verächtliche Kommunikation:** Abwertendes, gemeines, lächerlich und klein machendes Verhalten, karikierendes Verhalten, Verdrehen der Augen, verächtliches Stöhnen, um dem Partner zu signalisieren, wie dämlich man ihn findet, Übertreibungen, den Partner gedehnt beim Namen nennen • **Provokative Kommunikation:** Unbeantwortbare Fragen stellen, Wissen vom Partner ausspielen, zynisches Verhalten, dem Partner zeigen, dass er keine Macht hat und man mit ihm spielen kann, dass man überlegen ist und der andere nichts dagegen tun kann • **Rückzug:** In der Situation wegblicken, die Fingernägel betrachten, sich abwenden, an die Decke starren, etwas anderes tun, sich kratzen usw. • **Verbale Gewalt:** Dem Partner drohen, ihn verleumden, ihn terrorisieren usw.

Positive Verhaltensweisen	Negative Verhaltensweisen
• **Versöhnung:** Man sieht ein, dass der Streit so nichts bringt, versucht die Wogen zu schlichten, bietet die Hand zur Versöhnung, entschuldigt sich ehrlich für sein Fehlverhalten. • **Humor:** Man versucht die Situation zu entkrampfen, indem man sich auf die Schippe nimmt, die Situation in ihrer Absurdität analysiert und zusammen mit dem Partner darüber zu lachen versucht.	• **Körperliche Gewalt:** Den Partner schlagen, treten, beißen, an den Haaren ziehen, schubsen, stoßen, ihm Dinge nachwerfen, ihn mit Gegenständen oder Waffen bedrohen, angreifen oder verletzen

Der Forschungsstand belegt die Bedeutung positiver Kommunikation für die Zufriedenheit und Stabilität von Paarbeziehungen. So zeigten Johnson et al. (2005) in ihrer Vier-Jahres-Längsschnittstudie mit 172 neuvermählten Paaren, dass Veränderungen der Partnerschaftszufriedenheit über 4 Jahre durch das Zusammenspiel von Positivität und Negativität (siehe Balancetheorie von Gottman, 1994) vorhergesagt werden konnten. Niedrige Positivität und hohe Negativität waren prädiktiv für eine rasche Abnahme der Partnerschaftszufriedenheit, während hohe Positivität die Effekte negativen Kommunikationsverhaltens abfedern konnte.

Janicki, Karmarack, Shiffman und Gwaltney (2006) berichteten in ihrer Tagebuchstudie an 245 älteren Paaren ferner, dass die Intensität von Paarkonflikten nur dann die Partnerschaftszufriedenheit vorhersagen ließ, wenn Positivität nicht berücksichtigt wurde. Wurde auch positives Kommunikationsverhalten einbezogen, verschwand der Effekt und die Konflikthäufigkeit im Alltag war von der Partnerschaftszufriedenheit unabhängig. Diese Studien belegen, dass nicht der Konflikt per se negativ ist, sondern die *Art der Konfliktaustragung* und vor allem eine *negative Ratio* zwischen positivem und negativem Interaktionsverhalten. Diese Balance kann direkt während eines Gesprächs erfolgen, was allerdings bei stark emotional besetzten Konfliktgesprächen häufig unwahrscheinlich ist. Sie kann auch im Längsschnitt, z. B. anderntags, in den kommenden Tagen, vorliegen, wobei auch hier das Zeitfenster aus austauschtheoretischen Gründen nicht zu groß sein sollte. So kann ein destruktiv verlaufendes Gespräch durch anschließende Positivität in seiner Negativität abgefedert bis neutralisiert werden. Wir unterscheiden folgende Formen positiven Interaktionsverhaltens:

- netter Umgang im Alltag
- positive Selbstöffnung im Alltag
- konstruktive Konfliktkommunikation
- dyadisches Coping.

Netter Umgang im Alltag

Mit *nettem Umgang im Alltag* meint man all die kleinen positiven Gesten, Handlungen, Kommentare und Zeichen der Wertschätzung und Liebe, die man dem Partner angedeihen lässt. Zu Beginn einer Beziehung sind sie sehr häufig: Man überschüttet den Partner mit Komplimenten, hängt ihm an den Lippen, fragt ihn nach seinen Wünschen, Interessen, Bedürfnissen, hält seine Hand, umarmt, liebkost, streichelt und hält ihn, holt ihn bei der Arbeit ab, kocht etwas Feines für ihn, erfüllt ihm Wünsche, zeigt Interesse für seine Anliegen, geht darauf ein, macht Geschenke, gibt dem Partner liebevoll einen Kosenamen, überrascht ihn mit etwas Nettem, tut ihm zuliebe Dinge, albert mit ihm herum, lacht zusammen, hat gemeinsam Spaß usw. Leider nehmen diese positiven Verhaltensweisen nach der ersten Verliebtheit bei vielen Paaren ab und verlieren sich im Alltag allmählich. Man unterlässt immer mehr solche kleinen und feinen Zeichen der Liebe und Wertschätzung und wird nachlässig. Man denkt, dies sei nicht mehr notwendig.

Insbesondere die puffernde Wirkung von Positivität im Alltag hat in letzter Zeit vermehrt Beachtung gefunden. So zeigten Driver und Gottman (2004) anhand einer Verhaltensbeobachtungsstudie (10 Minuten unstandardisierte Mittagessensinteraktion und 15 Minuten standardisierte Konfliktdiskussion), dass die Alltagsnettigkeiten während des Mittagessens einen Effekt auf die Art der Konfliktkommunikation haben. Positives, neckische, spielerische Gesprächsangebote machendes Verhalten («playful bid») des Mannes während des Mittagessens hing mit mehr Humoräußerungen des Paares im Konfliktgespräch zusammen und beider Partner williges Eingehen auf die vom Partner aufgeworfenen Gesprächsthemen im Alltagsgespräch («enthusiastic responses») hing mit mehr positivem Affekt dem Partner gegenüber während des Streitgesprächs zusammen.

> **Beachte!**
> Nettigkeiten gegenüber dem Partner sind im Alltag wichtig und sollten möglichst oft erfolgen, um die Liebe und Nähe zu erhalten und die Negativität, die bei allen Paaren immer wieder auftritt, abzufedern und zu relativieren. Gerade in Langzeitpartnerschaften sollten die Partner darauf achten, dass sie diese Positivität im alltäglichen Umgang miteinander erhalten und bewahren. Denn wie Gottman und Silver (1999, Seite 46) schrieben: «A satisfying marriage is determined by how you are with each other when you are not fighting» («Eine zufriedenstellende Ehe wird bestimmt dadurch, wie Sie miteinander umgehen, wenn Sie nicht streiten»).

Bradbury und Karney (2004) fanden in ihrer Vier-Jahres-Längsschnittstudie auf der Grundlage von Verhaltensbeobachtungsdaten bei 172 Paaren einen noch weiter gehenden Effekt. Die Partnerschaftszufriedenheit nahm bei beiden Partnern stärker ab, wenn negativer Affekt (Ärger,

Verächtlichkeit) und ungenügende Problemlösekompetenzen bei gleichzeitig niedrigem positivem Affekt (Humor, Zuwendung, Interesse) und positiven Kompetenzen (Validierung, motivierende oder lobende Aussagen) vorlagen. Das heißt, selbst bei Paaren mit negativem Kommunikationsstil zeigte sich keine Verschlechterung der Partnerschaftszufriedenheit, wenn sie im Konfliktgespräch ausreichend positiven Affekt zeigten (vgl. auch Johnson et al., 2005). Auch Graber, Laurenceau, Miga, Chango und Coan (2011) fanden zwar positive und negative Interaktionsverhaltensweisen (Zuwendung, Verächtlichkeit) als signifikante Prädiktoren für die Partnerschaftszufriedenheit 15 Monate später, allerdings waren positive Emotionen während eines Gesprächs über die Liebe (nicht aber über einen heißen Konflikt) für die spätere Partnerschaftszufriedenheit relevanter.

Empirisch darf damit die große Bedeutung der Positivität im Alltag als belegt gelten. Auch internationale Vergleichsstudien zeigen, dass die im Alltag erlebte Positivität (Anerkennung, Wertschätzung, Dankbarkeit, Lob) in Asien, Australien, Amerika, Afrika und Europa signifikant mit höherer Beziehungszufriedenheit korreliert (DeFrain & Asay, 2007).

Positive emotionale Selbstöffnung

Die zweite wichtige positive Form der Kommunikation ist die *positive emotionale Selbstöffnung* im Alltag. Hier geht es explizit nicht um Konfliktkommunikation, sondern um das *emotionale Updating* zwischen den Partnern, indem man sich von seinem Leben und seinem Alltag erzählt und den anderen an seinen Freuden, positiven Erfahrungen, schönen Erlebnissen und Erfolgen («daily uplifts») teilhaben lässt. Damit bringt man Positivität in den Alltag, lässt den anderen an seinem Stolz, seiner Freude, seinen Erfolgen partizipieren, bleibt verbunden und stärkt das Wir-Gefühl des Paares und die Intimität und Verbundenheit der Partner. Kirby, Baucom und Peterman (2005) zeigten in ihrer Querschnittstudie an 100 Paaren, dass positive Kommunikation über Bedürfnisse zu stärkerer Intimität und höherer Beziehungszufriedenheit führte. Positive Selbstöffnung gilt daher als wichtiger Pfeiler einer zufriedenen Partnerschaft. Selbstöffnung ist Ausdruck für das Vertrauen in den Partner und stärkt das Wir-Gefühl, fördert Intimität und bildet damit eine wichtige Grundlage für die Beziehungszufriedenheit, wie dies im *Interpersonellen Prozessmodell*

Merke!
Je mehr sich Partner wechselseitig positive Erfahrungen mitteilen, sich zu gegenseitigen Wissensträgern über das machen, was für sie persönlich wichtig ist, desto mehr bauen sie an einer tragfähigen, intimen Beziehung, welche die Wirkung destruktiver Konflikte abfedern kann.

der Intimität von Laurenceau, Barrett und Rovine (2005) beschrieben wird.

Konstruktive Konfliktkommunikation

Auf die konstruktive Konfliktkommunikation wurde bereits oben eingegangen (siehe Tabelle 4-12). Während diese Dimension der Kommunikation lange Zeit zugunsten der negativen Konfliktkommunikation und ihrer Bedeutung für die Partnerschaftszufriedenheit, den Verlauf von Partnerschaften und das Scheidungsrisiko vernachlässigt wurde, hat sie in den vergangenen Jahren, sicherlich namhaft seit der Balancetheorie von Gottman (1994) und der Studie von Karney und Bradbury (1995), vermehrt Beachtung gefunden. So zeigten Gottman, Coan, Swanson und Carrere (1998), dass positiver Affekt während eines Konfliktgesprächs einer der besten Prädiktoren für die Partnerschaftszufriedenheit und -stabilität 6 Jahre später war, ein Befund, der von Carstensen, Gottman und Levenson (1995) auch bei älteren Paaren repliziert werden konnte. Übereinstimmend fanden Overall, Fletcher, Simpson und Sibely (2009) in ihrer Ein-Jahres-Längsschnittstudie mit 61 Paaren, dass positiv-direkte Kommunikationsstrategien vor allem von den Frauen für die Beziehungszufriedenheit ein Jahr später als positiv wahrgenommen wurden und positiv-indirekte Kommunikationsstrategien vor allem bei der unmittelbaren Beurteilung des Gesprächsverlaufs als positiv gesehen wurden.

Exemplarisch erwähnenswert ist in diesem Zusammenhang zudem die Drei-Jahres-Längsschnittstudie von Ackerman, Kashy, Donnellan und Conger (2011) mit Verhaltensbeobachtungsdaten von rund 400 Familien (Mutter, Vater, zwei Geschwister). Die Autoren zeigten die positiven Effekte von aufmerksamem Zuhören, Wärme, Kooperation und klarer Kommunikation in Konfliktdiskussionen, wobei Familien, die zum Zeitpunkt t_1 zu konstruktiver Kommunikation neigten, dieses Verhalten auch zum Zeitpunkt t_3 zeigten. Wichtig ist zudem die hohe Reziprozität zwischen den Familienmitgliedern ($r = 0{,}59$).

Interessant sind auch die Befunde von Schöbi, Way, Karney und Bradbury (2012), wonach Polymorphismen im Serotonin-Transporter-Gen (5HTTLPR) die Reagibilität der Partner auf positiven und negativen Affekt im Rahmen von Konfliktdiskussionen beeinflussen.

Merke!

Eine konstruktive Konfliktkommunikation zeichnet sich aus durch den Einsatz positiver Kommunikationsverhaltensweisen, aber auch durch neutrale oder wohlwollende Gefühle gegenüber dem Partner, günstige Attributionen bezüglich seines Verhaltens, Kooperationsbereitschaft sowie die Suche nach konstruktiven Lösungen und einem funktionalen Ausgang des Konfliktgesprächs.

Dyadisches Coping

Der Begriff des dyadischen Copings wurde von Bodenmann (2000) im Rahmen des *systemisch-transaktionalen Stressmodells* bereits in den frühen 90er-Jahren des 20. Jahrhunderts eingeführt. Darunter versteht man die synergetische Nutzung von *Coping-Ressourcen* innerhalb des Paares. In Situationen, in denen nur ein Partner primär von Stress betroffen ist (indirekt dyadenrelevanter Stress), tritt vor allem supportives positives oder negatives dyadisches Coping oder delegiertes dyadisches Coping auf, weil dessen Stress auch Auswirkungen auf den andern Partner hat (*Interdependenz von Stress*) und von diesem in aller Regel auch wahrgenommen wird. Gemeinsames dyadisches Coping findet man hingegen in Situationen, in denen beide Partner direkt vom Stressor betroffen sind (direkt dyadenrelevanter Stress). Es handelt sich beim dyadischen Coping entsprechend um einen Prozess der Stressäußerung und des Eingehens auf die Stresssignale des anderen, wodurch einerseits der Stress gemeinsam reduziert werden kann und andererseits das Wir-Gefühl, die Intimität und Verbundenheit der Partner gestärkt werden (Bodenmann, 2000). Eine Reihe von Studien belegt die prädiktive Bedeutung des dyadischen Copings für die Partnerschaftszufriedenheit, das psychische und physische Befinden und die Stabilität der Beziehung (Bodenmann, Meuwly & Kayser, 2011; Bodenmann & Cina, 2006). Die Wirkung des dyadischen Copings konnte auch physiologisch nachgewiesen werden. So zeigten Meuwly et al. (2012), dass der Kortisolspiegel nach einer Stresserfahrung durch positives supportives dyadisches Coping des Partners günstig beeinflusst werden kann und schneller abnimmt (Zeichen für Stresserholung). Die Art, wie Partner miteinander umgehen, wenn einer oder beide Unterstützung benötigen, ist entsprechend weitreichender als eine konstruktive Konfliktkommunikation oder Nettigkeiten im Alltag, da dyadisches Coping spiegelt, welche Ressource die Partnerschaft darstellt, wie nah und verbunden man sich ist und ob man sich bei Problemen an den Partner oder andere (nahe Freunde, Ver-

Merke!
Dyadisches Coping geht über die reine Kommunikation hinaus, indem zusätzlich die Unterstützung berücksichtigt wird, die sich die Partner in Stresssituationen geben. Die emotionale Stresskommunikation (stressbezogene Selbstöffnung) sowie die gemeinsame oder supportive Unterstützung bilden damit ein Fundament der Partnerschaft, indem man sich vom anderen in schwierigen Situationen getragen fühlt, weiß, dass er oder sie für einen da ist, wenn man ihn braucht, was Vertrauen in die Beziehung schafft, das Wir-Gefühl des Paares stärkt und eine tiefe Intimität und Verbundenheit bewirkt, die bei Konflikten abfedernd wirken kann.

wandte) wendet, wie getragen man sich in der Partnerschaft fühlt und wie schnell man im Alltag wieder zu einem normalen Funktionsniveau zurückfindet. Dies ist ein maßgeblicher Puffer gegen Negativität im Alltag und federt deren destruktive Effekte ab (der Partner ist zwar in Konflikten unmöglich, aber sonst ein verlässlicher, liebevoller, unterstützender Mensch) (vgl. Laursen & Hafen, 2010).

Ursachen von Partnerschaftskonflikten

Partnerschaftskonflikte können sehr unterschiedliche Ursachen haben, dennoch finden sich in verschiedenen Studien Hinweise darauf, dass sich bei zufriedenen oder unzufriedenen Paaren nicht die Konfliktinhalte, sondern vielmehr die Art und Weise unterscheiden, wie damit umgegangen wird, und zwar unabhängig vom Schwierigkeitsgrad des Konfliktthemas (Sanford, 2003). Meist handelt es sich um Meinungsdifferenzen, unterschiedliche Bedürfnisse, Ziele und Einstellungen, die zu Konflikten führen, die in dem Wunsch, den Partner nach seinen Vorstellungen zu verändern, zu manipulieren und zu dominieren, in destruktiver Weise ausgetragen werden (Machtkonflikte).
Die häufigsten Konfliktinhalte sind:

- *Eifersucht*
- *Finanzen:* Für was wird Geld ausgegeben?
- *Kindererziehung:* Meinungsdifferenzen bezüglich Strenge und Disziplin, Konsistenz zwischen den Eltern
- *Freizeitgestaltung:* Was unternimmt man in der Freizeit? Wohin fährt man in Urlaub?
- *Herkunftsfamilie:* Abgrenzung von der Herkunftsfamilie (Schindler, Hahlweg & Revensdorf, 1998).

In einer Tagebuchstudie über 15 Tage von Papp, Cummings und Goeke-Morey (2009) an 100 Paaren mit Kindern berichteten die Paare über 748 Konflikte in dieser Zeit. Die häufigsten Konfliktthemen waren in dieser Reihenfolge:

- Kinder
- Haushaltsarbeiten
- Kommunikationsprobleme
- Freizeit
- Arbeit
- Finanzen
- störende Gewohnheiten.

Während die Studie von Papp et al. (2009) nur Aussagen zu Paaren mit Kindern macht, zeigen andere Untersuchungen, dass sich Konflikte und eine geringere Partnerschaftszufriedenheit häufiger bei Paaren mit Kindern als bei kinderlosen Paaren finden (Twenge, Campbell & Foster, 2003). Auch berichtete Kelly (2000) im Rahmen seiner Vergleichsstudie mit Kindern aus Scheidungsfamilien und solchen aus konfliktreichen Familien, dass Erziehungskonflikte zu den häufigsten Konfliktanlässen zählen.

Folgen von Partnerschaftskonflikten

Destruktive Partnerschaftskonflikte können Auswirkungen auf individueller, dyadischer und familiärer Ebene haben:

- *Individuell* findet sich im Zuge von Paarkonflikten häufig ein erhöhtes physiologisches Arousal (erhöhter Blutdruck, Ausschüttung von Adrenalin, Noradrenalin, Kortisol) mit Angstreaktionen und höherer Anfälligkeit für psychische und somatische Erkrankungen (siehe Seite 45 ff.). Partnerschaftskonflikte kovariieren aber aufgrund einer stärkeren Rumination über die ungelösten Konfliktinhalte auch mit erhöhter Depression (Gil-Rivas, Greenberger, Chen & Lopez-Lena, 2003).
- Auf der *dyadischen Ebene* finden sich vor allem Effekte dysfunktionaler Konflikthandhabung in Bezug auf die Häufigkeit von *Eskalationen* und die Wahrscheinlichkeit, dass sich die Dysfunktionalität einschleift und koersive Prozesse (Zwangsprozesse) begünstigt. Im Zuge dieser progressiv negativeren Kommunikation im Paar kann es zu Entfremdung, Unzufriedenheit und geringerem reziprokem dyadischem Coping kommen.
- Auf *familiärer Ebene* sind häufig negative Effekte dysfunktionaler Konflikte auf das Familienklima, die familiäre Kohäsion, das elterliche Erziehungsverhalten, die elterliche Sensitivität und damit direkt und indirekt auf das Kind zu sehen. Auf diese Effekte wird im nächsten Kapitel detaillierter eingegangen. Effekte konstruktiver Konfliktlösung können hingegen in Bezug auf die Sozialkompetenz der Eltern und Kinder, ihre Konfliktfähigkeit und Problemlösefähigkeit sowie ihre Sensitivität, kognitive Diffe-

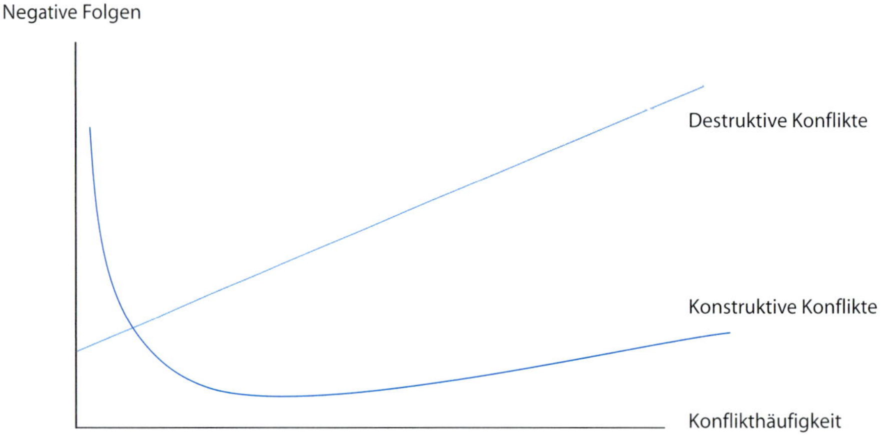

Abbildung 4-11: Verhältnis zwischen der Häufigkeit von Konflikten und ihren Folgen in Abhängigkeit von der Qualität der Konfliktaustragung (Laursen & Hafen, 2010, Seite 870)

renzierung und höhere moralische Entwicklung festgestellt werden (Laursen & Hafen, 2010).

Wie **Abbildung 4-11** verdeutlicht, ist es ungünstig, Konflikte zu vermeiden, wenn man sie konstruktiv bewältigen könnte. Aber auch wenn zu häufig konstruktiv gestritten wird, steigt das Risiko negativer Folgen. Auf der anderen Seite findet sich bei destruktiver Konfliktaustragung ein linearer Zusammenhang zwischen der Häufigkeit ungünstig verlaufender Konflikte und ihren negativen Folgen (Laursen & Hafen, 2010).

In einer Tagebuchstudie an 116 Familien, in die 1638 von den Müttern und 1281 von den Vätern angegebene Konfliktsituationen eingingen, bei denen die Kinder zu 40–50 % anwesend waren, verdeutlichten Cummings, Goeke-Morey und Papp (2003) eindrücklich die Rolle einer konstruktiven bzw. destruktiven Konfliktaustragung. Die emotionalen Reaktionen der Kinder unterschieden sich abhängig vom Konfliktstil signifikant. Bei destruktiver Kommunikation (Drohungen, persönliche Beleidigungen, verbale Hostilität, Defensivität, nonverbale Hostilität, Rückzug und physische Angriffe) zeigten die Kinder stärkere emotionale Unsicherheit als bei elterlichen Konflikten, die durch ruhige, sachliche Diskussion, Unterstützung und affektives Eingehen aufeinander gekennzeichnet waren.

Folgen für Kinder und Jugendliche

Bis zur Mündigkeit werden 50–60 % der Kinder einmal oder mehrfach die Scheidung ihrer Eltern erfahren und weitere 20 % der Kinder sind chronischen destruktiven Partnerschaftskonflikten ausgesetzt – mit häufig verheerenden Folgen für sie (Troxel & Matthews, 2004). Bereits *intrauterin* können Föten die Spannungen zwischen den Eltern wahrnehmen. Bei

Merke!

Ein Konflikt ist dann destruktiv, wenn er folgende Merkmale hat:

- Häufigkeit (sehr häufiges Auftreten)
- Dauer (lang dauernde Konflikte oder chronische, schwelende Konflikte)
- Zwangsprozess (koersive Muster mit zunehmender Hostilität bis hin zu Gewalt)
- destruktives Kommunikationsverhalten (Provokation, Verächtlichkeit, verbale Gewalt)
- Eskalation (destruktives Aufschaukeln ohne Problemlösung oder Versöhnung am Ende)
- hohe negative Reziprozität (keinem Partner gelingt es, aus der Negativdynamik auszubrechen)
- destruktiver Inhalt (Demütigungen, Drohungen, Bloßstellungen)
- ungünstiges Verhältnis zwischen Positivität und Negativität (Ratio sollte mindestens 2 : 1, nach Gottman 5 : 1 betragen).

Partnerschaftskonflikten kann es zu Verhärtungen des Bauches der Mutter, zu Strampeln, Boxen und anderen heftigen Bewegungen des Fötus kommen. Säuglinge, deren Mütter von gravierenden Partnerschaftsstörungen während der Schwangerschaft berichten, weisen häufiger neurologische Dysfunktionen, Entwicklungsverzögerungen oder Verhaltensprobleme während der Säuglingsphase auf.

Wie aus den bisherigen Ausführungen allerdings deutlich wurde, haben nicht die Konflikte per se Folgen für die Kinder, sondern die Qualität, Intensität und Häufigkeit, die bei Kindern destruktive oder konstruktive Spuren hinterlassen (Cummings & Davies, 2010). Wie bei den Folgen für die Partner wird auch bei den Konsequenzen für das Kind davon ausgegangen, dass es bei überwiegend konstruktiver Konfliktaustragung einen Nutzen (Modellcharakter, konstruktives Familienklima, Erlernen von Zielerreichung durch funktionales Verhalten, positive Selbstwirksamkeitserwartung) hat, bei häufigen oder chronischen destruktiven Konflikten hingegen Schaden nimmt. Heute ist man sogar der Ansicht, dass die Folgen chronischer destruktiver Konflikte für das Kind schädlicher sind als Trennung oder Scheidung (Kelly, 2000). Als besonders schädlich gilt es, wenn die Kinder *Gewalt in der Partnerschaft* ausgesetzt sind (Kitzmann, Gaylor, Holt & Kenny, 2003; Sternberg, Baradaran, Abbott, Lamb & Guterman, 2006) (siehe auch Kapitel 6).

Merke!
Nicht die Konflikte als solche sind für das Kind problematisch, sofern sie nicht chronisch auftreten und kaum Platz für positive Interaktionen lassen, sondern die Destruktivität der Konflikte ist es.

Insgesamt kann festgehalten werden, dass Konflikte für Kinder dann besonders schädigend sind, wenn sie folgende Merkmale aufweisen (z. B. Zimet & Jacob, 2001):

- lange Dauer oder chronisches Auftreten der Konflikte
- hohe Intensität der Konflikte (physische oder verbale Gewalt)
- destruktive Konfliktaustragung (hostil-aggressive, passiv-aggressive oder schwelende Konfliktaustragung ohne pufferende Wirkung von Alltagsnettigkeiten, dyadischem Coping oder konstruktiver Konfliktbeendigung, keine Versöhnung)
- Konflikte werden vor den Kindern oder in Hörweite der Kinder ausgetragen.
- Kinder werden zum Konfliktinhalt.
- Kinder werden als Koalitionspartner von den Eltern missbraucht.
- Kinder mischen sich in den Konflikt ein und werden selber Konfliktpartei.
- Kinder verstehen die Gründe für den Streit der Eltern nicht, was erst ab dem Alter von 9 Jahren allmählich möglich wird (Jenkins & Buccioni, 2000).

Folgen für das psychische Befinden des Kindes

Aufgrund der Häufigkeit elterlicher Konflikte werden Kinder häufig Zeugen. Es geht mit erhöhter physiologischer Erregung, negativen Emotionen und dysfunktionalen Kognitionen seitens des Kindes einher, destruktiven elterlichen Konflikten beizuwohnen. Daher sind psychische Auffälligkeiten und Störungen bei Vorliegen weiterer Risikofaktoren (genetische Vulnerabilität, hoher Neurotizismus, mangelnde oder dysfunktionale Coping-Fertigkeiten) und fehlenden Protektivfaktoren (z. B. fehlende soziale Unterstützung, schlechte Beziehung zu den Eltern und Peers) wahrscheinlicher. Entsprechend wurde bereits früh in Meta-Analysen über *Verhaltensauffälligkeiten* und *psychische Probleme* bei Kindern berichtet, die häufigen destruktiven elterlichen Konflikten ausgesetzt sind. Häufige psychische Auffälligkeiten bei Kindern, die oft destruktive Konflikte ihrer Eltern erleben, sind:

- externalisierend
  - aggressives, impulsives, oppositionelles, trotziges Verhalten
  - Hyperaktivität
  - Substanzmissbrauch
- internalisierend
  - depressive Störungen
  - Angststörungen
  - Rückzugsverhalten
  - Essstörungen.

So berichteten Buehler et al. (1997) in ihrer Meta-Analyse mit 68 Studien von einer Effektstärke von d = 0,32 zwischen elterlichen Konflikten und kindlichen Störungen. Die Unterscheidung nach Konfliktstil zeigte spannende Effekte (siehe **Abbildung 4-12**), wonach ein konstruktiver Konfliktstil, wie erwartet, mit weniger Auffälligkeiten seitens des Kindes einherging, während ein offener Konflikt die negativsten Effekte

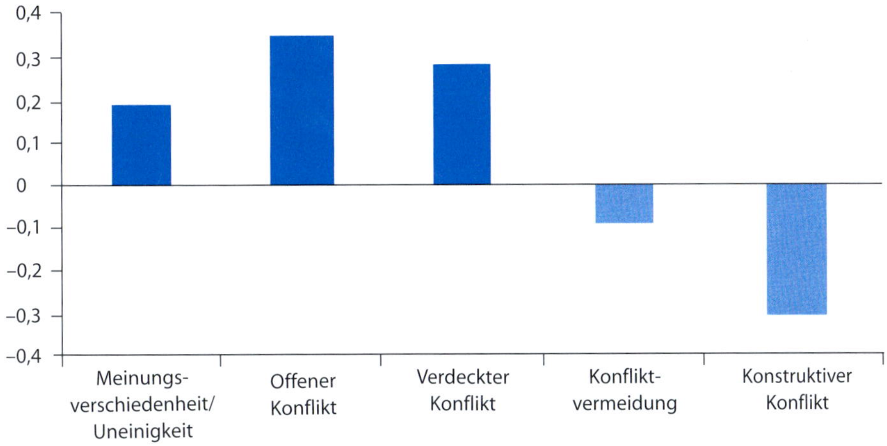

Abbildung 4-12: Effektstärken zwischen Konflikt und kindlicher Auffälligkeit nach Typ des Konflikts (nach Buehler et al., 1997, Seite 238)

zeigte. Erstaunlich ist vor allem, dass die Konfliktvermeidung hier keine erwarteten negativen Folgen zeitigte.

Die Effekte der Meta-Analyse von Buehler et al. (1997) zeigten zudem keine moderierende Wirkung des Alters oder Geschlechts des Kindes, des sozioökonomischen Status der Familie oder ihres Einkommens.

Rhoades (2008) berichtete rund 20 Jahre später in ihrer Meta-Analyse von 71 Studien bei 5- bis 19-jährigen Kindern über ähnliche Befunde. Während Buehler (1997) die Konflikttypen differenzierter untersucht hatte, finden sich bei Rhoades (2008) dagegen breiter aufgefächerte Effekte auf Kindsseite. Die angegebenen Effektstärken liegen im Durchschnitt um $d = 0{,}30$, wobei vor allem Effekte auf internalisierendes und externalisierendes Verhalten im Zusammenspiel mit ungünstigen Kognitionen oder Emotionen evident wurden. Zudem berichtet Roades von höheren Effektstärken für internalisierendes als für externalisierendes Verhalten (siehe auch Cummings, Schermerhorn, Davies, Goeke-Morey & Cummings, 2006).

Kouros, Cummings und Davies (2010) zeigten zudem in ihrer Fünf-Jahres-Längsschnittstudie an 235 Kindern mit Eltern- und Lehrerbeurteilungen, dass elterliche Konflikte externalisierendes Verhalten in der Kindheit und spätere soziale Probleme in der Präadoleszenz vorhersagen ließen, womit auch längerfristig destruktive Effekte empirisch nachweisbar sind.

Die Frage, ob der Konfliktstil der Eltern Einfluss auf das kindliche Befinden hat, interessiert dabei besonders. Macht es für das Kind einen Unterschied, ob der Konflikt laut und aggressiv, verdeckt-schwelend oder passiv-aggressiv ausgetragen wird? Intuitiv denkt man, vor allem der wutgeladene, laute, cholerisch ausgetragene Konflikt sei destruktiv für das Kind, während die Konfliktvermeidung oder die latente Unterdrückung des Konflikts weniger problematisch sei.

Katz und Gottman (1993) untersuchten diese Fragestellung bei 56 5-jährigen Kindern auf der Grundlage von Beobachtungsdaten des elterlichen Konfliktverhaltens in Labor zum Zeitpunkt t_1 und des Lehrerurteils 3 Jahre später (t_2) in Bezug auf

Hintergrund

40–50 % der Kinder, die tätlichen Konflikten zwischen ihren Eltern ausgesetzt sind, zeigen gravierende Verhaltensprobleme, bei 25–70 % finden sich klinische Auffälligkeiten. Negative Effekte elterlicher Konflikte sind bereits intrauterin, im Säuglingsalter, jedoch manifest im Alter von 4–5 Jahren nachweisbar. Innerhalb der Paarkonflikte sind Gewaltäußerungen für kindliches Verhalten und Erleben besonders destruktiv. Diese gehen vielfach mit externalisierenden Störungen beim Kind einher (ungehorsames, trotziges, oppositionelles, aggressives Verhalten oder antisoziales Verhalten wie Stehlen, Sachbeschädigungen, Brandstiftung, Gewaltanwendung gegenüber Tieren, Menschen und Objekten).

internalisierendes und externalisierendes Kindsverhalten. Sie fanden, dass sich bei Rückzugsverhalten und Ärger des Vaters zum Zeitpunkt t_1 internalisierendes Verhalten des Kindes (depressives, ängstliches Verhalten) zum Zeitpunkt t_2 im Lehrerurteil signifikant vorhersagen ließ. Wechselseitig hostiles Interaktionsverhalten (verächtliche, provokative, dominante Kommunikation, Ärger) der Eltern erlaubte hingegen, externalisierendes Kindsverhalten (Hyperaktivität, Aggression, antisoziales Verhalten) vorherzusagen.

Über einen ähnlichen Zusammenhang, allerdings nur mit externalisierendem Verhalten und breiter gefasst, berichten Goldstein et al. (2007). Demnach waren *hyperaktiv-oppositionelle Kinder* im Alter von 3 Jahren ($N = 258$ Kinder, 258 Mütter und 178 Väter) signifikant häufiger familiären Stressoren ausgesetzt. In den Angaben der Mütter wurden diese Kinder signifikant häufiger Zeugen von verbaler Aggression, physischer Gewalt und Pattsituationen zwischen den Eltern als Kinder mit nur hyperaktiver Ausprägung oder nicht auffällige Kontrollkinder. In der Beurteilung der Väter erlebten diese Kinder häufiger verbale Aggression und Pattsituationen. Allerdings zeigten die Kinder dieser Gruppe auch insgesamt mehr elterliche Schwierigkeiten und psychopathologische Befunde, wodurch die Ergebnisse nicht allein auf den elterlichen Konfliktstil zurückgeführt werden können.

Merke!

Offene Konflikte werden laut und wild ausgetragen, es kommt zu cholerischen, impulsiven Durchbrüchen, in deren Folge Drohungen, Schreien, Beleidigungen, verächtliche und provokative Kommunikation auftreten. Dieser Konfliktstil führt nach Katz und Gottman (1993) häufiger zu externalisierenden Störungen bei den Kindern.

Verdeckte Konflikte zeichnen sich durch Defensivität, Rückzugsverhalten oder passiv-aggressives Verhalten aus. Sie äußern sich vor allem atmosphärisch, sind schwelend. Ärger und Groll werden in allgemeiner Spannung ausgedrückt, äußern sich in Sticheleien, werden jedoch nicht offen ausgesprochen. Der Partner wird subtil demontiert und respektlos behandelt. Kinder, die diesem Konfliktstil ausgesetzt sind, entwickeln häufiger internalisierende Störungen.

So interessant diese Befunde sind – bisher konnten sie nicht repliziert werden. Dies kann jedoch auch damit zusammenhängen, dass der Konfliktstil oft zu wenig differenziert untersucht wird.

Folgen bei Gewalt zwischen den Eltern

Mehrfach wurde betont, dass Gewaltäußerungen auf dem Kontinuum der Negativität zwischen den Eltern (physische Gewalt, psychische Gewalt) die gravierendsten Auswirkungen auf Kinder haben (siehe auch Kapitel 6). Eine Studie von Sternberg et al. (2006) belegt dies eindrücklich. Bei 1870 Kindern wurde anhand der CBCL (Child Behavior Checklist) abhängig von der Art der Gewalterfahrung, vom Geschlecht und vom Alter nachgewiesen, dass diejenigen Kinder die stärksten Auffälligkeiten zeigten, die multiple Gewalt erfuhren (siehe **Tabelle 4-13**).

Bei internalisierenden wie externalisierenden Störungen war die Wahrscheinlichkeit einer Störungsentwicklung bei den Kindern am höchsten, die sowohl Zeuge elterlicher Gewalt waren als auch selber elterliche Gewalt erfuhren. Interessanterweise waren in dieser Studie die Effekte interparentaler Gewalt sogar etwas stärker als die der elterlichen Gewalt gegenüber den Kindern. Einen Alterseffekt fanden die Autoren bei externalisierendem Verhalten, nicht jedoch bei internalisierenden Störungen. So zeigten 7- bis 14-jährige Kinder bei jeder Form von Gewalterfahrung die stärksten Effekte, während die 4- bis 6-Jährigen am häufigsten externalisierende Störungen bei doppelter Gewalterfahrung (Zeuge wie Opfer) zeigten. Geschlechtseffekte wurden keine gefunden.

Eine Meta-Analyse von Kitzmann, Gaylord, Holt und Kenny (2003), in die 118 Studien eingingen, unterstützt diese Befunde. Die Autoren berichten von einer Effektstärke von:

- d = 0,50 zwischen der kindlichen Exposition gegenüber gewalttätigen Konflikten der Eltern und internalisierenden Störungen
- d = 0,43 zwischen Gewaltexposition und externalisierenden Störungen und
- d = 0,38 zwischen Gewaltexposition und sozialen Problemen (Vergleich zwischen Kindern mit direkter Gewaltexposition und Kindern mit indirekter Exposition).

Insgesamt wiesen Kinder, die direkte Zeugen der elterlichen Gewalt wurden, über alle Variablen negativere Effekte auf als Kinder ohne direkte Zeugenschaft (d = 0,40). Interessanterweise waren die Auswirkungen der beobachteten elterlichen Gewalt für die Kinder ebenso schlimm wie die Erfahrung eigener Gewalt (d = 0,15).

Mehrere Studien belegen zudem Zusammenhänge zwischen destruktiven elterlichen Konflikten und einer geringeren sozialen Integration der Kinder, die durch Ablehnung und Zurückweisung durch Gleichaltrige oder geringere Qualität der Freundschaftsbeziehungen gekennzeichnet ist (z.B. Lindsey, Caldera & Tankersley, 2009; Underwood, Beron, Gentsch, Galperin & Risser, 2008). Diese sozialen Probleme werden meist mit

Tabelle 4-13: Auswirkungen von Gewalterfahrungen auf die Entwicklung von internalisierenden und externalisierenden Störungen (Odds Ratio) (nach Sternberg et al., 2006, Seite 98)

Situation des Kindes	Internalisierende Störung	Externalisierende Störung
Zeuge elterlicher Gewalt	2,03	2,40
Opfer elterlicher Gewalt	1,39	1,95
Zeuge und Opfer elterlicher Gewalt	2,57	2,91

> **Wichtig!**
> Kinder leiden unter der beobachteten Gewalt zwischen den Eltern ebenso stark, als wenn sie selber Opfer von Gewalt wären. Häusliche Gewalt ist damit auch aufgrund ihrer Häufigkeit ein zentraler Risikofaktor für kindliche Störungen.

mangelnden *Sozial- und Problemlösekompetenzen* oder mit aggressivem und weniger prosozialem Verhalten in Zusammenhang gebracht (Kouros et al., 2010).

Folgen für das Leistungsverhalten des Kindes

Auswirkungen destruktiver Partnerschaftskonflikte finden sich auch im schulischen Leistungsverhalten. Aufgrund der emotionalen und physiologischen Erregung infolge des elterlichen Streitens sowie von Schlafstörungen und Rumination sind häufig die Aufmerksamkeits- und Konzentrationsleistungen des Kindes beeinträchtigt. Die daraus resultierenden schulischen Schwierigkeiten führen in einem Teufelskreis zu einem geringeren Engagement für die Schule, Schulunlust und weiterer Leistungsverschlechterung (Sturge-Apple, Davies, Winter, Cummings & Schermerhorn, 2008).

In der *Theorie der emotionalen Sicherheit* (Cummings & Davies, 2010) wird angenommen, dass die schulischen Probleme vor allem über zwei Mechanismen erklärbar sind:

- Aufgrund der partnerschaftlichen Gewalterfahrungen hat das Kind Angst um die Sicherheit und das Befinden der Eltern und deren physische Integrität und Angst vor einer drohenden Scheidung und dem Zerfall der Familie. Diese Unsicherheiten bezüglich der familiären Situation beschäftigen das Kind nachhaltig, lenken es ab, führen zu Unaufmerksamkeit und schulischem Desinteresse, da das Schicksal der Liebsten zu Hause wichtiger ist als der Schulinhalt.
- Defizite in der kognitiven, emotionalen, motivationalen und behavioralen Selbstregulation können aufgrund chronischer destruktiver elterlicher Konflikte zu Unaufmerksamkeit, Impulsivität und Hyperkinese führen. Damit erscheinen die Kinder in der Schule als unkonzentriert, aufbrausend und den Unterricht störend, was leicht zur Diagnose ADHS führen kann.

Anhand von Verhaltensbeobachtungs- und Interviewdaten zeigten Davies, Woitach, Winter und Cummings (2008) in ihrer Ein-Jahres-Längsschnittstudie an 216 Kindern im Kindergarten, dass die emotionale Unsicherheit der Kinder zu beiden Messzeitpunkten mit Aufmerksamkeitsdefiziten und ungünstigerer schulischer Anpassung (prosoziales Verhalten, Verhaltenskompetenzen, Kooperation) einherging. Schulische Schwierigkeiten, aber auch ADHS sind damit häufig in Zusammenhang mit Partnerschaftsstörungen der Eltern zu sehen (Cummings & Davies, 2010).

Zemp, Bodenmann und Beach (2012) zeigten in einer experimentellen Studie an 60 Kindern, dass das Sehen eines Partnerschaftskonflikts dieselben negativen Auswirkungen auf die *Konzentrationsleistung* hatte wie das Sehen eines Actionfilms. Bedenkt man, dass in dieser Studie bereits der Konflikt unbekannter Erwachsener einen solch starken Effekt zeigte, wird deutlich, welche destruktiven Auswirkungen eines Konflikts der eigenen Eltern – mit seiner unvergleichlich höheren Valenz und persönlichen Betroffenheit – auf das Leistungs- und Konzentrationsverhalten des Kindes – bis hin zu ADHS – zu erwarten sind.

Nicolas, Friderici, Waldman, Jernigan und Nigg (2010) fanden bei 304 Jugendlichen einen signifikanten Zusammenhang zwischen chronischen Partnerschaftskonflikten (Eigenangaben der Jugendlichen), einem genetischen Risiko (5HTTLPR) und ADHS (aufgrund von Lehrerberichten) bei Jugendlichen mit einem niedrigen und hohen Serotoninaktivitäten-Genotyp, nicht jedoch bei mittleren Genotypen. Als Mediatorvariable erwies sich eine internale Kausalattribution (Selbstvorwürfe bezüglich elterlichen Streits). Die Autoren schließen daraus, dass ein genetisches Risiko für ADHS durch psychosozialen Stress aktiviert werden kann. Dass dabei Selbstvorwürfe eine wichtige Rolle spielen, ist nach Papp, Cummings und Goeke-Morey (2002) nachvollziehbar.

Papp et al. (2002) fanden, dass sich Kinder häufig für die elterlichen Konflikte verantwortlich fühlen, dass sie in rund zwei Dritteln der elterliche Streite den Konfliktinhalt bilden und beim Streit anwesend sind. Die Kinder glauben, sie seien schuld an den elterlichen Konflikten, sie seien nichts wert und müssten etwas zur Lösung beitragen. Diese Gedanken lähmen die schulische Motivation, beeinträchtigen Lernen und Konzentration. Nimmt man neueste Befunde zu Schlafstörungen hinzu, vervollständigt sich das Bild. Elterliche Konflikte wühlen das Kind nicht nur vorübergehend auf, sondern beschäftigen es auch im Schlaf, in Albträumen und bei Schlafstörungen, die ihrerseits zu Müdigkeit in der Schule, mangelnder Konzentrationsfähigkeit und schuli-

Beachte!
Aufmerksamkeitsstörungen und schulische Schwierigkeiten sind häufig eine Folge chronischer destruktiver Partnerschaftskonflikte, welche die Kinder nachhaltig emotional und kognitiv beschäftigen. Gegenüber ihrer Sorge um die Familie und das Befinden der Eltern sowie in ihrer Unsicherheit und Sorge bezüglich der familiären Stabilität tritt der Schulstoff in den Hintergrund. Das Kind kreist gedanklich um die subjektiv wichtigeren Inhalte seines Lebens, kann sich dadurch nicht konzentrieren und motivieren, zeigt Verhaltensauffälligkeiten (Impulsivität, Hyperkinese) und wird leichtfertig als ADHS-Fall diagnostiziert. Im schlimmsten Fall folgt eine Behandlung mit Ritalin (Methylphenidat).

schen Motivationsdefiziten führen können.

So zeigten Rhoades et al. (2012) in ihrer 4,5-Jahres-Längsschnittstudie an 361 Familien, dass Schlafstörungen in direktem und indirektem Zusammenhang mit destruktiven elterlichen Konflikten stehen. Die Hostilität der Mutter gegenüber dem Partner im Alter von 9 Monaten des Kindes ließ signifikant gestörten Schlaf des Kindes im Alter von 4,5 Jahren vorhersagen, während beim Vater vor allem sein infolge der Partnerschaftskonflikte negatives Erziehungsverhalten für die Schlafprobleme des Kindes prädiktiv war.

Merke!
Wie die Eltern auch streiten, die Kinder bekommen es mit und leiden darunter. Sie schlafen schlecht, träumen und tragen die Situation mit sich herum.

Folgen für das somatische Befinden des Kindes

Destruktive Partnerschaftskonflikte haben nicht nur negative Auswirkungen auf die Psyche, sondern ebenso auf das körperliche Befinden des Kindes. Vermittelt über *physiologische Stressreaktionen* als Mediatoren postulieren Troxel und Matthews (2004), dass destruktive Partnerschaftskonflikte zu somatischen Beschwerden bei den Kindern führen, und zwar über:

- erhöhte und/oder deregulierte Stressreaktionen (neuroendokrines System, Hyperarousal des autonomen Nervensystems)
- Störungen im Serotoninprozess
- eingeschränktes oder fehlendes Gesundheits- bzw. Risikoverhalten.

So konnten in einigen Studien unmittelbare physiologische Reaktionen (z. B. höhere Hautleitfähigkeit und Herzrate, Kortisolausschüttung) auf simulierte elterliche Konflikte nachgewiesen werden, wobei die physiologischen Reaktionen dann am stärksten waren, wenn die Kinder stark in den Konflikt involviert waren (z. B. Davies, Sturge-Apple, Cicchetti & Cummings, 2008). Damit scheint gesichert, dass somatische Probleme bei den Kindern mit chronischer physiologischer Erregung zusammenhängen können, während die Serotoninhypothese bisher keine empirische Überprüfung erfuhr. Effekte destruktiver Partnerschaftskonflikte auf die Kinder können aber auch durch stärkeres Risikoverhalten der Kinder bedingt sein.

Aufgrund mangelnder elterlicher Obhut (Monitoring) können leichter Verletzungen oder Unfälle geschehen oder die Kinder zeigen riskantes und gesundheitsgefährdendes Verhalten. Zudem kann eine *defizitäre Emotions- und Verhaltensregulation*, wie sie in der *Emotional-Security-Theorie* von Cummings und Davies (2010) als Folge gravierender Partnerschaftskonflikte bei den Kindern angenommen wird, zu Alkohol- oder Drogenmissbrauch, Rauchen, Einnahme von Medikamenten, riskantem Sexual-

Merke!
Destruktive Partnerschaftskonflikte haben nicht nur Auswirkungen auf die Psyche des Kindes, sondern auch auf sein körperliches Befinden. Aufgrund mangelnder elterlicher Fürsorge und Monitoring, aber auch aufgrund einer dysfunktionalen Konfliktverarbeitung mit defizitärer Emotions- und Verhaltensregulation kann mehr gesundheitsschädigendes Verhalten auftreten, das bis ins Erwachsenenalter hinein körperliche Folgen haben und schwere Krankheiten bewirken kann.

verhalten oder gefährlichem Sportverhalten führen, die vor allem in Interaktion mit genetischen Risiken gesundheitsrelevante Folgen haben können.

Im Säuglingsalter können mangelnde mütterliche Sensitivität, Vernachlässigung oder Apathie infolge gravierender Partnerschaftskonflikte auch zu Mangelernährung, unzureichender Pflege und Mangelversorgung des Kleinkindes und damit längerfristig zu einer höheren Vulnerabilität für somatische Probleme und Krankheiten führen. Übergewicht im Erwachsenenalter, aber auch schwere chronische Krankheiten, wie Krebs oder kardiovaskuläre Krankheiten, werden mit ungenügender Säuglingspflege infolge von Partnerschaftsstörungen in Verbindung gebracht (Troxel & Matthews, 2004).

Prozessmodell der Folgen für das kindliche Befinden

In den meisten theoretischen Modellen wird davon ausgegangen, dass vor allem indirekte Auswirkungen für psychische und physische Konsequenzen bei den Kindern verantwortlich sind. Dies wird in **Abbildung 4-13** deutlich, in der Befunde der Meta-Analysen von Buehler et al. (1997), Gersoff (2002) und Krishnakumar und Buehler (2000) zusammengefasst werden.

Direkte Effekte sind eher selten oder statistische Artefakte, indem Korrelationen zwischen Partnerschaftsstörungen und kindlichen Störungen direkt interpretiert wurden, doch in der Realität sind vor allem indirekte Effekte zu finden, die über folgende *Mediatoren* vermittelt werden (Krishnakumar & Buehler, 2000; Stone, Buehler & Barber, 2002):

- *ungünstiges Familienklima:* geringere Kohäsion und Adaptabilität
- *ungünstiges Erziehungsverhalten der Eltern:* harscheres, punitives, inkonsistentes, weniger warmherziges bis hin zu emotional kaltem Erziehungsverhalten, geringeres

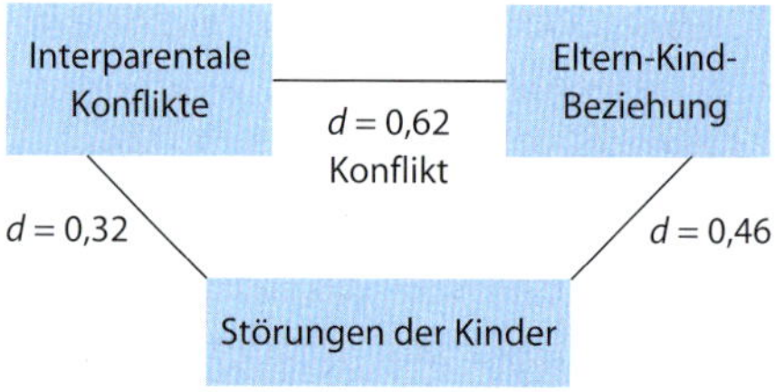

Abbildung 4-13: Zusammenhänge zwischen interparentalen Konflikten und Störungen der Kinder (Meta-Analyse)

Monitoring der Kinder, weniger Regeln und Struktur setzende Erziehung, weniger Hilfe bei Hausaufgaben, geringere Unterstützung, raschere Ärgerreaktionen usw.

- *geringere elterliche Sensitivität* für die Bedürfnisse der Kinder und damit höhere emotionale Unsicherheit der Kinder bis hin zu Bindungsstörungen
- *weniger Zeit für die Kinder:* Vernachlässigung und Entfremdung.

Krishnakumar und Buehler (2000) zeigten in ihrer Meta-Analyse von 39 Studien, dass der Zusammenhang zwischen elterlichen Konflikten und inadäquatem Erziehungsverhalten mit $d = 0{,}62$ substanziell ist. Die Eltern sind infolge der eskalierenden Partnerschaftskonflikte oft nicht mehr in der Lage, angemessen auf ihre Kinder einzugehen, weil sie selber emotional stark von der Spannung eingenommen und aufgewühlt und dadurch emotional oder physisch unfähig sind, sich um andere zu kümmern oder auf deren Bedürfnisse einzugehen. Außerdem kann es zu Überschwapp*reaktionen* kommen, das heißt, der Ärger gegen den Partner greift auf die Beziehung mit den Kindern über und man reagiert gereizt, impulsiv und unkontrolliert, was bei den Kindern ihrerseits durch Modelllernen und Reaktanz zu Gegenaggression, Ungehorsam oder Verweigerung führt, wodurch sich auch die Eltern-Kind-Beziehung negativ aufschaukelt. Oder die dyadischen Konflikte laugen die Eltern dermaßen aus, dass sie keine Energie mehr für ihre Kinder haben, sich zurückziehen und sie sich selber überlassen. Partnerschaftsstörungen reduzieren damit die elterliche Sensitivität, die ihrerseits für den Aufbau einer sicheren Bindung zentral ist (siehe Seite 100).

Seitens der Kinder gehen chronische destruktive elterliche Konflikte einher mit:

- psychologischen Spannungszuständen und emotionaler Unsicherheit (Unruhe, Angst, Gereiztheit, Unsicherheit, Unaufmerksamkeit)
- physiologischer Erregung (Adrenalin- und Kortisolausschüttung) sowie
- Einschränkung oder Verhinderung der Entwicklung angemessener Sozialkompetenzen, Emotionsregulation und Verhaltenskontrolle.

Dies kann sich in psychischen und physischen Auffälligkeiten niederschlagen und zur Entwicklung von Störungen disponieren. Vor allem die gestörte Emotionsregulation macht die Kinder für Stressreaktionen anfällig, wobei dieser Stress generalisieren kann und auch in der Schule oder mit Peers schnell starke Stressreaktionen erlebt werden.

Die chronischen destruktiven Konflikte unterminieren die kindliche emotionale Sicherheit, dass die Familie einen Hort für Schutz und Sicherheit darstellen sollte, was so von den Kindern in ihrer Familie nicht erlebt wird. Vielmehr bedrohen

Beachte!

Destruktive Paarkonflikte haben Auswirkungen auf die Kinder

- *Emotionales Befinden*: Angst, Verunsicherung, Scham, Traurigkeit, Hilflosigkeit, Verzweiflung, Schuldgefühle, Wut usw.
- *Psychosomatisches Befinden*: Kopfschmerzen, Verdauungsstörungen, Asthma, Übergewicht, Einschlaf- und Durchschlafstörungen usw.
- *Verhaltensebene*: aggressives Verhalten, Delinquenz, dissoziales Verhalten, weniger prosoziales Verhalten, sozialer Rückzug
- *Schulleistungen*: Konzentrationsschwäche, Schulunlust, längerfristig schlechte akademische Leistungen.

die elterlichen destruktiven Konflikte diese Sicherheit und lösen Angst, Ärger, Traurigkeit, Verzweiflung und Hilflosigkeit aus. Je stärker sich das Kind in seiner emotionalen Sicherheit bedroht fühlt, desto stärker ist seine allgemeine psychologische und physiologische Erregung, wobei die Autoren annehmen, dass die Kinder durch die Streitigkeiten ihrer Eltern zusehends sensibilisiert werden (*Sensibilisierungshypothese*) und sich nicht daran gewöhnen. Mit jeder erneuten Konfliktexposition reagieren die Kinder stärker auf die Konflikte. Sie erhöhen dadurch ihre Aufmerksamkeit für potenzielle Bedrohungen, erwarten Konflikte und negative Ausgänge, erleben Kontrollverlust und schreiben sich die Schuld an den elterlichen Konflikten zu.

Durch die Erfahrung, dass sich elterliche Konflikte nicht positiv beeinflussen lassen, können sich *externale Kontrollüberzeugungen* (external-defensiv, external-passiv) und ein ungünstiger Attributionsstil (bei Misserfolg internal, global und stabil) ausbilden, welche die Anfälligkeit für Störungen erhöhen. Ungünstige kindliche *Attributionen* erfolgen zudem durch elterliche Aggressionen oder Rückzug gegenüber dem Kind, das in diesen Situationen denken muss, dass die Eltern es zurückstoßen, weil es nicht liebeswert sei, störe oder an den Konflikten Schuld trage.

Wenn die elterliche *Sensitivität* aufgrund der Partnerschaftskonflikte in den ersten 2 Lebensjahren des Kindes defizitär ist, können zudem Bindungsstörungen auftreten (ängstlich-ambivalente oder vermeidende Bindung), die das Kind für spätere psychopathologische Entwicklungen vulnerabilisieren (siehe Seite 114).

Eine größere Unsicherheit in der Bindungsrepräsentation kann aber auch Folge von elterlicher Hostilität, mangelndem Engagement für das Kind, Zurückweisung oder Intrusion sein, sodass das Bild der Eltern als sichere Basis sowohl durch mangelnde Sensitivität und ungünstige Eltern-Kind-Interaktionen («parent-child insecurity») als auch durch die Wahrnehmung der elterlichen Unfähigkeit, Konflikte konstruktiv zu lösen («interparental insecurity») unterminiert wird (Cummings & Davies, 2010). Hinzu kommt, dass die kindlichen *Regulationsversuche* bei elterlichen Konflikten (Flucht und Rückzug, Weinen, Eingreifen in den Konflikt mit Schlichtungsbemühungen, Koalitionen mit einem Elternteil usw.) häufig einen Versuch darstellen, behaviorale Kontrolle in diesen Situationen auszuüben. Da diese Bemühungen jedoch meist unglücklich verlaufen, erlebt das Kind erneut Kontrollverlust, emotionale Unsicherheit und Hilflosigkeit. Es erlebt emotionale Unsicherheit in Bezug auf:

- die Reaktionen der Eltern
- seine eigene Person (Zurückweisung, Ablehnung, Liebesentzug, Aggression)
- die Eltern (Befürchtung, dass sich die Eltern ein Leid zufügen könnten) und
- die Familie (Angst, dass es zu einer Trennung oder Scheidung kommt).

Diese emotionale Unsicherheit ist gemäß der Emotional-Security-Theorie von Cummings und Davies (2010) ein Nährboden für internalisierende oder externalisierende Störungen, wobei folgende Moderatorvariablen auf die Wahrscheinlichkeit einer Störungsentwicklung einwirken:

- *individuelle Variablen* (z. B. Temperament des Kindes, Neurotizismus und Coping-Fertigkeiten)
- *familiäre Eigenschaften* (z. B. sozioökonomischer Status, familiäre Kohäsion, fehlende familienexterne soziale Unterstützung, fehlende Nettigkeiten im Alltag zwischen den Partnern und dyadisches Coping zwischen den Eltern und zwischen Eltern und Kindern).

Vor allem zur moderierenden Wirkung der familiären *Kohäsion* konnten Lindahl und Malik (2011) zeigen, dass diese unabhängig vom Konfliktstil der Eltern eine abfedernde Wirkung auf die wahrgenommene Bedrohung und die Selbstvorwürfe der Kinder ausübte. Auch diese Studie zeigte nochmals eindrücklich die Bedeutung der *Balancetheorie* von Gottman (1994), der zufolge Negativität in ihrer destruktiven Wirkung auf das Paar, die Familie und die Kinder durch Positivität oder Konfliktlösung abgeschwächt werden kann.

Eine weitere wichtige Variable im Verständnis destruktiver Partnerschaftskonflikte ist *Alltagsstress*. Auf die Rolle von Stress in Zusammenhang mit einem höheren Risiko für Partnerschaftskonflikte und deren destruktive, eskalative Verläufe hat Bodenmann (2000a, 2002b) hingewiesen. Am Beginn der Kausalkette steht häufig *paarexterner Stress* (Randall & Bodenmann, 2009). Stress am Arbeitsplatz, in der Herkunftsfamilie, mit Nachbarn oder finanzieller Stress bilden häufig den Nährboden für dyadische Spannungen und Streit, wenn die externen Belastungen individuell nicht angemessen bewältigt werden können, nach Hause gebracht werden und die Partnerschaft oder Familie kontaminieren. Wenn der eine Partner aufgrund seiner Stresserfahrung gereizt oder verschlossen nach Hause kommt, steigt die Wahrscheinlichkeit, dass der andere Partner aus Enttäuschung, Frustration oder mangelndem Verständnis ebenfalls negativ reagiert, wodurch das Konfliktrisiko steigt. Da die Nerven beim gestressten Partner ohnehin schnell blank liegen und es zu ausfälligem Verhalten kommen kann, kommt es durch negative Reziprozität und ungünstiges Aufschaukeln relativ rasch zu einem unschönen Verlauf des Konflikts mit verbaler Aggression bis hin zu Gewalt. Häufig entzündet sich der Konflikt dabei an Belanglosigkeiten zu Hause, beispielsweise daran, dass der Partner die Kinder noch nicht ins Bett gebracht hat, ihnen fernzusehen erlaubt oder zu wenig streng und konsequent mit ihnen umgeht, wenn sie ungehorsam sind oder den gestressten Partner nerven. Kinder sind dadurch oft ein Auslöser für elterliche Konflikte, die jedoch ihre wahre Ursache im nach Hause gebrachten Stress haben (siehe auch Seiten 175–178).

Nimmt man die theoretischen Modelle von Cummings und Davies (2010), Troxel und Matthews (2004), Zimet und Jacob (2001) sowie Bodenmann (2002b) zusammen, lässt sich folgendes Modell der Auswirkungen von Partnerschaftskon-

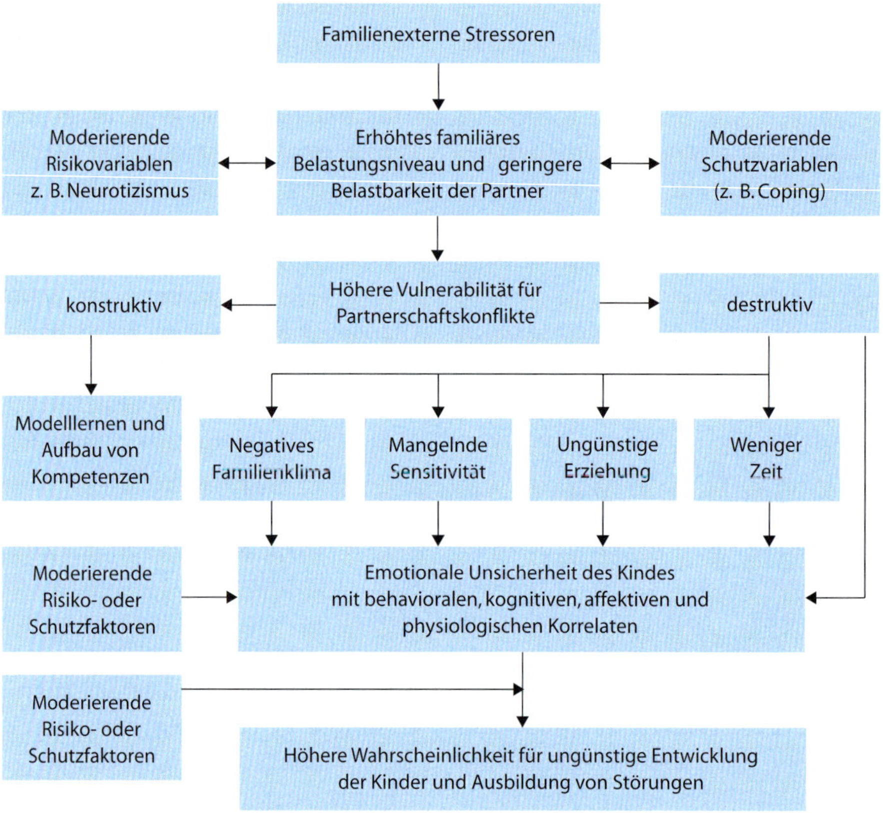

Abbildung 4-14: Modell moderierender und mediierender Zusammenhänge zwischen Partnerschaftskonflikten und kindlichem Befinden

flikten auf die Entwicklung kindlicher Störungen skizzieren (siehe **Abbildung 4-14**).

Reziprozität der Einflüsse

Bisher wurde stets vom negativen Einfluss destruktiver Partnerschaftskonflikte auf die Entwicklung des Kindes und sein Befinden berichtet. Obgleich eine Reihe von Längsschnittstudien die Annahme dieser kausalen Richtung durchaus gerechtfertigt erscheinen lässt, muss davon ausgegangen werden, dass auch bidirektionale Prozesse stattfinden und kindliche Störungen zu mehr Partnerschaftsproblemen führen. So zeigten Cui, Donnellan und Conger (2007) bei 451 Familien mit Jugendlichen, dass destruktive Partnerschaftskonflikte in Zusammenhang mit Erziehungsfragen im Längsschnitt von 2 Jahren prädiktiv für depressive Symptome und Delinquenz der Jugendlichen waren. Die Schwierigkeiten der Jugendlichen führten allerdings umgekehrt wieder zu stärkeren Partnerschaftsproblemen, wodurch eine starke *Interdependenz* von Partnerschaftsproblemen und Problemen der Jugendlichen deutlich wurde. Jenkins, Simpson, Dunn, Rasbash und O'Connor (2005) fanden in ihrer Zwei-Jahres-Längsschnittstudie an 296 Familien ähnliche Effekte und zeigten, dass Partnerschaftskonflikte im Längsschnitt kindliche Auffälligkeiten und diese wiederum vermehrte Partnerschaftsprobleme vorhersagen ließen. In Stieffamilien waren Geschwister zudem häufiger Ursache für Konflikte zwischen den Eltern als in Familien mit beiden biologischen Eltern.

Wichtiges in Kürze

Die Familie stellt Protektiv- wie Risikofaktoren für die kindliche Entwicklung und spielt damit innerhalb der Störungsformel von Becker sowohl bei den Stressoren als auch den Ressourcen eine wichtige Rolle. Sie kann als wichtigste Sozialisationsgröße gelten, wobei sie das kindliche Befinden über vier Prozesse beeinflusst:

- psychische Störungen eines oder beider Elternteile
- ungünstiger Bindungsaufbau aufgrund mangelnder elterlicher Sensitivität oder aufgrund von Deprivationserfahrungen
- dysfunktionale Erziehung und
- Partnerschaftsstörungen.

Häufig sind diese vier Faktoren in einem komplexen Zusammenspiel miteinander verbunden und bewirken sich gegenseitig. Kindliche Störungen sollten immer vor dem Hintergrund ihres persönlichen familiären Umfeldes betrachtet werden, da häufig der familiäre Kontext einen wesentlichen Stresshintergrund für das Kind darstellt. Er findet im Diathese-Stress-Modell psychischer Störungen zwar Berücksichtigung, wird jedoch in Theorie, Forschung und Praxis oft noch zu wenig konsequent einbezogen. Die Bindungserfahrungen bilden dabei ein wichtiges Fundament der kindlichen Entwicklung, da hier kognitiv-emotionale Konzepte (inneres Arbeitsmodell) und die Bindungssicherheit ihre erste Richtung erfahren, Kontrollüberzeugungen aufgebaut und der Selbstwert geprägt werden. Die mütterliche oder elterliche Sensitivität spielt dabei eine Schlüsselrolle. Sie setzt sich im Erziehungsverhalten fort, wo neben den Bindungsaspekten zudem Regeln, Grenzen und Strukturen eine zentrale Rolle spielen. Eltern geben ihren Kindern dann einen förderlichen Entwicklungskontext, wenn sie ihnen Liebe, Zuneigung, Wertschätzung und Geborgenheit vermitteln, ihnen aber auch klare Linien aufzeigen und Regeln konsistent umsetzen. Eine konstruktive Erziehung umfasst auch angemessene Stimulation und Förderung des Kindes, Monitoring, ausreichend Zeit für das Kind und gemeinsame positive Interaktionen. Dabei spielt das familiäre Klima eine wichtige Rolle. Es wird in hohem Maße von der Qualität der elterlichen Beziehung geprägt. Bei chronisch destruktiven Konflikten werden auch Sensitivität und Erziehungskompetenz der Eltern in Mitleidenschaft gezogen und das Kind ist einem auch physiologisch aufwühlenden Kontext ausgesetzt, der sich in Verhaltensauffälligkeiten, ADHS oder internalisierenden Störungen niederschlagen kann. Die Kinder lernen stark von den Verhaltensmodellen der Eltern und nehmen bei destruktiver elterlicher Konfliktaustragung diese Modelle in ihre eigenen Beziehungen mit Peers und später dem eigenen Partner mit. Ein ungünstiger Medienkonsum (Gewaltmedien) begünstigt zudem, gerade bei Kindern mit einem Risikoprofil, die Ausbildung externalisierender Störungen.

5. Scheidung und ihre Bedeutung für die Familie

Die Scheidung gehört neben chronischen destruktiven Partnerschaftskonflikten zu einem der bedeutendsten Risikofaktoren für die Entwicklung psychischer Störungen beim Kind und Jugendlichen und stellt eine lebenslange *Vulnerabilisierung* dar. Auf die Folgen der Scheidung für die Partner und ihre Kinder wird auf den Seiten 196 ff. näher eingegangen. Zunächst sollen hier die Scheidungssituation als solche erörtert und der Stand der Forschung zu den Ursachen einer Scheidung kurz zusammengefasst werden.

Modelle zum Verständnis von Scheidungen

Diverse Scheidungsmodelle wurden in den vergangenen Jahren vorgeschlagen (Übersicht bei Bodenmann, 2012). Sie variieren in ihrem Differenziertheits- und Komplexitätsgrad und in ihrem theoretischen Fokus. Die fünf gegenwärtig am häufigsten diskutierten Scheidungsmodelle sind

- das kognitiv-lerntheoretische Scheidungsmodell
- das austauschtheoretische Scheidungsmodell
- das sozialphysiologische Scheidungsmodell
- das stresstheoretische Scheidungsmodell und
- integrative Scheidungsmodelle.

Merke!
In den USA und im deutschen Sprachraum wurden verschiedene Scheidungsmodelle vorgeschlagen. Theoretisch lassen sie sich den Lerntheorien, der Austauschtheorie oder Interdependenztheorie sowie der Stresstheorie zuordnen. Neuste Modelle sind vor allem integrativ und berücksichtigen sämtliche Aspekte.

Kognitiv-lerntheoretisches Scheidungsmodell

Im kognitiv-lerntheoretischen Scheidungsmodell, das keinem einzelnen Autor zugeordnet werden kann, wird angenommen, dass es durch behaviorale, emotionale und kognitive Prozesse zur kontinuierlichen Verschlechterung der Beziehungsqualität und anschließend zu einer höheren Scheidungswahrscheinlichkeit kommt. *Behavioral* werden die *Verstärkererosion* (Habituation) und der *Zwangsprozess* (negatives Aufschaukeln der dyadischen Interaktion durch den Versuch, mittels zunehmender Negativität die eigene Bedürfnisbefriedigung beim Partner durchzusetzen) angenommen. *Kognitiv* sind es unrealistische, dysfunktionale und negative Erwartungen und ungünstige Attributionsprozesse und *emotional* wird eine negative klassische Konditionierung des Partners infolge häufiger aggressiver Auseinandersetzungen angenommen.

Durch diese Prozesse kommt es zu einer zunehmend negativen Interaktion mit dem Partner und einer ungünstigen Sicht der Partnerschaft, während gleichzeitig die Positivität abnimmt, indem gegenseitige Verstärker aufgrund der Habituation ihre Wirksamkeit verlieren (Bodenmann, Perrez & Schär, 2011). Zu Beginn als attraktiv und verstärkend erlebte Verhaltensweisen oder Attribute des Partners erodieren mit der Zeit. So verlieren die physische Attraktivität und Schönheit des Partners, sein Sex-Appeal und seine Ausstrahlung, sein Status und seine Finanzkraft, seine Intelligenz und Eloquenz, sein Humor, seine Großzügigkeit und Hingabe zunehmend an Attraktionswert. Was man anfangs als faszinierend und reizvoll erlebte, wird je länger je mehr als abgedroschen, alltäglich und vertraut erlebt und löst damit keine Verstärkung mehr aus, die ursprüngliche Faszination und Begeisterung weicht der Eintönigkeit und Monotonie (Bodenmann, 2012). Studien zur kontinuierlichen Abnahme der Beziehungsqualität mit zunehmender Dauer der Partnerschaft können als Stütze dieses Prozesses interpretiert werden (z.B. Glenn, 1998) (siehe **Abbildung 5-1**).

Austauschtheoretische Scheidungsmodelle

Austauschtheoretische Scheidungsmodelle beruhen auf der Theorie

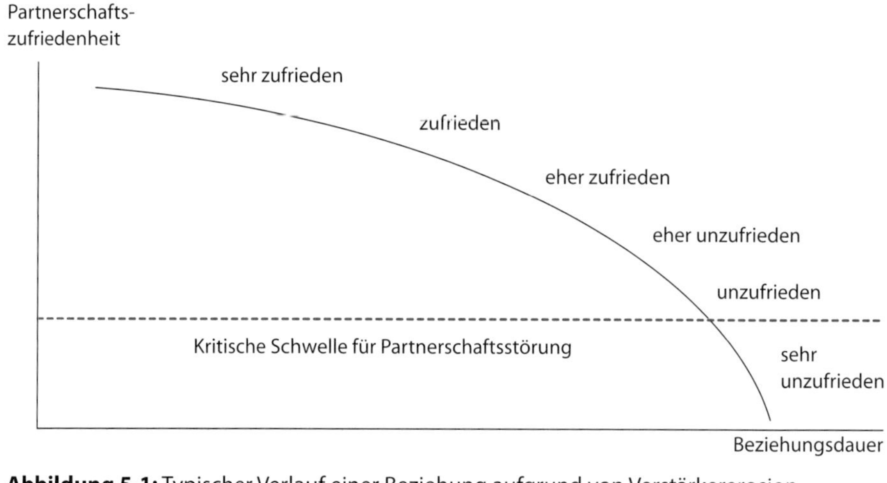

Abbildung 5-1: Typischer Verlauf einer Beziehung aufgrund von Verstärkererosion

Merke!

Die Verstärkererosion beruht auf der lerntheoretischen Erkenntnis, dass unkonditionierte oder konditionierte Stimuli ihre Fähigkeit verlieren, eine unkonditionierte oder konditionierte Reaktion auszulösen, wenn sie zu häufig und zu lange dargeboten werden, wodurch es zur Habituation (Gewöhnung an die Reize) kommt. Über diesen Mechanismus verlieren positive Stimuli, die zu Beginn einer Partnerschaft sehr starke positive Gefühle auslösen, wie die Schönheit des Partners, seine Intelligenz, sein Status, seine Finanzkraft, aber auch die gemeinsame Sexualität usw., im Verlauf der Beziehung an Wert. Diese Attribute des Partners oder sein Verhalten sind nicht mehr in der Lage, die positiven Reaktionen seitens des Partners in gleichem Maße auszulösen. Die Reize verlieren ihre *Verstärkerwirksamkeit*. Sie sind zwar weiterhin vorhanden, büßen jedoch ihren Verstärkerwert ein und Unzufriedenheit und Enttäuschung nehmen zu.

von Thibaut und Kelley (1959) oder Walster, Utne und Traupman (1977). Das Modell nimmt an, dass Paare konstant die Kosten und den Nutzen ihrer Beziehung evaluieren und eine Ausgeglichenheit zwischen Geben und Nehmen oder im Idealfall eine Optimierung des Nutzens anstreben. Als *Kosten* gelten u. a.:

- dyadische Spannungen und Konflikte
- Sorgen um den Partner
- dessen störende Gewohnheiten
- unterschiedliche Ziele und Bedürfnisse
- Einschränkungen durch die Partnerschaft
- Verlust der Autonomie und Freiheit
- eine unbefriedigende Sexualität
- die häufige Abwesenheit des Partners
- Untreue.

Unter *Nutzen* verstehen die Autoren all die positiven Erfahrungen, die einem die Beziehung ermöglicht, so die Erfahrung von Liebe, Geborgenheit, Wertschätzung und Unterstützung, aber auch Ressourcen, die der Partner einem bereitstellt (z. B. Status und Prestige, ökonomische, soziale, intellektuelle Ressourcen usw.). Einerseits vergleicht man nun Nutzen und Kosten mit früher oder anderen Beziehungen im Hinblick auf allgemeine oder persönliche Standards («level of comparison»), andererseits evaluiert man zudem mögliche Alternativen («level of comparison for alternatives»), die eine Nutzenoptimierung versprechen (z. B. neuer Partner oder Verlassen der Partnerschaft).

Merke!

Gemäß der Interdependenztheorie sind Partnerschaften stabil, wenn die Beziehung:

- zufriedenstellend ist
- keine Auslöser vorliegen und
- mehr scheidungserschwerende als -erleichternde Bedingungen vorliegen.

Nimmt man auf längere Sicht mehr Kosten als Nutzen wahr, steigt die Wahrscheinlichkeit für eine Auflösung der Beziehung, wenn Alternativen vorliegen. Werden hingegen die verschiedenen Nutzen der Beziehung und die Barrieren (keine oder unattraktive Alternativen) als hoch eingeschätzt, ist mit einer stabil-zufriedenen Partnerschaft zu rechnen. Wenn Nutzen und Barrieren gering eingeschätzt werden, ist die Wahrscheinlichkeit für eine Scheidung am höchsten. Stabil-unzufriedene Paare dagegen weisen hohe Kosten und gleichzeitig hohe Barrieren auf, weshalb sie die Beziehung trotz Unzufriedenheit weiterführen (siehe **Tabelle 5-1**).

Die Kombination «hoher Nutzen und attraktive Alternativen» kann ebenfalls zur Scheidung führen, wenn ein neuer Partner oder neue Freiheit und Unabhängigkeit eine noch attraktivere Alternative zum aktuellen Partner darstellen (siehe auch Seiten 216–222).

Hintergrund
Auch wenn das austauschtheoretische Modell zur Erklärung von Scheidung etwas technisch und unromantisch anmutet und diese Bilanzierung von Kosten, Nutzen, Alternativen und Investitionen vielen als zu nüchtern erscheinen mag, sind die theoretischen Annahmen gut empirisch belegt und auch im Scheidungskontext von großer Relevanz. Die Austauschtheorie ist zudem ein theoretischer Ansatz, der nicht nur die Unzufriedenheit von Paaren, sondern auch deren Entscheidung, sich scheiden zu lassen, am besten erklären kann.

Die ursprüngliche Interdependenztheorie wurde durch das *Investmentmodell* dahingehend erweitert, als Rusbult (z. B. Rusbult & Lange, 2003) neben Kosten/Nutzen und Alternativen auch die in die Partnerschaft von einem selber und dem Partner getätigten Investitionen berücksichtigt (siehe **Abbildung 5-2**).

Tabelle 5-1: Nutzen und Kosten von Beziehungen

Mögliche Kosten von Partnerschaften	Möglicher Nutzen von Partnerschaften
• weniger Zeit für sich selbst	• Sicherheit und Vertrauen
• Einschränkungen	• Intimität, Zärtlichkeit, Liebe
• finanzielle Kosten	• Geborgenheit und Zugehörigkeit
• Rücksichtnahme	• materielle Sicherheit
• Kompromisse	• gegenseitige Ergänzung
• weniger Freiheit	• gemeinsame Entwicklung
• Sorgen um den Partner	• Wachstum durch Impulse des Partners
• Konflikte/Negativität	• Reproduktion, Familie
• Eheroutine/Langeweile	• Status, Prestige, soziale Anerkennung
	• Lebenskomfort
	• Partizipation an Freundesnetz des anderen

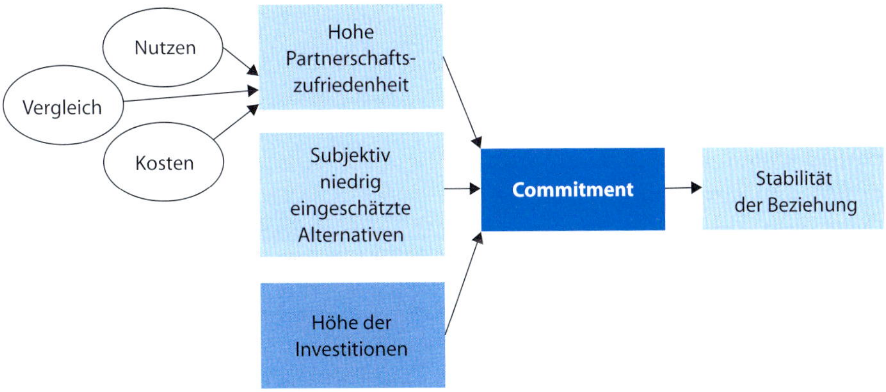

Abbildung 5-2: Investmentmodell von Rusbult (in Anlehnung an Rusbult & Lange, 2003, Seite 561)

Diese dritte Variable, die Investitionen, ist deshalb wichtig, weil das *Commitment* für die Partnerschaft mit den Investitionen in die Beziehung eng verknüpft sein dürfte. Es wird dann höher sein, wenn es sich für die Partner lohnt, in der Beziehung zu bleiben. Neben einer Wahrnehmung von hohem Nutzen (annäherungsmotiviert-lohnend), geringen Alternativen (vermeidungsmotiviert-lohnend) spielt die psychische, emotionale, finanzielle, zeitliche und sexuelle Investition in die Partnerschaft (annäherungsmotiviert-lohnend) eine wichtige Rolle. So können gemeinsame Kinder, ein gemeinsames Eigenheim oder gemeinsames Vermögen, ein gemeinsam aufgebauter Betrieb, ein gemeinsames Freundesnetz oder gemeinsame Erlebnisse oder die gemeinsame Bewältigung schwieriger Zeiten usw. als tragende Investitionen in diesen Partner und die Beziehung erlebt werden, weshalb man auch bei höheren Kosten oder Alternativen in ihr zu bleiben gedenkt. Investierte Ressourcen sind auch gemeinsame Hobbys und Interessen, welche die Paaridentität (Wir-Gefühl) festigen. Je stärker das Wir-Gefühl des Paares, desto geringer die Scheidungswahrscheinlichkeit.

Das Commitment des Paares wird allerdings noch interessanter, wenn drei Komponenten (kognitives, emotionales und sexuelles Commitment) und zwei Dimensionen (Annäherung und Vermeidung) unterschieden werden (siehe **Tabelle 5-2**). Erst jetzt wird die Bedeutung der Investitionen klar. Investiert man in die Beziehung aus Annäherungsmotiven und in welchem Bereich engagiert man sich besonders? Obgleich in vielen Partnerschaften dem sexuellen Commitment (Treue) eine besonders wichtige Rolle zugesprochen wird, sind wir der Meinung, dass das kognitive und das emotionale Commitment von nicht minder großer Bedeutung sind: Lässt sich ein Partner völlig auf den anderen ein, plant er mit ihm eine lebenslange Beziehung, die durch Höhen und Tiefen tragen soll, und will er sich ausschließlich diesem einen Menschen emotional öffnen und ihm exklusiv nahe sein? Oder geht man diese Formen des Commitments nur halbherzig oder gar nicht ein? Obgleich zu diesen differenzierten Formen des Commitments noch zu wenig empirische Forschung vorliegt (Schöbi, Karney & Bradbury, 2011), ist theoretisch zu erwarten, dass Beziehungen dann glücklich und stabil sind, wenn die Partner sich auf alle drei Komponenten des Commitments und annäherungsorientiert einlassen.

In gewisser Analogie zu Tabelle 5-2 schlagen Johnson, Caughlin und Huston (1999) drei Formen des Commitments vor:

- *persönliches Commitment:* Liebe zum Partner, annäherungsorientiert; kognitiv, emotional und sexuell
- *strukturelles Commitment:* Verbleiben in der Partnerschaft aufgrund von Barrieren, Druck von außen, getätigten Investitionen, die aufzulösen oder zu verlieren sich nicht lohnt; vermeidungsorientiert
- *moralisches Commitment:* Verharren in der Beziehung aufgrund ethischer oder moralischer Zwänge; vermeidungsorientiert.

Wichtig!
Obgleich auch das strukturelle und das moralische Commitment eine Beziehung längerfristig stabil bleiben lassen, ist eine stabil-glückliche Beziehung nur auf der Grundlage des persönlichen Commitments zu erwarten. Nur wer sich persönlich wirklich auf die Beziehung einlässt, kann glücklich sein und bleiben.

Die Dimension des Commitments ist zudem im Zusammenspiel mit der Verstärkererosion (siehe lerntheoretisches Scheidungsmodell) interessant. Während Habituation die Attraktivität der Beziehung längerfristig unterminiert, steigen die Intimität, Nähe, Verbundenheit und Vertrautheit mit

Tabelle 5-2: Commitment – drei Komponenten mit zwei Dimensionen

Art des Commitments	annäherungsmotiviert	vermeidungsmotiviert
kognitiv	Ich liebe meinen Partner und möchte das Leben lang bei ihm/ihr sein.	Es ist besser, jemanden zu haben, als allein zu sein.
emotional	Meinem Partner bin ich emotional am nächsten und lasse mich gefühlsmäßig voll auf ihn/sie ein.	Ich bin niemand anderem emotional nahe, da ich generell Distanz brauche.
sexuell	Ich bin meinem Partner treu, weil ich ihn/sie liebe und ihn/sie nicht verletzen möchte.	Ich bin meinem Partner treu, weil sich keine anderen Gelegenheiten bieten.

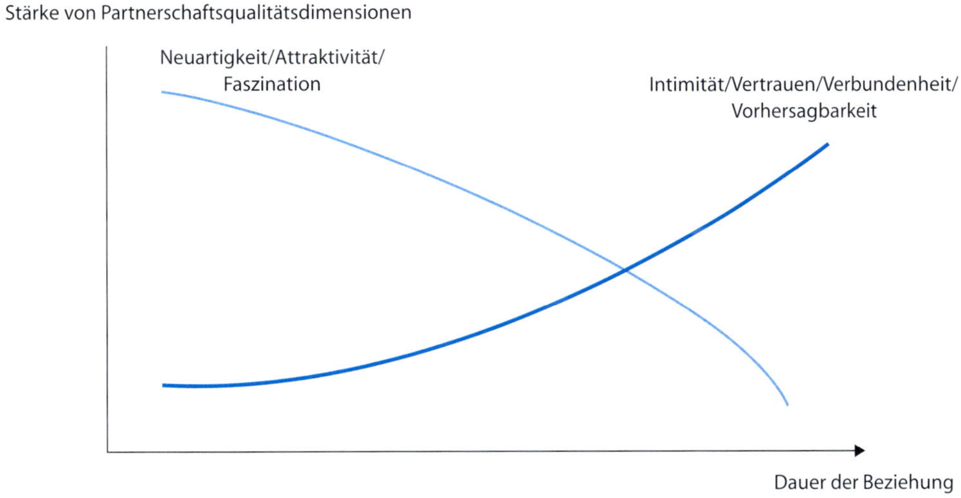

Abbildung 5-3: Verstärkererosion versus Commitment

jedem Tag gemeinsamer Beziehung an. Je mehr man in die Beziehung investiert, desto stärker und steiler wird diese Kurve (siehe **Abbildung 5-3**).

Sozialphysiologisches Scheidungsmodell

Das sozialphysiologische Scheidungsmodell wurde von Gottman (1994) vorgeschlagen. Es berücksichtigt physiologische und paardynamische Aspekte, wobei deren Zusammenspiel im Sinne *der physiologischen Grundaktivität* («baseline physiological arousal model») vor einem Konfliktgespräch ebenso wie die *physiologische Erregung während der dyadischen Interaktion* («interaction physiological arousal model») eine niedrigere Partnerschaftsqualität, einen ungünstigeren Partnerschaftsverlauf und ein höheres Scheidungsrisiko vorhersagen lassen. Paare in unglücklicher Partnerschaft zeigen schon vor einem Konfliktgespräch eine starke physiologische Erregung (Adrenalin-, Kortisolausschüttung), die aufgrund einer negativen Antizipation des Gesprächsverlaufs als Resultat früherer negativer Erfahrungen in Konflikten zu sehen ist. Im Verlauf des Konfliktgesprächs steigt dieser Stress weiter an, die Person (insbesondere die Männer) wird häufig physiologisch überschwemmt («flooding») und zeigt in diesem Zustand der hohen physiologischen Erregung *Rückzugsverhalten* (Umherblicken im Raum, An-die-Decke-Starren, Betrachten der Fingernägel) oder *Gewalt* (siehe gewalttätige Personen vom Typ II, Seite 237), da sie sich verbal unterlegen fühlt und die Aggressionsimpulse nicht angemessen bewältigen kann.

Bei einer Chronifizierung der Paarkonflikte und dauernd erhöhtem

Wichtig!
Die Berücksichtigung physiologischer Prozesse bei Paarkonflikten wurde von Gottman und Levenson (1992) initiiert und führte zu der wichtigen Entdeckung, dass *Rückzugsverhalten* des Mannes in destruktiven Paarkonflikten in vielen Fällen eine Folge hoher physiologischer Überflutung («*flooding*») ist und eher als *Blackout-Reaktion* denn als bewusste Strategie zu verstehen ist. Für die therapeutische Arbeit mit Paaren ist diese Erkenntnis von großer Bedeutung, um das Verständnis füreinander zu erhöhen und Möglichkeiten eines angemesseneren Umgangs mit Konflikten auf beiden Seiten zu ermöglichen.

Kortisolspiegel sind eine Schwächung des Immunsystems und gesundheitliche Folgen häufig (siehe Seite 47, Partnerschaft und Gesundheit). Längerfristig bedeutet dies, dass Paare mit einer hohen physiologischen Grundaktivität schon vor dem Auftreten von Konflikten die Erwartungshaltung aufgebaut haben, dass ohnehin alle Versuche, die Beziehung positiv zu gestalten, hoffnungslos sind und ein negativer Verlauf der Interaktionen und damit generalisiert der Partnerschaft unausweichlich ist. Dieses *Demand-Withdraw-Muster*, das bei diesen destruktiven Paardynamiken häufig vorliegt (Frau bringt Konflikt ein, Mann vermeidet), geht auf der behavioralen Ebene mit einer niedrigeren Beziehungsqualität einher (Christensen, Eldridge, Bokel Catta-Preta, Lim Clarement, Santagata, 2006). Auf der kognitiven Ebene kommt es zu ungünstiger Attribution des Partnerverhaltens und emotional zu Ablehnung, Ekel und Ärger. Mit der Zeit beginnt das Paar seine Beziehungsgeschichte in neuem Licht zu sehen und frühere Faszination mit nachträglich ernüchternder Erkenntnis und Enttäuschung zu überschreiben (Reinterpretation der Beziehungsgeschichte), was die Tore zur Scheidung aufstößt (siehe **Abbildung 5-4**).

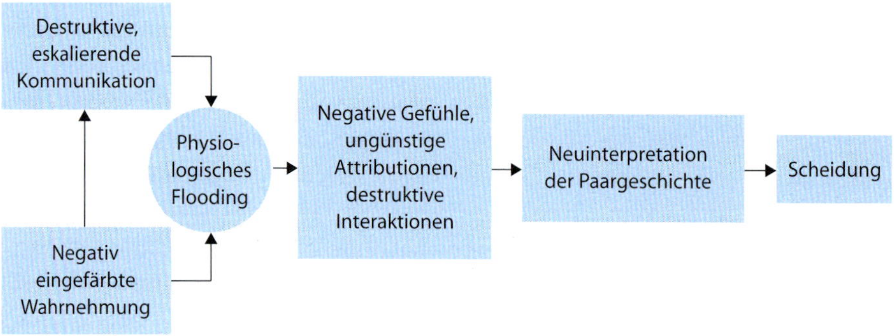

Abbildung 5-4: Scheidungsmodell von Gottman (in Anlehnung an Gottman, 1994, Seite 370)

Stresstheoretisches Scheidungsmodell

Beim stresstheoretischen Scheidungsmodell von Bodenmann (2012) wird der Bedeutung von *paarexternem chronischem Alltagsstress* als häufigem Auslöser für paarinterne Spannungen und Konflikte besondere Beachtung geschenkt (Randall & Bodenmann, 2009). Im Gegensatz zu früheren Störungsmodellen, in denen angenommen wird, dass die Gründe für den Zerfall der Beziehung paarinhärent sind (z. B. mangelnde Passung, neurotische Partnerwahl; z. B. Willi, 1975), postuliert dieses Modell, dass interne Konflikte sich in vielen Fällen (a) durch externe Stressoren entzünden, die nach Hause gebracht werden (*Spill-over-Hypothese*), oder (b) sich aufgrund der externen Stressauswirkung verstärken (*Aggravations-Hypothese*) oder (c) innerhalb der Partnerschaft verallgemeinern (*Generalisierungshypothese*) und so beispielsweise in der Kommunikation, der Sexualität, der Rollenteilung oder dem Commitment negative Spuren hinterlassen. Dieser äußere Stress unterminiert die Partnerschaftsqualität längerfristig und häufig unbemerkt, vergleichbar einem korrosiven Prozess (Bodenmann, 2002a), der die Tragfähigkeit der Beziehung über vier Mechanismen unterhöhlt und schließlich zur emotionalen Entfremdung zwischen den Partnern führt:

- *Chronischer Alltagsstress verringert die Zeit*, die das Paar gemeinsam verbringt, wodurch das *Wir-Gefühl* geschwächt wird. Das Paar teilt weniger gemeinsame Erfahrungen und Erlebnisse und hat damit eine geringere Schnittmenge der gemeinsamen *Paarbiografie*, die verbindet und Nähe, Intimität und Vertrautheit schafft. Stressbedingter Zeitmangel für die Partnerschaft führt zudem zu einer oberflächlicheren Interaktion mit geringerer emotionaler Selbstöffnung und einer lösungsorientierteren, auf Effizienz bedachten Kommunikation, da man diese aufgrund der raren Zeit für eine «optimale und zeitsparende» Problemlösung nutzen möchte. Die Partner sprechen in der Folge weniger über sich selber, ihre Ziele und Pläne, Wünsche und Fantasien, Bedürfnisse und Anliegen, Sorgen und Nöte wie auch ihre schönen und positiven Erlebnisse und teilen damit immer weniger gemeinsames Wissen voneinander, wodurch das gegenseitige *Updating* zu kurz kommt. Die stressbedingt häufig sachbezogene Kommunikation unter Zeitnot verdrängt die tiefere emotionale Begegnung und führt zu Entfremdung und allmählichem Verlust der Teilnahme am Leben des anderen. Die Partner beginnen sich innerlich voneinander zu distanzieren, da sie sich nicht mehr richtig kennen, emotional aus den Augen zu verlieren und vermehrt auf *an-*

tiquiertes Wissen in Bezug auf den Partner zurückzugreifen, das häufig Monate oder Jahre zurückliegt und in vielen Fällen auf den Beginn der Partnerschaft zurückgeht. Zeitmangel führt weiter zu einer Abnahme der sexuellen Kontakte aufgrund einer unter Stress *geringeren Libido* (Bodenmann, Atkins, Schär & Poffet, 2009) oder zu *sexuellen Funktionsstörungen* (Bodenmann, Ledermann, Blattner-Bolliger & Galluzzo, 2006). Wenig Zeit führt aber auch zu einer *Abnahme von dyadischem Coping*, weil man sich dazu Zeit fürs Zuhören, Nachvollziehen und Unterstützen nehmen muss.

- *Stress verschlechtert die dyadische Kommunikation,* indem unter Stress weniger Positivität und mehr Negativität ausgetauscht werden. Das Risiko für Eskalation und Gewalt steigt, die Partner interagieren gereizter, brausen schneller auf, fahren aus der Haut oder zeigen mehr Rückzugsverhalten, gehen dem Partner aus dem Weg, kapseln sich ab und ignorieren den Partner. Bodenmann (2000a) zeigte, dass die Kommunikationsqualität unter Stress um rund 40% zurückgeht. So zeigen Partner unter Stress mehr generalisierte Kritik, defensive, verächtliche, dominante und provokative Kommunikation, verbale Gewalt und weniger Positivität wie Zuhören, Validieren, Loben, Zustimmen oder zärtliche verbale oder nonverbale Äußerungen (siehe Seite 189, Partnerschaftskonflikte und Kinder). Die Kommunikation verroht zudem häufig unter Stress, man schimpft und flucht schneller.
- *Chronischer Stress erhöht das Risiko somatischer und psychischer Störungen,* wie z.B. Stressbeschwerden wie Verspannungen, Rückenschmerzen, Verdauungsprobleme bis hin zur Ausbildung eines Ulkus, zu Herz-Kreislauf-Störungen, Schlafstörungen, Angststörungen, somatoformen Störungen (Robles & Kiecolt-Glaser, 2003; siehe Seiten 45ff., Partnerschaft und Gesundheit).
- *Stress legt problematische Persönlichkeitszüge frei,* da man unter Stress oft schneller die Fassung verliert, Intoleranz, Egoismus, Dominanz, Rigidität oder mangelnde Empathie zeigt und dadurch in diesen Situationen vielfach vor dem Partner demaskiert wird. Unter Stress fällt es schwerer, seine Fassade aufrechtzuerhalten, seine Rolle zu spielen und dem anderen etwas vorzumachen.

Über diese vier Mechanismen führt chronischer Alltagsstress längerfristig zu Zerrüttung, emotionaler Distanz und einer Abnahme der Zuneigung und Liebe für den Partner. Man ist enttäuscht vom Partner und von der Beziehung, sieht seine Erwartungen nicht erfüllt, beginnt an der Richtigkeit der Beziehung zu zweifeln, vergleicht sich mit anderen, die einen glücklicheren Eindruck machen, und

Hintergrund
Stress unterminiert die Partnerschaft über mehrere Prozesse. Problematisch ist dabei vor allem, dass chronischer paarexterner Alltagsstress diese negativen Veränderungen häufig schleichend und lange Zeit unbemerkt verursacht, sodass das Paar allmählich in diese Negativdynamik hineingerät und sich der gravierenden Folgen lange nicht bewusst ist. Während kritische Lebensereignisse einen markanten, intensiven und für alle bemerkbaren Einschnitt bedeuten, ist dies bei täglichen Widrigkeiten nicht der Fall. Ihr Einfluss gleicht eher einem korrosiven Prozess. Die Paare schlittern meist nicht intentional in die Negativdynamik hinein.

fühlt sich von der Partnerschaft betrogen. Sowohl mangelnde Zeit als auch – subjektiv erlebt – zu niedrige emotionale Verfügbarkeit des Partners werden häufig als Ausdruck eines mangelnden *Commitments* für die Partnerschaft interpretiert. Andere Belange scheinen wichtiger zu sein als der Partner, was von diesem als Zurückweisung, hinter dem Beruf und den Freunden des Partners die zweite Wahl zu sein, interpretiert werden kann. Über diese verschiedenen Prozesse und ihre Interdependenzen entstehen Frustrationen und Enttäuschungen. Die Erwartungen an die Beziehung werden als nicht erfüllt erlebt und es nistet sich das Gefühl ein, dass die Partnerwahl ein Missgriff war. Weiter verstärkt werden die negativen Gefühle und Bewertungen durch die sich einstellende stress- und konfliktbedingte seltenere sexuelle Aktivität (keine Lust auf Sexualität, da man zu wenig Zeit, Engagement und Positivität seitens des Partners empfindet). Durch ungünstige Attributionen aggraviert sich die Situation zusätzlich, indem die Misere auf stabile Persönlichkeitsmerkmale des Partners anstelle auf situative Gegebenheiten zurückgeführt wird. Die Attributionen werden dysfunktional und persönlichkeitsorientiert, d.h. internal, stabil bzw. global auf den Partner bezogen, der aufgrund seines Charakters Schuld an der Situation hat. Ein schales Gefühl der Unzufriedenheit stellt sich ein, das vor sich hin schwelt und sich diskret im Hintergrund über längere Zeit weiterentwickelt. Die Prioritäten werden immer stärker ohne den Partner gesetzt, man orientiert sich häufiger vom Partner weg, misst dem Beruf, der Karriere oder den Kindern größere Bedeutung zu oder engagiert sich für das Gemeinwohl (politische Ämter, Freiwilligenarbeit in der Schule, Kirche, Gemeinde, Pflege der eigenen betagten Eltern usw.). Das Paar entwickelt sich immer mehr auseinander und verliert sich emotional.

Dabei ist nicht diese unterschiedliche Entwicklung der Partner per se das Hauptproblem, da sich Menschen zwangsläufig entwickeln und verändern, sondern die Tatsache, dass die Partner stressbedingt wechselseitig nicht an der Entwicklung des anderen teilnehmen, weil ihnen die Zeit und das Interesse fehlen, sie diese Entwicklung dadurch nicht wahrnehmen und nicht daran partizipieren. Kommt noch die *Verstärkererosion* infolge längerer Dauer der Partnerschaft oder einer zu schnellen Abnützung der Verstärker hinzu, wird die Entfremdung weiter akzentuiert und der Grad der Unzufriedenheit steigt.

In diesem Zustand der Unzufriedenheit kann nun ein Auslöser oder eine Kumulation von Ereignissen (z. B. Kennenlernen eines neuen Partners, Bekanntwerden einer Außenbeziehung des Partners, Auszug der Kinder, berufliche Neuorientierung eines Partners, Umzug, persönliche Umorientierung etc.) die labil gewordene Partnerschaft in eine Krise stürzen. Schlagartig tritt die Unzufriedenheit, die vorher vielleicht nur latent gespürt wurde, ins Bewusstsein. Vor dem Hintergrund dieser Unzufriedenheit (Kosten gemäß austauschtheoretischem Ansatz) und der neuen Möglichkeiten (Alternativen gemäß austauschtheoretischem Ansatz) wird nun Bilanz gezogen und verschiedene Nutzen-und-Kosten-Aspekte werden gegeneinander abgewogen. In dieser Kosten-Nutzen-Bilanzierung wird auch die Frage der bislang getätigten Investitionen mit denjenigen des Partners abgeglichen. Wie viel hat man selber in die Beziehung investiert? Lohnt es sich trotz dieser langjährigen und intensiven Investitionen, die Partnerschaft zu verlassen? Was hat der Partner investiert? Empfindet es die Person als in Ordnung, sich trotz der eigenen Investitionen scheiden zu lassen, und beurteilt sie die Investitionen des Partners als ungenügend, dann erleichtert dies erneut die Entscheidung, sich scheiden zu lassen. Fällt die Analyse im Zuge der Bilanzierung zuungunsten der aktuellen Partnerschaft aus, kommt es zu Trennungsgedanken und zur Scheidung, falls das Paar keine weiteren Maßnahmen, wie z. B. eine Paarberatung oder -therapie (siehe Seiten 75–78), ergreift, die das Blatt nochmals wenden könnten.

Als *scheidungserleichternde Bedingungen* können u. a. gelten:

- das *gesellschaftliche Umfeld* (liberales, anonymes oder städtisches

Hintergrund

Entfremdung gilt in neueren Studien als scheidungsrelevanter als die Zerrüttung aufgrund destruktiver Konflikte. Immer mehr Paare sind enttäuscht von der Beziehung und dem Verlust der Liebe, fühlen sich einander nicht mehr nah und haben sich aus den Augen verloren. Bodenmann et al. (2006) zeigten in ihrer Studie an 711 Geschiedenen, dass *Entfremdung* als wichtigste *scheidungserleichternde Bedingung* angegeben wurde, womit die stresstheoretische Hypothese empirisch gestützt wird. Dabei scheint auch Alltagsstress, wie im Stress-Scheidungsmodell angenommen, relevanter zu sein als kritische Lebensereignisse. Die Kumulation von Stress im Alltag wird von den meisten Geschiedenen als Auslöser für die Scheidung gesehen (Bodenmann et al., 2007).

Umfeld, in dem Scheidungen leichter toleriert werden)
- *soziokulturelle Faktoren* (Akzeptanz der Scheidung durch Herkunftsfamilie, Verwandtschaft und Freundesnetz aufgrund eigener Scheidungsvorgeschichte oder liberaler Einstellungen)
- *ökonomische Unabhängigkeit* und finanziell ausreichende Ressourcen (auch nach der Scheidung Sicherung eines angemessenen Lebensstandards ohne markante finanzielle Einbußen)
- *religiöse Offenheit*
- *Selbstsicherheit*
- sicherer *Bindungsstil* und
- eine gute Aussicht, in der neuen Situation (allein oder mit neuem Partner) *glücklich* zu werden.

Als *scheidungserschwerende Bedingungen*, die in diese Bilanzierung der Kosten-Nutzen-Alternativen einfließen, sind u. a. zu nennen:
- *moralische Bedenken*
- *finanzielle Deprivation* nach der Scheidung
- *Kinder* und deren Befinden bzw. der potenzielle Verlust der Kinder nach der Scheidung und
- negative Reaktionen der Umwelt.

Während die bisher genannten Variablen allesamt *Mediatoren* sind, werden im Modell auch *Moderatoren* berücksichtigt. Zum einen sind dies das individuelle und dyadische Coping sowie soziale Unterstützung, die analog zur *Kaskadentheorie* von Bodenmann (2000) den Einfluss von Stress auf die Mediatoren (Zeit, Kommunikation, Befinden, Persönlichkeitsenthüllung) puffern können. Ferner spielen Persönlichkeitsmerkmale beim Einfluss von Stress auf die Partnerschaft eine Rolle, wie dies in Form von Neurotizimus, aber auch generellen stressrelevanten Konstrukten (siehe Bodenmann, 2012) der Fall sein kann.

Zwischen der Evaluation und Bilanzierung und einer potenziellen Scheidung spielen *Commitment* (vgl. Amato und Hohmann, 2005) und *Paarberatung* als Puffervariablen bei der Entscheidung, sich scheiden zu lassen, eine Rolle als Moderatoren. Beim Commitment werden dabei abgewogen und gewichtet:
- *kognitive Aspekte:* die Vorstellung, lebenslang mit dem Partner zusammen zu sein, und der Wunsch, diese Vorstellung umzusetzen
- *affektive Aspekte:* vollumfängliche emotionale Investition in den Partner
- *sexuelle Aspekte:* Treue, sexuelle Exklusivität.

Je nach Bilanzierung fällt eine Scheidung leichter oder schwerer oder wird trotz Alternativen nicht in Betracht gezogen.

Wie beim austauschtheoretischen Modell oder der Investmenttheorie (siehe oben) spielt auch im stresstheoretischen Scheidungsmodell (siehe **Abbildung 5-5**) die persönliche Bilanzierung von Kosten/Nutzen, Alternativen/Barrieren und der in die Beziehung getätigten Investitionen die

Hintergrund

Dyadisches Coping beschreibt ein prozesshaftes, interpersonelles Geschehen zwischen den Partnern, indem verbale oder nonverbale Stresssignale des einen und Antwortreaktionen des anderen (Ignorieren des Stresses des Partners, Ansteckung durch den Stress des Partners, positives, negatives, gemeinsames dyadisches Coping) im Wechselspiel stehen und einen gemeinsamen Bewältigungsprozess abbilden. Die Hauptannahme besteht darin, dass bei Paaren immer beide vom Stress des Einzelnen betroffen (*indirekt dyadenrelevanter Stress*) bzw. auch gemeinsam Belastungen ausgesetzt sind (*direkt dyadenrelevanter Stress*). In dyadisch erweiterten Einschätzungsprozessen («primary and secondary appraisals») wird abgestimmt, ob und in welcher Form es zu dyadischem Coping (delegiert, supportiv positiv oder negativ, gemeinsam dyadisch) kommt. Diese Prozesse hängen davon ab:

- wer direkt vom Stress *betroffen* ist (Partner A, Partner B, beide)
- wer den Stress *verursacht* hat (Partner A, Partner B, beide, Dritte, Umstände)
- welche *Coping-Ressourcen* zur Verfügung stehen (von Partner A, Partner B, dyadenexterne Ressourcen)
- welche individuellen und dyadischen *Ziele* bestehen (assimilative, akkomodative Ziele, individuelle, dyadische Ziele)
- welche *temporalen Aspekte* vorliegen (beide Partner simultan, sequenziell überlappend oder sukzessiv betroffen) und
- welche *Motivation* vorliegt (Partner A, Partner B, beide).

Dyadisches Coping dient:

- der Wiederherstellung der dyadischen Homöostase, indem das Stressniveau durch diese Form des Copings bei beiden Partnern gesenkt wird
- der Erhöhung wechselseitigen Vertrauens, des Gefühls der Zusammengehörigkeit (Wir-Gefühl), der Intimität und der Verbundenheit.

Rolle des Züngleins an der Waage. Der chronische Alltagsstress kann daher nur die Entfremdung und Unzufriedenheit erklären, jedoch letztlich nicht den Schritt bis hin zur Scheidung.

Auch wenn Stress nicht bei allen Paaren kausal für den Niedergang der Beziehung verantwortlich gemacht werden kann, spielt er doch in vielen Fällen direkt und indirekt eine wichtige Rolle beim Verständnis von ungünstigen Partnerschaftsverläufen und Scheidung, da analog zum *Diathese-Stress-Modell* bei psychischen Störungen (siehe Seite 50) Schwierigkeiten oder dyadische Spannungen ebenso wie eine gewisse Kritik an Einstellungen, Persönlichkeit oder Verhalten des Partners häufig erst unter Stress entstehen, wenn die beiden Partner oder die Dyade unter zusätzlichen Druck geraten und weniger individuelle und dyadische Ressourcen

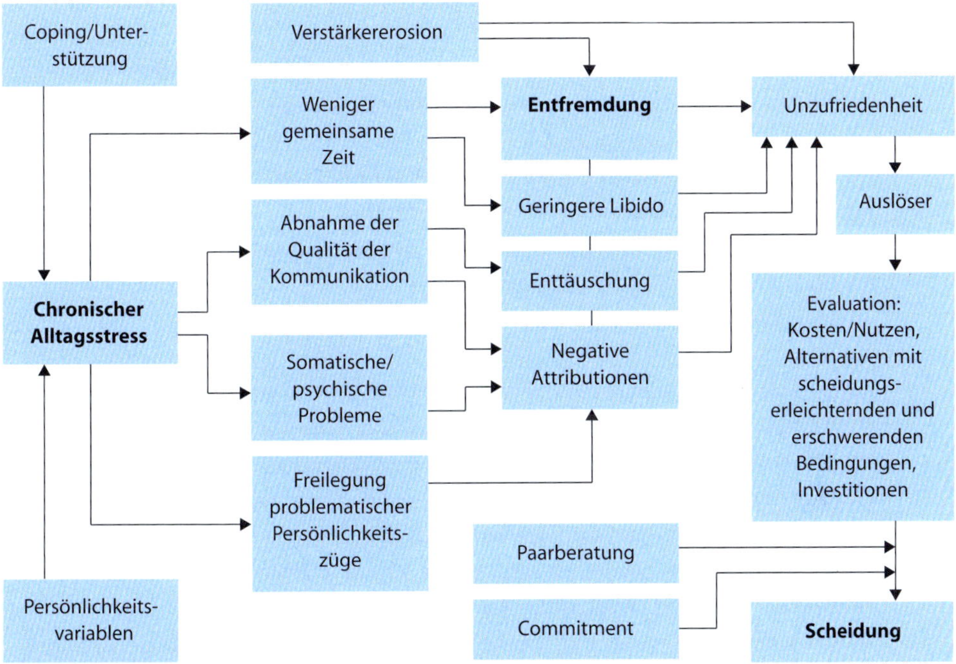

Abbildung 5-5: Stress-Scheidungsmodell von Bodenmann

haben, um diese Aspekte wegzustecken, großzügig darüber hinwegzusehen oder angemessen damit umgehen zu können, wodurch deren Relevanz überhöht und in besonders negativem Lichte gesehen wird.

Die *Toleranzgrenze* gegenüber diesen störenden Aspekten ist in Zeiten von Stress niedriger, sie stören den oder die Partner schneller und nachhaltiger und stoßen damit eine Kaskade der dysfunktionalen Entwicklung an, besonders dann, wenn das Paar das Problem zu wenig erkennt und nichts dagegen unternimmt.

Das Stress-Scheidungsmodell von Bodenmann integriert auch theoretische Aspekte des *Vulnerabilitäts-Stress-Adaptationsmodells* von Karney und Bradbury (1995) (siehe **Abbildung 5-6**) sowie des *Risiko-Resilienz-Modells* von Lösel und Bender (1998), propagiert jedoch als einziges die diversen stressspezifischen Zusammenhänge.

Integrative Scheidungsmodelle

Das *Vulnerabilitäts-Stress-Adaptationsmodell* von Karney und Bradbury (1995) wurde auf der Grundlage eines Überblicks empirischer Befunde und einer Meta-Analyse zu Scheidungsursachen entwickelt und gibt einen Überblick über relevante Cluster von Risikofaktoren. Diese Cluster führen als andauernde prädisponierende *Vulnerabilität*, überdauernde

Hintergrund

Was ist Stress? Man unterscheidet zwischen negativem, schädlichem Stress («distress») und positivem oder stimulierendem Stress («eustress»). Stress kann weiter differenziert werden in Bezug auf:

- Intensität und Gravidität in *Mikrostress* (tägliche Widrigkeiten) und *Makrostress* (kritische Lebensereignisse und Entwicklungsaufgaben)
- Lokation, d.h. ob der Stress seine Ursachen innerhalb oder außerhalb des Paares oder der Familie hat (paarintern/paarextern), und
- temporale Aspekte (akut versus chronisch).

In der individualtheoretischen *transaktionalen Stresstheorie* von Lazarus und Folkman (1984) bzw. im *systemisch-transaktionalen Stressmodell* von Bodenmann (2000) wird dabei angenommen, dass Stress im Wechselspiel zwischen subjektiv wahrgenommenen Anforderungen an das Individuum oder Paar und den vom Individuum oder Paar subjektiv wahrgenommenen Ressourcen entsteht. Voraussetzung ist, dass die Situation im *Primary Appraisal* als bedrohlich, schädigend, Verlust anzeigend oder herausfordernd interpretiert wird und im *Secondary Appraisal* die Ressourcen zur angemessenen Reaktion auf die Anforderungen als unzureichend eingeschätzt werden. Dies löst Stressgefühle aus, wodurch die Person oder das Paar nun das effektive Problem (situative Anforderungen) *und* die Emotionen bewältigen muss. Damit kommen *individuelle Stressbewältigung* und *dyadisches Coping* und – je nach Situation und Anforderungsprofil – auch soziale Unterstützung von paarexternen Personen (Familie, Freunde, Verwandte, Bekannte, professionelle Helfer) ins Spiel.

vulnerabilisierende *Persönlichkeitseigenschaften* (z.B. Neurotizismus, unsicherer Bindungsstil, niedrige Intelligenz, dysfunktionale Informationsverarbeitung etc.) im Zusammenspiel mit *belastenden Ereignissen* (z.B. erhöhter Stress am Arbeitsplatz, Arbeitslosigkeit, schwere Krankheiten, chronische schwere Partnerschaftskonflikte) über die dem Paar zur Verfügung stehenden Bewältigungs- und Adaptationsmöglichkeiten zu geringer Partnerschaftsqualität und einem höheren Scheidungsrisiko.

Ein weiteres im deutschen Sprachraum prominentes integratives Scheidungsmodell wurde von Schneewind (2010) vorgeschlagen.

Während das Stress-Scheidungsmodell von Bodenmann (2000a) empirisch relativ gut abgesichert ist und auch das Vulnerabilitäts-Stress-Adaptationsmodell von Karney und Bradbury (1995) mehrfach empirische Bestätigung erfuhr, wurden andere Stressmodelle bisher kaum wissenschaftlich überprüft, sondern stellen mehr heuristische Modelle dar.

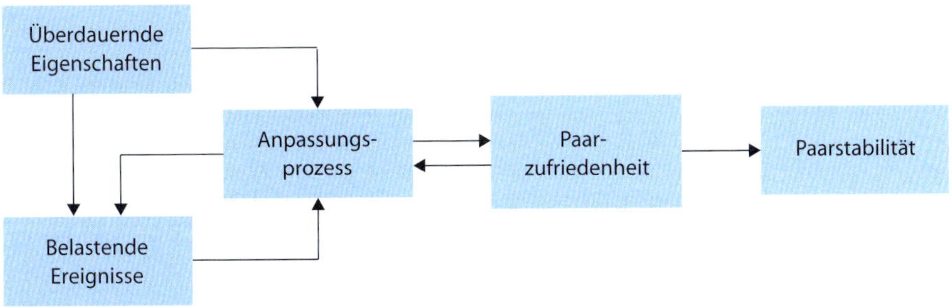

Abbildung 5-6: Das Vulnerabilitäts-Stress-Adaptationsmodell (Karney & Bradbury, 1995, Seite 23)

Empirische Befunde zu Risikofaktoren für eine Scheidung

Die Scheidungsursachenforschung hat eine mehr als 30-jährige Tradition, die zu einem reichen Wissensfundus bezüglich der Prädiktoren einer Scheidung geführt hat. Auf der Grundlage von Querschnitt-, Retrospektiv- und mehrjährigen prospektiven Längsschnittstudien kann heute mit einer mittleren Vorhersagegenauigkeit von rund 80 % eine Scheidung vorhergesagt werden, wenn das Paar nicht aktiv (z. B. durch Paar- oder Individualtherapie) an seinen Problemen und der Veränderung der Risikofaktoren arbeitet. Dabei ist zwischen Scheidungsursachen, scheidungserleichternden oder scheidungserschwerenden Bedingungen und Auslösern für eine Scheidung zu unterscheiden (siehe **Tabelle 5-3**).

In der Forschung wurde lange Zeit nicht systematisch zwischen diesen verschiedenen Variablen unterschieden, sodass die Zuteilung oft ungenau ist oder pauschal von Ursachen gesprochen wird. So gilt die *Untreue* des Partners immer noch und vielerorts als häufigste Scheidungsursache (16 % bei den Männern, 25 % bei den Frauen; Amato & Previti, 2003), obgleich es sich hier um einen Auslöser handelt.

Als Ursachen für Scheidungen gelten aufgrund des aktuellen Forschungsstands vor allem:

- problematische Persönlichkeitsmerkmale
- Kompetenzdefizite und
- mangelndes Commitment.

Persönlichkeitsmerkmale

Innerhalb der Persönlichkeitsmerkmale hat sich einzig *Neurotizismus* als relevanter und relativ konsistenter Scheidungsprädiktor erwiesen, während zu Extraversion/Introversion, Offenheit für Neues, Verträglichkeit und Gewissenhaftigkeit (um nur die wichtigsten zu nennen) uneinheitliche Befunde vorliegen. In einer Vier-Jahres-Längsschnittstudie an 60 neuvermählten Paaren, bei denen Neurotizismus, die Qualität der beobachteten partnerschaftlichen In-

Tabelle 5-3: Relevante Faktoren zum Verständnis einer Scheidung

Faktoren und Beispiele	**Beschreibung**
Scheidungs-ursachen	Damit bezeichnet man die Faktoren, die kausal zum Zerfall der Partnerschaft führen und häufig schon zu Beginn einer Partnerschaft oder in der Folge einschneidender Einflüsse (z. B. Geburt eines Kindes) aktiviert werden oder aggravieren und zu kausalen Bedingungen werden. Es sind die *Gründe*, aus denen sich ein Paar scheiden lässt.
Beispiele	Kommunikationsdefizite, ungünstige Problemlösekompetenzen des Paares, ungenügende dyadische Coping-Ressourcen, Neurotizismus, Persönlichkeitsstörungen oder psychische Probleme eines oder beider Partner. Als Ursachen gelten auch eine mangelnde Passung, eine neurotische Partnerwahl, geringes Commitment.
Scheidungs-erleichternde Bedingungen	Dies sind Bedingungen, die zum Zeitpunkt des Abwägens, ob eine Scheidung vollzogen werden soll, zugunsten einer Scheidung sprechen und die Entscheidung, sich scheiden zu lassen, erleichtern oder beschleunigen.
Beispiele	Fehlverhalten des Partners (Aggression, Gewalt, Alkoholabusus, Drogenabusus, langjährige Untreue), unbefriedigende Sexualität des Paares, geringe emotionale Verbundenheit mit dem Partner, hohes Selbstwertgefühl, hohe eigene Autonomie, gesellschaftliche Akzeptanz der Scheidung, Anonymität oder Wohnen in einer größeren Stadt, finanzielle Unabhängigkeit vom Partner, unproblematische rechtliche Scheidung, geringer sozialer oder moralischer Druck seitens der Herkunftsfamilie, der Verwandtschaft oder des Freundesnetzes, keine oder bereits erwachsene Kinder, Scheidung der Elternehe, großer Markt an potenziellen neuen Partnern, liberale Einstellung zu Scheidung usw.
Scheidungs-erschwerende Bedingungen	Dies sind Bedingungen, die eine Scheidung weniger wahrscheinlich werden lassen und die Entscheidung, sich scheiden zu lassen, erschweren, hinauszögern oder unmöglich machen.
Beispiele	Verantwortung gegenüber Kindern, Angst, Kontakt zu Kindern zu verlieren, Angst vor negativen Konsequenzen der Scheidung für die Kinder, finanzielle Schlechterstellung nach der Scheidung, Angst vor dem Alleinsein, Unsicherheit bezüglich der Entscheidung und Hoffnung auf erneut bessere Zeiten, trotz Schwierigkeiten emotionale Verbundenheit mit dem Partner, Verpflichtung gegenüber dem Partner (z. B. aufgrund seiner Krankheit, Behinderung, Arbeitslosigkeit, Persönlichkeit), religiöse Orientierung oder moralische Überzeugungen, Schuldgefühle gegenüber dem Partner, emotionale Abhängigkeit vom Partner, Beweis der eigenen Beziehungsunfähigkeit, finanzielle Abhängigkeit vom Partner, geringes Selbstwertgefühl oder Befürchtung, keinen neuen Partner zu finden, Unverständnis seitens wichtiger Bezugspersonen, geringe soziale Akzeptanz der Scheidung, hohe soziale Kontrolle (Leben auf dem Land, in einem kleinem Dorf usw.), Prestigeverlust nach der Scheidung, schlechte Wirtschaftslage, hohe Arbeitslosigkeit, Kriege oder Naturkatastrophen usw.

Faktoren und Beispiele	Beschreibung
Auslöser für eine Scheidung	Die Auslöser stoßen die Überlegungen, sich scheiden zu lassen, an und stehen damit am Beginn des Scheidungsprozesses. Meist sind es einschneidende Veränderungen im Leben (z. B. Umzug, Wiedereinstieg der Frau ins Berufsleben), kritische Lebensereignisse (z. B. Arbeitslosigkeit, schwere Krankheiten des Partners, Bekanntwerden der Untreue des Partners) oder eine Kumulation von Stress im Alltag, die als Auslöser fungieren.
Beispiele	Untreue, die bekannt wird, Stresskumulation im Alltag und ein kleines Ereignis, welches das Fass zum Überlaufen bringt, Auszug der Kinder aus dem Haus («empty nest»), Pensionierung, Stellen- oder Ortswechsel, Wiedereinstieg der Frau ins Berufsleben, Neuorientierung der Partner, Ermutigung durch wichtige Bezugspersonen, gesundheitliche Probleme, Kriminalität des Partners, die bekannt wird, Sichverlieben in neuen Partner, bewusstseinsverändernde spirituelle Erfahrung, Scheidung wichtiger Bezugspersonen oder öffentlicher Persönlichkeiten, die für einen selbst Signalcharakter haben, usw.

teraktion und der Verlauf der Partnerschaftszufriedenheit untersucht wurden (Karney & Bradbury, 1997), fanden die Autoren allerdings auch bei Neurotizismus nur zu Beginn der Ehe, nicht aber im längerfristigen Verlauf eine Wirkung auf die Partnerschaftszufriedenheit. Prädiktive Bedeutung für die Verlaufsprognose hatte einzig die dyadische Interaktion. Dennoch erwies sich Neurotizismus in der Meta-Analyse von Karney und Bradbury (1995) mit einer Effektstärke von $d = -0{,}22$ bei den Frauen und $d = -0{,}20$ bei den Männern als insgesamt zwar relativ schwacher Prädiktor für Scheidung, jedoch gleichwohl als einer der relevantesten im Rahmen von Persönlichkeitsmerkmalen.

Neben Neurotizismus gelten auch Psychopathie oder andere Persönlichkeitsstörungen des *Clusters B* als Risikofaktoren, jedoch ist die Befundlage auch hier nicht restlos konsistent und es bedarf weiterer Längsschnittstudien. Zwischen narzisstischer, histrionischer und antisozialer Persönlichkeit und Beziehungsqualität und Stabilität konnten signifikante negative Zusammenhänge nachgewiesen werden (z. B. Cambell & Foster, 2002; Cambell, Foster & Finkel, 2002), ebenso zwischen Borderline und Partnerschaftsstörungen (Bouchard, Sabourin, Lussier & Villeneuve, 2009). Bei allen Persönlichkeitsstörungen des Clusters B dürften dabei die fehlende *Empathiefähigkeit*, die emotionale *Labilität* und *Egozentrik* für die Partnerschaft ein Hauptproblemen darstellen.

Die affektive Instabilität und mangelnde Affektregulation (Impulsivität, unangemessene Wut, Angst vor Verlassenwerden, chronische Gefühle der Leere, Dissoziation) verschärfen die Problematik bei der Borderline-Störung noch weiter. Daher wird diese Störung auch von den DSM-IV-

Merke!
Persönlichkeitsmerkmale spielen insgesamt eine geringere Rolle, als gemeinhin angenommen wird. Außer Neurotizismus erweisen sich die übrigen vier der Big Five (Extraversion/Introversion, Offenheit für Neues, Verträglichkeit und Gewissenhaftigkeit) als nicht relevant. Konsistentere Zusammenhänge finden sich damit nur zu klinisch relevanten Persönlichkeitsmerkmalen oder Persönlichkeitsstörungen. Innerhalb der Persönlichkeitsstörungen scheint vor allem das Cluster B (antisoziale, histrionische, narzisstische und Borderline-Persönlichkeitsstörung) besonders mit Partnerschaftsschwierigkeiten einherzugehen.

Symptomen her mit instabilen Bindungen und wechselnden Partnerschaften in Verbindung gebracht. Das Muster der Idealisierung und Entwertung, die gesteigerte pathologische Eifersucht und die penetrante Angst, vom Partner verlassen zu werden, die bei dieser Störung häufig vorzufinden sind, erschweren eine längerfristige tragfähige und glückliche Partnerschaft, daher kommt es bei Partnern mit diesem Störungsbild häufiger zu Beziehungsabbrüchen (Bouchard et al., 2009; Daley, Burge & Hammen, 2000).

Kompetenzdefizite

Kommunikationsdefizite

Als wichtigster Prädiktor für eine geringe Partnerschaftszufriedenheit und Trennung oder Scheidung haben sich mit hoher internationaler Konsistenz Kommunikationsdefizite erwiesen. Bereits die Meta-Analyse von Karney und Bradbury (1995) zeigte deutlich die Relevanz der Kommunikation für die Partnerschaft (siehe **Abbildung 5-7**).

Sowohl Fragebogen- als auch Verhaltensbeobachtungsdaten belegen die starken signifikanten Zusammenhänge zwischen einer dysfunktionalen dyadischen Kommunikation und einer niedrigen Partnerschaftszufriedenheit bzw. einem höheren Scheidungsrisiko (Gottman, 1994; Weiss & Heyman, 1997). Innerhalb der dysfunktionalen Kommunikation sind insbesondere folgende Kommunikationsverhaltensweisen hochsignifikante Scheidungsprädiktoren (Gottman et al., 1998):

- destruktive, verallgemeinernde Kritik («criticism»)
- verächtliche Kommunikation («contempt»)
- Defensivität («defensiveness»)
- provokative Kommunikation («belligerence»)
- Rückzug («withdrawal, stonewalling»).

Carrère und Gottman (1999) zeigten dabei in einer Sechs-Jahres-Längsschnittstudie bei 124 neuvermählten Paaren, dass eine reliable Scheidungsvorhersage aufgrund dieser Kommunikationsfehler schon anhand einer Interaktionsanalyse der *ersten 3 Minuten* des Konfliktgesprächs möglich ist. Die Variablen werden im Kapitel «Folgen für Kinder und Jugendliche»

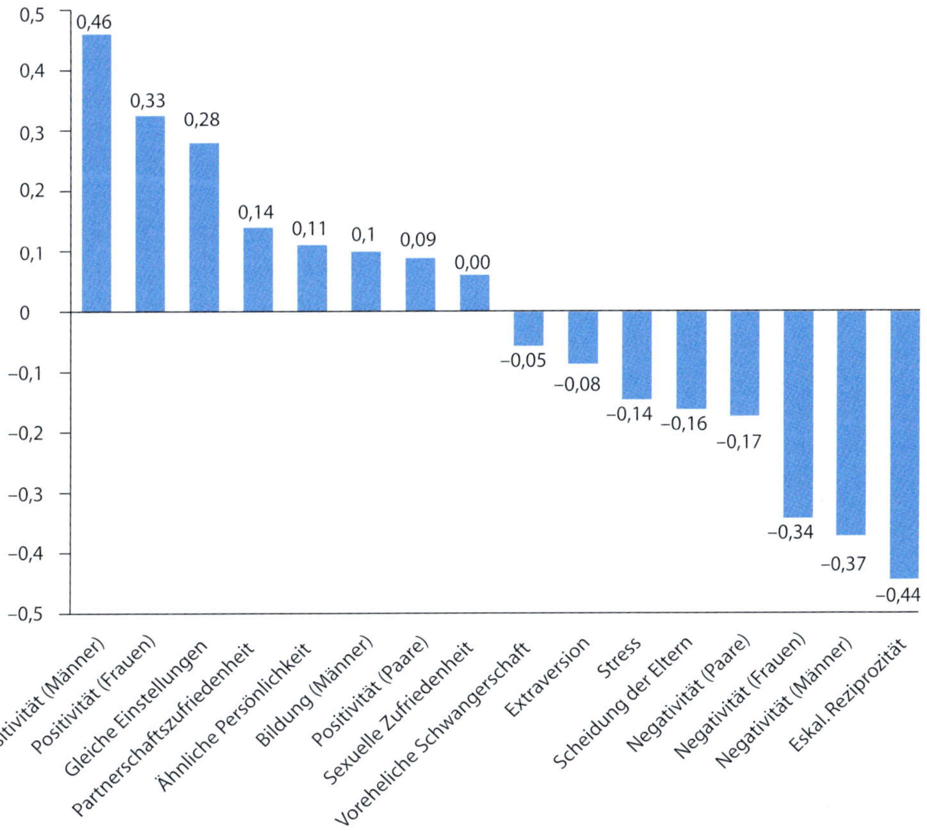

Abbildung 5-7: Scheidungsprädiktoren gemäß der Meta-Analyse von Karney & Bradbury (1995, Seite 20)

(Seiten 151–165) eingehender erörtert.

Mit Effektstärken von *d* = −0,34 für negatives Interaktionsverhalten der Frau und *d* = −0,37 für destruktive Kommunikation des Mannes sowie *d* = 0,46 für funktionales Interaktionsverhalten des Mannes bzw. *d* = 0,33 für die Frau erweist sich die Kommunikationsqualität als stärkster Prädiktor für die Stabilität einer Paarbeziehung (Karney & Bradbury, 1995; siehe Abbildung 5-7). Woodin (2011) belegt diesen starken Zusammenhang auf der Grundlage einer neuen Meta-Analyse, in der 64 Studien berücksichtigt wurden, erneut. Die Effektstärken waren in Verhaltensbeobachtungdaten *d* = 0,63 bei negativer Kommunikation und *d* = 0,48 bei positiver Kommunikation. Relevant scheint dabei vor allem auch das Verhältnis zwischen Positivität und Negativität zu sein, das Gottman (1994) mit einer Ratio von 5 : 1 (Positivität gegenüber Negativität) angibt (siehe Seite 152, Folgen von Partnerschaftskonflikten für Kinder).

Defizite der Problemlösekompetenz

Eine Reihe von Studien zeigt, dass sich Paare mit höherem Scheidungsrisiko auch in ihrer Art der *Problemlösung* unterscheiden. Problemlösung stellt dabei eine erweiterte Form der Kommunikation dar, in der es nicht allein um den Austausch von Inhalten und Informationen geht, sondern um das Ziel, für ein konkretes Problem oder einen Konflikt eine Lösung zu finden. Die Kommunikation hat hier demnach einen Zweck, der über die Informationsfunktion hinausgeht und sich in der dyadischen Fähigkeit zeigt, anstehende Probleme gemeinsam lösen zu können.

Merke!
Der Zusammenhang zwischen einer destruktiven Kommunikation und einer niedrigen Partnerschaftszufriedenheit, ungünstigen Partnerschaftsverläufen und Trennung/Scheidung ist heute international sehr gut belegt. Die Effektstärken verweisen auf einen robusten und signifikanten Zusammenhang. Als besonders problematisch gelten verallgemeinernde Kritik, defensive, verächtliche, provokative Kommunikation und Rückzug, wobei es auf das Verhältnis dieser destruktiven Kommunikationsverhaltensweisen im Vergleich zu positivem Verhalten ankommt. Eine Ratio von 5 : 1 (Positivität zu Negativität) wird von Gottman (1994) als günstig für Zufriedenheit und Stabilität bezeichnet.

So zeigt die Forschung, dass scheidungsgefährdete Paare ein geringeres Engagement und eine schwächere Problemorientierung zeigen. Sie engagieren sich weniger bei der Lösungssuche, zeigen vermehrt Desinteresse an einer Problemlösung, Unaufmerksamkeit gegenüber den Vorschlägen des Partners, kritisieren dessen Problemlösevorschläge häufiger oder machen sarkastische oder abwertende Bemerkungen. Sie schüchtern den Partner ein oder zeigen defensives Verhalten. Häufig finden diese Paare keine konstruktiven, fairen und tragenden Lösungen, sondern schaukeln sich während des Problemlöseprozesses gegenseitig negativ auf, sodass sie häufig in Zwangsprozessen, Eskalation und Destruktivität enden (Bodenmann, 2012).

Während Studien diesen negativen Zusammenhang zwischen einer niedrigen Kommunikations- oder Problemlösequalität und Partnerschaftszufriedenheit und -stabilität konsistent aufzeigen, stellt sich die Frage, weshalb Paare im Laufe der Zeit zunehmend destruktiv miteinander zu interagieren beginnen, zumal die meisten frisch verliebten Paare durchaus günstiges Kommunikationsverhalten zeigen, viel Positivität austauschen, sich zuhören, aufeinander eingehen, nachfragen, Interesse zeigen und zärtlich zueinander sind. Wie kommt es bei den meisten Paaren im Verlauf der Zeit zum Zerfall der Kommunikationskultur? Neben der Verstärkererosion (siehe Seite 168) und dem *Zwangs-*

prozess von Patterson, Reid und Dishion (1992), wonach Partner sich durch zunehmende Negativität gegenseitig aversiv zu kontrollieren beginnen und ihre Bedürfnisse mittels Negativität durchzusetzen versuchen, ist dieses Phänomen vor allem durch die Einflüsse von Alltagsstress erklärbar (siehe **Abbildung 5-8**).

Eine Reihe von Studien zeigt, dass Kompetenzen (Kommunikation und Problemlösung) vor allem unter Stress (chronischem paarexternem Alltagsstress) zusammenbrechen und die Partner häufig nicht mehr in der Lage sind, in diesen Situationen und unter der emotionalen Belastung angemessen mit dem Partner zu kommunizieren (z. B. Bodenmann, 2000a; Repetti, 1989). Stress gefährdet damit Beziehungen längerfristig nachhaltig, was im Stress-Scheidungsmodell von Bodenmann (siehe auch Abbildung 5-5) so postuliert wird. Das Modell konnte mehrfach empirisch bestätigt werden (Bodenmann, 2000a; Falconier, Nussbeck & Bodenmann, 2012).

Merke!
Unzufriedene Paare und Paare mit höherer Scheidungswahrscheinlichkeit sind weniger motiviert, Lösungen zu finden, zeigen weniger Kreativität, Ideenreichtum, Veränderungsmotivation sowie Interesse und Engagement bei ihrer Problemlösung. Es fehlt ihnen häufig an der nötigen Kompromissbereitschaft, um eine für beide Partner stimmige Lösung zu finden, da sie auf ihrer Position verharren. Bei unglücklichen oder scheidungsgefährdeten Paaren findet sich zudem eine signifikant stärkere Konfliktvermeidung, vor allem seitens der Männer, die zu Frustrationen und innerer Aufgabe der Beziehung seitens der Frauen führt (McGinn, McFarland & Christensen, 2009).

Bodenmann, Meuwly, Bradbury, Gmelch und Ledermann (2010) zeigten, dass Stress im Zusammenspiel mit Persönlichkeitsmerkmalen (Anger-Trait) zu stärkerer verbaler Aggression führt und Paare dann vor allem dysfunktional kommunizieren, wenn sie emotional aufgewühlt sind (Bodenmann, 2000a). In einer experimentellen Studie konnte Boden-

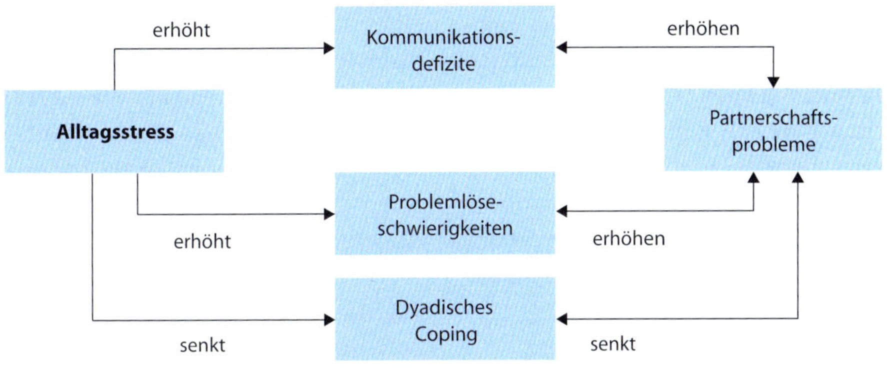

Abbildung 5-8: Der Einfluss von Stress auf dyadische Kompetenzen und deren Wirkung auf Partnerschaftsprobleme

Merke!
Es gehört zu den tragischen Aspekten von Liebesbeziehungen, dass Menschen, die sich einmal liebten, im Verlauf der Partnerschaft immer häufiger destruktiv miteinander interagieren. Die Forschung versucht daher seit langem, diesem Phänomen auf den Grund zu gehen. Neben der *Verstärkererosionshypothese* und dem *Zwangsprozess* bietet die *Stressforschung* bei Paaren eine Möglichkeit, diese Entwicklung besser zu verstehen.

Merke!
Kompetenzen brechen häufig unter Stress ein. Damit sind inadäquate Kommunikation und Kompetenzen häufig Folge von zu starkem oder dysfunktional bewältigtem Stress. Bodenmann (2000) konnte zeigen, dass sich die Kommunikationsqualität unter Stress um 40% verringert. Paare interagieren unter Stress häufiger aversiv oder zeigen Rückzugsverhalten.

mann (2000a) nachweisen, dass dieselben Paare vor und nach einer Stressinduktion in ihrem Kommunikationsverhalten signifikante Unterschiede zeigten. Vor Stress interagierten die Paare relativ angemessen miteinander, tauschten sich interessiert, wohlwollend und positiv aus, während sie im Zustand der emotionalen Belastung ihre Positivität deutlich reduzierten und signifikant häufiger negatives Interaktionsverhalten (verallgemeinernde Kritik, Defensivität, provokative und verächtliche Kommunikation, Unterbrechen des Partners, mangelndes Interesse und fehlendes Eingehen auf den Partner) zeigten. Da Stress egozentrischer macht, können Paare in diesen Situationen häufig nicht mehr gleich angemessen aufeinander eingehen und an und für sich vorhandene Kompetenzen können nicht abgerufen werden.

Innerhalb der Kompetenzen spielen daher nicht nur Kommunikation und Problemlösung eine wichtige Rolle, sondern auch dyadisches Coping (siehe Abbildung 5-8).

Defizite im dyadischen Coping

Dyadisches Coping zählt inzwischen zu den wichtigsten Prädiktoren für die Partnerschaftszufriedenheit und -stabilität. So zeigen mehrere Studien, dass dyadisches Coping mit höherer Beziehungszufriedenheit (Bodenmann, 2000a; Bodenmann, Pihet & Kayser, 2006; Bodenmann, Meuwly & Kayser, 2011; Herzberg, 2013; Klein, 2009; Papp & Witt, 2011; Schneewind & Kruse, 2002; Wunderer & Schneewind, 2008) und geringerer Scheidungswahrscheinlichkeit einhergeht (Bodenmann & Cina, 2006). In einer Meta-Analyse mit 13 Studien und über 600 Paaren fand Bodenmann (2000a) eine mittlere Korrelation von $r = 0{,}52$ mit einer Effektstärke von $d = 1{,}31$ zwischen dyadischem Coping und Partnerschaftszufriedenheit.

In der Fünf-Jahres-Längsschnittstudie von Bodenmann und Cina (2006) wiesen zum fünften Messzeitpunkt stabil-zufriedene Paare im dyadischen Coping zum ersten Messzeitpunt (d. h. 5 Jahre früher) signifikant höhere Werte in Stresssignalisierung, sach- und emotionsbezogen supportivem und gemeinsamem dyadischem Coping sowie delegiertem dyadischem Coping auf als zu diesem Zeitpunkt stabil-unzufriedene, getrennte bzw. geschiedene Paare. Eine richtige Vorhersage der Gruppenzugehörigkeit in stabil-zufriedene, stabil-unzufriedene und getrennte bzw. geschiedene Paare gelang in 62 % der Fälle nach 5 Jahren. Bei der Vorhersage von zwei Gruppen (stabil versus geschieden) war die richtige Zuordnung noch höher und lag bei 73 %.

Dyadisches Coping ist damit eine wichtige Ressource von Paaren, schützt sie gegen aversive Einflüsse von außen und vor Trennung und Scheidung, da Paare durch dyadisches Coping ein emotionales Updating erfahren, sich als Wir definieren und damit Intimität und Nähe erhöhen.

Merke!
Paare, die Belastungen selten dyadisch bewältigen, haben ein höheres Risiko für Scheidung innerhalb von 5 Jahren. Paare, die nach 5 Jahren zur Gruppe der glücklich-stabilen Paare gehörten, zeigten die höchsten Werte in dyadischem Coping.

Scheidungsfolgen für Erwachsene

Die Scheidung gehört zu den gravierendsten *kritischen Lebensereignissen* und zeichnet sich durch eine hohe Stressintensität und Destabilisierung der Betroffenen aus. Eine Scheidung bedeutet meist den schmerzhaften Zusammenbruch eines Lebensentwurfs, stellt für viele einen Scherbenhaufen des bisherigen Lebens dar und geht mit Diskontinuität und Neuorientierung als Adaptationsanforderungen einher. Die psychische und die physische Belastung infolge einer Scheidung sind daher in aller Regel sehr hoch, ungeachtet der Tatsache, dass Scheidungen sehr häufig geworden sind und praktisch die Hälfte aller fürs Leben geschlossenen Bunde betreffen. Für die einzelne davon betroffene Person bleibt das Ereignis in hohem Maße belastend und wird vielfach als traumatisch erlebt.

Nach einer Scheidung ist das Befinden der Betroffenen allgemein schlechter. Hinzu kommt, dass die soziale Unterstützung durch das Freundesnetz sowohl bei Männern als auch bei Frauen abnimmt, da viele weiterhin stabile vormalige Freundespaare sich von den Geschiedenen distanzieren (Gray, De Vaus, Qu & Stanton, 2011). Scheidung geht zudem mit nachhaltigen Einkommenseinbußen, einer geringeren Kaufkraft und einer höheren Verschuldungswahrscheinlichkeit einher, was einschneidende ökonomische Folgen widerspiegelt (Hilton & Anderson, 2009) und für einen Teil der negativen Gesundheitseffekte verantwortlich sein dürfte.

Hughes und Waite (2009) resümieren die Effekte einer Scheidung wie folgt:

- Die Erfahrung von Trennung bzw. Scheidung beeinträchtigt die Gesundheit erheblich, und dies über mehrere Jahre hinweg.
- Unter den aktuell Verheirateten zeigen diejenigen die schlechtesten Befindlichkeitswerte, die bereits einmal geschieden waren. Das heißt, eine vormalige Scheidung überstrahlt die gesundheitsprotektiven Effekte der gegenwärtigen Heirat.
- Geschiedene und Verwitwete, die sich nicht wiederverheiratet haben, zeigen die niedrigsten Befindlichkeitswerte.
- Chronische Krankheiten sind häufiger bei vormals Geschiedenen, während Depressionen mit dem aktuellen Beziehungsstatus korrelieren.
- Je länger die Zeit seit der Scheidung und Verwitwung ohne Wiederverheiratung, desto häufiger sind chronische Beschwerden und Mobilitätseinbußen im Alter.

Bereits frühere Studien belegen mannigfache psychische und physische Scheidungsfolgen. So berichteten Bloom, Asher und White (1978) sowie Hetherington (1982) von einer höheren *psychischen Labilisierung* infolge der Scheidung, die sich folgendermaßen äußert:

- gesteigerter Alkoholkonsum oder Substanzmissbrauch
- Schlafstörungen
- sexuelle Funktionsstörungen (Erregungs- und Erektionsprobleme, Libidodverlust)
- Gewichtsprobleme (Zunahme oder Abnahme des Gewichts infolge veränderter Essgewohnheiten) und
- Zunahme von Verkehrsunfällen.

Auch Amato (2000) berichtet in seinem Übersichtsartikel von stärkeren Stressreaktionen, höherer Symptombelastung, niedrigerem Selbstkonzept und geringerer Lebenszufriedenheit. In Bezug auf Depression wird zwischen Verheirateten und Geschiedenen eine Effektstärke von $d = 0,56$ angegeben, wobei das Risiko einer Depression nach einer Scheidung um 188 % erhöht ist (Amato, 2000). Lucas (2005) zeigte in seiner 18-Jahres-Längsschnittstudie mit 30 000 Probanden, dass die *Lebenszufriedenheit* Geschiedener um mehr als einen halben Punktwert tiefer lag als die von verheirateten Personen. Dieser Unterschied ging im Längsschnitt vor allem darauf zurück, dass Geschiedene auch nach der Scheidung nie mehr so hohe Werte der Lebenszufriedenheit erreichten wie vorher und die Bewältigung der Scheidung nicht restlos gelang. Die Wunden einer Scheidung verheilen nach Lucas (2005) nie vollständig.

Infolge der psychischen Störungen (Depressionen, Angststörungen, Impulskontrollstörungen etc.) kommt es bei Geschiedenen auch häufiger zur Aufnahme in sozialmedizinische Institutionen (Spital, Psychiatrie, ambulante Psychotherapiepraxen) (siehe **Tabelle 5-4**).

Infolge einer Scheidung steigt auch das *Gewaltrisiko*, sodass es zu mehr Gewalttaten (körperliche Angriffe, Verletzungen, Drohungen, Hausfriedensbruch, Verleumdungen) und Tötungsdelikten, aber auch zu mehr *Suiziden* kommt. Auf 100 000 Einwohner fallen bei Verheirateten 9,9 Suizide, 16,3 bei Singles oder Verwitweten, 47,9 bei Geschiedenen und 204,4 bei in Trennung lebenden Erwachsenen (Bloom et al., 1978). Die Effekte sind bis heute relativ gleich geblieben (Amato, 2010).

Sbarra, Law und Portley (2011) berichten auf der Grundlage ihrer Meta-Analyse, in die 32 Studien aus elf verschiedenen Ländern mit 6,5 Millionen Personen, 755 000 Geschiedenen und 160 000 Todesfällen eingingen, dass Getrennte bzw. Geschiedene im Vergleich zu Verheirateten ein signifikant höheres Risiko eines *vorzeitigen Todes* zeigen (Odds Ratio = 1,23). So weisen Männer nach der Scheidung eine markante Zunahme des Mortalitätsrisikos auf (Odds Ratio: 1,31), die sich, leicht abgeschwächt, auch bei den Frauen findet (Odds Ratio: 1,18).

Nach Angaben von Albrecht (1980) sehen nur 20 % der Betroffenen die Scheidung als positiv (im Sinne einer Befreiung) an, die meisten anderen erleben sie als Krise oder gar fortwährende Belastung (Amato, 2010). Kaslow (2001) beschreibt zwar auch, die Scheidung könne in gewissen Fällen als *Befreiung* erlebt werden, wenn man beispielsweise unter einer Störung des Partners (Schizophrenie, Depression, Alkohol- oder Substanzmissbrauch) oder häuslicher Gewalt gelitten habe, dennoch weist sie darauf hin, die Betroffenen seien auch in diesen Fällen nicht frei von Schuldgefühlen und Reue. Es geht häufig mit emotionalen Ambivalenzen im Zuge der Scheidung einher, dass man den falschen Partner gewählt und seine schlechten Seiten nicht erkannt hat, dass man nicht in der Lage gewesen ist, ihm bei seinen Schwierigkeiten zu helfen, ihn auf den richtigen Weg zu bringen, und ihn der Einfachheit halber oder aus egoistischen Gründen verlassen hat oder dass man so lange zugewartet und damit die Kinder unnötigerweise all die Jahre diesen Missständen (chronische destruktive Partnerschaftskonflikte, familiäre Gewalt, Missbrauch) ausgesetzt hat.

Tabelle 5-4: Risiko für psychiatrische Spital- bzw. Klinikeinweisungen Erwachsener mit Scheidungs- oder Trennungserfahrung, verglichen mit Verheirateten

Männer		**Frauen**	
geschieden	**getrennt**	**geschieden**	**getrennt**
7 : 1	22 : 1	3 : 1	8 : 1

Merke!
Eine Scheidung geht mit einer höheren psychischen Vulnerabilisierung und Störungswahrscheinlichkeit einher, was sich auch in einer stärkeren Inanspruchnahme psychotherapeutischer und psychiatrischer Dienstleistungen niederschlägt. Klinik- bzw. Spitalaufenthalte nach einer Scheidung sind signifikant häufiger und das Risiko, an einer Depression zu erkranken, ist um 188 % erhöht. Auch das Mortalitätsrisiko steigt infolge einer Scheidung um 23 %. Lucas (2005) fand zudem, dass die Lebenszufriedenheit auch Jahre nach der Scheidung nie mehr zum Ausgangsniveau zurückfand und die Wunden einer Scheidung selten restlos verheilen.

Kaslow (2001) schlägt ein dialektisches Modell der Stadien im Scheidungsprozess vor (siehe **Tabelle 5-5**).

Dieses Modell zeigt, dass über eine längere Zeit hinweg negative oder ambivalente Emotionen empfunden werden. Obgleich diese in der Regel beim verlassenen Partner stärker sind als beim *Initiator* der Scheidung, hinterlässt die Scheidung auch bei diesem Spuren, und negative Gefühle. Schuldgefühle, Scham, Enttäuschung über das eigene Verhalten, Zweifel an der Beziehungsfähigkeit sind nicht selten, auch wenn positive Emotionen (Erleichterung, Freude an neuer Freiheit oder neuer Partnerschaft usw.) und Neuorientierung überwiegen.

Die Folgen der Scheidung für die Erwachsenen variieren abhängig von folgenden Merkmalen:

- *Art der Scheidung* (gütliche Scheidung in gegenseitigem Einvernehmen versus Scheidung aufgrund der Verschuldung des anderen, z. B. durch Ehebruch)
- *Belastung* durch Haushalt und Erziehung nach der Scheidung
- nach der Scheidung fortbestehende *Konflikte* mit dem Expartner
- Grad der *Loslösung* vom Expartner und Fähigkeit, die beendete Beziehung abzuschließen und ruhen zu lassen, versus andauernde Bindung an den Partner und Hoffnung, dass er zurückkommt
- eigene *Persönlichkeit* (Bindungsstil, Neurotizismus, Extraversion/Introversion, Perfektionismus, Gewissenhaftigkeit; Offenheit für Neues)
- Verarbeitung der Scheidung in Bezug auf eigene *Standards, Normen* und *Erwartungen* an sich und andere (eigene Definition der Scheidung als Scheitern versus Scheidung als Problemlöseprozess)
- *emotionale Offenheit* für eine neue Partnerschaft und die Möglichkeit, eine neue Beziehung einzugehen, oder bereits in neuer Partnerschaft befindlich
- Zufriedenheit und *Erfüllung* in neuer Partnerschaft
- *soziale Unterstützung* während und nach der Scheidung und neue soziale Integration (Aufbau eines neuen Freundeskreises)
- schwierige eigene *Familiengeschichte* (Trennung und Scheidung in der Herkunftsfamilie mit eigenem Leiden)

Tabelle 5-5: Dialektisches Modell der Stadien im Scheidungsprozess (adaptiert nach Kaslow, 2001)

Phase	Stadien und Aspekte	Innere Prozesse und Gefühle
Vor der Scheidung: Zeit der Überlegungen und Entscheidungsfindung	Vorbereitung oder Vollzug der emotionalen Scheidung	Desillusionierung, Unzufriedenheit, Entfremdung, Sorge, Ungläubigkeit, Verzweiflung, Furcht, Qual, Ambivalenz, Schock, Leere, Ärger, Chaos, Unzulänglichkeit, geringer Selbstwert, Depression etc.
Während der Scheidung	gesetzliche Scheidung	Selbstmitleid, Hilflosigkeit
	wirtschaftliche Scheidung	Verwirrung, Wut, Traurigkeit, Einsamkeit, Erleichterung, Rachsucht
	elterliche Kooperation in der Erziehung, Besuchsrechtsregelung	Sorge um das Kind, Ambivalenz, Taubheit, Unsicherheit, Angst vor Verlust
	psychosoziale Aspekte der Scheidung	Unentschlossenheit, Optimismus, Resignation, Aufregung, Neugier, Bedauern, Traurigkeit
	religiöse Scheidung	Selbstzweifel, Wunsch nach Billigung durch Kirche, Angst vor Gottes Missfallen oder Zorn
Nach der Scheidung: Phase des Ausprobierens, Wiedererlangung eines neuen Gleichgewichts	psychische Scheidung	Akzeptanz, Selbstvertrauen, Energie, Selbstwert, Ganzheit, Hochgefühl, Unabhängigkeit, Autonomie

- sozioökonomische *Ressourcen* (Einkommen, Bildung, Beruf)
- Anpassung der *Kinder* an die Scheidung.

Wie Schmidt-Denter (2002) zeigen konnte, spielt eine neue zufriedenstellende Partnerschaft eine wichtige Rolle im Adaptationsprozess. Hat man ein neues Beziehungsglück gefunden, schätzt man die frühere Beziehung als weniger zufriedenstellend ein und bejaht eher die Scheidung.

Die Scheidungsfolgen für die betroffenen Partner haben jedoch nicht nur einen isolierten Effekt auf ihre eigene Befindlichkeit, sondern beeinflussen auch das Befinden der Kinder und die Wahrscheinlichkeit, dass sie psychische Störungen entwickeln.

Scheidungsfolgen für Kinder

Jährlich sind in rund 50 % der Scheidungen auch minderjährige Kinder betroffen. In Deutschland waren es im Jahre 2010 148 239 und in der Schweiz 12 731 Kinder (Bundesamt für Statistik, 2012; Statistisches Bundesamt, 2012). Kumuliert man diese Zahl über die vergangenen 10 Jahre, kommt man in Deutschland auf rund 1,5 Millionen Kinder. In den USA erleben 38 % der weißen und 75 % der afroamerikanischen Kinder unter

Merke!
Scheidungsfolgen bei Erwachsenen sind nicht losgelöst von den Folgen für ihre Kinder zu sehen. Durch die starke emotionale Labilisierung infolge einer Scheidung, die Entwicklung psychischer Störungen, Gewaltexzesse, Substanzkonsum oder Klinikaufenthalte sind auch die Kinder gefährdet. Häufig können die Eltern während der Scheidung aufgrund der eigenen psychischen Einbrüche auch ihre Erziehungsaufgaben nicht mehr angemessen wahrnehmen, sind nicht mehr sensitiv für kindliche Bedürfnisse, vernachlässigen das kindliche Monitoring oder parentifizieren die Kinder. Eine Scheidung zieht damit weite Kreise.

16 Jahren die Scheidung ihrer Eltern (Gottman, 1994), rund 10 % sind von multiplen Scheidungen der Eltern betroffen (Hetherington & Clingempeel, 1992).

Entsprechend relevant ist die Frage, wie Kinder die Scheidung ihrer Eltern erleben und welche Auswirkungen dies auf ihr Befinden und ihr späteres Leben haben wird. So erstaunt es nicht, dass sich die psychologische und soziologische Forschung seit Jahrzehnten mit den Folgen der Scheidung für Kinder befasst; zu diesem Thema erscheinen jährlich unzählige Studien (Amato & Keith, 1991; Amato, 2001; 2011).

In vielen Studien werden die Effekte von Scheidungen und relevante Moderatoren des Zusammenhangs zwischen Scheidung und Befinden untersucht. Alle 10 Jahre erscheint zudem eine federführende Meta-Analyse zum Thema von Paul Amato, einem führenden amerikanischen Soziologen und Scheidungsforscher. In die Meta-Analyse von Amato und Keith (1991) gingen 92 Studien mit 13 000 Kindern ein, bei der 2001er Meta-Analyse waren es 67 Studien mit 98 unterschiedlichen Stichproben.

Die Ergebnisse dieser Meta-Analysen belegen signifikante, wenn auch statistisch nicht besonders starke Effekte und beziehen sich meist auf Zwei-Gruppen-Vergleiche (Kinder aus Scheidungsfamilien [KSF] im Vergleich zu Kindern aus intakten Familien [KIF]), wonach allerdings Scheidungskinder in allen untersuchten Bereichen schlechter abschneiden als Kinder aus intakten Familien (siehe **Tabelle 5-6**). Von 177 untersuchten Effekten in der Meta-Analyse von Amato (2001) waren 88 % Effekte zuungunsten von Scheidungskindern und 42 % davon waren statistisch signifikant.

Interessanterweise sind die meisten Effekte über die vergangenen 30 Jahre relativ stabil geblieben, wie auch Amato (2010) festhält. Neuere Studien haben kaum wesentlich neue Erkenntnisse gebracht. Auch der Einbezug *genetischer Aspekte* lieferte kei-

Merke!
Die Scheidung der Eltern betrifft heute sehr viele Kinder – bis zum Alter von 18 Jahren häufig nicht nur einmal, sondern mehrmals. Die Familienkonstellationen werden dadurch kompliziert, mit entsprechenden Folgen für die Kinder.

Tabelle 5-6: Meta-Analyse von Amato (2001) und Amato und Keith (1991) zu Effekten der Scheidung für die Kinder (KSF = Kinder aus Scheidungsfamilien, KIF = Kinder aus intakten Familien; *** Effektstärken allesamt auf dem 0,001-Alpha-Niveau signifikant)

Variablen	Unterschiede	Effektstärken 1991	Effektstärken 2001
Geringere schulische Leistungen (schlechtere Schulzensuren, negativere Bewertung durch die Lehrpersonen, ungünstigere Intelligenzbeurteilungen)	KSF > KIF	0,16***	0,16***
Negatives Sozialverhalten (Betragensverstöße, aggressives Verhalten)	KSF > KIF	0,23***	0,22***
Emotionales Befinden (Stimmungsschwankungen, Ängste, Depressionen, weniger Lebensfreude)	KSF > KIF	0,08***	0,21***
Selbstbild (geringeres Selbstbewusstsein, negativere Selbstwahrnehmung, geringere eigene Kompetenzüberzeugung)	KSF > KIF	0,09***	0,12***
Soziale Anpassung (niedrigere soziale Beliebtheit, schlechtere Integration, Isolierung)	KSF > KIF	0,12***	0,15***
Mutter-Kind-Beziehung (weniger Affektivität und schlechtere Qualität der Interaktion)	KSF > KIF	0,19***	—-
Vater-Kind-Beziehung (weniger Affektivität und schlechtere Qualität der Interaktion)	KSF > KIF	0,26***	— —

nen zusätzlichen Wissenszuwachs, da Effekte der Scheidung relativ unabhängig von der genetischen Disposition zu sein scheinen.

Auf der Grundlage der aktuellen Scheidungsfolgenliteratur finden sich bei Kindern aus Scheidungsfamilien im Vergleich zu Kindern aus intakten Familien vermehrt Schwierigkeiten in folgenden Bereichen:

- *motivational:* Motivationsprobleme, Schulunlust und generelle Lustlosigkeit, Leistungseinbrüche mit schlechteren Schulnoten, weniger Interesse an Hobbys und Freizeitaktivitäten
- *behavioral:* aggressives, trotziges, oppositionelles, delinquentes, antisoziales, hyperaktives Verhalten, Konsum von Drogen (Nikotin, Alkohol, psychotrope Substanzen), erhöhtes Risiko für Suizid
- *kognitiv:* Selbstabwertungen, geringes Selbstwertgefühl
- *emotional:* Traurigkeit, Angst, Scham, Schuldgefühle, Hilflosigkeit, Verzweiflung
- *sozial:* schlechte Beziehung zum Vater, Beziehungsprobleme mit Gleichaltrigen, schnelleres Eingehen einer eigenen Partnerschaft oder Ehe, frühe erste sexuelle Erfahrungen, sozialer Rückzug.

In der Studie von Amato und Keith (1991) lagen die stärksten Effekte bei

Verhaltensproblemen und einer ungünstigen Vater-Kind-Beziehung vor. Zwei Drittel der Studien, die in Amatos Meta-Analysen eingingen, wiesen auf eine ungünstigere Befindlichkeit von Kindern aus Scheidungsfamilien im Vergleich zu Kindern aus intakten Familien hin.

Während die meisten Daten aus den USA stammen, sind Ergebnisse zu Scheidungsfolgen im deutschen Sprachraum eher rar (Walper & Schwarz, 2002). Besondere Bedeutung kommt innerhalb den deutschen Studienergebnissen der Untersuchung von Schmitz und Schmidt-Denter (2000) zu. In dieser Längsschnittstudie mit 60 Trennungsfamilien zeigte sich ein ähnliches Bild, wie es bereits oben für die USA und international beschrieben wurde (Schmidt-Denter, 2000). Unmittelbar nach der Trennung bzw. Scheidung waren 53,5 % der Kinder (57 % Jungen und 43 % Mädchen) in der *Marburger Verhaltensliste* auffällig. Nach 25 Monaten verringerte sich die Zahl der psychisch auffälligen Kinder auf 40,4 % und nach 40 Monaten auf 30 %, im Vergleich zum Normwert der Skala, der bei 20 % liegt. Der Unterschied zwischen der Gruppe der Scheidungskinder und der Vergleichsgruppe war zum dritten Messzeitpunkt t_3 statistisch nicht mehr signifikant. Die Scheidungskinder wiesen aber in den Subskalen *emotionale Labilität, Kontaktangst, negatives Selbstbild, sozial inadäquates Verhalten* und *Leistungsvermögen* zu allen früheren Messzeitpunkten ungünstigere Werte auf.

Nach 3 Jahren verlor sich die Signifikanz bezüglich emotionaler Labilität und negativem Selbstbild. 48 % der Kinder gehörten zur Gruppe der Hochbelasteten (Auffälligkeiten über alle drei Messzeitpunkte auf hohem Niveau), 34 % zur Gruppe der Belastungsbewältiger (anfangs hohe Belastung, danach Abnahme der psychischen Auffälligkeiten) und 18 % zur Gruppe der Geringbelasteten (geringe Symptome über alle drei Messzeitpunkte hinweg).

Schmitz und Schmidt-Denter (1999) zeigten zudem, dass auch 6 Jahre nach der Scheidung noch immer Unterschiede zwischen Kindern aus Scheidungsfamilien und Vergleichskindern vorliegen, dass jedoch die Stärke der Symptomatik nach rund 2 Jahren insgesamt abnimmt und eine gewisse Normalisierung eintritt. Interessanterweise decken sich die Ergebnisse der Tests mit der Einschätzung der Mütter nur bedingt. So schätzen 6 Jahre nach der Scheidung immer noch 88,9 % der

Merke!
Die meisten Kinder reagieren stark auf die Scheidung der Eltern und einige entwickeln psychische Auffälligkeiten oder Verhaltensprobleme. Negative Effekte der Scheidung sind bis 6 Jahre nach der Scheidung nachweisbar, wobei nach 2–3 Jahren eine in Bezug auf psychische Auffälligkeiten gewisse Normalisierung eintritt.

Mütter ihre Kinder als sozial unangepasst ein, 77,8 % stellen eine mangelnde Gewissenhaftigkeit ihrer Kinder im schulischen Kontext fest und 44,4 % bezeichnen das Leistungsverhalten als ungenügend oder berichten von vegetativen Symptomen der Kinder.

Auch Wallerstein et al. (2004) zeigten, dass die Scheidungskinder zwar innerhalb von rund 3 Jahren lernten, mit der Scheidung einigermaßen zurechtzukommen, dass deren Auswirkungen auf ihr späteres Leben damit jedoch nicht beendet waren. Diesen Autoren zufolge handelt es sich um eine Erfahrung mit *lebenslanger Ausstrahlung*.

Objektive Unterstützung für die *psychische Labilisierung* von Kindern und Jugendlichen durch die Scheidung der Eltern findet sich auch in der Studie von Ängarne-Lindberg und Wadsby (2010). Diese Studie ist dahingehend einzigartig, als sie nicht wie üblich auf subjektive Selbst- oder Fremdbeurteilungen (Eltern- oder Lehrerurteil) zurückgreift, sondern als Datengrundlage *psychiatrische Akten* von 27- bis 38-Jährigen heranzieht, die vor 20 Jahren (im Alter zwischen 7 und 18 Jahren) die Scheidung ihrer Eltern erfahren haben. Ihre Stichprobe umfasste je 239 Probanden pro Gruppe (mit Scheidungs- und ohne Scheidungserfahrung). Die Ergebnisse zeigen, dass signifikant mehr Scheidungskinder im Kindes- und Jugendalter psychiatrische Behandlungen in Anspruch nahmen als Kinder ohne Scheidungserfahrung,

Hintergrund

Wallerstein et al. (2002) bezeichnen die Annahme, eine Scheidung destabilisiere Kinder nur vorübergehend, als einen schlimmen Mythos. Auch wenn Kinder flexibel sind und sich rasch zu erholen scheinen, tragen sie an einer Scheidung meist lebenslang. Scheidungskinder fürchten sich auch im Erwachsenenalter vor Konflikten und gehen ihnen aus dem Weg. Ihnen ist in engen Bindungen unwohl, sie erwarten ständig, dass Dinge scheitern und haben das Urvertrauen in die Welt verloren.

während sich dieser Effekt im Erwachsenenalter nicht mehr fand (siehe **Abbildung 5-9**).

Allerdings zeigt eine Studie von Finley und Schwartz (2010), dass negative Scheidungseffekte dennoch bis ins Erwachsenenalter nachweisbar sein können: Junge Erwachsene ($N = 1375$) nehmen retrospektiv und Jahre nach der Scheidung ihre Familie als «divided world» wahr und erleben in ihren Einschätzungen der elterlichen Fürsorge, emotionalen und instrumentellen Involviertheit und des Mentoring bzw. der Unterstützung deutlich geringere Übereinstimmungen zwischen Mutter und Vater als junge Erwachsene aus intakter Familie (siehe **Tabelle 5-7**). In dieser Studie zeigte sich einmal mehr, dass alle vier Variablen signifikant positiv mit dem Selbstwert, der Zielstrebigkeit im Leben, der Lebenszufriedenheit, geringerer Rumination über die Eltern, dem Befinden und der akademischen Leistungsfähigkeit zusammenhingen.

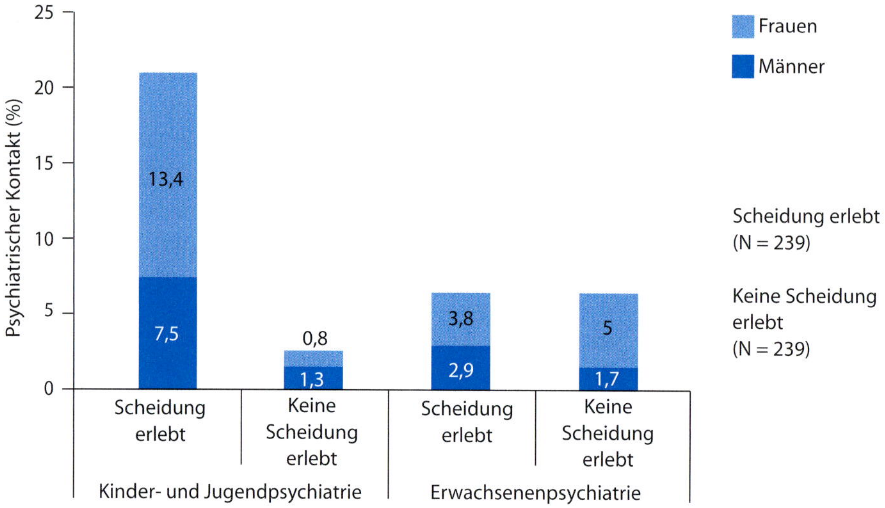

Abbildung 5-9: Unterschiede der Inzidenz psychiatrischer Behandlungen im Kindes- und Jugendalter bzw. im Erwachsenenalter, abhängig von einer Scheidungserfahrung in der Kindheit (Ängarne-Lindberg & Wadsby, 2010, Seite 18; Übersetzung: Bodenmann)

Mediatoren der Scheidungsfolgen

Die meisten Kinder leiden unter der Scheidung ihrer Eltern. Tatsache ist auch, dass die Vulnerabilität für psychische Störungen aufgrund der Scheidung vielfach erhöht ist – die empirischen Belege für diese Zusammenhänge sind international solide und wurden mehrfach repliziert (s. o.). Dennoch stellt sich die Frage, welche anderen Risikofaktoren in diesem Prozess eine Rolle spielen könnten, d. h. über welche Mediatoren die Scheidungsfolgen für die Kinder zu verstehen sind. Dazu wurde bereits auf den Seiten 151 ff. ausgeführt, dass elterliche destruktive Konflikte dabei vor, während und nach der Scheidung eine zentrale Rolle spielen. Es darf angenommen werden, dass dies einer der wichtigsten Risikofaktoren für kindliche Auffälligkeiten ist. Hinzu kommt in diesem Zusammenhang, dass Kinder im Zuge der Scheidung häufig auch

Tabelle 5-7: Übereinstimmung zwischen Mutter und Vater gemäß jungen Erwachsenen in intakten versus Scheidungsfamilien (*** signifikant auf dem 0,001-Alpha-Niveau)

Variable	Intakte Familie	Scheidungsfamilie
Pflege, Fürsorge	0,37***	0,06
Emotionale Involviertheit	0,50***	0,04
Instrumentelle Involviertheit	0,45***	0,03
Mentoring, Ratschläge, Unterstützung	0,38***	−0,01

Zeugen von häuslicher Gewalt werden oder selber Misshandlung erfahren (siehe Seite 240 ff.), sodass viele psychische Auffälligkeiten über diese Erfahrungen mediiert werden.

Eine weitere Mediatorvariable könnte auch die *Psychopathologie der Eltern* (vor, während und nach der Scheidung) sein, da Studien zufolge *Neurotizismus* eines oder beider Partner sowie manifeste psychische Probleme zu den wichtigsten Scheidungsprädiktoren zählen (Bodenmann, 2001). Es könnte also sein, dass die Scheidung vor allem bei denjenigen Kindern zu einer starken Destabilisierung führt, deren Eltern an einer psychischen Störung (z. B. Depression) leiden.

Vousoura, Verdeli, Warner, Wickramaratne und Baily (2012) sind dieser Hypothese in einer 25-Jahres-Längsschnittstudie nachgegangen, in der für 176 Familien Daten von Großeltern, Eltern und Kindern vorliegen. Die Odds Ratio für internalisierende Störungen infolge der Scheidung lag bei der dritten Generation, die im Durchschnitt 13,9 Jahre alt war, bei 2,6. Die Ergebnisse dieser Studie zeigen, dass die Scheidung bei Low- und bei High-Risk-Kindern über die Depression der Eltern oder Großeltern hinaus einen ungünstigen Effekt hatte und mit kindlichen Auffälligkeiten einherging. Signifikant wurde der Effekt allerdings nur bei High-Risk-Kindern mit einem depressiven Großelternteil und nicht depressiven Eltern, bei denen ein 3-fach erhöhtes Risiko für Angststörungen oder Depressionen vorlag. Dies interpretieren die Autoren als Stütze der These, dass erst eine Geschichte familiärer Depression (hereditäres Risiko) die Scheidungsfolgen für die Psychopathologie bei den Kindern klinisch relevant macht.

Aufgrund der eher geringen Stichprobengröße in den Subgruppen und aufgrund der Tatsache, dass Pilowsky, Wickramaratne, Nomura und Weissman (2006) in ihrer 20-Jahres-Längsschnittstudie auch bei nicht depressiven Eltern ein erhöhtes Risiko für Major Depression und Substanzmissbrauch der Kinder bei chronisch-destruktiven Partnerschaftskonflikten und Scheidung gefunden hatten, ist anzunehmen, dass Scheidung auch ohne Depression der Eltern zu höherer Anfälligkeit der Kinder für Störungen disponieren kann. Dennoch sind weitere Studien notwendig, um die Rolle mediierender Variablen zu untersuchen, da sich auch bei destruktiven Partnerschaftskonflikten meist indirekte Effekte finden (siehe Seite 164).

Videon (2002) wies in Zusammenhang mit potenziellen Mediatoren ferner auf die Rolle der *Beziehungsqualität* zu den Eltern hin. Sie zeigte in ihrer Zwei-Jahres-Längsschnittstudie mit 14 738 Adoleszenten, dass der Verlust des gleichgeschlechtlichen Elternteils, zu dem man vor der Scheidung eine sehr positive Beziehung hatte, bei Jungen wie Mädchen mit einem größeren Risiko für Delinquenz und Depression einherging. Der Verlust des gegengeschlechtlichen Elternteils kovariierte bei Mädchen und Jungen mit einem höheren Depressionsrisiko, v.a. wenn die Beziehung als positiv erlebt wurde.

Auf den Stress, der allein durch die Tatsache der Diskontinuität resultiert, die eine Scheidung mit sich bringt, wiesen Fomby und Cherlin (2007) hin. So zeigt sich, dass Kinder jeden Alters umso stärker vulnerabilisiert werden, je öfter sie eine Trennung oder Scheidung der Eltern erleben.

Adaptationsanforderungen infolge einer Scheidung

Die Folgen von Scheidungen für Kinder sind nicht nur durch *psychologische Aspekte* (Verunsicherung, Zusammenbrechen der bisherigen Welt mit ihren Referenzsystemen, Trauer über den Verlust der intakten Familie usw.) oder familiäre Risikofaktoren (z.B. Neurotizismus und psychische Störungen der Eltern) erklärbar. Vielmehr zeigt sich, dass auch die *Verschlechterung der finanziellen Situation* und der oft infolge der Scheidung anstehende *Umzug* in eine andere Wohngegend für die Kinder starke Belastungen darstellen, die es zu bewältigen gilt (Walper & Schwarz, 2002).

Damit stehen vielfältige Umgestaltungsprozesse und Adaptationsleistungen an, die das Kind infolge einer Scheidung beanspruchen. In der Literatur wird entsprechend von einer *Reorganisation* nach der Scheidung gesprochen, ein Begriff, der die frühere Sicht der Scheidung als *Krise* abgelöst hat. Im Zentrum stehen damit nicht die Destabilisierung, sondern die *Adaptationsleistungen* des Kindes auf verschiedenen Ebenen:

- *individuelle Ebene:* Bewältigung der Transition und Neuausrichtung durch Sinnstiftung, Aufbau einer neuen Identität, eines neuen Lebensentwurfs und eines neuen Bildes von Partnerschaften und Beziehungen, aber auch von Werten wie Vertrauen, Verlässlichkeit und Sicherheit
- *interpersonelle Ebene:* Neudefinition der Rollen innerhalb der Familie, Neugestaltung der Beziehungen und der Zusammenarbeit mit den Eltern, Geschwistern und neuen Bezugspersonen (neue Partner der Eltern und deren Kinder), Neuausrichtung der Eltern-Kind-Beziehung und der Beziehung zu den jeweiligen Herkunftsfamilien, Schaffen neuer Kontakte zu außerfamiliären Bezugspersonen (Aufbau eines neuen Freundeskreises), Einstellungen zur eigenen Partnerschaft und eventuell späteren Ehe
- *kontextuelle Ebene:* Einleben an neuem Wohnort, Neugestaltung des Tagesablaufs, der Hobbys. Die Mutter wird häufig wieder berufstätig oder erhöht ihr Arbeitspensum, was mit Umstellungen der Kinderbetreuung und Präsenz für die Kinder einhergehen kann; Umgang mit finanziellen Einschränkungen, da das Familieneinkommen um rund ein Drittel sinkt.

Potter (2010) zeigte in seiner Fünf-Jahres-Längsschnittstudie (Kindergarten bis 5. Klasse) bei 10061 Kindern, dass Kinder aus Scheidungsfamilien vor allem auch aufgrund *finanzieller Einschränkungen* weniger Freizeitaktivitäten ausüben können und weniger Bücher haben, was sich auf ihre schulischen Leistungen auswirkt und im späteren Leben zu weiterer sozialer Benachteiligung führen kann. Hinzu kommen häufigere Schulwechsel als bei Kindern aus intakten Familien, mit sozialer Entwurzelung, neuen Lehrpersonen, neuem Lehrstoff, neuen Mitschülern und eventuell anderen Schulsystemen. Entsprechend stark sind kindliche Adaptationsleistungen gefragt. Eine Scheidung stellt damit in aller Regel auf verschiedenen Ebenen hohe Bewältigungsanforderungen an das Kind und kann als destabilisierendes und anspruchsvolles Ereignis in seiner Biografie bezeichnet werden.

Auch Kaslow (2001) beschreibt die Scheidung für Kinder als einen der *schmerzvollsten Prozesse* im Leben überhaupt – unabhängig davon, wann und warum sie sich ergibt. Die Folgen sind dabei häufig nicht linear, sondern die Gemütslage der Betroffenen gleicht einer Achterbahn mit Höhen und Tiefen und emotionalen Wechselbädern.

Daher kommt Brown (2010) in seinem Übersichtsartikel zu Partnerschaft und kindlichem Befinden aufgrund des heutigen Forschungsstandes zu dem Schluss, die *Familie mit zwei biologischen Eltern* sei für Kinder nach wie vor der günstigste Entwicklungskontext. Kinder aus dieser Familienform zeigen ein günstigeres Befinden und im Längsschnitt bessere Lebensbedingungen im beruflichen und privaten Umfeld als Kinder aus geschiedenen Familien, Fortsetzungsfamilien oder alleinerziehenden Haushalten (in denen in den USA die Hälfte aller Kinder unter der Armutsgrenze lebt).

Neben der Familienform mit beiden biologischen Eltern liegen günstige Entwicklungsbedingungen für Kinder auch in lesbischen Familien vor (Biblarz & Stacey, 2010). Kinder aus scheidungsbedingt *alleinerziehenden Familien* zeigen dagegen eine ungünstigere Entwicklung als Kinder aus verwitweten alleinerziehenden Familien, was zu belegen scheint, dass die Scheidung für Kinder von besonderer Bedeutung ist, wobei finanzielle

Hintergrund

Wallerstein, Lewis und Blakeslee (2002) monieren aufgrund ihrer Daten aus einer 25-Jahres-Längsschnittstudie mit 31 Kindern, eine Scheidung sei nicht vergleichbar mit dem Tod eines Elternteils, da emotional sehr viel mehr Verletzungen erfolgen, kein klarer Schlussstrich möglich sei und Probleme oft auch nach der Scheidung persistieren. Sie betrachten Scheidung vor allem als schmerzvollen Prozess, in dessen Folge sich das Risiko kindlicher Störungen *verdoppelt*. Kinder sind ihrer Meinung nach meist die Verlierer einer Scheidung und die Scheidungsfolgen zeigen die größten Auswirkungen erst im Erwachsenenalter.

Aspekte in aller Regel neben psychologischen und sozialen eine Schlüsselrolle zu spielen scheinen.

Geschlechtsunterschiede bei Scheidungsfolgen

Die Studienergebnisse zeigen, dass eine Scheidung für Jungen schädlichere Folgen hat als für Mädchen, was häufig mit dem Verlust der Väter als Identifikationsfiguren für die Knaben in Verbindung gebracht wird. Diese Annahme wird durch Befunde gestützt, wonach sich Knaben besser an die Scheidung adaptieren können, wenn sie unter väterlicher Obhut aufwachsen (Zaslow, 1989), wobei auch hier inkonsistente Befunde vorliegen (siehe Seiten 209 ff.).

Auch Schmitz und Schmidt-Denter (1999) berichteten, Jungen litten stärker unter der Scheidung als Mädchen. In Bezug auf psychische Auffälligkeiten scheinen Jungen häufiger Verhaltensprobleme zu entwickeln (d = 0,28) als Mädchen (d = 0,16) (Amato, 2001), wobei die Geschlechtseffekte im Laufe der Jahre schwächer geworden sind als in früheren Studien.

Altersunterschiede bei Scheidungsfolgen

Das Alter des Kindes spielt eine Rolle, auch wenn die Befundlage nicht eindeutig ist. So scheinen jüngere Kinder (Vorschulalter) am stärksten auf die Scheidung der Eltern zu reagieren, da sie das Ereignis kognitiv nicht einordnen können und mit der neuen Situation häufig überfordert sind. So fanden O'Connor et al. (2000) schon bei 2-jährigen Kindern aus Scheidungsfamilien signifikant häufiger unbeabsichtigte Verletzungen (Verbrennungen, Stürze, Verschlucken von Gegenständen) und Todesfälle als bei Kindern aus intakten Familien. Auch scheinen Kleinkinder (Alter zwischen 3 Monaten und 2 Jahren) vor allem mit Bindungsstörungen zu reagieren, da die Mutter aufgrund der Scheidung und ihrer eigenen emotionalen Belastung nicht ausreichend sensitiv auf die Bedürfnisse des Kindes eingehen kann. Im Alter zwischen 3 und 5 Jahren reagieren die Kinder vor allem auf die Tatsache, dass ein Elternteil nicht mehr zu Hause wohnt, und beziehen dies aufgrund ihres *egozentrischen Denkens* auf sich: Sie denken, Mutter oder Vater sei fortgegangen, weil es nicht artig war.

Aber auch jüngere Schulkinder scheinen durch die Scheidung der

> **Merke!**
> Scheidungsfolgen sind für Jungen häufig gravierender als für Mädchen. Dies kann mit dem häufigen Verlust des Vaters als enge Bezugsperson und Identifikationsfigur nach der Scheidung, einer weniger guten sozialen Einbettung (geringerer und emotional weniger tragfähiger Freundeskreis), sozialen Erwartungen, dass der Junge tapfer und stark sein soll, und einer insgesamt höheren Fragilität von Knaben vor der Pubertät zusammenhängen.

Eltern emotional stärker belastet zu werden als ältere Schulkinder und zeigen mehr Leistungseinbrüche (Amato, 2001). Kinder im Alter zwischen 6 und 8 Jahren verstehen allmählich die Situation besser und können erkennen, dass die Scheidung eine Folge unüberbrückbarer Differenzen zwischen den Eltern war. Trotz eines einigermaßen vorhandenen kognitiven Verständnisses der Scheidung wünschen sich die Kinder dennoch die Rückkehr des Elternteils, den sie verloren haben, und hoffen auf Aussöhnung. Ein klares Verständnis der Scheidung gibt es allerdings erst im Alter zwischen 9 und 12 Jahren, wenn die Kinder die Gründe besser nachvollziehen können, ohne sich selber die Schuld an der Scheidung zu geben. Dennoch finden sich auch hier starke Ambivalenzen gegenüber einem oder beiden Elternteilen. Ab 13 Jahren können die Kinder die Scheidung einordnen und vordergründig akzeptieren (Schneewind, 2010). Es wird daher nur von Einzelstudien gestützt und ist in der Meta-Analyse von Amato (2001) so nicht erhärtet worden, dass unter einer Scheidung am stärksten leiden:

- jüngere Kinder, weil sie das Ergebnis kognitiv und emotional noch nicht hinreichend einordnen können
- Jugendliche, weil sie sich in diesem Alter selbst stärker mit Partnerschaft zu befassen beginnen.

Dennoch zeigt die Studie von Swartzman-Schatman und Schinke (1993), dass späte Scheidungen, die typischerweise in der Adoleszenz oder im frühen Erwachsenenalter der Kinder stattfinden, von diesen nicht minder als belastend empfunden werden. Viele Eltern lassen sich ja erst scheiden, wenn die Kinder in der Adoleszenz sind, in der Annahme, die Scheidungsfolgen seien für das Kind dann geringer.

Loyalitätskonflikte wurden von zwei Dritteln der Stichprobe angegeben. Als problematisch wird von den Jugendlichen und jungen Erwachsenen auch empfunden, dass die Eltern sie nicht wirklich in den Entscheidungsprozess einbeziehen, sondern vor vollendete Tatsachen stellen. Erschwerend kommt hinzu, dass sich die Eltern kaum um das Befinden ihrer Kinder kümmern, da sie annehmen, sie kämen aufgrund ihres Alters jetzt ohne sie klar. In Wirklichkeit sind die Kinder in der Adoleszenz und im frühen Erwachsenenalter jedoch selber stark durch Entwicklungsaufgaben belastet und leiden nicht weniger unter der Scheidung ihrer Eltern als jüngere Kinder.

Belastungen während der Adoleszenz zusätzlich zur Scheidung sind:

- große Veränderungen im körperlichen, psychischen und intellektuellen Bereich (Erwachen des Sexualtriebs, Definition der eigenen Geschlechtsrolle, Identitätsentwicklung, hohe schulische Anforderungen)

- Drang nach Autonomie, Selbstständigkeit und eigener Lebensgestaltung
- erste sexuelle Erfahrungen, Partnerwahl und Eingehen einer eigenen intimen Partnerschaft
- Berufs- oder Studienwahl mit biografischer Richtungsweisung
- Experimentierphase (Ausprobieren und Finden eines eigenen Kleidungsstils, des eigenen Ausdrucks durch Frisur und Habitus, Suche nach eigener Wertorientierung, Philosophie, Ideologie, eventuell Experimentieren mit Drogen, Alkohol, sexuellen Erfahrungen)
- häufige Konflikte mit den Eltern wegen Unordentlichkeit, Schulunlust oder schlechter Schulleistungen, des Austestens und Hinterfragens von Regeln, Grenzen und Rollen; Spannungen aufgrund langen abendlichen Ausgehens, ungepflegter oder extravaganter Kleidung, zu häufigen Fernsehkonsums, eines liederlichen Umgangs mit Geld oder Freunden, welche die Eltern als nicht passend empfinden usw.

Merke!

Oft wird in Einzelstudien berichtet, dass vor allem kleinere Kinder und Adoleszente am stärksten unter der Scheidung der Eltern leiden: Erstere, weil sie kognitiv und emotional noch nicht ausreichend in der Lage sind, das Ereignis angemessen zu bewältigen, Letztere, weil die Scheidung für Adoleszente in eine für sie ohnehin anspruchsvolle Zeit fällt (körperliche Veränderungen im Zuge der Pubertät, Identitätsbildung, Berufswahl), in der sie selber erste Erfahrungen mit Partnerschaften machen und sich daher besonders am Vorbild der Eltern und deren Partnerschaftsmodell orientieren möchten. In Meta-Analysen findet sich dagegen kein empirisch solider Nachweis für signifikante altersspezifische Effekte.

Jugendliche wohnen in dieser Zeit meist noch bei den Eltern, und auch wenn sie stärker außenorientiert sind, spielt das Zuhause für sie weiterhin eine wichtige Rolle und bildet eine sichere Basis.

Scheidungsfolgen abhängig von der Situation danach

Während man lange davon ausging, dass eine Scheidung im Falle einer hoch konfliktträchtigen Familie für die Kinder häufig als Befreiung, Neuanfang und damit günstige Bedingung gilt, zeigt die neuere Forschung, dass dies nur dann der Fall ist, wenn die Kinder nach der Scheidung günstigere Bedingungen vorfinden als vorher. Streiten sich die geschiedenen Eltern weiterhin und persistieren die Konflikte, hat auch die Scheidung keinen günstigen Effekt, da die Missstände dadurch nicht behoben werden. So zeigten Schrodt und Afifi (2007) bei 1170 jungen Erwachsenen aus intakten versus Scheidungsfamilien, dass die Jugendlichen aus Scheidungsfamilien auch nach der Scheidung weiterhin häufiger Zeugen partnerschaftlicher Gewalt und negativer Selbstöffnung ihrer Eltern wurden als Kinder aus intakten Familien.

Johnston (2000) berichtet, dass 30 % aller geschiedenen Eltern auch nach der Scheidung weiterhin miteinander in Hostilität verstrickt sind und Zwistigkeiten bezüglich der Kindererziehung fortbestehen. Diese sogenannten *gescheiterten Scheidungen* («failed divorce») zeichnen sich durch ein geringes Vermögen der Eltern aus, sich auf die Bedürfnisse ihrer Kinder einzulassen, diese wahrzunehmen und von ihren eigenen zu trennen. Häufig kommt es dadurch zum Übertragen der eigenen Sorgen, Aggressionen und negativen Gefühle gegenüber dem Expartner auf die Kinder und somit weiterhin zu ungünstigen Entwicklungsbedingungen für die Kinder mit einem erhöhten Risiko von Störungen. Verschärft wird das Problem zudem durch Verweigerung des Besuchsrechts, Misstrauen und üble Nachrede, worunter das Kind leidet. Entsprechend zeigt sich, dass Kinder aus «gescheiterten Scheidungen» nach der Scheidung ein erhöhtes Risiko für Depressionen, Substanzmissbrauch und Verhaltensprobleme haben, geringere soziale Kompetenzen aufweisen und schlechtere schulische Leistungen zeigen.

Besonders schädlich für die Kinder sind nach Walper und Beckh (2006):

- wiederholte gerichtliche Auseinandersetzungen der Eltern
- häufige Streitigkeiten der Eltern ohne effektive Lösung
- die Verwicklung der Kinder in Loyalitätskonflikte.

Merke!

Die Situation nach der Scheidung spielt eine wichtige Rolle, um die Scheidungsfolgen insgesamt einschätzen zu können. Kommt es nach der Scheidung zur allgemeinen Beruhigung und Verbesserung der Situation für das Kind, kann letztlich von einem Überwiegen positiver Effekte der Scheidung ausgegangen werden, da desolate und pathogene Zustände (chronische destruktive Partnerschaftskonflikte, Gewalt, Missbrauch) beendet werden und das Kind neue und möglicherweise günstigere Entwicklungsbedingungen vorfindet. Doch zeigen Studien, dass die Konflikte in vielen Fällen auch nach der Scheidung anhalten (*gescheiterte Scheidung*), wodurch die Situation für die Kinder doppelt schwierig wird: Einerseits müssen sie mit der Scheidung und den dadurch erfolgten vielfältigen Veränderungen in ihrem Leben fertigwerden, andererseits sind sie weiterhin einem negativen Entwicklungskontext ausgesetzt, was das Risiko für Störungen erhöht.

Gerade Loyalitätskonflikte sind für Kinder eine schwer belastende Situation, die sie innerlich zerreißen kann.

In der Kölner Längsschnittstudie, einer der wenigen prospektiven Längsschnittstudien im deutschen Sprachraum, erwiesen sich auch ungelöste Partnerschaftsprobleme der Eltern, Konflikte der Eltern bezüglich der Erziehung der Kinder, Unzufriedenheit des Vaters mit der Sorgerechtsregelung und eine negative Beziehung zum getrennt lebenden Vater als zentrale Risikofaktoren für die Entwicklung psychischer Auffälligkeiten bei den Kindern (Schmidt-

Denter, Beelmann & Hauschild, 1997). Besonders die negative Beziehung zum Vater schien bei den hoch belasteten Kindern und den Kindern, die im Verlauf der Untersuchung eine Abnahme der Symptomatik zeigten (Belastungsbewältiger), hohe prädiktive Bedeutung zu haben.

Am besten adaptierten sich diejenigen Kinder an die Scheidung, die weiterhin eine gute Beziehung zum Vater aufrechterhalten konnten und eine tragfähige Beziehung zu den Geschwistern hatten. Diejenigen Kinder nahmen auch häufiger die Mahlzeiten mit der Mutter ein, die günstiges und konstantes Erziehungsverhalten zeigte (geringe körperliche Strafe, wenig Ärger und Geringschätzung). Beide Eltern empfanden die Trennung zudem als richtig (Schmidt-Denter, 2000). Da das *Erziehungsverhalten* der Mutter infolge der Scheidung häufig harscher und punitiver wird, erweist es sich als wichtige Größe beim Abschätzen der längerfristigen Scheidungsfolgen für die Kinder. So fanden auch Stadelmann, Perren, Groeben und Klitzing (2010), dass Kinder, die harsches, punitives und zurückweisendes Erziehungsverhalten ihrer geschiedenen Eltern in Erzählsituationen beschrieben, im Längsschnitt von einem Jahr nach der Trennung bzw. Scheidung stärkere Verhaltensprobleme entwickelten.

Im Einklang mit diesen Befunden fanden Sobolewski und King (2005) in ihrer Fünf-Jahres-Längsschnittstudie bei 10 007 Erwachsenen und ihrem 10- bis 18-jährigen Kind, dass *kooperatives Erziehungsverhalten* der Expartner («coparenting») eine günstige Voraussetzung für häufigere Vater-Kind-Kontakte, eine bessere Qualität der Beziehung zum Vater und ein responsiveres Vaterverhalten war.

Scheidungsfolgen und die Rolle der Väter

Nach wie vor wohnen die meisten Kinder nach der Scheidung bei der Mutter. Auch wenn das Sorgerecht

Merke!

Scheidungen wirken sich über mehrere Wege auf Kinder aus, und zwar durch:

- negative Auswirkungen auf das Erziehungsverhalten der Eltern
- geringere oder verstärkte emotionale Nähe zum Kind
- Einbezug des Kindes in den Konflikt als Koalitionspartner
- geringere Sensitivität gegenüber Bedürfnissen des Kindes
- weniger Zeit für das Kind (Monitoring, Hausaufgaben, Interesse, Aufmerksamkeit, Pflege, Hygiene)
- ökonomische Verschlechterung der Familiensituation nach der Scheidung
- ökologische Veränderungen (Umzug, Schulwechsel, Verlust und Aufbau eines neuen sozialen Netzes).

zwischen Vater und Mutter geteilt wird, nimmt die Häufigkeit von Kontakten zum Vater beträchtlich ab. Daher spielt die Beziehung zum Vater eine wichtige Rolle im Verständnis der Scheidungsfolgen für Kinder, insbesondere Knaben, da vor allem sie unter dem Verlust des Vaters als Identifikationsfigur leiden. So findet sich in der Sieben-Jahres-Längsschnittstudie von Scott, Booth und Johnson (2007) mit 483 Scheidungsfamilien bei 57 % eine Verschlechterung der Vater-Kind-Beziehung. Bei 25 % konnte die Qualität beibehalten werden und bei 14 % kam es sogar zu einer Verbesserung, während die Beziehung zur Mutter unabhängig von einer Scheidung bei beiden Gruppen relativ ähnlich aussieht und auch im Übergang zur Adoleszenz mehrheitlich positiv bleibt (siehe **Tabelle 5-8**).

Für die Aufrechterhaltung der Vater-Kind-Beziehung nach der Scheidung wird häufig das *gemeinsame Sorgerecht* als Grundlage diskutiert. Gemäß der Meta-Analyse von Bauserman (2012), basierend auf 50 Studien und 32 Stichproben, zeigt sich entsprechend, dass die Väter bei gemeinsamem Sorgerecht im Gegensatz zu alleinigem Sorgerecht der Mütter:

- mehr Zeit mit ihren Kindern verbringen ($d = 0,64$)
- die Situation für die Väter als befriedigender erlebt wird (d = 0,76)
- diese Regelung mit einem besseren Selbstwert des Vaters ($d = 0,52$) und weniger Erziehungskonflikten ($d = 0,90$) einhergeht sowie
- eine bessere Beziehung zwischen den Expartnern ($d = 0,17$) besteht.

Auch die Vater-Kind-Beziehung war beim gemeinsamen Sorgerecht besser ($d = 0,40$).

Die Realität zeigt allerdings, dass gemeinsames Sorgerecht und häufige Kontakte zwischen beiden Elternteilen nach wie vor eher selten sind. So berichtet Smyth (2005) von lediglich 6 % der Familien, die gemeinsames Sorgerecht und regelmäßige Elternkontakte haben. Bei 34 % lag die klassische Konstellation vor, der zufolge das Kind den Vater meist nur alle 2 Wochen am Wochenende sah. Bei 16 % war ein inkonsistenter Kontakt beobachtbar, bei 10 % fand

Tabelle 5-8: Veränderungen der Vater-Kind- bzw. Mutter-Kind-Beziehungen infolge einer Scheidung (Scott et al., 2007, Seite 1202; Übersetzung: Bodenmann)

Veränderung	Väter		Mütter	
	geschieden	nicht geschieden	geschieden	nicht geschieden
Verschlechterung	56,5 %	28,5 %	26,5 %	23,6 %
Verbesserung	14,1 %	19,7 %	18,1 %	16,5 %
Konstant gut	25,1 %	48,2 %	54,1 %	58,4 %
Konstant schlecht	4,3 %	3,6 %	1,2 %	1,5 %

der Kontakt nur während der Ferien statt und bei 7% alle 3–6 Monate; 26% der Kinder hatten wenig bis keinen physischen Kontakt mit dem Vater mehr. Ähnlich sehen die Daten für Deutschland aus (siehe **Abbildung 5-10**).

Der Kontakt zum Vater wird zudem seltener, wenn die Mutter eine *neue Partnerschaft* eingeht. Die Mütter beurteilen dann die Vater-Kind-Beziehung als ungünstiger, die emotionale Unterstützung des Kindes durch den Vater als geringer und sein Verhalten als weniger warm und herzlich, zudem spricht die Mutter mit dem Kind seltener über den Vater (Schmidt-Denter, 2002). In diesem Zusammenhang kommt es häufig zum sogenannten elterlichen Entfremdungssyndrom («parental alienation syndrome»; Gardner, 1998), wobei meist die Mütter (da die Kinder häufiger ihnen zugeteilt werden) ihre eigene Beziehung zum Kind stärken und diejenige zum Vater zu schwächen versuchen, indem sie vor den Kindern abwertend und despektierlich über ihn sprechen und ihn von der Familie durch Manipulationen auszuschließen versuchen: Der Vater wird für die Scheidung verantwortlich gemacht, als Problem dargestellt oder es finden aktive Versuche statt, ihn in seinem Besuchsrecht und seinen Aktivitäten mit den Kindern zu sabotieren.

Über die Sorgerechtsregelung hinaus scheint jedoch vor allem die Frage zentral zu sein, wie es den Vätern gelingt, weiterhin eine gute Bindung zu ihren Kindern zu erhalten, da die Qualität der Vater-Kind-Beziehung nach der Scheidung auch die Adaptation des Kindes an die Scheidung maßgeblich mitgestaltet (Schmidt-Denter, 2000). So ist die Häufigkeit der elterlichen Kontakte zwar eine notwendige, nicht aber hinreichende Voraussetzung für eine enge, tragfähige und positive Beziehung zwischen Vater und Kind. Vielmehr zeigte die Meta-Analyse von Amato und Gilbreth (1999), die

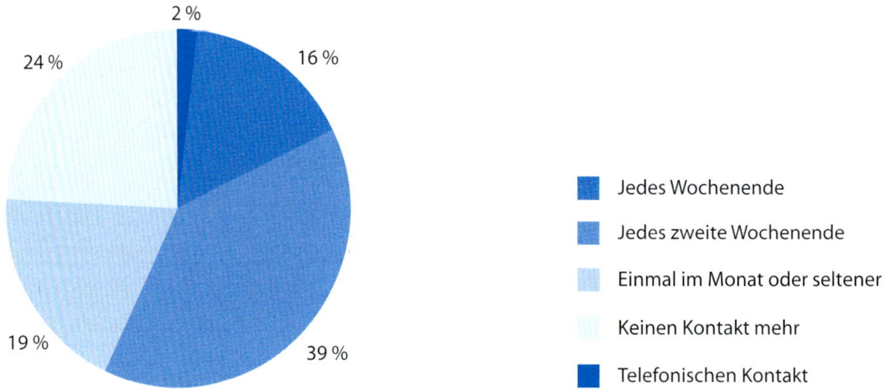

Abbildung 5-10: Kontakt zum Vater nach einer Scheidung (Amendt, 2004)

vier Facetten des väterlichen Engagements berücksichtigte (Häufigkeit der Besuche, Alimentenzahlungen, Gefühl der Zuneigung und Erfahrung elterlicher Autorität), dass allein das Faktum der *Häufigkeit väterlicher Besuche* keine entscheidende Rolle zu spielen scheint. Entscheidend scheint zu sein, wie der Vater in diesen Momenten des Zusammenseins mit dem Kind umgeht, was er mit ihm unternimmt, wie er emotional mit dem Kind interagiert. Unterhaltszahlungen, Gefühle der Zuneigung und die Erfahrung elterlicher Autorität waren wichtigere Prädiktoren für das Kindswohl. Die *väterliche Autorität* erwies sich sogar als stärkster Vorhersagefaktor, was damit zusammenhängen könnte, dass die Kinder (v. a. Knaben) die Werte des Vaters, seine klare Linie, seine Führung und Lenkung benötigen und Halt in dieser Beziehung suchen.

Die Befunde, dass Knaben bei Vätern günstigere Entwicklungsbedingungen vorfinden als bei Müttern, sind jedoch uneinheitlich. So zeigt eine neuere Studie von Ulveseter, Breivik und Thuen (2010) an 4447 norwegischen Jugendlichen, dass Jugendliche, die beim Vater aufwachsen, ein höheres Risiko für Verhaltensauffälligkeiten und Drogenkonsum haben, als wenn die Mutter das Sorgerecht hat. Dieser Effekt wird mit einer geringeren Involviertheit der Väter in die Erziehung und ihrer geringeren Aufsicht und Kontrolle der Kinder, aber auch mit einem geringeren *Gesundheitsverhalten* begründet.

Merke!
Für das Kind ist der eingeschränkte, seltenere oder sich verlierende Kontakt zum Vater dann besonders schlimm, wenn es eine gute, tragende Beziehung zu ihm hatte und mit der Scheidung der Verlust einer engen Bezugsperson einhergeht. Für Jungen kommt der Verlust einer wichtigen Identifikationsperson hinzu. Der Vater sollte daher auch nach der Scheidung möglichst eine gute Beziehung zu seinen Kindern halten können, was in aller Regel nur dann möglich ist, wenn die Beziehung zwischen den Expartnern angemessen funktioniert und konstruktiv gestaltet werden kann. Weniger wichtig als die Kontakthäufigkeit scheint dabei das emotionale Verhältnis zum Vater und das Erleben seiner väterlichen Autorität mit klaren Grenzen, Strukturen und Lenkung zu sein, was Halt ermöglicht.

So konsumieren Väter selbst mehr Alkohol, kaufen weniger Gemüse und Früchte, geben mehr Geld für Essen in Restaurants aus, lassen mehr Mahlzeiten aus und achten weniger auf die Pflege der Gesundheit. Lebt allerdings eine Stiefmutter im väterlichen Haushalt, bessert sich das Gesundheitsverhalten – es gibt mehr Früchte, regelmäßige Mahlzeiten und Bewegung (Ulveseter et al., 2010).

Das Paar kann sich zwar trennen, die Eltern bleiben jedoch immer Eltern. Um daher die elterliche Kooperation nach der Scheidung zu stärken, empfiehlt sich in vielen Fällen eine *Paartherapie als Scheidungsbegleitung* (siehe Seiten 283 ff.), eine *Mediation* oder eine erziehungsfokussierte Intervention, um das Coparenting der Expartner zu erhöhen (siehe Seite 277). Sigal, Sandler, Wolchik und Braver (2011) zeigten, dass sich damit häufig eine Verbesserung der Erziehungssituation für die Kinder bewirken lässt, die mit einer besseren Anpassung des Kindes an die Scheidung einhergeht.

Die «positive» Scheidung

Bislang ging man davon aus, dass eine Scheidung für Kinder durchaus sinnvoll und günstig sein kann, dann nämlich, wenn das Kind unter den anhaltenden destruktiven Konflikten der Eltern chronisch leidet, das negative Familienklima einen Nährboden für eine pathologische Entwicklung bildet oder das Kind Aggressionen, Gewalt oder Missbrauch ausgesetzt ist.

Als Voraussetzungen für eine «positive» Scheidung («good divorce») galten:

- Die Scheidung beendet die destruktive Negativität der Eltern und führt zu einem nach der Scheidung günstigeren Entwicklungsumfeld.
- Bei einer günstigen Situation nach der Scheidung mit einem konstruktiven Umgang der Eltern, gemeinsamem elterlichem Sorgerecht und positiven Eltern-Kind-Beziehungen kann das Kind regenerieren.

Die «positive» Scheidung wurde entsprechend von Scheidungsforschern, Klinikern und Fachleuten weltweit propagiert und als für das Kindeswohl günstige Variante dargestellt. Amato, Kane und James (2010) haben nun aber auch dieses Szenario revidiert. In ihrer Fünf-Jahres-Längsschnittstudie an 944 Scheidungsfamilien fanden sie in einer Cluster-Analyse drei Gruppen von Eltern:

- Expartner mit kooperativem Coparenting (Repräsentanten einer positiven Scheidung)
- Expartner mit paralleler Erziehung und
- Exeltern mit alleiniger Erziehung.

Erwartungsgemäß zeigten sich in der Gruppe der Eltern mit kooperativer Erziehung, zu der 29 % aller Scheidungsfamilien zählten, die geringsten Verhaltensprobleme der Jugendlichen (allerdings relativ schwacher Effekt) und die engste Beziehung zum Vater. Allerdings fanden sich bei den Jugendlichen in weiteren Variablen keineswegs, wie erwartet, günstigere Effekte der «positiven» Scheidung. So war die Gruppe der Jugendlichen mit «positiver» Scheidung den Jugendlichen aus den anderen beiden Gruppen in folgenden Bereichen nicht überlegen:

- Schulleistungen
- Selbstwert
- Substanzmissbrauch
- Schulmotivation
- Lebenszufriedenheit
- frühe sexuelle Kontakte
- frühes Eingehen einer eigenen engen Partnerschaft
- Qualität der Beziehung zur Mutter.

Amato et al. (2010) interpretieren diese Ergebnisse als Hinterfragung einer «positiven» Scheidung.

Die Tatsache, dass es nur in seltenen Fällen zu einer «positiven» Scheidung kommt, sollte aufhorchen lassen. Es bedeutet vor allem, dass man den Kindern und den Eltern mehr Unterstützung anbieten sollte, um die schwierige Situation zu bewältigen, und nicht darauf zu vertrauen, dass sich die Dinge von selbst wieder einrenken und sich negative Effekte einer Scheidung nach 2–3 Jahren von selbst wieder «verlieren». Das soziale Umfeld wie auch Professionelle sollten dem Kind und den Eltern helfen, das Ereignis, seine Ursachen und seine Bedeutung für alle zu verstehen und emotional, kognitiv und sozial zu verarbeiten, um es als Gestalt akzeptieren zu lernen und daraus Lehren und für das weitere Leben konstruktive Ressourcen zu ziehen. Programme wie «Kinder im Blick» (siehe Seiten 265–267) oder Scheidungsgruppen für Kinder können dabei wertvolle Unterstützungsangebote darstellen, um den Eltern in ihrer Elternrolle nach der Scheidung und dem Kind bei der Integration dieser Erfahrung zu helfen. Denn ein konstruktives Aufarbeiten ermöglicht es in vielen Fällen, den negativen Langzeitfolgen entgegenzuwirken und Langzeitbeeinträchtigungen zu verhindern.

Bei Störungen der Kinder und Jugendlichen ist es demnach sehr wichtig, sich nicht nur auf die Störung selbst zu konzentrieren und sie zu therapieren (z. B. Angstbehandlung, Depressionstherapie, Behandlung einer ADHS), sondern auch diese kontextuellen Faktoren in die Intervention einzubeziehen und dem Kind und den Eltern Gelegenheit zu geben, die Scheidung in ihrer Relevanz für die Destabilisierung zu erkennen und zu verarbeiten. Neben der emotionalen Aufarbeitung sollte auch an den Werten und Einstellungen zu Nähe und Partnerschaft, an Beziehungskonzepten und dem Selbstwert gearbeitet werden. Den Eltern sollten Erziehungshilfen (z. B. *Triple P*; siehe Seiten 277–281, Prävention) und konstruktive Möglichkeiten aufgezeigt werden, um auch nach der Scheidung gute Eltern zu bleiben. Nur so lässt sich dieser «biografische Hintergrundstress» aufarbeiten und

Merke!
Da Kinder nach «positiver» Scheidung der Eltern nur unwesentlich oder gar nicht positiver abzuschneiden scheinen als Kinder in ungünstigen Scheidungskonstellationen, stellt sich die Frage, ob man weiterhin von einer «positiven» Scheidung für Kinder sprechen kann. Vielmehr ist davon auszugehen, dass eine Scheidung für Kinder und Jugendliche in den meisten Fällen ein kritisches, destabilisierendes Ereignis darstellt, auch wenn eine «positive» Scheidung zumindest in gewissen Bereichen (Verhaltensprobleme, Beziehung zum Vater) günstige Effekte zu haben scheint. Dies bedeutet, man sollte Kindern aus Scheidungsfamilien bei der Bewältigung der Scheidung unbedingt stärker zur Seite stehen.

Wichtig!
Gerade weil eine Scheidung für Eltern und Kinder eine schwierig zu bewältigende Herausforderung darstellt, ist es wichtig, den Betroffenen in dieser Situation zur Seite zu stehen. Freunde, Familienmitglieder und andere nahe Personen spielen dabei eine wichtige Rolle. Aber auch Angebote von Fachleuten sind wichtig.

konstruktiv bewältigen und eine Störung kann ohne Rückfälle oder Symptomverschiebung remittieren.

Längerfristige Scheidungsfolgen für die eigene spätere Partnerschaft

Studien zeigen, dass Kinder aus Scheidungsfamilien in der späteren eigenen Partnerschaft ihrerseits ein höheres Scheidungsrisiko aufweisen. Das elterliche Modell bezüglich Scheidung kovariiert mit ungünstigeren Einstellungen zur Ehe, niedrigerem Beziehungscommitment und negativerem Verlauf und Ausgang der Partnerschaft ihrer Kinder (Chui & Fincham, 2010). Ähnliche Ergebnisse fand auch Bodenmann (2002a). In seiner Studie an rund 300 jungen Gymnasiasten zeigte sich, dass die Scheidung der Elternehe auf ihre Erwartung bezüglich der generellen Stabilität von Paarbeziehungen einen signifikanten Einfluss hatte. Während 73 % der Jugendlichen aus intakten Familien angaben, für sie stelle die Ehe eine lebenslange Beziehung dar, gingen nur 10 % der Jugendlichen aus einer Scheidungsfamilie von dieser Annahme aus. Aufgrund dieser *negativen Erwartungen* (vgl. Rosenthal-Effekt oder «self-fulfilling prophecy») ist eine potenzielle Gefährdung der eigenen späteren Beziehungsqualität und -stabilität wahrscheinlicher. So finden sich bei Kindern aus Scheidungsfamilien nicht nur eine signifikant erhöhte Anfälligkeit für eine eigene spätere Scheidung (soziale Vererbung des Scheidungsrisikos; Diekmann & Engelhardt, 1995), sondern auch häufiger nicht eheliche Partnerschaften und vermehrt außereheliche Geburten, wie Amato und Kane (2011) anhand einer Längsschnittstudie bei 20 000 jungen Erwachsenen berichteten. Treten zudem *Kindsmissbrauch* und *elterliche Scheidung* zusammen als Risikofaktoren auf, steigt das Risiko für eine eigene Scheidung und psychische Auffälligkeiten exponentiell (Afifi, Boman, Fleisher & Sareen, 2009). So zeigte auch Schulz (2009), dass das Scheidungsrisiko bei Kindern aus Scheidungsfamilien signifikant höher ist als bei Kindern aus intakten Familien (siehe **Tabelle 5-9**).

Auch die *Mannheimer Scheidungsstudie* (Esser, 2002) belegt eine signifikante Erhöhung des eigenen späteren Scheidungsrisikos nach einer Trennung oder Scheidung der Eltern. So erhöht das Erleben der elterlichen Scheidung das eigene Scheidungsrisiko um den Faktor 1,3.

Doch nicht nur das Scheidungsrisiko per se ist erhöht, auch die

Qualität der Partnerbeziehungen von Scheidungskindern ist geringer. So zeigten Rhoades Stanley, Markman und Ragan (2012) in einer Stichprobe von 1153 jungen Erwachsenen im Alter zwischen 18 und 35 Jahren, dass junge Erwachsene mit Scheidungserfahrung in ihrer eigenen Partnerschaft eine geringere Beziehungszufriedenheit und eine negativere Kommunikation erlebten als junge Erwachsene aus intakten Familien. Die Autoren wiesen einen signifikanten Zusammenhang zwischen der Einschätzung der Elternpartnerschaft aus der Sicht der jungen Erwachsenen und ihrer eigenen Beziehung nach.

In der Literatur werden unterschiedliche Gründe für die später höhere eigene Scheidungsanfälligkeit diskutiert. So wird zum einen angenommen, dass die Kinder durch *Modelllernen* dysfunktionale Problemlösestrategien (siehe auch Seite 188) und die Lösung von Problemen durch Scheidung von ihren Eltern übernommen haben.

Merke!
Langzeitfolgen der Scheidung der Eltern finden sich vor allem in Bezug auf die eigene Partnerschaft der Kinder. Das eigene Scheidungsrisiko ist signifikant erhöht. Das kann damit zusammenhängen, dass Scheidungskinder negativere Erwartungen an die Ehe zeigen, schon früh eigene Partnerschaften eingehen und häufiger voreheliche Schwangerschaften aufweisen.

Zweitens könnte die *Schwelle*, sich scheiden zu lassen, niedriger sein, wenn sich die Eltern selber scheiden ließen und damit wohl auch verständnisvoller und akzeptierender auf die Scheidung der Kinder reagieren.

Drittens wird im Push-Effekt vermutet, dass Kinder aus Scheidungsfamilien rascher eine eigene Familie gründen möchten, daher schneller intime Beziehungen eingehen und häufiger vorehelich Schwangerschaften aufweisen, um wieder eine *intakte Welt* zu schaffen, in der sie Geborgenheit und Liebe finden.

Tabelle 5-9: Scheidungshäufigkeiten nach Herkunftsfamilientyp (nach 15 Jahren Ehe; in Anlehnung an Schulz, 2009, Seite 19)

Herkunftsfamilientyp	Scheidungshäufigkeit
Kinder mit Scheidung und nachfolgender Stieffamilie	33 %
Kinder mit Scheidung und anschließend alleinerziehendem Elternteil	28,4 %
Ohne Eltern aufgewachsen	26,6 %
Alleinerziehender Elternteil aufgrund des Todes des anderen Elternteils	11,7 %
Intakte Familie	15,7 %

Viertens könnte auch eine *unsichere Bindung* bei der höheren Instabilität der späteren eigenen Ehe mitspielen. So zeigten Woodward, Fergusson und Belsky (2000), dass Kinder, die in den sensiblen Jahren des Bindungsaufbaus gravierende elterliche Konflikte oder die Scheidung der Eltern erfuhren, ein größeres Risiko für die Entwicklung eines unsicheren Bindungsstils tragen.

Unabhängig vom Alter wiesen Jugendliche aus Scheidungsfamilien eine geringere Bindung zu ihren Eltern und eine negativere Einschätzung der mütterlichen und väterlichen Pflege und Fürsorge in ihrer Kindheit auf.

Scheidung bei zufriedenen Paaren

Generell geht man davon aus, dass Scheidungen in zerrütteten Partnerschaften stattfinden, die sich durch ein hohes *destruktives Konfliktniveau* und hohe *Unzufriedenheit* auszeichnen. Die partnerschaftliche Unzufriedenheit wurde daher in den meisten Scheidungstheorien (siehe Seiten 168 ff.) zumindest als ein wichtiger *Auslöser* für Scheidungen angenommen. Irritierend wirkte daher die Publikation von Amato (2002), in der er berichtete, dass die Partner in rund 26 % der Scheidungen kein erhöhtes Konfliktniveau aufwiesen und sich durchaus auch als zufrieden bezeichneten. So hatten Amato und Booth (1997) festgestellt, dass sich nur 34 % der Scheidungspaare häufig stritten, während 40 % ein mittleres Konfliktniveau angaben. Damit scheint sich eine *neue Variante von Scheidungen* herauszukristallisieren, die im austauschtheoretischen Modell von Lewis und Spanier (1979) eigentlich bereits angelegt, dem Blick der Scheidungsforscher jedoch bislang entgangen war: die Trennung von Partnern auch in zufriedenen Beziehungen, die sich durch relativ hohen Nutzen (Zufriedenheit), aber auch durch Alternativen kennzeichnen (siehe **Abbildung 5-11**).

Mit dieser Erkenntnis einhergehend hat sich auch die Forschung zu den Scheidungsfolgen verändert, und zwar:

- von der klassischen Zwei-Gruppen-Forschung (Vergleich von Scheidungsfamilien mit intakten Familien)
- über die Drei-Gruppen-Forschung (Vergleich von Scheidungsfamilien mit Kindern aus stabil-unglücklichen und stabil-glücklichen Familien)
- zum Vier-Gruppen-Design, das die vier Quadranten des Modells von Lewis und Spanier (1979) abbildet.

Diese Entwicklung und Diversität werden sich in Zukunft noch verstärken. In **Tabelle 5-10** werden die Designs und andere Merkmale genannt.

Erst aufgrund dieser neueren Untersuchungsdesigns können die Folgen von Scheidungen oder chronisch destruktiven Paarkonflikten für Kin-

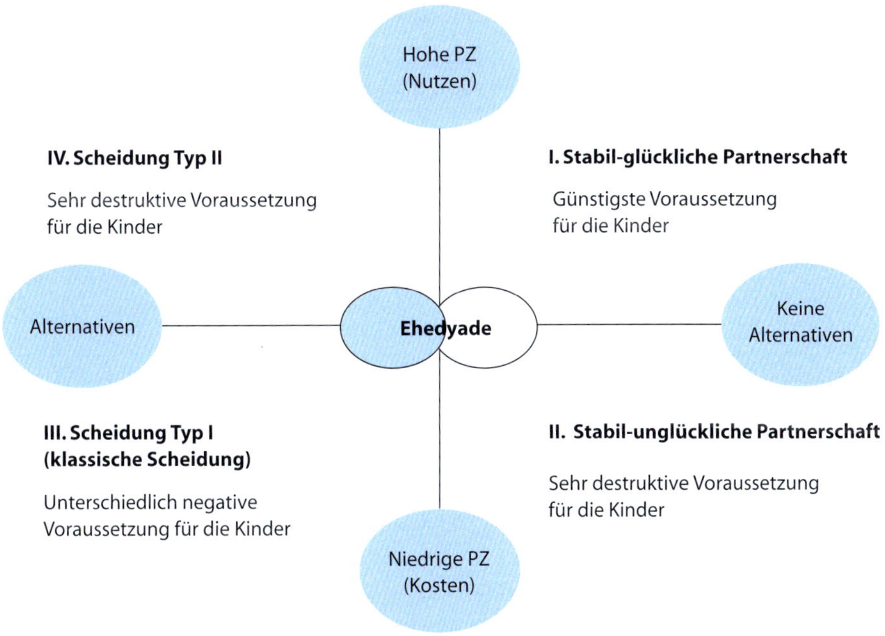

Abbildung 5-11: Scheidungen im austauschtheoretischen Modell von Lewis und Spanier und ihre Folgen für Kinder entsprechend dem aktuellen Forschungsstand (PZ: Partnerschaftszufriedenheit)

der akkurat erfasst und angemessene Rückschlüsse auf Prädiktoren gezogen werden. Besonders interessant wird künftig die Scheidung bei *Low-Distress-Paaren* sein, die sich trotz geringer Konflikte und ausreichender bis hoher Zufriedenheit scheiden lassen. Amato und Hohmann-Marriott (2007) zeigten bei 509 Paaren, dass sich die drei Gruppen – Hoch- und Niedrig-Konflikt-Paare und stabile Paare – cluster-analytisch klar trennen lassen und sich bezüglich Partnerschaftsqualität, Konflikten, Interaktionsqualität und häuslicher Gewalt signifikant unterscheiden. Während Partner aus Hoch-Konflikt-Partnerschaften nach der Scheidung über höhere Lebenszufriedenheit berichteten, fand sich bei den Geschiedenen aus Niedrig-Konflikt-Partnerschaften nach der Scheidung eine Verschlechterung der Zufriedenheit.

Die Konstellation von Niedrig-Konflikt-Paaren, die sich scheiden lassen (Typ-II-Scheidung), ist psychologisch interessant. Aus *austauschtheoretischer Sicht* weisen diese Paare zwar mehr Nutzen als Kosten auf und bezeichnen sich selber häufig als mit der Beziehung zufrieden, jedoch haben sie auch *Alternativen*, etwa durch Kennenlernen eines neuen potenziellen Partners oder aufgrund persönlicher, sozialer, soziokultureller, ökonomischer oder moralischer Bedingungen, die eine Offenheit für eine andere Beziehung und die Scheidung

Tabelle 5-10: Forschungsdesigns der Scheidungsfolgenforschung

	Ursprüngliches Forschungsdesign	Neueres Forschungsdesign	Neuestes Forschungsdesign
Vergleichsgruppen	Scheidungskinder und Kinder aus intakten Familien (Zwei-Gruppen-Vergleich)	Scheidungskinder, Kinder aus stabil-glücklichen und stabil- unglücklichen Familien (Drei-Gruppen-Vergleich)	Scheidungskinder aus glücklichen und unglücklichen Familien und Kinder aus stabil-glücklichen und stabil-unglücklichen Familien (Vier-Gruppen-Vergleich)
Messzeitpunkte	nach der Scheidung	während und nach der Scheidung	während und nach der Scheidung
Methoden	Fragebögen	Fragebögen, Verhaltensbeobachtung	Fragebögen, Interview, Verhaltensbeobachtung

der bisherigen Ehe ermöglichen oder begünstigen.

So können sich Personen leichter scheiden lassen, die:

- finanziell unabhängig vom Partner sind oder ausreichend gute ökonomische Ressourcen haben und damit auch attraktiv für einen neuen Partner sind
- wenig soziokulturellen oder gesellschaftlichen Druck haben, um zusammenzubleiben (z. B. aufgrund von Erwartungen des sozialen Umfeldes oder der Gesellschaft)
- moralisch-religiös eine Scheidung akzeptieren können und persönliche Voraussetzungen mitbringen (z. B. Attraktivität, guten Selbstwert, Offenheit für Neues, psychische Stabilität, sichere Bindung, liberale Wertvorstellungen usw.).

Trotz Zufriedenheit kann sich bei diesen Personen aufgrund ihrer Partnerwahlmöglichkeiten der Wunsch einstellen, die aktuelle Beziehung durch eine noch attraktivere Alternative einzutauschen. Während dies in allen Phasen einer Partnerschaft der Fall sein kann, scheinen doch vor allem langjährige Beziehungen von diesem Phänomen häufiger betroffen, und zwar weil sie:

- aufgrund der *Verstärkererosion* bereits an Vitalität, Spannung, Dynamik und Faszination verloren haben und sich im Alltag eine gewisse Monotonie, Langeweile und Routine eingestellt hat
- häufig aufgrund von Stress und Konflikten im Laufe der Jahre an Qualität eingebüßt haben, ohne dabei zwangsläufig in eine Negativspirale geraten zu sein und sich durch häufige destruktive Konflikte und Zerrüttung zu kennzeichnen (siehe Bodenmann, 2012).

Vielmehr sind diese Partnerschaften charakterisiert durch eine hohe *Kol-*

legialität (man fühlt sich wohl beim anderen, erlebt ihn als Freund und Gefährten), gegenseitigen Respekt und Achtung, jedoch geringe sexuelle Anziehungskraft und den Verlust des Neuartigen, Unbekannten und des Begehrens. Solche Beziehungen der «ausgetretenen Pfade» sind zwangsläufig anfällig für faszinierende neue Bekanntschaften, die einen frischen Kick und Lebensenergie versprechen und neue, unbekannte oder bislang zu wenig stimulierte Saiten am Partner zum Klingen bringen.

Hinzu kommt, dass die Kinder bei diesen langjährigen Partnerschaften häufig bereits in der Adoleszenz oder im jungen Erwachsenenalter sind und die Eltern sich allgemein im Leben neu auszurichten beginnen, neue Lebensentwürfe vorsehen (z.B. Wiedereinstieg der Frau in den Beruf oder Aufstockung ihres Arbeitspensums, Umzug, berufliche Erfüllung).

Diese Phase einer hohen Vulnerabilisierung von Partnerschaften (häufig im Alter zwischen 45 und 55) ist unter anderem durch folgende Aspekte gekennzeichnet:

- Das Partnerschaftssubsystem rückt wieder ins Zentrum und es findet eine Reduktion auf den Partner statt, da die Kinder langsam erwachsen werden, die Eltern weniger brauchen und stärker außenorientiert sind (Hobbys, eigener Freundeskreis, eigene Partnerschaft).
- Stärkere Reibung der beiden Partner aneinander: Häufig muss das Paar wieder neue Gesprächsthemen finden, wenn das frühere Hauptgesprächsthema *Kinder* wegfällt, es müssen neue Interessen und ein Ausgleich zur Aufgabe der Erziehung und den Arbeiten im Haushalt gefunden werden.
- Negative Gefühle bis hin zur Depression belasten die Partner aufgrund des Gefühls, nicht mehr ausgelastet oder des Lebenssinns beraubt zu sein. Es kommt zum Identitätsverlust, da die Elternrolle als Hauptdefinitionskriterium in den Hintergrund tritt und man sich neu finden muss. Weitere Probleme sind Orientierungslosigkeit und das Gefühl der Wertlosigkeit.
- Häufig kommt es zum beruflichen Wiedereinstieg der Frau, zur Steigerung des Arbeitspensums oder zur Weiterbildung und beruflichen Neuorientierung.
- Es ist die Phase größten Auseinanderklaffens der Biografien der Partner, da jetzt die *Entwicklungsschere* am deutlichsten sichtbar wird. Auf der einen Seite steht häufig eine verunsicherte, sich neu orientierende Frau, auf der anderen Seite ein Mann, der meist auf der Höhe seiner Karriere steht, gut situiert, erfolgreich und routiniert ist und damit an einem ganz anderen Ort steht als die Partnerin.
- Sexuell ist das Paar aufgrund des *Klimakteriums* bei Mann und Frau mit seinen Auswirkungen auf die Sexualität häufig in einer Phase des Umbruchs bis hin zur Abnahme der Sexualität oder einem

vollständigen Einschlafen der Libido.

- Mit den Veränderungen der Sexualität und durch den alternden Körper weiter angestoßen findet in dieser Zeit häufig eine allgemeine *Lebensbilanzierung* statt, in deren Folge man sich auch über die weitere Lebensperspektive Gedanken macht, die Partnerschaft auf den Prüfstand stellt und offener für Gelegenheiten wird, um die eigene Attraktivität zu testen: Hat man noch Chancen beim anderen Geschlecht?
- Mit der heutigen *Lebenserwartung* von rund 79 Jahren beim Mann und 84 Jahren bei der Frau stellt sich in dieser Lebensphase um die 50 herum berechtigterweise die Frage, ob man die rund 30 Jahre des noch bevorstehenden Lebens weiterhin mit diesem Partner verbringen möchte.
- Familiär ist diese Phase häufig nicht nur durch die Abnabelung der Kinder oder deren Auszug aus dem gemeinsamen Haushalt gekennzeichnet, sondern in einigen Fällen auch bereits durch *Enkelkinder*, was mit erneuter Übernahme von Verantwortung und Verpflichtung (Betreuung der Enkel statt der eigenen Kinder) einhergehen kann.

All diese Aspekte führen dazu, dass Partnerschaften in dieser Lebensphase fragiler werden, was sich in einer *Verdoppelung der Scheidungen* von Ehen mit einer Dauer von 20 und mehr Jahren in den vergangenen 20 Jahren (1998 bis 2008) niederschlägt (Bundesamt für Statistik, 2012; Statistisches Bundesamt, 2012). Problematisch wird es für Partnerschaften vor allem dann, wenn beide Partner zu wenig in die Beziehung investiert haben und sich eine emotionale Entfremdung zwischen ihnen eingestellt hat, die für andere Partner «anfällig» macht.

Beschließt nun einer der beiden Partner in dieser Phase, die langjährige, weiterhin durchaus zumutbare und nach außen intakt wirkende Beziehung zu beenden, kommt dies für die Kinder und Jugendlichen meist unvorhersehbar und aus dem heiteren Himmel. Sie erfahren gemäß der *Theorie der erlernten Hilflosigkeit* von Seligman (2010) einen Kontrollverlust, was gravierende psychische Konsequenzen hat und zu externalisierenden Störungen (Ärger, Wut, Reaktanz, Widerstand, Opposition,

Merke!

Langjährige Partnerschaften zeigen oft Ermüdungserscheinungen. Auch wenn ihre Qualität weiterhin als befriedigend beschrieben wird und sich das Paar nicht durch chronische destruktive Konflikte kennzeichnet, sind doch eine emotionale Entfremdung, ein abnehmendes Sexualleben und eine biografische Entwicklungsschere erkennbar. Sie machen vulnerabel für neue Partnerschaften, die einen neuen Kick versprechen und frischen Wind ins Leben bringen.

Terrorisieren, Beschädigen von Gegenständen aus Rache und Verzweiflung oder um die Eltern zur Einsicht zu bringen) oder zu internalisierenden Störungen (Angst, Depression) disponieren kann.

Psychologisch sind die Folgen der Typ-II-Scheidung für die Kinder bzw. Jugendlichen aus folgenden Gründen besonders problematisch:

- *mangelnde Vorhersagbarkeit*, da die Trennung und Scheidung überraschend kommt und weder der Partner noch die Kinder antizipieren konnten, dass es zu diesem unerwarteten Bruch der langjährigen Kontinuität kommt
- *mangelnde Kontrollierbarkeit*, da das Kind bzw. der Jugendliche davon ausging, dass die Eltern es gut miteinander hätten und eigentlich alles richtig gemacht hätten. Warum es dennoch zur Scheidung kommt, ist häufig nicht nachvollziehbar und damit kognitiv und emotional schwer einzuordnen.
- *emotionale Verunsicherung* bezüglich der Glaubwürdigkeit von Gefühlen und beziehungsbezogenen Aussagen, wenn man in der Elternpartnerschaft erlebt hat, dass sich die Partner anständig miteinander verhalten, sich vielleicht sogar Zeichen der Zuneigung gezeigt und Nettigkeiten im Alltag ausgetauscht haben und es dennoch zu diesem Bruch kommen konnte.
- *Verunsicherung* bezüglich der eigenen Zukunft und Partnerschaft mit der diffusen Angst, dass einem dies auch widerfahren könnte; Aufbau negativer Erwartungen an die Beziehungsqualität und -stabilität
- *Aufbau negativer Konstrukte*, denen zufolge die Welt unkontrollierbar und unberechenbar ist, wenn sogar die Liebsten keine Verlässlichkeit zeigen
- *Loyalitätskonflikte*, da man häufig dem verlassenden Partner Vorwürfe macht, von ihm enttäuscht ist, ihn nicht verstehen kann und sein Verlassen der Partnerschaft als unnötig, unfair bis egoistisch oder als Verrat an der Familie erlebt. Seine neue Partnerschaft wird abgelehnt und damit sind auch in der Fortsetzungsfamilie Probleme vorprogrammiert. Häufig fällt es dabei auch schwer, nach der Scheidung zu beiden Eltern weiterhin eine gute Beziehung zu wahren.

Nussbeck, Bodenmann und Kieffer (2012) konnten in einer Onlinestudie bei 412 Geschiedenen in der Einschätzung der Eltern mit dem Strenghts and Difficulties Questionnaire (SDQ) generell den Befund bestätigen, dass Kinder nach der Scheidung mehr Auffälligkeiten zeigen als die Normstichprobe im SDQ. Es zeigte sich jedoch kein signifikanter Unterschied, dass Kinder der Typ-II-Scheidung im Vergleich zur Typ-I-Scheidung schlechter abgeschnitten hätten. Hingegen fand sich ein signifikanter Hinweis darauf, dass diejenigen Kinder weniger Symptome zeigten, die verstehen konnten, weshalb sich ihre Eltern scheiden ließen. Dies hängt mit dem Alter und mit dem Typ Scheidung zusammen.

Obgleich die Typ-II-Scheidung erst jüngst in den Blickwinkel der Forschung gerückt ist und daher noch wenig internationale empirische Evidenz über die Folgen für die Kinder vorliegt, kann davon ausgegangen werden, dass in Zukunft vermehrt Kinder die Typ-II-Scheidung ihrer Eltern erleben werden. Folgende Faktoren führen zwangsläufig auch in den kommenden Jahren zu einer Zunahme dieses Scheidungstyps:

- die Individualisierung der Gesellschaft
- der Drang, sich im Leben selbst zu verwirklichen und aus dem Leben das Maximum herauszuholen
- die hohen Erwartungen und Ansprüche an heutige Partnerschaften
- die Schwächung des Partnerschaftscommitments aufgrund dieser Aspekte
- die Tatsache, dass man heute in jedem Lebensalter vor allem im Internet einen großen «Markt an potenziellen Partnern» zur Verfügung hat, und
- die Tatsache, dass Scheidungen sehr häufig geworden und damit gesellschaftlich akzeptiert sind.

Wichtiges in Kürze

Eine Scheidung stellt in den meisten Fällen eine gravierende Belastungssituation für die Partner, die Kinder und die Gesamtfamilie dar und geht mit einschneidenden persönlichen, sozialen, ökonomischen und häufig ökologischen Veränderungen einher, die eine hohe Adaptationsfähigkeit erfordern. Auch wenn die unmittelbaren Effekte einer Scheidung nach rund 2–3 Jahren abzunehmen scheinen und sich die Kinder und Expartner mit der Situation abzufinden beginnen, zeigen verschiedene Parameter, dass die Scheidungsfolgen bis ins Erwachsenenalter, ja manchmal das gesamte Leben und über mehrere Generationen hinweg nachwirken. So erreicht die Lebenszufriedenheit bei Geschiedenen nie mehr das Niveau vor der Scheidung, ihr Befinden ist nachhaltig schlechter als bei Verheirateten, auch wenn sie selber sich wieder verheiraten. Kinder zeigen auch Jahre nach der Scheidung einen niedrigeren Selbstwert, dysfunktionalere Erwartungen bezüglich der späteren eigenen Partnerschaftsstabilität und des Beziehungsglücks und häufig auch schlechtere akademische Leistungen und frühere eigene Partnerschaften mit Auswirkungen auf ihren sozioökonomischen Status. Auch wenn in der *Familienkonfliktthese* davon ausgegangen wurde, dass eine Scheidung im Falle einer stark konfliktträchtigen Partnerschaft für die Kinder von Vorteil sei, zeigen neuere Forschungsergebnisse, dass eine Scheidung in aller Regel ungünstig ist. Auch wenn die Anpassung von der Situation vor, während und nach der Scheidung abhängt und vor allem die Regelung der familiären Verhältnisse nach der Scheidung (weiterhin gute und tragfähige Beziehungen zu beiden Elternteilen) eine wichtige Rolle bei der Abschätzung der Scheidungsfolgen spielt, sind diese einschneidend.

Beachtung hat zudem die Scheidung vom Typ II gefunden, wonach sich rund 26 % der Paare scheiden lassen, die an und für sich durchaus weiterhin miteinander auskommen könnten (niedriges Konfliktniveau, mittlere bis hohe Partnerschaftszufriedenheit). Aufgrund des Kontrollverlustes bei diesem Scheidungstyp kann davon ausgegangen werden, dass er für Kinder schwer einzuordnen und daher besonders aversiv ist.

6. Familiäre Gewalt

Formen von Gewalt in der Familie

Innerhalb verschiedener Risikofaktoren für psychische Störungen bei Kindern und Erwachsenen gehören Gewalterfahrungen zu den schlimmsten und haben die einschneidendsten Konsequenzen für die Entwicklung des Kindes. Umso wichtiger ist es, sich ins Bewusstsein zu rufen, wie häufig Kinder zu Hause Gewalt ausgesetzt sind und welche Folgen diese Erfahrungen für sie haben. Psychische Probleme der Familienmitglieder und Gewalt korrelieren in hohem Maße. Häusliche Gewalt kann verschiedene Formen annehmen:

- Gewalt zwischen den Eltern (partnerschaftliche Gewalt)
- Gewalt der Eltern gegenüber den Kindern
- Gewalt unter den Geschwistern
- Gewalt der Kinder gegenüber den Eltern
- Gewalt gegen ältere Menschen in der Familie (Großeltern).

Zudem unterscheidet man verschiedene Äußerungsformen der Gewalt:

- *Physische Gewalt* meint die Verletzung der körperlichen Integrität durch Schlagen, Stoßen, Treten, Schütteln, Beißen, An-den-Haaren-Ziehen, Würgen, Bewerfen mit Gegenständen, physisches Verletzen mit Zigaretten, einem Messer oder anderen Waffen, Verbrühen, Verbrennen.
- *Psychische oder verbale Gewalt* umfasst die Verletzung der psychischen Integrität und des Selbstwerts durch Einschüchtern, Demütigen, Erniedrigen, Bloßstellen, Herabsetzen, Nötigen, Drohen, Verunglimpfen oder Verleumden, üble Nachrede, penetrantes Nachstellen und Stalking, Cybermobbing, Freiheitsberaubung oder -einschränkung sowie das Verbot sozialer Kontakte oder Aktivitäten.
- *Sexuelle Gewalt* meint Handlungen wie sexuelle Nötigung, Vergewaltigung oder Zwang zu Prostitution, aber auch vom Partner eingeforderte Sexualpraktiken, die dieser nicht möchte (sado-masochistische Praktiken, Fetischismus, Gruppensex, Analverkehr, Besuch von Swingerklubs usw.).
- *Vernachlässigung* bezieht sich auf Partnerverhalten, das bei einem hilfsbedürftigen, behinderten oder abhängigen Partner gezeigt wird,

um ihn zu strafen, zu plagen oder zu erniedrigen.

- *Ökonomische Gewalt* zeigt sich im Beschlagnahmen von Einkünften des Partners, im Ausspielen seiner finanziellen Abhängigkeit oder in dem Verbot, arbeiten zu gehen, sowie im Zwang zur Arbeit.

Die verschiedenen Formen der Gewalt treten häufig gemeinsam auf. So ist psychische Gewalt in vielen Fällen ein Vorläufer späterer physischer Gewalt. Körperliche und sexuelle Gewalt kovariieren dagegen länderspezifisch und scheinen in der westlichen Hemisphäre häufiger gemeinsam aufzutreten (Foran & Phelps, 2012).

Am häufigsten ist die Gewalt zwischen den Partnern im Rahmen der familiären Gewalt (siehe **Abbildung 6-1**).

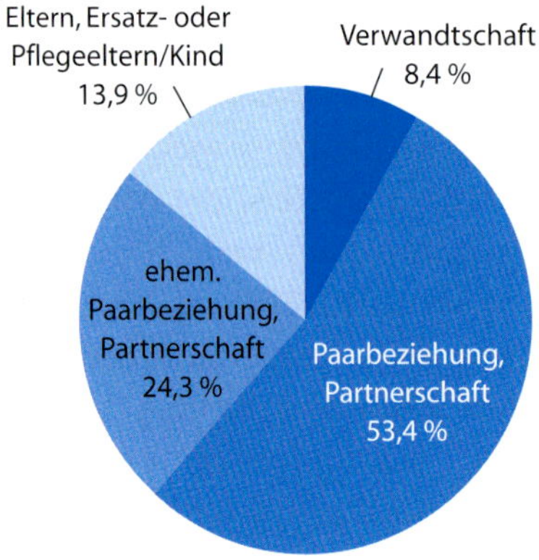

Abbildung 6-1: Beziehung zwischen geschädigter und beschuldigter Person bei häuslicher Gewalt (Bundesamt für Statistik, 2012)

Gewalt in der Partnerschaft

Definition partnerschaftlicher Gewalt

Eine Definition der Gewalt in Partnerschaften ist schwierig, da sich die Frage stellt, ab wann man von Gewalt und nicht mehr von Aggression spricht. Obgleich diese Frage in der Literatur allgemein unbefriedigend und zu wenig differenziert beantwortet wird, lassen sich einige wenige Orientierungspunkte finden (Heyman, Smith Slep, Erlanger & Foran, 2012). Von körperlicher, psychischer oder sexueller Gewalt wird dann gesprochen, wenn die Handlung:

- eine schädigende Wirkung für den Partner zur Folge hat, wobei diese Auswirkungen *physischer* (Verletzungen, Gesundheitsgefährdung, Tod) oder *psychischer Natur* (Angst vor dem Partner, psychische Verletzungen) sein können
- eine schädliche Wirkung in der Zukunft haben könnte
- oder solche Handlungen mit destruktiven Folgen schon früher aufgetreten sind.

Merke!
Man kann physische Gewalt, psychische Gewalt und sexuelle Gewalt unterscheiden. Innerhalb der psychischen Gewalt ist der Übergang zwischen Negativität, Hostilität und Gewalt nicht immer leicht zu definieren.

In vielen Ansätzen wird Gewalt vor allem von den *Folgen* her definiert.

Dies ist bei körperlicher Gewalt einfacher als bei psychischer Gewalt. Obgleich die Folgen ohne Zweifel relevant sind und bei einer Definition berücksichtigt werden sollten, kann bereits im Verhalten selber eine graduierte Abstufung vorgenommen werden, die auf einem Kontinuum von positiver Interaktion mit dem Partner über neutrale Interaktion zu negativer Interaktion reicht. Innerhalb der negativen Interaktion könnte man folgendes Kontinuum definieren:

Nichtübereinstimmung → konkrete Kritik, Vorwürfe, Defensivität → verallgemeinernde, persönlichkeitsbezogene Kritik, dominante Kommunikation → abwertende, provokative, respektlose Kommunikation → Bloßstellungen, Demütigungen, Erniedrigungen, Drohungen.

Ab der abwertenden, provokativen, respektlosen Kommunikation könnte man von einer leichten Form der Gewalt, anschließend von schwerer psychischer oder verbaler Gewalt sprechen.

Prävalenz der Gewalt in Paarbeziehungen

Prävalenzzahlen über Gewalt gegenüber dem Partner variieren innerhalb eines Landes, aber auch zwischen Nationen sehr stark. So berichten Heyman et al. (2012) über Prävalenzraten von 13 % in Südafrika, Japan und Peru, 19 % in Indien, 23 % in Deutschland, 27 % in Brasilien, 29 % in Kanada, 34 % in Ägypten und 40 % in Bangladesch, Tansania und Äthiopien. Die Prävalenzangaben variieren jedoch sehr stark von Studie zu Studie, und zwar abhängig von:

- den befragten Stichproben
- der Erhebungsart (telefonische Befragung, persönliches Interview, Fragebogen)
- den Datenquellen (Aggressoren, Opfer von Gewalt, Polizeirapporte, Krankenhausakten)
- den verwendeten Messinstrumenten und Items sowie
- dem Erfassungszeitraum (Punktprävalenz, Lifetime-Prävalenz, Monatsprävalenz usw.).

Durch diese methodischen Probleme ist es schwierig, Ländervergleiche anzustellen und die wahre Prävalenz einzuschätzen.

Dessen ungeachtet kann festgehalten werden, dass Gewalt in Partnerschaften ein häufiges Phänomen ist, dessen Prävalenz lange Zeit unterschätzt wurde. Neuere Studien zeigen, dass psychische, physische und sexuelle Gewalt relativ oft bei Paaren und Familien *aller Schichten* vorkommen und von großer gesellschaftlicher Relevanz sind. Obgleich Gewalt bei Paaren nach wie vor eine hohe *Dunkelziffer* hat, geht man heute da-

Merke!

Gewalt in Partnerschaften ist nach wie vor ein Tabuthema, daher ist die Dunkelziffer sehr hoch. Dennoch kann davon ausgegangen werden, dass rund jedes vierte bis fünfte Paar davon betroffen ist.

von aus, dass in rund jeder vierten bis fünften Partnerschaft Gewalt erfahren wird. Daten des nationalen Surveys in den USA zufolge berichten pro Jahr 8–21 % der Paare über physische Gewalt (Schafer, Caetano & Clark, 1998).

In Deutschland hält der Bericht «Lebenssituation, Sicherheit und Gesundheit von Frauen» im Auftrag des Bundesministeriums für Familie, Senioren, Frauen und Jugend (2010) fest, dass 25 % der Frauen mindestens einmal Gewalt seitens des gegenwärtigen Partners oder früherer Beziehungspartner erlebt haben, 23 % nannten körperliche Gewalterfahrung, 7 % sexuelle Gewalt, wobei sich Gewalterfahrungen in beiden Bereichen überschnitten. Schröttle und Müller (2004) nannten relativ ähnliche Prozentwerte (siehe **Abbildung 6-2**).

In der Studie von Schröttle und Müller (2004) an 10 000 Frauen in Deutschland gaben 31 % an, nur einmal, 36 % 2- bis 10-mal und 33 % 10- bis 40-mal körperlich und/oder sexuell misshandelt worden zu sein. Die Lebenszeitprävalenz von Gewalterfahrung bei Männern liegt bei 23 % für körperlichen oder sexuellen Missbrauch durch die gegenwärtige oder eine frühere Partnerin.

Gillioz, De Puy und Ducret (1997) berichten für die Schweiz ähnliche Zahlen, wonach im Verlauf der Partnerschaft 20,7 % der Frauen physische und 40,3 % psychische Gewalt erfahren haben. Meyer, Bodenmann, Binz und Brunner (2005) fanden in einer repräsentativen Umfrage bei 2600 verheirateten Personen bei 17,8 % der Männer und 16,1 % der Frauen physische Gewalt gegenüber

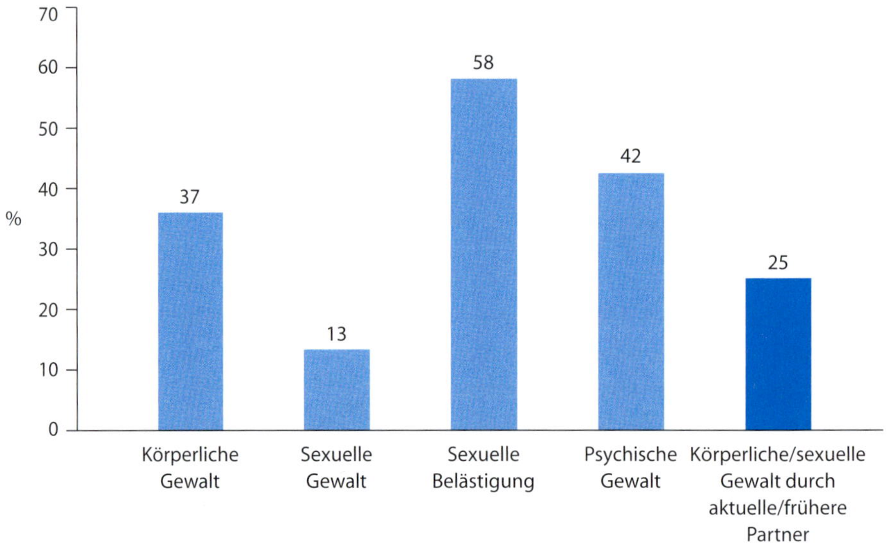

Abbildung 6-2: Häusliche Gewalterfahrungen von Frauen in Deutschland (in Anlehnung an Schröttle & Müller, 2004, Seite 25)

dem Partner. Dabei gaben Männer häufiger an, bisher nur einmal in der Beziehung gewalttätig gewesen zu sein, Frauen nannten hingegen mehrfache Gewaltanwendung (siehe **Abbildung 6-3**). Es handelte sich bei dieser meist darum, den Partner zu stoßen, zu schlagen, kleinere Dinge nach ihm zu werfen usw., jedoch selten um brutale Gewalt.

Merke!
Gewalt gegenüber dem Partner erlebt rund jedes vierte Paar. Meist handelt es sich um «mildere» Formen von Gewalt, die nicht aktenkundig werden, die Partnerschaft und den Einzelnen aber dennoch erheblich belasten können. Physische Gewalt ist prozentual seltener als psychische Gewalt. Während die Prävalenz physischer Gewalt zwischen 16–25 % liegt, findet man bei psychischer Gewalt Prävalenzraten von 40–70 % (Hetzel & Riggin, 2011).

Bei *jüngeren Paaren* scheint die Gewaltrate höher zu sein als bei älteren Paaren (LaRoche, 2005). Ein Drittel der verlobten Paare und nahezu die Hälfte der Paare, die kürzlich geheiratet haben, berichten über körperliche Gewalt (Lawrence & Bradbury, 2001). Auch wenn die meisten Gewalthandlungen leichterer Natur sind (z. B. Schubsen, Stoßen, ein Klaps), können schon diese Formen der Gewaltanwendung zu *gesundheitlichen und psychischen Konsequenzen* (Umberson, Anderson, Glick & Shapiro, 1998) oder einem *höheren Scheidungsrisiko* führen (Rogge & Bradbury, 1999).

Merke!
Gewalt ist höher bei jüngeren Paaren, in ländlichen Gegenden und in Familien mit Kindern, wo der Stress insgesamt erhöht ist. Gewalt korreliert zudem stark mit Alkoholkonsum.

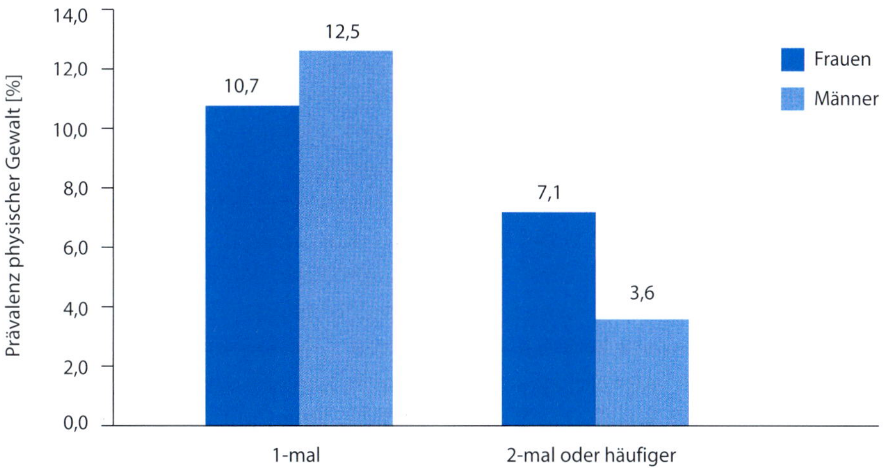

Abbildung 6-3: Prävalenz physischer Gewalt in einer repräsentativen Schweizer Stichprobe mit 2600 verheirateten Personen

Interessant ist zudem eine US-amerikanische Studie an 1478 Frauen, der zufolge die Jahresprävalenz physischer Gewalt gegenüber Frauen in abgelegenen *ländlichen Gebieten* signifikant höher ist als in Städten (22,5 % vs. 15,5 %). Zudem berichteten Frauen aus ländlichen Gegenden über gravierendere Gewalt (Peek-Asa et al., 2011). Die Autoren führen die höhere und gröbere Gewalt mitunter auch darauf zurück, dass die Frauen aufgrund der geografischen Distanz kaum Zugang zu Frauenhäusern, Präventionsprogrammen oder anderen Hilfestellungen der psychosozialen Versorgung haben. Im deutschen Sprachraum würde sich die Untersuchung lohnen, ob ähnliche Befunde bei entlegen wohnenden Familien vorliegen.

Ein weiterer Faktor, der mit der Prävalenz partnerschaftlicher Gewalt assoziiert sein könnte, betrifft die Anwesenheit von *Kindern* im Haushalt. In einer Studie an 6836 Frauen fanden Bair-Merritt, Holmes, Holmes, Feinstein und Feudtner (2008) allerdings nur geringe Evidenz für eine Wirkung der Kinder auf die partnerschaftliche Gewalt. Die Jahresprävalenz bei Paaren mit Kindern lag bei 1,4 %, im Vergleich zu 1,1 % bei Paaren ohne Kinder. Obgleich diese Differenz minimal erscheint, fanden die Autoren vor allem stärkere Zusammenhänge bei der Anwesenheit von Kindern im Hinblick auf Gewalt und Alkoholprobleme (Odds Ratio 7,7 mit Kindern vs. 2,9 ohne Kinder) und gesundheitliche Probleme (Odds Ratio 4,0 vs. 3,0). Aufgrund der Studienergebnisse kann nicht darauf geschlossen werden, dass Kinder eine maßgebliche Wirkung auf partnerschaftliche Gewalt haben.

Offene versus verdeckte Gewalt

Oft wird beim Thema Gewalt vor allem an offene physische Gewalt gedacht. Dabei stehen die Auswirkungen psychischer Gewalt denen physischer Gewalt in nichts nach. Es wäre aber auch zu kurz gegriffen, sich nur auf verbale Gewalt zu konzentrieren. Häufig findet sich auch *passiv-aggressive* oder verdeckte Gewalt. Johnson (2000) hat diesen verdeckten Phänomenen mit seinen vier Typen partnerschaftlicher Gewalt Raum zu geben versucht:

- *gewöhnliche partnerschaftliche Gewalt:* Damit sind all die gewalttätigen Handlungen gemeint, die im Verlauf eines destruktiven Konflikts und seiner Eskalation in Form psychischer und physischer Gewalt auftreten. Es handelt sich um die häufigste Form von Gewalt bei Paaren in der Allgemeinbevölkerung.
- *gewaltsamer Widerstand:* Hier geht es um aktiven und passiven gewalttätigen Widerstand gegen Bemühungen des Partners, Kontrolle und Überlegenheit in der Partnerschaft zu erlangen. Häufig ist diese Form mit Selbstverteidigung gleichzusetzen.
- *intimer Terrorismus:* Hier geht es um eine asymmetrische Anwen-

dung gewalttätiger und nicht gewalttätiger Verhaltensweisen, um über den Partner Kontrolle zu gewinnen. Meist handelt es sich um mittelschwere bis schwere Gewaltäußerungen, die häufig vonseiten des Mannes wie der Frau erfolgen können und selten bidirektional sind.

- *gegenseitige gewaltsame Kontrolle:* Hier handelt es sich um eine symmetrische Form von gewalttätigen Akten beider Partner, um Kontrolle und Dominanz durchzusetzen.

Gerade *passiv-aggressives Verhalten* kann sehr belastend sein und eine relevante Form psychischer Gewalt darstellen. Da diese Form der Aggression schwerer erkennbar ist als verbal geäußerte Bloßstellungen, Demütigungen und Drohungen, wird sie in der Literatur noch zu wenig beachtet. Eine reliable und valide Erfassung von passiv-aggressivem Verhalten ist zudem bisher kaum erfolgt. Formen passiv-aggressiver Gewalt sind:

- *subtile Demontagen* und *nonverbale Bloßstellungen* des Partners vor Freunden, Familienmitgliedern, Nachbarn, Mitarbeitenden oder Vorgesetzten oder Fremden (z. B. indem der Partner dem anderen das Wort in einem Gespräch zu einem Thema gibt, von dem er weiß, das sich der andere blamieren wird)
- scheinbar unbeabsichtigtes *Verlieren* oder *Zerstören* von Dingen, die dem Partner wertvoll sind (z. B. persönliche Andenken)
- scheinbar zufälliges *Vergessen* von wichtigen Terminen und persönlichen Angelegenheiten, die für den Partner wichtig sind, indem man ihm z. B. nicht mitteilt, dass der Vorgesetzte eine außerordentliche Sitzung einberufen hat, oder ihm nicht ausrichtet, dass ein Elternteil ins Krankenhaus eingeliefert wurde)
- zu etwas absichtlich zu spät kommen, was dem Partner wichtig ist.

Cybermobbing, etwa indem den Partner diskreditierende oder ihm unangenehme Bilder auf Facebook gepostet werden, ist eine weitere Form dieses Typs von Aggression. Passivaggressive Demütigungen treten oft auch im Bereich der *Sexualität* auf.

Eine subtile Form passiv-aggressiver Gewalt ist auch der *Terror* in Zusammenhang mit *Selbstmorddrohungen*. Zu spät zu kommen, abends ohne Ankündigung aus dem Haus zu gehen, sich im Zimmer einzuschließen usw., kann zu einer unheilschwangeren, latent gewalttätigen Stimmung führen, die den Partner in unerträgliche Seelennot treiben kann. Die passiv-aggressive oder verdeckte Gewalt und ihre verschiedenen Schattierungen sollten künftig

Merke!
Häufig äußert sich Gewalt auch passiv-aggressiv, indem man jemanden terrorisiert, öffentlich bloßstellt, demontiert, Dinge, die ihm wichtig sind, absichtlich verliert oder zerstört oder Handlungen sabotiert.

in Studien, aber auch in der klinischen Arbeit größere Beachtung finden.

Geschlechtsunterschiede in der Gewaltausübung

Während feministische Kreise lange Zeit davon ausgingen (Dekeseredy, 2011), dass Gewalt bei Paaren in der Regel von Männern ausgeht und Frauen die Opfer sind, und man sich über viele Jahre auf diese Form der Gewalt in Partnerschaften konzentrierte, haben Familienforscher schon früh erkannt, dass Gewalt bei Paaren ein komplexeres Phänomen ist und sich Aufschaukelungsprozesse zwischen beiden Partnern ereignen, die sich in familiärer Gewalt entladen (Straus, 1999, 2011). Daher spielen bei Gewalt im Regelfall beide Partner eine Rolle. Ausnahmen sind Gewalttaten bei psychisch labilen oder gestörten Partnern, z. B. bei Partnern mit einer antisozialen Persönlichkeitsstörung.

Obgleich Gewalt zu einem Zeitpunkt meist auch Gewalt zu einem späteren Zeitpunkt vorhersagen lässt, zeigen 40 % der Paare nicht konstant Gewalt, sondern erhebliche Fluktuationen, das heißt, phasenweise tritt gar keine Gewalt auf (Bradbury & Lawrence, 1999). Dies deutet darauf hin, dass Gewalt in vielen Fällen nicht ein pathologisches Persönlichkeits- oder Beziehungsmuster zugrunde liegt, sondern dass sie situationsbedingt durch Überforderung, starke Emotionalität in Konflikten und mangelnde Impulskontrolle ausgelöst wird. Diese Prozesse können bei Frauen und Männern gleichermaßen zu Gewalt führen.

Zieht man Strafregister, Klinikberichte und Polizeirapporte oder Angaben von Frauenhäusern heran, entsteht jedoch leicht der Eindruck, dass Gewalt bei Paaren vor allem *männliche Gewalt gegenüber Frauen* darstellt. Betrachtet man dagegen Familienstudien, zeigt sich, dass in den meisten Fällen *beide Partner Täter und Opfer* in einem dyadischen Gewaltprozess sind (Dutton, 2012; Straus, 2011). Archer (2000) zeigte in seiner Meta-Analyse, dass Frauen sogar etwas häufiger Gewalt gegenüber dem Partner anwenden, dass jedoch die Gewalt der Männer häufiger zu *physischen Verletzungen* führt: 62 % der schwerer verletzten (und dadurch polizeilich oder medizinisch registrierten) Partner sind Frauen, die von ihrem Partner Gewalt erfahren haben. Beim Kontrollieren des Schweregrades der Gewalt finden sich keine Geschlechtsunterschiede mehr, obgleich die Form der Gewalt zwischen

Merke!
Heute gilt es als erwiesen, dass Gewalt in den meisten Fällen ein dyadisches Phänomen ist und beide Partner in die Negativspirale und den Gewaltprozess verstrickt sind. Gegen Frauen gerichtete Gewalt wird vor allem vor dem Hintergrund der gravierenderen Verletzungen und der stärkeren öffentlichen Aufmerksamkeit (Polizeirapporte, Klinikakten, Frauenhäuser) überschätzt (Dutton, 2012).

den Geschlechtern variieren kann, so beißen Frauen ihren Partner deutlich mehr, während diese Form der Gewalt von Männern gegenüber Frauen seltener ist. Dafür schlagen Männer häufiger.

Dennoch ist heute unbestritten, dass *physisch gravierende Gewalt* bei Männern häufiger vorkommt (Lawrence & Bradbury, 2001). Gemäß Bradbury und Karney (2010) werden mehr Frauen durch partnerschaftliche Gewalt körperlich verletzt (Vergewaltigung und Misshandlung) als durch Verkehrsunfälle.

Verbale Gewalt (Angriffe auf den Selbstwert des anderen, mit dem Ziel, ihm psychischen Schmerz, Angst, Demütigung oder Verzweiflung zuzufügen), die sich häufig dadurch äußert, dass der Partner verspottet, lächerlich gemacht, hässlich beschimpft, persönlich destruktiv und abwertend kritisiert, verächtlich behandelt, bloßgestellt und bedroht wird, ist dagegen bei Frauen leicht häufiger anzutreffen. Gemäß einer Studie zu verbaler Aggression bei 6000 zusammenwohnenden Paaren fand Stets (1990) diese Form der Gewalt bei 75 % der Männer und 80 % der Frauen.

Merke!

Auch die Annahme, Frauen seien gegenüber Männern vor allem aus *Selbstverteidigungsgründen* gewalttätig, kann nicht gestützt werden. Lediglich 7,2 % der Frauen gaben in einer Studie von Dekeseredy (2011) an, Gewalt aus dieser Motivation heraus anzuwenden. In derselben Studie gaben 46 % der Frauen an, Gewalt gegenüber dem Partner anzuwenden, während 35 % Gewalt vom Partner erfuhren.

Hintergrund

55 % aller vollendeten Tötungsdelikte ereignen sich im häuslichen Bereich, 41 % davon mit Schusswaffen. Schwere Gewalttaten haben zwischen 2009 und 2011 zugenommen: vollendete Tötung um 8 %, versuchte Tötung um 20,4 %, schwere Körperverletzung um 27,3 %, psychische Gewaltstraftaten wie üble Nachrede um 58,1 %, Verleumdung um 22,4 % und Beschimpfung um 14,9 %. 53,1 % der Straftaten ereignen sich in einer aktuellen Partnerschaft, 28,4 % in einer ehemaligen Partnerschaft. In der aktuellen Partnerschaft werden mehr physische Gewalttaten (58,8 %) begangen, in ehemaligen Partnerschaften kommt es zu mehr psychischer Gewalt (59,9 %). Frauen sind 3,1-mal häufiger von schwerer häuslicher Gewalt betroffen, Ausländerinnen 4,5-mal häufiger. Männliche Personen üben nach polizeilicher Kriminalstatistik 4,1-mal häufiger Gewalt aus als Frauen (Medienmitteilung des Bundesamtes für Statistik, 23.11.2012).

Verbale Gewalt geht häufig physischer Gewalt voraus (Murphy & O'Leary, 1989), wobei Stets (1990) zeigen konnte, dass dies nicht zwingend der Fall zu sein braucht und körperliche Gewalt auch ohne vorherige verbale Gewalt auftreten kann. Verbale Gewalt kann daher eine Vorstufe körperlicher Gewalt, eine Substitution (anstelle körperlicher Gewalt wird psychische Gewalt angewendet) oder eine Begleiterscheinung körperlicher Gewalt (beide Formen treten gleichzeitig auf) sein.

Interessant ist insbesondere die ländervergleichende Studie von Straus (2011) zu Gewalt bei Paaren, in die mehr als 200 Studien eingingen. Diese Daten zeigen, dass Gewalt bei Paaren am häufigsten *symmetrisch* erfolgt, das heißt, beide Partner sind gewaltsam gegeneinander und die Gewalt schaukelt sich gegenseitig auf. Bei leichter, aber auch schwerer Gewalt zeigt sich deutlich ein Bild von Gewalt als interaktivem Prozess, zu dem beide Partner ihren Teil beitragen. Während die Symmetrie von Gewalt früher eher bei leichteren Formen der Gewalt angenommen wurde, zeigen diese Befunde, dass beide Geschlechter auch bei schwerer Gewalt relativ symmetrisch sind (Straus, 2011).

Ursachen für Gewalt in der Partnerschaft

Faktoren, die zu Gewalt in der Partnerschaft führen, sind vielfältig, doch deuten mehrere neuere Studien darauf hin, dass *Stress* als Auslöser eine wichtige Rolle zu spielen scheint. So findet man bei Arbeitslosigkeit des Mannes häufig mehr männliche Gewalt gegenüber der Partnerin, bei beiden Geschlechtern ist Stress allgemein im Umfeld von Armut, bei gravierenden kritischen Lebensereignissen, aber auch bei hohem chronischem Alltagsstress im Zusammenspiel mit akutem Stress der Auslöser (Anderson, 2002; Cano & Vivian, 2003; Frye & Karney, 2006).

Merke!
Stress steht in engem Zusammenhang mit Gewalt. Dabei können kritische Lebensereignisse (Arbeitslosigkeit) ebenso zu Gewalt disponieren wie hoher chronischer Alltagsstress bei zusätzlichem akutem Stress, der letztlich den Auslöser bildet. Physische Aggression und Gewalt haben damit häufig mit hohem Stresserleben, blank liegenden Nerven, geringer Belastbarkeit und Frustrationstoleranz und fehlender Impulskontrolle zu tun. Ein unbedeutender Stimulus des Partners (eine störende Gewohnheit, eine unpassende oder provozierende Verhaltensweise oder seine bloße Anwesenheit) kann bei dem gereizten Partner zu gewalttätigem Verhalten führen.

Partnerschaftliche Aggression ist häufig eine Folge von *paarextern erlebtem Stress*, d.h. von Stress, den man außerhalb der Partnerschaft (z.B. am Arbeitsplatz) erfährt und den man mit nach Hause bringt (Bodenmann, Ledermann & Bradbury, 2007; Randall & Bodenmann, 2009). So schwappt der im Alltag erfahrene, individuell mangelhaft oder unbewältigte Stress (z.B. beruflicher Stress, Stress mit Nachbarn, Stress mit der Herkunftsfamilie, Stress mit den Kindern) auf die Partnerschaft über und führt zu negativen Interaktionen zwischen den Partnern mit erhöhter Wahrscheinlichkeit einer Eskalation (siehe auch Seiten 175 ff.).

Bodenmann, Meuwly, Bradbury, Gmelch und Ledermann (2010) haben zeigen können, dass Stress bei

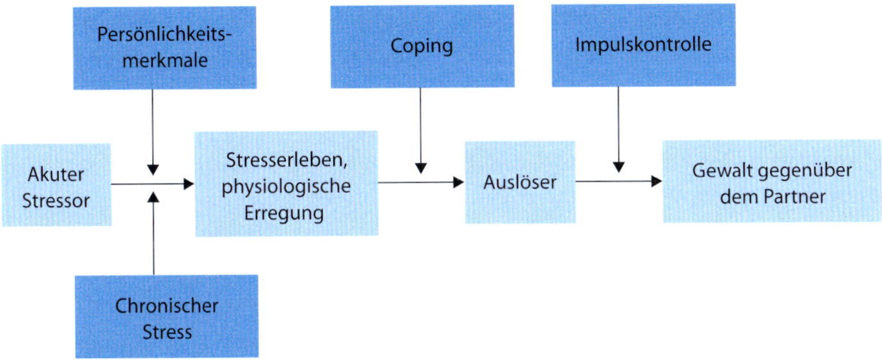

Abbildung 6-4: Stress und seine Folgen in Zusammenhang mit partnerschaftlicher Gewalt

tendenziell ärgerlichen Personen häufiger zu verbaler Aggression führt. Dieser Zusammenhang kann zwar durch individuelle und dyadische Belastungsbewältigung abgeschwächt werden, jedoch nicht bei sehr starkem Stresserleben. In diesen Situationen brechen quasi die Emotionen durch und die Wahrscheinlichkeit steigt, dass es zu verbaler Gewalt kommt. Damit kann ein akuter Stressor vor dem Hintergrund der allgemeinen aktuellen Belastung (chronischer Stress) zu einem starken Stresserleben führen, das bei einem (häufig unbedeutenden) Auslöser zu Gewalt führen kann. Moderatoren dieses Prozesses sind:

- Persönlichkeitsmerkmale (Trait-Ärgerlichkeit, Trait-Aggressivität, Neurotizismus, Extraversion)
- Coping (problem- und emotionszentrierte Bewältigung) sowie
- die Fähigkeit zur Impulskontrolle (die zwar auch als ein Teil des Copings betrachtet werden kann, jedoch situativ die Fähigkeit meint, aus der Situation zu gehen, um sich zu beruhigen, statt in der Situation die Kontrolle zu verlieren und gewalttätig zu werden) (siehe **Abbildung 6-4**).

Häufig tritt Gewalt analog bei *paarinternem Stress* auf, wobei die Stressursache nun direkt im Paar selber liegt. Paarkonflikte als Ursache für Gewalt sind häufig (Marshall, Jones & Feinberg, 2011). Wenn das Paar sich aufgrund von Meinungsverschiedenheiten, Bedürfnisdiskrepanzen, unterschiedlichen Zielen oder Präferenzen in einen Konflikt verstrickt, kann dies leicht zur gewalttätigen Eskalation führen. Häufig wird die Frau in solchen typischen Konfliktsequenzen emotional heftig, verbal aggressiv und dominant, worauf der Mann nach anfänglichem Dagegenhalten mit Rückzug oder Gewalt reagiert, wenn er erkennt, dass er der Frau verbal unterlegen ist und sich an die Wand gespielt fühlt.

Wie Gottman et al. (1995) zeigen konnten, kann diese Situation beim Mann zu einer starken *physiologischen*

Erregung (emotionale Überschwemmung) führen, die bei einigen Männern (Typ II) zu Gewaltäußerungen disponiert, wenn die *Impulskontrolle versagt* und die Erregung nur durch diese destruktive Verhaltensweise abgebaut werden kann. Babcock, Waltz, Jacobson und Gottman (1993) konnten zudem nachweisen, dass ein Zusammenhang zwischen der Gewaltausübung des Mannes und seinem selbstperzipierten Einfluss in der Partnerschaft (Macht in der Beziehung) besteht.

Machtkämpfe zwischen den Partnern münden häufig in verbale, sexuelle oder physische Gewalt. Männer mit wenig wahrgenommener Macht in der Partnerschaft erweisen sich im Sinne eines *kompensatorischen Effekts* als häufiger gewalttätig als Männer, die sich als ihrer Partnerin ebenbürtig erleben und andere Mittel haben (konstruktives Gespräch), um ihre Bedürfnisse mitzuteilen. Erkennt der Mann mit geringem Machterleben, dass er seiner Frau in einem Konfliktgespräch unterlegen ist, kann diese wahrgenommene Einbuße seines Einflusses zu Gewaltäußerungen disponieren. Straus (2008) zeigte, dass die Dominanz der Frau die Wahrscheinlichkeit von Gewalt seitens des Partners um den Faktor 2,63 vorhersagte.

Merke!
Häufig eskalieren auch paarinterne Konflikte. Meinungsverschiedenheiten, unterschiedliche Wünsche, Bedürfnisse und Ziele führen zum Machtkampf. Jeder Partner möchte den anderen von der Richtigkeit seiner Ansichten überzeugen und seine Bedürfnisse durchsetzen. Dieses koersive Muster birgt Gewaltpotenzial. In der Hitze des Gefechts kann es dann leicht zu Aggression und Gewalt kommen, vor allem bei Männern, die sich der Frau verbal unterlegen fühlen. Die Dominanz der Frau erhöht das Risiko gewalttätiger Interaktionen seitens des Partners um mehr als das Doppelte.

Zwei der häufigsten Gründe für paarinternen Stress, der zu Gewalt führt, sind *Eifersucht* und *Untreue*, da in diesem Zusammenhang sehr starke Emotionen und in kürzester Zeit intensivste Aggressions- und Hassgefühle mit dem Wunsch nach Rache, Vergeltung und Abstrafung des Partners auftreten.

Eine dritte Ursache partnerschaftlicher Gewalt kann in *psychopathischen (antisozialen) Persönlichkeitszügen* liegen (Typ I). Hier spielen weder Stress noch dyadische Interaktionsmuster eine aggressionsauslösende Rolle – vielmehr wird Gewalt am Partner aus einer krankhaften Neigung heraus ausgeübt. Nach der Gewaltanwendung fehlen Schuldgefühle und Einsicht in das Fehlverhalten, während der Gewaltausübung ist der gewalttätige Partner physiologisch kaum erregt (Gottman et al., 1995). Zudem findet man beim Typ I eine generalisierte Form der Gewalt, das heißt, die Person ist nicht nur gegenüber dem Partner, sondern auch anderen Personen (oder Tieren) gegenüber gewalttätig.

Damit können zwei Typen von gewalttätigen Partnern unterschieden

Tabelle 6-1: Typ-I- und Typ-II-Aggressoren

Typ-I-Aggressoren	Typ-II-Aggressoren
• Keine oder geringe physiologische Erregung (Kaltblütigkeit)	• Starke physiologische Erregung (Gefühlsüberschwemmung)
• Antisoziales, psychopathisches Persönlichkeitsprofil	• Labiler, extravertierter Typus (hohe Stressreagibilität)
• Keine Schuldgefühle und kein Mitleid nach Gewaltäußerung	• Starke Schuldgefühle, Mitgefühl, Scham, Selbstzweifel
• Persönlichkeitsdisposition führt zu Aggression und Gewalt in verschiedenen Situationen und gegenüber verschiedenen Personen (Freunde, Bekannte, Mitarbeitende, Vorgesetzte, Fremde)	• Mangelnde Impulskontrolle führt zu situativer Aggression und Gewalt
• Defensiv-ängstliche, ärgerliche und traurige Reaktionen des Partners	• Kritische, abwertende, dominante Reaktionen des Partners
• Geringe Scheidungsrate (Angst des Partners vor unberechenbaren Konsequenzen)	• Hohe Scheidungsrate

werden: Typ-I- und Typ-II-Aggressoren. Ihre Merkmale werden in Anlehnung an Gottman et al. (1995) in **Tabelle 6-1** dargestellt.

Gottman et al. (1995) berichteten in ihrer Verhaltensbeobachtungsstudie mit 61 Paaren, dass die Scheidungsrate von Paaren mit einem Typ-I-Aggressor innerhalb einer Zwei-Jahres-Katamnese bei 0% lag, im Vergleich zu 27,5% bei einem Typ-II-Aggressor. Üblicherweise werden in diesem Zeitfenster bei anderen Studien Trennungsraten von 2–5% genannt.

Holtzworth-Munroe und Meehan (2004) unterscheiden in ihrer Typologie in Erweiterung der Typen von Gottman et al. (1995) zudem den *dysphorischen oder Borderline-Gewalttätigen*, der moderate bis schwere häusliche Gewalt ausübt, jedoch außerhalb der Partnerschaft weniger zu Gewaltdurchbrüchen neigt. Gewalt ist hier eine Folge von Borderline-Persönlichkeitszügen (emotionale Labilität, intensive, instabile Beziehungen, Angst vor Zurückweisung oder Eifersucht). Gemäß Holtzworth-Munroe und Meehan (2004) können entsprechend vier Typen gewalttätiger Partner unterschieden werden:

- Gewalttätige, die nur in der Familie Gewalt zeigen («family-only batterers»)
- generalisiert Gewalttätige («generally violent and antisocial batterers»), die dem Typ-I bei Gottman et al. (1995) entsprechen
- Low-Level-Batterers und
- dysphorische oder Borderline-Gewalttätige.

Eine ganze Reihe zusätzlicher Faktoren spielt bei partnerschaftlicher Gewalt eine wichtige Rolle, auf die hier

Merke!
Gewalt in Partnerschaften kann verschiedene Gesichter haben. Nützlich ist auch für die klinische Arbeit die Unterscheidung in stressbezogene Gewalt (Typ-II-Gewalttätige) versus psychopathiebezogene Gewalt (Typ-I-Gewalttätige), da der unterschiedliche Ursprung der Gewalt und die damit verbundenen verschiedenen Gewaltmechanismen therapeutisch anders angegangen werden müssen. Im ersten Fall geht es darum, Stress reduzieren und Impulskontrolle aufbauen zu lernen, im zweiten Fall sind häufig eine Trennung bzw. Scheidung und eine intensive Psychotherapie oder Verwahrung des Täters sinnvoll.

aus Platzgründen nur am Rande eingegangen werden kann. So scheinen *soziale Normen* eine wichtige Rolle zu spielen. Bei Personen, die denken, in ihren Kreisen sei partnerschaftliche Gewalt ein probates Mittel, um dyadische Konflikte zu regeln, tritt häusliche Gewalt auch häufiger auf (Neighbors et al., 2010). Außerdem spielt *Alkohol* bei Gewalt gegen den Partner eine wichtige Rolle. Ein trauriges Kapitel stellt zudem die *Wiederholung von Gewalterfahrungen* dar. So ist die Wahrscheinlichkeit, auch in der Partnerschaft Gewalt zu erfahren, bei Frauen, die bereits als Kind misshandelt wurden, um 72 % höher als bei Frauen ohne diesen Hintergrund. Die gegenwärtige Erfahrung häuslicher Gewalt geht in verschiedenen Studien mit Missbrauch und Gewalterfahrungen in der Kindheit einher (Hetzel-Riggin & Meads, 2011). Über welche Mechanismen diese Gewaltwiederholungen laufen (z. B. selektive Partnerwahl) ist bis heute nicht restlos geklärt.

Auswirkungen von Gewalt auf die Paarbeziehung

Entgegen der landläufigen Meinung, physische Gewalt richte größere, da sichtbarere Schäden und Verletzungen bis hin zum Tod an, zeigen Studien, dass Häufigkeit und Intensität psychischer Gewalt vor allem für Frauen *schlimmere psychologische Folgen* haben. Fortin, Guay, Lavoie, Boisvert und Beaudry (2011) zeigten in einer Untersuchung bei 233 jüngeren Paaren, dass bei Männern hingegen beide Formen der Gewalt mit gleich starkem psychischem Stress einhergehen, da physische Gewalt zu erfahren auch für Männer nicht nur stark selbstwertschädigend sein dürfte, sondern im Gegensatz zu Frauen auch stärker tabuisiert und weniger bekannt ist. Daher suchen sie seltener Unterstützung bei Freunden oder Professionellen oder erleben die Unterstützung als weniger wirksamer als die Frauen. Insgesamt sind jedoch beide Formen der Gewalt für den betroffenen Partner psychisch schmerzvoll.

Gewalt in der Partnerschaft bewirkt:

- Angst, Einschüchterung, Unsicherheit
- Vertrauensverlust, Misstrauen, Vigilanz
- Kontrollverlust und Hilflosigkeit
- Scham, Schuldgefühle

- Gefühl der Minderwertigkeit, Gefühl eines geringen Selbstwerts
- höhere Suizidalität
- aversive Besetzung des Partners *(klassische Konditionierung)*
- Verlust der Intimität, Nähe bzw. Verbundenheit zum Partner
- Distanz, Entfremdung.

Interessant sind in diesem Zusammenhang auch die Befunde von Rogge und Bradbury (1999). Die Autoren konnten in ihrer Vier-Jahres-Längsschnittstudie zeigen, dass physische und verbale Gewalt unterschiedliche Auswirkungen auf die Partnerschaftsqualität haben. Während körperliche Gewalt häufiger zu Scheidung führt, geht verbale Gewalt mit einer niedrigeren Partnerschaftszufriedenheit einher. Die Intimität zwischen den Partnern wird von der Art ihrer Kommunikation, insbesondere ihrem wechselseitigen Verständnis, ihrer Wertschätzung und Fürsorge füreinander definiert. Aggressives und gewalttätiges Verhalten unterminiert die Intimität zwischen den Partnern und führt so zu Entfremdung und Unzufriedenheit. Gewalt ist für eine Partnerschaft immer schädlich, sie untergräbt das gegenseitige Vertrauen, die Achtung voreinander und die emotionale Nähe.

Merke!
Gewalterfahrung durch den Partner führt zu deutlich negativen persönlichen und dyadischen Konsequenzen und zerstört die Grundlage für eine zufriedenstellende und stabile Partnerschaft. Zudem ist die Suizidrate bei Frauen nach Gewalterfahrungen durch den Partner und nach früheren Gewalterfahrungen um das Doppelte erhöht.

Hintergrund
Häusliche Gewalt verursacht auch volkswirtschaftlich hohe Kosten. Direkte Kosten entstehen, indem Frauen mit Gewalterfahrung Angebote der Gesundheitseinrichtungen signifikant häufiger und länger nutzen als Frauen ohne Gewalterfahrung. Indirekte Kosten entstehen durch Arbeitsausfälle und Absenzen, Unpässlichkeiten und psychische Leistungseinbußen. Die Gesamtkosten partnerschaftlicher Gewalt werden in den USA auf jährlich knapp 11 Milliarden Dollar geschätzt (Foran & Phelps, 2012).

Gewalt zwischen Partnern und ihre Folgen für das Kind

Sehr oft bekommen Kinder die Gewalt zwischen den Eltern mit. In den USA schätzen MacDonald, Jouriles, Ramisetty-Mikler und Caetaono (2006), dass 15,5 Millionen Kinder partnerschaftlicher Gewalt ausgesetzt sind.

Die Folgen destruktiv ausgetragener Konflikte zwischen den Partnern und der Anwendung von Gewalt bleiben nicht auf diese beschränkt, sondern vergiften das gesamte *Familienklima*, beeinflussen die *Interaktionen der Eltern mit ihren Kindern* und zeigen gravierende Auswirkungen für die Entwicklung des Kindes. Das *Erziehungsverhalten*, die elterliche *Feinfühligkeit* und *Emotionalität* gegenüber dem Kind sind bei Gewalterfahrungen in Mitleidenschaft gezogen (Cummings & Davies, 2010; Kaczynski, Lindahl, Malik & Laurenceau, 2006) (siehe Seiten 121 ff.).

Darüber hinaus gibt zu denken, dass bei partnerschaftlicher Gewalt auch die Kinder selber ein *erhöhtes Verletzungsrisiko* tragen, indem sie einerseits in die Gewaltspirale hineingeraten und dabei Schaden nehmen können oder selber Opfer von Missbrauch durch einen Elternteil werden. Rund ein bis zwei Drittel der Kinder von Familien mit Gewalt in der Partnerschaft der Eltern sind selber direkt von Gewalt betroffen (Herrenkohl, Sousa, Tajima & Herrenkohl, 2008). Osofski (2003) geht gar von 60–70 % aus. Kinder, die eine Mutter haben, die partnerschaftliche Gewalt erfährt, tragen ein 12- bis 14-mal höheres Risiko, selber Gewalt zu erfahren oder sexuell missbraucht zu werden (Foran & Phelps, 2012).

Das Phänomen ist zudem sehr häufig. Rund ein Drittel der Kinder erlebt schwere partnerschaftliche Gewalt der Eltern (Lebenszeitprävalenz). Die Jahresprävalenz liegt bei 13 % (McDonald et al., 2006). In Deutschland sieht es ähnlich aus. In einer repräsentativen Befragung im Rahmen einer Untersuchung «Gewalt gegen Frauen in Paarbeziehungen» an 10 000 Frauen wurde deutlich, dass 60 % der befragten Frauen über die letzte gewaltbelastete Paarbeziehung berichteten, in dieser Paarbeziehung auch mit Kindern zusammengelebt zu haben. 57 % der Befragten gingen davon aus, dass die Kinder die gewaltsamen Konflikte gehört, und 50 % sagten, dass die Kinder sie gesehen hätten. Etwa 21–25 % gaben an, die Kinder seien in die Auseinandersetzungen mit hineingeraten oder hätten die Befragten zu verteidigen versucht (Schröttle & Müller, 2004).

Dem Bundesamt für Statistik (2012) zufolge sind 11,4 % der häuslichen Gewalt Straftaten in der Eltern-Kind-Beziehung, davon rund 30 % vollendete Tötung, 18,5 % versuchte Tötung und 20 % schwere Körperverletzungen.

Merke!
Gewalt zwischen den Eltern bleibt meist nicht auf dieses Subsystem beschränkt, sondern weitet sich auf die ganze Familie aus: 60–70 % der Kinder, die partnerschaftliche Gewalt der Eltern erleben, werden selber Opfer von familiärer Gewalt. Das Risiko der Kinder, Gewalt zu erfahren, ist bei partnerschaftlicher Gewalt um das 12- bis 14-Fache erhöht. Gewalt in der Familie breitet sich leicht vom Elternsystem auf die Eltern-Kind-Beziehung aus.

Häusliche Gewalt gegen Kinder

Definition

Die Frage, ab wann man von Gewalt gegen Kinder spricht, ist nicht einfacher zu beantworten als bei der partnerschaftlichen Gewalt, wenn es um psychische Gewalt geht. Bei körperlicher Gewalt gibt es hingegen Konventionen, die den Sachverhalt klarer regeln als im Partnerschaftsbereich. Im Erziehungsalltag geht es einerseits um *leichte physische Strafe*, d. h. Schläge mit der offenen Hand auf die Extremitäten oder das Gesäß des Kindes, in Erziehungsabsicht und ohne es verletzen zu wollen (Saadeh, Rizzo & Roberts, 2002). *Körperliche Kindesmisshandlung*, auf der anderen Seite, ist definiert als gegen das Kind gerichtete Gewalt im Sinne von Treten, Schlagen, Verbrennen, Verletzen, Schütteln.

Weiter werden die emotionale und die physische *Vernachlässigung* unterschieden. Die körperliche Vernachlässigung umfasst:

- hygienische Unterversorgung und mangelnde Gesundheitspflege
- ausbleibende Gesundheitskontrollen beim Arzt oder Zahnarzt
- unzureichende Ernährung
- bei Kälte oder Hitze inadäquate Kleidung oder
- Alleinlassen des Säuglings bzw. Kleinkindes im Auto oder zu Hause.

Emotionale Vernachlässigung bedeutet ein unzureichendes Beziehungsangebot, d. h. Deprivation an konstanter, verlässlicher und angemessener emotionaler Beziehung.

Merke!
Gewalt gegen Kinder nimmt häufig sehr unterschiedliche Formen an und reicht von Verwahrlosung und Vernachlässigung bis hin zu schwerer körperlicher Misshandlung mit Gegenständen und schweren Schädigungen. Gewalt ist für das Kind jedoch immer invasiv und psychisch verstörend. Jede Form ist für das Kind schlimm und vulnerabilisierend.

Prävalenz

In Deutschland werden 10–15 % der Kinder körperlich misshandelt, 6–7 % sexuell missbraucht und ca. 10 % psychisch vernachlässigt, das heißt, rund jedes fünfte bis dritte Kind erfährt eine Form gravierender Gewalt (Egle, 2005; Fegert, 2001). Aus den USA werden ähnliche Prävalenzzahlen berichtet (Slep & O'Leary, 2005). Die Hälfte bis zwei Drittel der Eltern in Deutschland bestrafen ihre Kinder körperlich, 70–80 % erfahren seltenere oder leichtere Formen der Gewalt, in den USA sogar 94 % (Trunk, 2010). Die Körperstrafe als Erziehungsmittel ist in den vergangenen 30 Jahren seltener geworden: In der Generation der 1962 Geborenen wurden nur 9,2 % ohne Körperstrafe erzogen (mit 55,5 % Befragten, die ihre Kindheit als gewaltbelastet erlebten), in den nachfolgenden Generationen (1972–1982) findet sich ein Rückgang auf 14,1 % (38,1 % erlitten weiterhin Gewalt in der Erziehung) (Trunk, 2010).

Von 1996 bis 2008 nahmen die *leichteren Formen* der Gewalt (Klaps auf den Hintern, leichte Ohrfeige) kontinuierlich ab, während *gröbere Gewalt* (den Hintern tüchtig versohlen, schallende Ohrfeige, Tracht Prügel) bis 2005 ebenfalls abnahm und seither stagnierte oder leicht wieder zunahm. Auch in der Schweiz nahmen allgemein Körperstrafen zwischen 1990 und 2004 ab (Schöbi & Perrez, 2004), was auf eine gesteigerte Sensibilität gegenüber den Folgen dieser Art der Kindererziehung zurückgeführt werden kann. Andererseits zeigten Schöbi und Perrez (2004) an ihrer Stichprobe von 1240 Eltern auch, dass in derselben Zeit die Bestrafungen mittels Verbot (indirekte Bestrafung im Sinne des Entzugs eines Verstärkers; Fernsehverbot, Hausarrest, ohne Abendessen ins Bett gehen) zugenommen haben.

Dennoch zeigt die Statistik des Kinderuniversitätsspitals Zürich im Gegensatz zu den populationsbasierten Befragungen, wie bei Schöbi und Perrez (2004), dass sich dieser Trend bei schwerer Körperstrafe und Kindesmisshandlung so nicht vergleichbar feststellen lässt, sondern die Meldungen von Kindesmisshandlungsfällen zwischen 1992 bis 1998 vielmehr deutlich zunahmen. Seither kam es zur Plafonierung und zu einem leichten Zickzackverlauf auf hohem Niveau (siehe **Abbildung 6-5**).

Dabei finden sich Unterschiede bezüglich des Alters der Kinder (siehe **Abbildung 6-6**). Während sexueller Missbrauch am häufigsten bei den unter 10-Jährigen und den 10- bis 14-Jährigen vorkommt, treten alle anderen Formen der Gewalt bei den 15- bis 17-Jährigen häufiger auf.

Merke!
Insgesamt scheint auf der Grundlage von populationsbasierten Stichproben körperliche Gewalt als Erziehungsmaßnahme in den vergangenen Jahren abgenommen zu haben. Dafür stieg die Häufigkeit von Verbot und Liebesentzug als Bestrafung an. Jüngere Kinder werden häufiger bestraft als ältere und Knaben häufiger als Mädchen.

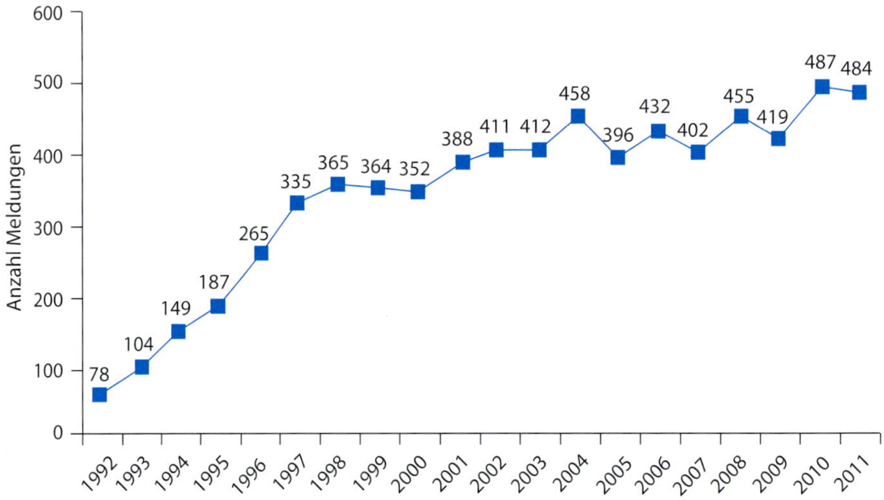

Abbildung 6-5: Meldungen bei (Verdacht auf) Kindsmisshandlung im Kinderspital Zürich (1992–2011) (Kinderspital Zürich, Medienmitteilung vom 27.01.2012)

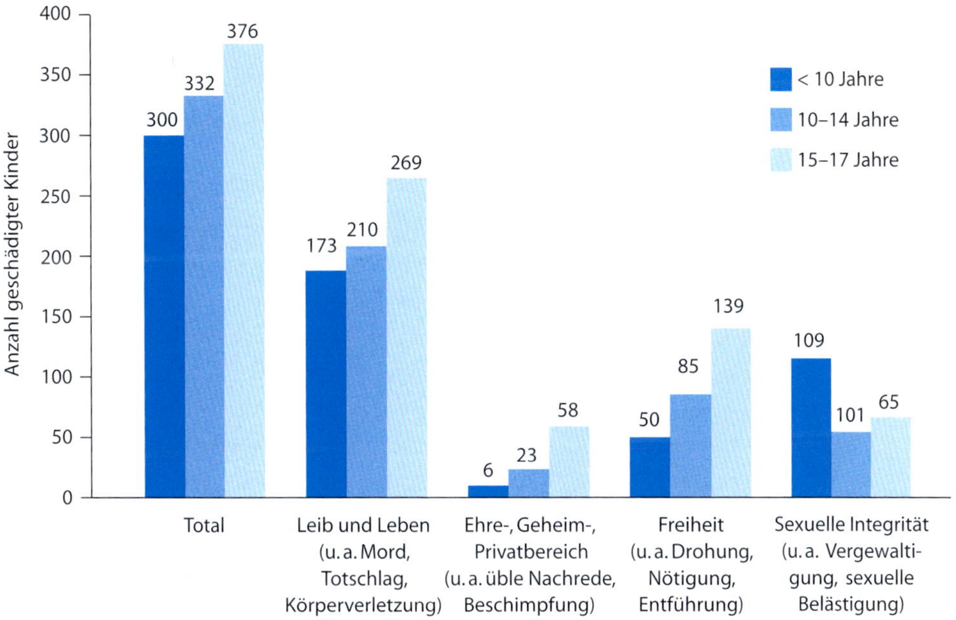

Abbildung 6-6: Häusliche Gewalt gegen Kinder (Bundesamt für Statistik, 2012)

Trunk (2010) nennt vergleichbare Zahlen für Körperdelikte, jedoch unterschiedliche Zahlen für Sexualdelikte in Deutschland, wobei die Angaben nicht direkt vergleichbar sind (siehe **Tabelle 6-2**).

Als Beispiel für die behandelten Fälle von Kindesmisshandlung kann **Abbildung 6-7** des Kinderspitals Zürich dienen. Daraus geht hervor, dass die häufigsten aller behandelten Fälle im Jahre 2011 sexuellen Missbrauch, gefolgt von körperlicher Misshandlung und psychischer Misshandlung, betrafen.

Mit rund 32 % körperlichen Misshandlungsfällen (siehe Abbildung 6-7) stellt die *Körperstrafe* weiterhin ein großes Problem dar. Hahlweg, Heinrichs, Bertram, Kuschel und Widdecke (2008) berichten in ihrer Ein-Jahres-Längsschnittstudie an 477 Müttern und 359 Vätern von über 73 % der Mütter und 58,5 % der Väter, die ihre Kinder körperlich bestrafen. Obgleich Mütter niedriger und hoher

Tabelle 6-2: Anzahl Viktimisierungen bei Kindern und Jugendlichen 2008 in Deutschland (nach Trunk, 2010, Seite 12)

Delikte	0–14 Jahre	14–18 Jahre	18–21 Jahre
Körperverletzungsdelikte pro 100 000 Einwohner	430	2265	2887
Sexualdelikte pro 100 000 Einwohner	16	120	77

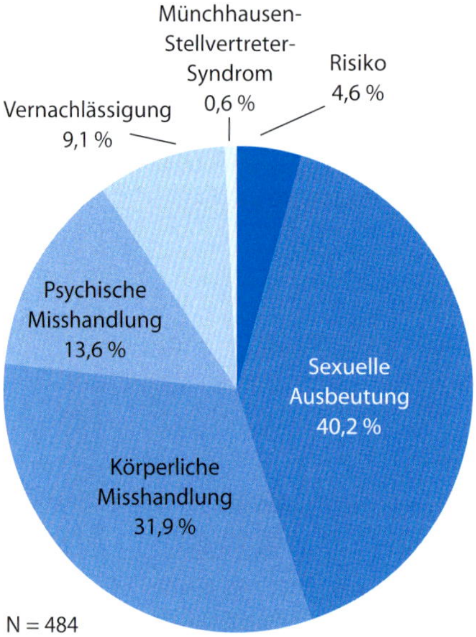

Abbildung 6-7: Meldungen von Kindsmisshandlungen im Kinderspital Zürich (2011) (Kinderspital Zürich, Medienmitteilung vom 27.01.2012, Seite 1)

sozialer Schichtzugehörigkeit vergleichbar häufig angaben, körperliche Strafe einzusetzen, variierte die Häufigkeit deutlich nach Schichtzugehörigkeit. Während Mütter höherer sozialer Schicht eher gelegentlich und nur selten oft bis sehr oft (9 %) von körperlicher Strafe Gebrauch machen, bestrafen Mütter der Unterschicht ihre Kinder häufiger regelmäßig (20 %) oder oft bis sehr oft (29 %). Bei den Vätern zeigt sich aus der Sicht der Mütter ein ähnliches Bild (siehe **Tabelle 6-3**).

Dennoch darf nicht der Eindruck entstehen, körperliche Strafe sei ein *Unterschichtphänomen*. Vielmehr sind die Effekte in diversen Studien, wenn überhaupt vorhanden, häufig relativ schwach. Der Hallenser Familiengewalt-Survey widerspricht einem sozioökonomischen Effekt deutlich und zeigt, dass sich kaum Unterschiede zwischen der Unter-, Mittel- und Oberschicht finden (siehe **Tabelle 6-4**).

Ursachen

In den meisten Fällen ist der Einsatz körperlicher Gewalt gegenüber Kindern ein Indikator für eine Überforderung in der Erziehung. Eltern setzen dann häufig auf Gewalt, wenn sie mit ihrem Erziehungslatein am Ende sind, das Kind nicht auf ihre Forderungen eingeht, ungehorsam ist oder als störend empfunden wird. Im Zuge des erhöhten Stresses und des Feh-

Tabelle 6-3: Körperliche Bestrafung des Kindes, nach Geschlecht der Eltern und sozialer Schicht (nach Hahlweg et al., 2008)

Körperliche Bestrafung	Mutter		Vater	
	Soz+	**Soz–**	**Soz+**	**Soz–**
Nein	29 %	24 %	48 %	31 %
Ja	71 %	76 %	52 %	69 %
Gelegentlich	60 %	27 %	45 %	29 %
Üblicherweise mittelmäßig häufig	9 %	20 %	6 %	16 %
Oft und sehr oft	2 %	29 %	1 %	23 %

Tabelle 6-4: Hallenser Familiengewalt-Survey zur Körperstrafe nach Schichtzugehörigkeit (nach Trunk, 2010)

Schicht	Keine Körperstrafe	Konventioneller Erziehungsstil (körperliche Sanktionen ohne schwere Körperstrafen)	Schwere Körperstrafen
Unterschicht	26,5 %	61 %	12 %
Mittelschicht	29,5 %	55,5 %	15 %
Oberschicht	28,9 %	57 %	14 %

lens von konstruktiven Verhaltensalternativen wird dann häufig zur Gewalt gegriffen. Cina und Bodenmann (2009) haben diesen Zusammenhang in einer Querschnittstudie mit 255 Eltern gut dokumentieren können. Elterlicher Stress hing signifikant mit einem ungünstigeren Erziehungsverhalten sowohl der Mütter ($\beta = 0{,}28$) als auch der Väter ($\beta = 0{,}33$) und entsprechend negativerem Kindsverhalten zusammen.

Von Herrenkohl et al. (2008) wurden häufige Korrelate von Gewalt gegenüber Kindern in den USA resümiert:

- familiäre Armut oder finanzielle Schwierigkeiten
- niedrige Schulbildung der Eltern
- Arbeitslosigkeit der Eltern
- Substanzmissbrauch (Alkohol, Drogen)
- psychische Störung eines Elternteils oder beider Eltern
- gesundheitliche Beeinträchtigungen der Eltern
- kriminelles Umfeld, ungünstige Nachbarschaft.

Diese Korrelate scheinen so im deutschen Sprachraum nicht zuzutreffen. Wie bereits gezeigt wurde, gibt es bezüglich der Schichtzugehörigkeit inkonsistente Forschungsbefunde, in großen Survey-Studien allerdings kaum Unterschiede. Auch bei Alleinerziehenden findet sich in Deutschland kein prädiktiver Effekt. Während 25 % der Alleinerziehenden Körperstrafe anwenden, sind es 29 % in den Zweielternfamilien. Den konventionellen Erziehungsstil wenden 60 % der Alleinerziehenden gegenüber 57 % der Zweielternfamilien an und auch bei schwerer Gewaltausübung liegen Alleinerziehende nur einen Prozentpunkt höher (14,6 % vs. 13,6 %) (Bussmann, Erthal & Schroth, 2008).

Prädiktoren für körperliche Gewalt gegenüber Kindern in Deutschland sind:

- eigene Gewalterfahrung in der Kindheit und Jugend
- Gewalt in der Partnerschaft
- psychische Störungen eines oder beider Elternteile
- Stress und Überforderung in der Erziehung
- schwaches oder fehlendes Normbewusstsein, dass man Kinder körperlich nicht strafen sollte.

Hintergrund
Mütter wenden häufiger physische Strafe an als Väter, wobei wiederum jüngere Mütter häufiger strafen. Bei eigener Gewalterfahrung in der Kindheit, bei psychischen Problemen (z.B. Depression) oder bei alleinerziehenden Eltern wird häufiger physische Strafe angewendet. Bei körperlicher Aggression zwischen den Ehepartnern und chronischen Partnerschaftskonflikten steigt auch das Risiko für die Kinder, geschlagen zu werden (Hahlweg et al., 2008, S. 48).

Am häufigsten werden Kinder bestraft, weil sie die Eltern ärgern oder «nerven» (26,2 %), zu Geschwistern gemein sind (23 %), nicht gehorchen (25,7 %), die Eltern gereizt (21,1 %) oder angespannt (10,9 %) sind oder ungebührliches Verhalten zeigten (12,5 %) (Schöbi & Perrez, 2004). Analog zur partnerschaftlichen Gewalt ist auch bei Eltern-Kind-Gewalt in vielen Fällen von einem wechselseitigen Prozess auszugehen (siehe Zwangsprozess), in dem sich das Verhalten gegenseitig aufschaukelt. Zudem kann auch ein schwieriges Temperament des Kindes dazu beitragen, dass Eltern häufiger oder harscheres punitives Erziehungsverhalten zeigen (Burke, Pardini & Loeber, 2008).

Eine Studie von Caspi et al. (2004) verdient hier noch besondere Erwähnung, weil darin der Zusammenhang zwischen *mütterlicher Negativität* («expressed emotion», siehe auch Seiten 58 ff.) und antisozialem Verhalten des Kindes im Alter von 5 und 7 Jahren bei monozygoten Zwillingen (N = 565) untersucht wurde. Trotz identischen Genmaterials fanden sich abhängig von der Einstellung der Mutter zum Kind und damit wohl auch von ihrem Verhalten im Alltag signifikante Unterschiede im kindlichen Verhalten. Der eineiige Zwilling, der von seiner Mutter mehr Negativität und weniger emotionale Wärme erhielt, zeigte signifikant häufiger antisoziale Verhaltensprobleme, und zwar sowohl in der Einschätzung der Mutter als auch des Lehrers. Die Korrelationen zwischen mütterlicher Negativität und antisozialem Verhalten des Kindes waren r =0,46 (Querschnitt mit 5 Jahren), r = 0,39 (Längsschnitt mit 7 Jahren) und r = 0,18 bei der Lehrerbeurteilung zu beiden Messzeitpunkten.

Merke!
Die Gene entscheiden weniger über spätere Verhaltensauffälligkeiten als der mütterliche und elterliche Umgang mit dem Kind.

Folgen von Strafen

Wie oben gezeigt wurde, wird die körperliche Strafe weiterhin in vielen Familien angewendet, auch wenn in den vergangenen 40 Jahren eine deutliche Abnahme zu verzeichnen ist. Dabei sollte beachtet werden, dass nicht nur schwere körperliche Züchtigung, sondern schon *leichte Körperstrafen* destruktive Auswirkungen auf die Entwicklung des kindlichen Wohlbefindens haben.

In der Literatur werden folgende Konsequenzen von körperlicher Strafe genannt (Albrecht, 2008; Cornell & Frick, 2007; Bodenmann, Perrez & Schär, 2011; Russell, Springer & Greenfield, 2010; Trunk, 2010):

- negative Eltern-Kind-Beziehung, geprägt durch Ängstlichkeit, Anpassung, Unterwürfigkeit (Bravheitssyndrom), Vermeidung, Distanz und verdeckte Aggressionen
- allgemein höhere Aggressivität in sozialen Interaktionen bis hin zu antisozialem Verhalten und häufigeren Straftaten (Gewalttätigkeiten)
- häufigere Verstrickung in Schlägereien im Jugend- und Erwachsenenalter (14 % ohne Gewalterfahrung, 27 % bei Kindern mit konventionellem Erziehungshintergrund und 58 % bei Jugendlichen mit Gewalterfahrung)
- höheres Viktimisierungsrisiko (lebenslang höhere Gewalterfahrung auch als Jugendlicher und Erwachsener)
- höhere Ängstlichkeit und geringere Assertivität
- höhere Unfähigkeit, Empathie zu entwickeln
- geringere Sozialkompetenzen
- geringerer Selbstwert bis hin zu Identitätsschädigung
- häufigere psychosomatische Störungen
- Rückzug in eigene Fantasiewelt (gesteigerter TV- oder Internetkonsum)
- sozialer Rückzug und höheres Depressionsrisiko
- erhöhter Substanzkonsum (Alkohol, Drogen).

Da diejenigen, die als Kinder körperlich gezüchtigt werden, im Jugendalter selber zu stärkerer Gewaltanwendung neigen, besteht hier ein Teufelskreis dysfunktionaler Erziehungspraktiken. Prospektive Langzeitstudien über 20 Jahre zeigen, dass aggressives Verhalten über mindestens drei Generation hinweg stabil bleiben kann und über inkonsistente und aggressive Erziehungspraktiken der Eltern vermittelt wird (Capaldi et al., 2003; Noll, 2005).

Viele *psychopathologische Störungen* bei Kindern und Jugendlichen, und zwar nicht nur Störungen des Sozialverhaltens, Störungen mit oppositionellem Trotzverhalten oder Psychopathie bzw. später antisoziale Persönlichkeitsstörung, sondern auch Störungen aufgrund psychotroper Substanzen, affektive Störungen,

Merke!
Gewalt sät Gewalt. Widom (1989) zeigte, dass 30 % der ehemals misshandelten Eltern die erlittene Gewalt an ihre Kinder weitergeben und 26 % der kindlichen Opfer von Misshandlung, Missbrauch oder Vernachlässigung in der Adoleszenz selber zu Gewalttätern werden. Halford et al. (2000) wiesen nach, dass die beobachtete partnerschaftliche Gewalt der Eltern bei Männern später in der eigenen Partnerschaft zu destruktiverem Interaktionsverhalten mit ihrer Partnerin führt.

Ess- oder Angststörungen können mit Gewalterfahrungen in Zusammenhang stehen. Körperliche Bestrafung, Vernachlässigung oder emotionale Gewalt gehören damit zu den wichtigsten Risikofaktoren einer späteren kindlichen Psychopathologie.

Webster-Stratton (1990) beschreibt dabei einen Prozess, in dem elterlicher Stress, punitive oder inkonsistente Erziehung und Störungsentwicklung beim Kind Hand in Hand gehen. Dabei führen familienexterne Stressoren (Alltagsstress, kritische Lebensereignisse usw.), familieninterne Stressoren (Partnerschaftskonflikte, Trennung oder Scheidung) sowie ein schwieriges Temperament und Verhalten des Kindes über eine ungünstige Erziehung zu einer höheren Störungsanfälligkeit der Kinder. Das dysfunktionale Erziehungsverhalten (negative Einstellungen gegenüber dem Kind, geringe emotionale Wärme, punitives und/oder inkonsistentes Erziehungsverhalten, ineffiziente Problemlösefähigkeiten wegen Stress und Kindseigenschaften) wird durch verschiedene Variablen moderiert (wenig sozialer Rückhalt in der Gemeinde, geringe soziale Unterstützung, psychische Störungen der Eltern, eigene negative Kindheitserfahrungen) (siehe **Abbildung 6-8**).

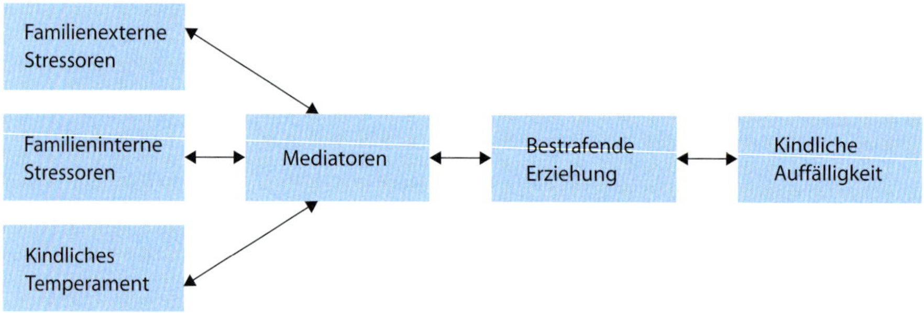

Abbildung 6-8: Zusammenspiel zwischen Stress, elterlicher Punitivität und kindlichen Störungen (adaptiert nach Webster-Stratton, 1990, Seite 303)

Wichtiges in Kürze

Gewalt gegenüber Kindern ist sehr häufig und hat weitreichende Konsequenzen. Schon leichtere Formen der Körperstrafe sind für den Selbstwert des Kindes schädlich. Die Betroffenen zeigen lebenslang eine höhere Viktimisierung. sind häufiger selbst gewalttätig und wiederholen gewaltsame Erziehung später bei den eigenen Kindern. Zudem gehen Gewalterfahrungen in der Kindheit und Jugend mit häufigeren psychopathologischen Störungen jeglicher Art (Angststörungen, affektive Störungen, Störungen des Sozialverhaltens, Störungen aufgrund psychotroper Substanzen, Essstörungen) einher. Häufig ist die Gewalt gegenüber den Kindern auch mit der Gewalt gegenüber dem Partner assoziiert und wird über Generationen tradiert. Wichtig ist die Unterscheidung zwischen stressbezogener Gewalt, bei der es häufig aufgrund starker physiologischer Erregung und mangelnder Impulskontrolle zur Gewalt kommt, und Gewalt aufgrund devianter Persönlichkeitsmerkmale. Die Behandlung muss entsprechend unterschiedlich ausfallen.

7. Familie als Resilienzfaktor

Während in den Kapiteln 3 bis 6 auf schwierige und pathogene Aspekte der Familie eingegangen wurde, soll in diesem Kapitel die positive und stärkende Funktion der Familie bei günstigen Voraussetzungen in Erinnerung gerufen werden. Der Familie als wichtigster Sozialisationsinstanz kommt eine zentrale Schlüsselrolle für das förderliche Gedeihen der Kinder und das Befinden aller Familienmitglieder zu. Das Kind erfährt hier authentisch, wie Beziehungen funktionieren, wie Emotionen reguliert, Werte gelebt und Handlungen vollzogen werden. Dabei spielen neben *Modelllernprozessen* (Bandura, 1979) vor allem *Bindungsprozesse* (siehe Seiten 100 ff.), *Erziehungsprozesse* (siehe Seiten 117 ff.) und das *Familienklima* (siehe Seiten 85 ff.) eine wichtige Rolle. Die verschiedenen Prozesse werden stark geprägt durch die Qualität der elterlichen Beziehung, der Geschwisterbeziehungen und der Eltern-Kind-Beziehungen. Verlaufen diese Prozesse im Normalbereich und ist das Familienklima ausreichend günstig, kann davon ausgegangen werden, dass dem Kind günstige Entwicklungsbedingungen zur Verfügung stehen, die eine gesunde Entwicklung und seine Resilienz gegenüber späteren aversiven Erfahrungen fördern.

Konstrukt und Definition der Resilienz

Das Konstrukt der Resilienz erfuhr durch die Initiantin der Kauai-Längsschnittstudie (Hawaii), Werner-Jacobson, erstmals internationale Beachtung. Sie zeigte in ihrer Studie über 40 Jahre mit 698 Kindern, von denen ein Drittel mit mehr als vier Risikofaktoren (Armut, alkoholsüchtiger Vater, Gewalterfahrungen etc.) aufwuchs, dass ein Drittel dieser Kinder auch unter schwer belastenden Lebensbedingungen eine normale Entwicklung nahm und dass sich sogar viele ehemals verhaltensauffällige Kinder ab dem 40. Lebensjahr normal integriert hatten (Werner & Smith, 2001).

Bei einer Definition der Resilienz werden seither drei Aspekte diskutiert:

- gesunde Entwicklung bei Kindern *trotz hoher Risikofaktoren* wie Armut, psychische Krankheit eines Elternteils, Kindesmisshandlung usw.

- gesunde Entwicklung *trotz stressreicher, gravierender kritischer Lebensereignisse* wie Scheidung der Eltern, Tod eines Elternteils, Migration, Kriegserfahrung, Umweltkatastrophen, persönliche schwere Krankheit oder Behinderung usw.
- gesunde Entwicklung *nach Erholung von schweren Traumata* wie Krieg, Katastrophen, Migration, Missbrauchserfahrung usw.

Individuelle und familiäre Resilienzfaktoren

Resilienz kann sich aufgrund individuell günstiger Merkmale konstituieren:

- *günstige Persönlichkeitseigenschaften* (sympathisches Wesen, Attraktivität, Verlässlichkeit, Liebenswürdigkeit, Selbstständigkeit, psychische Stabilität und ausgeglichenes Temperament, positives Selbstbild, Intelligenz)
- *hohe Kompetenzen* (Problemlösung, Sozialkompetenzen, Stressbewältigungskompetenzen, Emotionsregulation, Beziehungsfähigkeit).

Eine weitere wichtige Rolle spielt die *soziale Unterstützung* durch Peers, Nachbarn, Mitglieder der erweiterten Familie, Lehrpersonen oder Ersatzeltern.

Als dritte Quelle von Resilienz ist die Familie von großer Bedeutung. Günstige Voraussetzungen in der Familie, sogenannte familiäre Resilienzfaktoren, sind entsprechend:

- eine *mittlere Kohäsion* – d. h. nicht zu losgelöste und nicht zu symbiotisch-verstrickte Beziehungen zwischen den Familienmitgliedern, sondern gesunde Nähe-und-Distanz-Regulation mit Freiräumen für alle, aber gleichzeitig Nähe, Verbundenheit, Geborgenheit und Zugehörigkeit; klare Grenzen zwischen den familiären Subsystemen und der Familie nach außen – bildet eine wichtige Grundlage für ein adäquates Familienklima und einen günstigen Entwicklungskontext für das Kind. Die Kohäsion ist gleichzeitig eine wichtige Grundlage für angemessene Bindungserfahrungen sowie für emotionale Wärme und Unterstützung im Erziehungskontext.
- Ebenso notwendig für ein förderliches, resilientes Familienumfeld ist eine *mittlere Adaptabilität.* Die Fähigkeit der Familie und insbesondere der Eltern, Familienregeln und klare Absprachen alters- und entwicklungsgerecht zu formulieren, gemeinsam mit den Kindern abhängig von ihrem Entwicklungsstand festzulegen und im Alltag überzeugend zu leben, bildet eine wichtige Voraussetzung für ein gesundes Funktionieren der Familie. Diese Regeln sind nicht statisch, sondern dynamisch und im Zuge der Entwicklung der Kinder und der Eltern immer wieder flexibel anzupassen. Dies sollte geschehen, ohne dass ständig neue Regeln gel-

ten und alles konstant hinterfragt und neu definiert wird (chaotisch) oder die Familie nicht fähig ist, notwendige Anpassungen vorzunehmen (rigide). Die Vorgabe von Struktur, Regeln und klaren Grenzen und deren konsequente Einhaltung spielt im Rahmen der Erziehung eine zentrale Rolle. Gleichzeitig lernen die Kinder Flexibilität und Problemlösung im Sinne der Adaptation dieser Regeln und ihrer Umsetzungen.

- Für die Resilienz des Kindes spielt zudem die *Bindungserfahrung* eine zentrale Rolle. Hier spielen zwei Dinge für die gesunde Entwicklung eine wichtige Rolle: (a) die Stabilität emotionaler Beziehungen zu beiden Eltern, aber mindestens zu einem Elternteil, damit das Kind Bindungskonstanz erfahren kann, und (b) die Sensitivität und Zuverlässigkeit der Bezugspersonen für die Ausbildung einer sicheren Bindung, internaler Kontrollüberzeugungen und eines gesunden Selbstwerts. Eine sichere Bindungsrepräsentation bildet eine essenzielle Grundlage für Resilienz. Wichtig für eine gesunde Entwicklung des Kindes und den Aufbau seiner Resilienz sind zudem *weitere konstante Versorgungs- und Bezugspersonen* neben der Mutter oder dem Vater, um andere soziale Unterstützungsfiguren zur Verfügung zu haben, die bei potenziellen Trennungen von den Eltern zur Verfügung stehen und soziale Unterstützung außerhalb der Familie geben können. Der Bindungsliteratur zufolge sind drei bis vier enge Bezugspersonen für das Kind möglich.
- Eine *autoritativ-konstruktive Erziehung* mit einerseits emotionaler Wärme, Liebe, Wertschätzung, Akzeptanz und Unterstützung, andererseits klaren Strukturen, Regeln und Grenzen sowie Konsistenz innerhalb einer Erziehungsperson und zwischen den Eltern bildet eine weitere Grundlage der familiären Gesundheit und des Aufbaus von Resilienz beim Kind.
- Eine zentrale Komponente der Resilienz sind ferner angemessene *Kompetenzen* (Sozialkompetenz, Coping, Problemlösestrategien) mindestens eines Elternteils, jedoch besser bei beiden Eltern, damit das Kind diese Fertigkeiten über Modelllernen ebenfalls erwerben kann, die lebenslang als Moderatorvariablen zwischen Stresserfahrungen und der Entwicklung von Störungen fungieren (vgl. Störungsgleichung von Becker, 1982).
- *Familienrituale* (Gutenachtgeschichten, gemeinsame Mahlzeiten, Feiern von Geburtstagen oder anderen Festen und Bräuchen etc.), die Struktur und Beziehung stiften und die Wichtigkeit jedes einzelnen Familienmitglieds verdeutlichen, können als weitere Komponente der Resilienz gesehen werden.
- Eine zentrale Prämisse ist die *Zeit* für die Kinder, wobei es um quantitative Aspekte (ausreichend Zeit

für persönliche Begegnungen, Bindungserfahrungen, Spiele und Stimulation), aber auch um die Qualität geht. Wichtig ist, dass man sich ganz auf das Kind und seine Bedürfnisse einlassen kann, wenn man mit ihm zusammen ist, ihm Priorität, volle Aufmerksamkeit, Interesse und Zuwendung schenkt.

- *Wenig destruktive elterliche Konflikte* während der Kindheit und Jugend sowie die Erfahrung häufiger positiver Interaktionen zwischen den Eltern (Interesse, Aufmerksamkeit, Zärtlichkeit, Lob und Komplimente usw.) bilden eine weitere Resilienzerfahrung. Wenn das Kind erlebt, wie die Eltern konstruktiv streiten, wie sie Konflikte einvernehmlich lösen und gemeinsam faire und für beide stimmige Lösungen finden, entwickelt es seinerseits über Modelllernprozesse Kommunikationskompetenzen, andererseits kann es in einem harmonischen und konstruktiven Familienklima gedeihen und Ressourcen aufbauen. Zu erfahren, wie sich die Eltern bei Sorgen und Nöten zuhören, sich zu verstehen suchen und sich gegenseitig Unterstützung geben (dyadisches Coping), bildet einen weiteren wichtigen Aspekt.
- *Fehlen von elterlicher Scheidung*, besonders während der frühen Kindheit und Adoleszenz, kann ebenfalls als Resilienzerfahrung angesehen werden.
- Förderlich für die Resilienz ist weiter eine *außerhäusliche Berufstätigkeit der Mutter*, aber trotzdem konstante, emotional tragfähige Betreuung der Kinder. Für das Befinden der Mutter kann es sehr wichtig sein, dass sie neben den Kindern und dem Haushalt beruflich integriert bleibt, um persönlichen Ausgleich, gesellschaftliche und soziale Wertschätzung, Unabhängigkeit vom Partner und berufliche Erfüllung zu finden. Hinsichtlich der Stellenprozente sollte die Berufstätigkeit der Mutter allerdings dem Alter des Kindes und seinen Bedürfnissen nach Zeit, Fürsorge, Bindung und Stimulation durch die Mutter Rechnung tragen. Sie sollte möglichst freiwillig erfolgen, auch vom Partner gutgeheißen werden und von allen nicht als zusätzlicher Stress erlebt werden. Ein prozentual den Bedürfnissen des Kindes und der Eltern angepasstes Arbeitspensum außer Hauses wirkt häufig depressiven Verstimmungen der Mutter entgegen, die ihrerseits ein Risikofaktor für kindliche Fehlentwicklung sind. Eine glückliche Mutter ist für ein gesundes Gedeihen des Kindes essenziell.
- Als familiärer Resilienzfaktor wird auch die *Religiosität* diskutiert, die in schwierigen Zeiten Halt und Verankerung geben kann.
- Als Resilienzfaktor gilt weiter, dass *weniger als vier Kinder* in der Familie leben, die jeweils mindestens 2 Jahre auseinanderliegen, um jedem Kind die Aufmerksamkeit und Bedeutung zukommen lassen

zu können, die ihm gebührt und die es für eine förderliche Entwicklung benötigt. Eine zu hohe Kinderdichte und eine zu große Anzahl Kinder überfordern die Eltern häufig, sind ein gewichtiger Kostenfaktor und erhöhen den elterlichen und familiären Stress.

- Die *rechtzeitige Inanspruchnahme von Unterstützungsangeboten* bei psychischen Schwierigkeiten eines Elternteils, bei Sensitivitätsproblemen, Erziehungsfragen oder zur Partnerschaftspflege sowie rechtzeitiges Erkennen und Gegensteuern bei Schwierigkeiten und Problemen gehören ebenfalls zu einem konstruktiven Familienkontext. Solche Unterstützung kann durch wissenschaftlich fundierte Ratgeber, Vorträge, Kurse, Beratungen oder Therapien erfolgen. Es erfordert Offenheit und Motivation der Eltern, um sich solche Hilfen zu erschließen.

Die Familie ist eine fundamentale Kernzelle der Gesellschaft und ein höchst relevanter Entwicklungskontext für Kinder. Ihr sollte man gesellschaftlich, strukturell, ökonomisch und ökologisch in hohem Maße Sorge tragen und sie in ihren schwierigen Aufgaben unterstützen und fördern (siehe auch Kapitel 8, Prävention). Dazu sind *familienpolitische Konzepte* notwendig, die diesen wichtigen Funktionen der Familie Rechnung tragen, ihr günstige Rahmenbedingungen schaffen und sie in ihrem gesamtgesellschaftlichen Auftrag unterstützen. Wenn Familien straucheln, ist dies meist auch eine Folge zu starker externer Belastungen und aversiver Kontextbedingungen.

Wichtiges in Kürze

Die Familie ist in vielen Fällen ein Hort, wo das Kind Resilienz und Ressourcen erwerben und aufbauen kann. Viele für das spätere Leben wichtige Dinge lernt das Kind zu Hause, implizit oder explizit im Sinne bewussten Lehrens seitens der Eltern. Dabei spielen strukturelle Aspekte (Familiengröße, Geschwisterdichte) ebenso eine Rolle wie die Kompetenzen der Eltern, einen förderlichen Entwicklungskontext und ein günstiges Familienklima zu schaffen. Die Ansprüche an die Familie sind damit sehr groß und häufig überfordernd. Familien sollten in ihren wichtigen Funktionen daher auch politisch, strukturell, ökonomisch, ökologisch und psychologisch unterstützt werden. Die Investitionen von Müttern und Vätern in die Bindungs- und Erziehungsarbeit, die Pflege und Förderung der Kinder sollten gesellschaftlich stärker gewürdigt und in ihrer hohen Relevanz für die Gesundheit der Bevölkerung und die Volkswirtschaft erkannt werden. Eine gesunde Familie ist die Keimzelle für gesunde Kinder, leistungsstarke, motivierte und kreative Bürgerinnen und Bürger und eine hoffnungsvolle Zukunft unserer Zivilisation. In die Familie zu investieren lohnt sich.

8. Prävention im Rahmen von Partnerschaft und Familie

Die Vorstellung, Problemen und Störungen vorzubeugen, statt es zu einer schlimmeren Krise oder Störung kommen zu lassen, hat eine lange gesellschaftliche Tradition und wird im Sprichwort «Vorsorgen ist besser als heilen» prägnant auf den Punkt gebracht. Während die Prävention oder Prophylaxe im somatischen Bereich und in der allgemeinen medizinischen Gesundheitsversorgung seit mehr als 200 Jahren eine wichtige Rolle spielt, sind Gesundheitsförderung und Prävention im psychologischen Bereich erst seit einigen Jahren auf dem Vormarsch. Im medizinischen Bereich erlangte die Prävention mit der *Impfung* gegen Infektionskrankheiten seit dem ausgehenden 18. (erste Pockenimpfungen), 19. (Typhus- und Tollwutimpfungen) und intensiv im 20. Jahrhundert eine Vorreiterrolle.

Die *Kariesprophylaxe* ist ein weiteres Beispiel einer rigorosen Umsetzung universeller Präventionsbemühungen, das historisch schon im alten Ägypten vor mehr als 4000 Jahren mit der Erfindung der ersten Zahnpasta dokumentiert ist. Aktuellere Beispiele sind die *Aidsprävention, Kampagnen gegen das Rauchen oder gegen Übergewicht*, die an der Schnittstelle zwischen Medizin und Psychologie liegen. Aber auch im allgemeinen Leben spielt Prävention eine zentrale Rolle. So werden zur Unfallverhütung regelmäßig Brücken, Straßen, das Eisenbahnnetz, Seilbahnen usw. kontrolliert und einer Revision unterzogen, und jeder Autofahrer bringt sein Fahrzeug regelmäßig zur Inspektion in die Werkstatt – zur Vorsorge, um sicherzugehen, noch bevor Defekte bemerkt werden. Doch wie sieht es mit Prävention von Störungen in der Psychologie aus? Wie steht es in den zwei wichtigsten Lebensbereichen – der Partnerschaft und der Familie?

In der Psychologie gewann die Prävention mit der *Gemeindepsychologie* ab den 70er-Jahren des 20. Jahrhunderts an Bedeutung (Sommer & Ernst, 1977), eingeleitet durch die wegweisende Schrift von Caplan (1964), der folgende Begriffe einführte:

- *primäre Prävention:* vorbeugende Intervention vor der Entstehung einer Störung

- *sekundäre Prävention:* frühzeitige Intervention bei erstem Auftreten von Störungsanzeichen
- *tertiäre Prävention:* Rückfallprophylaxe, Rehabilitation.

Im Rahmen von Partnerschaft und Familie wurden ab den 80er-Jahren des 20. Jahrhunderts Präventionsansätze dokumentiert, anfangs in den USA, dann in Europa. Inzwischen gibt es eine ganze Reihe sogenannter *evidenzbasierter Präventionsprogramme* für Paare und Familien (siehe Überblick bei Heinrichs, Bodenmann & Hahlweg, 2008). Sie dienen dazu, Störungen der Paarbeziehung oder der Familienmitglieder, insbesondere der Kinder, durch gezielte Trainings zu verhindern. Während dabei Präventionsprogramme vor allem auf die Senkung der *Inzidenz* von Problemen in diesen beiden Zielgruppen abzielen, versteht sich die Partnerschaftspflege oder Familienpflege, inspiriert durch *salutogenetische* Überlegungen und die *positive Psychologie* (Seligman & Csikszentmihalyi, 2000), als Impuls zur Verbesserung der Lebensqualität und des Funktionsniveaus bei Paaren und Familien. Letztlich ist diese Trennung jedoch künstlich, denn beide Ansätze verfolgen dasselbe Ziel, nämlich Paaren und Familien zu helfen, ihren Alltag angemessen zu bewältigen, gesund und glücklich zu bleiben und günstige Bedingungen für die Entwicklung aller Familienmitglieder zu schaffen.

Merke!
Unter Prävention oder Gesundheitsförderung versteht man das Bemühen, die Inzidenzrate von Problemen oder Störungen zu senken, und zwar durch gezielte medizinische, psychologische oder gesellschaftliche Interventionen bei der Grundpopulation (universelle Prävention), bei bestimmten Risikogruppen (selektive Prävention) oder bei ersten Anzeichen von Problemen (indizierte Prävention). Es handelt sich um eine gezielte Beeinflussung bekannter Risikofaktoren, die ohne Präventivmaßnahmen zur Entwicklung der Störung führen würden.

In der Literatur zur Prävention bei Paaren und Familien haben sich im Amerikanischen die Begriffe *Relationship Education*, *Relationship Distress Prevention Programs* und *Relationship Enrichment* durchgesetzt. Im Sinne der *primären Prävention* werden diese Angebote von Paaren oder Familien ohne manifeste Probleme und ohne direkten, aktuellen Leidensdruck, sondern lediglich mit dem Ziel, zukünftige Partnerschafts- oder Familienprobleme zu vermeiden, in Anspruch genommen. Bei Paaren handelt es sich dabei häufig um Ehevorbereitungskurse und die Interventionen sind damit der universellen Prävention zuzurechnen (Mrazek & Haggerty, 1994). Andererseits nehmen Paare häufig auch Präventionsangebote in Anspruch (Enrichment), wenn erste Anzeichen einer zunehmenden Gefährdung (z. B. häufige destruktive Konflikte, chronischer Beziehungsstress, enttäuschte Erwartungen, Entfremdung, unbefriedigende Sexualität) wahrgenommen werden. Dies entspricht der sekundären oder indizierten Prävention. Die Intervention kann dabei durch zwei komplementäre Ansätze oder deren Kombination erfolgen:

- durch die Förderung von relevanten Kompetenzen (z. B. Kommunikation, Problemlösung, individuelles und dyadisches Coping, Erziehungskompetenzen, elterliche Sensitivität) oder
- durch die Reduktion pathogener Beziehungs- oder Umwelteinflüsse (z. B. Wohnsituation, Armut, Migration, Gewalt).

Bei den heute bekanntesten und am häufigsten eingesetzten Programmen stehen die Vermittlung und das Training von Kompetenzen im Vordergrund.

Prävention oder Beziehungspflege bei Paaren

Eheliche und voreheliche Präventionsprogramme haben eine lange Tradition und reichen bis in die 30er-Jahre des 20. Jahrhunderts zurück. Zu Beginn zielten präventive Interventionen, unabhängig von ihrem theoretischen Hintergrund (gesprächspsychotherapeutisch, systemisch oder verhaltenstherapeutisch), vor allem darauf ab, die dyadische Kommunikation zu verbessern (Stuart, 1969). Dieser Schwerpunkt ist bis heute zentral, auch wenn weitere Elemente stärker Berücksichtigung finden, wie z. B. Erwartungen an die Partnerschaft, Intimität und Sexualität, dyadisches Coping, Fairness und Equity, Selbstregulation und Commitment.

Seit den 80er-Jahren des 20. Jahrhunderts haben sich Prävention und Gesundheitsförderung, z. B. in Form des *Premarital Relationship Enhancement Program (PREP)* von Markman, Floyd, Stanley & Jamieson (1984), bei Paaren in den USA etabliert. Ab den späten 80er- und frühen 90er-Jahren des 20. Jahrhunderts geschah dies auch im deutschen Sprachraum, etwa in Form von *Paarlife* (Bodenmann, 2000b) und *Ein Partnerschaftliches Lernprogramm (EPL)* von Hahlweg und MitarbeiterInnen (Thurmaier, Engl, Eckert & Hahlweg, 1992). Während diese Programme vielfach der *universellen Prävention* (Mrazek & Haggerty, 1994) zuzuordnen sind und sich an alle Paare richten (z. B. im Sinne der Ehevorbereitung), wurden mit der Zeit auch *selektive Präventionsprogramme* für spezifische Zielgruppen (z. B. Präventionskurse für Paare, die Eltern werden; *Couple CARE for Parents*, Halford, Petch & Creedy, 2010) entwickelt. Da Paare jedoch häufig erst in Präventionskurse kommen, wenn sie bereits erste Anzeichen von Unzufriedenheit, Entfremdung oder Krise wahrnehmen (DeMaria, 2005), sind viele der genannten Angebote auch im Rahmen der *indizierten Prävention* zu verorten und eine klare Trennung zwischen universeller und indizierter Prävention ist in der Praxis schwierig.

Beachte!
Präventionsprogramme für Paare zielen eigentlich auf universelle Prävention ab. Man möchte möglichst viele Paare zu einem frühen Zeitpunkt relevante Kompetenzen lehren, die sie brauchen, um ihre Partnerschaft nachhaltig pflegen zu können – und zwar, bevor sie unzufrieden sind oder sich in der Krise befinden. In Tat und Wahrheit kommen jedoch viele Paare erst in Präventionskurse, wenn sie bereits Anzeichen von Entfremdung, Unzufriedenheit oder häufigen Konflikten wahrnehmen (indizierte Prävention).

Gründe für Prävention bei Paaren

Es gibt mehrere Gründe, weshalb Prävention bei Paaren wichtig ist:

- Trotz der hohen Trennungs- und Scheidungsrate und der relativ hohen Dunkelziffer an unzufriedenen Paaren suchen nur relativ wenige Paare professionelle Hilfe in Form von Partnerschaftsberatung oder Paartherapie. Gemäß Doss et al. (2010) nehmen lediglich 15 % der Paare Paartherapie in Anspruch, während 80–90 % der Paare in Trennung oder Scheidung keine entsprechende Hilfsangebote aufsuchen (Halford, Markman, Kline & Stanley, 2003).
- Häufig kommen die Paare zudem erst zu einem sehr späten Zeitpunkt in Therapie, wenn bereits schwerwiegende Verletzungen stattgefunden haben und die Beziehung schwerer wieder auf Kurs zu bringen ist (De Maria, 2005).
- Chronische Partnerschaftskonflikte schädigen die psychische und physische Gesundheit der Partner in hohem Maße (Robles et al., 2003), daher ist es sinnvoll, frühzeitig in die Partnerschaftsqualität zu investieren.
- Kinder leiden unter Partnerschaftsstörungen der Eltern in erheblichem Maße und zeigen häufiger Entwicklungsstörungen, emotionale Probleme und Verhaltensauffälligkeiten (Cummings & Davies, 2010).
- Trennungen und Scheidungen bedeuten hohe psychologische, wirtschaftliche, soziale und volkswirtschaftliche Kosten, daher ist eine Stärkung von Paarbeziehungen nicht nur sinnvoll, sondern gesamtgesellschaftlich mit hoher Priorität als notwendig zu betrachten.

Präventionsformen und -programme bei Paaren

Die meisten evidenzbasierten Präventionsangebote für Paare dauern zwischen 12 und 18 Stunden, sind manualisiert und werden als Wochenendkurse, mehrmalige Abendkurse oder kombiniert mit DVD oder Telefon-Coaching angeboten. Inhaltlich zielen sie neben der Schaffung von Problembewusstsein, Wissensvermittlung und Motivationsarbeit vor allem auf die Vermittlung relevanter dyadischer *Kompetenzen* ab. Didaktisch wird mit theoretischen Inputs, diagnostischen Elementen,

Übungen, Hausaufgaben und supervidierten Rollenspielen gearbeitet (Jakubowski, Milne, Brunner & Miller, 2004). Für einen möglichst schnellen Lernerfolg geschieht das Training der Kompetenzen (Kommunikationskompetenzen, dyadisches Coping, Problemlösekompetenzen) in separaten Räumen unter enger Supervision des Trainers in einem Verhältnis von zwei Paaren pro Trainer. Der Trainer coacht das Paar in der Anwendung bestimmter Kommunikationsregeln (Sprecher- und Zuhörerregeln), damit es lernt, Konflikte angemessen zu bewältigen und sich in Stresssituationen angemessen zu unterstützen.

Der Schwerpunkt auf der Förderung von Kompetenzen hat folgende Gründe:

- Mangelnde Kompetenzen sind die besten Prädiktoren für eine niedrige Partnerschaftszufriedenheit, einen ungünstigen Partnerschaftsverlauf und Trennung oder Scheidung (Bodenmann, 2001; Karney & Bradbury, 1995).
- Eine ungünstige Konfliktbewältigung oder destruktive Interaktionsmuster liegen häufig bereits zu Beginn der Partnerschaft vor (Behrens & Sanders, 1994).
- Chronifiziert eingeschliffene, destruktive Verhaltensmuster sind schwieriger zu verändern, je länger sie persistieren (vgl. Raush, Barry, Hertel & Swain, 1974).
- Kompetenzen sind relativ einfach zu verändern, nachhaltig aufzubauen und zu trainieren und damit als Interventionsziel praktikabler als die Veränderung schwieriger Persönlichkeitsmerkmale, wie z. B. Neurotizismus (siehe zum Überblick Bodenmann & Kessler, 2011).

Aktuell sind vier evidenzbasierte Präventionsprogramme für Paare auf dem Markt (siehe **Tabelle 8-1**). Daneben gibt es eine ganze Reihe anderer Programme, die jedoch entweder zu wenig wissenschaftlich fundiert sind oder keinen Nachweis über ihre Wirksamkeit (mindestens zwei randomisiert-kontrollierte Studien) vorgelegt haben.

Im deutschen Sprachraum sind vor allem *EPL* und *Paarlife* bekannt und verbreitet. EPL (Thurmaier et al., 1992) stellt eine kulturell adaptierte Form von PREP dar und ist vor allem auf die Verbesserung der Konfliktkommunikation ausgerichtet. Für Krisenpaare wurde mit dem *KEK* (Konstruktive Ehe und Kommunikation) eine adaptierte Form entwickelt. *Paarlife* war weltweit das erste und einzige Präventionsprogramm, das neben der Förderung von Kommunikation und Problemlösung vor allem die Bedeutung von paarexternem Stress für die Partnerschaft (siehe Seiten 175 ff.) thematisiert und den Paaren Möglichkeiten aufzeigt, wie sie besser mit Alltagsstress, kritischen Lebensereignissen oder schwierigen Lebenssituationen umgehen können. Die Berücksichtigung von Stress wird insbesondere auch bei der Bewältigung schwerer Krankheiten (z. B. Krebs) relevant.

Tabelle 8-1: Bekannteste evidenzbasierte Präventionsprogramme (nach Bodenmann, 2011a).

Autoren	Training, Verbreitung, Beginn des Angebots	Theoretische Ansätze, Zielsetzungen	Setting, Dauer, Anzahl Paare	Empirische Überprüfung
Markman et al. (1984)	*Premarital Relationship Enhancement Program* (PREP) USA, Niederlande, Norwegen (seit 1984)	operante, soziale und kognitive Lerntheorien Verbesserung der Kommunikation, Problemlösung; Arbeit an Einstellungen und Erwartungen, Engagement für die Partnerschaft, Erhöhung von Freude, Kameradschaft und Aufmerksamkeit füreinander	strukturierter Aufbau, 6 Module zu je ca. 2 Stunden, in hohem Maße trainingsorientiert Verhältnis von 2 : 1 (Paare : TrainerIn) Gesamtdauer: 12 Stunden	über 10 Jahre nachgewiesen
Thurmaier et al. (1992)	*Ein Partnerschaftliches Lernprogramm* (EPL) Deutschland, Luxemburg, Österreich, Schweiz (seit 1992)	operante, soziale und kognitive Lerntheorien Verbesserung der Kommunikation, Problemlösung; Aufarbeitung von Erwartungen an die Partnerschaft und Gestaltung der Sexualität	strukturierter Aufbau, 5 Module, in hohem Maße trainingsorientiert Vier bis sechs Paare mit einem Verhältnis von 2 : 1 (Paare : TrainerIn) Gesamtdauer: 16 Stunden	über 5 Jahre nachgewiesen
Bodenmann (2000b)	*Paarlife* Schweiz, Deutschland, Italien, Schweden, Spanien, USA (seit 1994)	operante, soziale und kognitive Lerntheorien, transaktionale Stresstheorie, Austausch- und Equitytheorie Verbesserung des individuellen und dyadischen Copings, Verbesserung der Kommunikation und Problemlösung, Bearbeitung von Themen wie Fairness und Gerechtigkeit, Distanz-und-Nähe-Regulation	strukturierter Aufbau, 6 Module, in hohem Maße trainingsorientiert Vier bis sechs Paare mit einem Verhältnis von 2 : 1 (Paare : TrainerIn) Gesamtdauer: 15 Stunden	über 2 Jahre nachgewiesen

Autoren	Training, Verbreitung, Beginn des Angebots	Theoretische Ansätze, Zielsetzungen	Setting, Dauer, Anzahl Paare	Empirische Überprüfung
Halford et al. (2004)	*Couple CARE* Australien, Kanada, USA (seit 2004)	operante, soziale und kognitive Lerntheorien, Selbstregulation	6 Einheiten mit Selbsthilfebuch und Telefon-Coaching, flexibles Format Gesamtdauer: 12 Stunden	über 1 Jahr nachgewiesen

Prävention bei Paaren mit schweren Erkrankungen

Präventionsprogramme (im Rahmen der selektiven Prävention), die spezifisch für Paare entwickelt wurden, bei denen einer der Partner an einer Krebserkrankung leidet, sind:

- *CanCOPE* (Scott, Halford & Ward, 2004)
- *Helping Couples Cope With Women's Cancer* (Kayser & Scott, 2008) und
- *Seite an Seite* (Zimmermann & Heinrichs, 2008).

Bei ihnen spielt dyadisches Coping ebenfalls eine wichtige Rolle. Die Förderung von dyadischem Coping, mit Verbesserung der eigenen stressbezogenen Selbstöffnung gegenüber dem Partner, empathischem Zuhören und besserem Verstehen des Partners sowie angemessener Unterstützung, ist ein Kernelement von *Paarlife*, aber zusehends auch von neueren Programmen im Rahmen der dyadischen Bewältigung von schweren Krankheiten.

Aufgrund der Erkenntnis, dass Kommunikationskompetenzen oft erst unter Stress einbrechen (Bodenmann, 2000a), ist dieser Ansatzpunkt zentral, da es häufig nicht ausreicht, nur die Kommunikationsfertigkeiten zu verbessern. Außerdem reicht eine angemessene Konfliktkommunikation für eine zufriedenstellende Beziehung nicht aus, es kommt vielmehr stark auf die Nähe, Intimität und Verbundenheit an, die man dann erfährt, wenn man sich bei Sorgen und Nöten dem anderen mitteilen kann (stressbezogene Selbstöffnung), wenn dieser einem zuhört und wenn er zu verstehen und die Unterstützung zu geben versucht, deren man in dieser Situation bedarf (dyadisches Coping). Kayser, Watson und Andrade (2007) haben in Zusammenhang mit einer Krebserkrankung darauf hingewiesen, wie wichtig es ist, die Krankheit des einen nicht als sein eigenes Problem zu definieren, sondern als dyadische Aufgabe, als gemeinsames Problem, das es zusammen zu bewältigen gilt («we-disease», siehe Seiten 48 ff.). Präventionsprogramme, die beide Partner einbeziehen, tragen dieser Sicht Rechnung.

Merke!
Präventionsprogramme sind auch im Rahmen schwerer Krankheiten sehr wichtig. Es lohnt sich meist, den Partner einzubeziehen und das Paar gemeinsam in seiner Bewältigung der Krankheit zu stärken. Wenn das Paar die Krankheit des einen nicht als sein Problem ansieht, mit dem er selber klarzukommen hat, sondern als gemeinsame Aufgabe («we-disease»), die das Paar betrifft und damit dyadisches Coping erfordert, können die Ressourcen beider gestärkt und genutzt werden. Ein positiverer Verlauf der Krankheit und eine schnellere und bessere Genesung sind die Folge.

Prävention bei werdenden Eltern

In den USA spielen Präventionsprogramme für Paare mit spezifischen Risikoprofilen, wie z. B. Armut, Migrationshintergrund, Familien von Angehörigen des Militärs, Familien mit Gewalt, eine wichtige Rolle. In Europa sind vor allem *werdende Eltern* eine wichtige Zielgruppe. Der Übergang zur Elternschaft gilt allgemein als Risikophase im Leben eines Paares und geht in den meisten Fällen mit markanten Rollenveränderungen, Veränderungen der Sexualität, gestörtem Schlaf und allgemein mit Stress und hohen Adaptationsanforderungen einher, was sich in einer Abnahme der Partnerschaftszufriedenheit niederschlägt (siehe Meta-Analysen von Mitnick, Heyman & Slep, 2009; Twenge, Campbell & Foster, 2003) und häufig mit Frustrationen, Enttäuschungen und Ernüchterung bezüglich der Partnerschaft kovariiert (Doss, Rhoades, Stanley & Markman, 2009).

Einschneidende Veränderungen im Zuge der Elternschaft sind:

- *weniger Zeit* für den Partner und die Beziehung (Dew & Wilcox, 2011)
- neue *Rollenverteilung* und Regelungen bezüglich Hausarbeit, Kindererziehung und Berufstätigkeit, die häufig zuungunsten der Frauen ausfällt und zu häufigeren Konflikten und Frustrationen führt (Bianchi, Milkie, Sayer & Robinson, 2000)
- Verschlechterung der *Kommunikation* des Paares (Kluwer & Johnson, 2007)
- Abnahme des *dyadischen Copings* infolge des Stresses und der Konflikte (Curran, Hazen, Jacobwitz & Feldman, 2005)
- *Schlafprobleme* (nächtliches Aufwachen, weniger Schlaf) (Medina, Lederhos & Lillis, 2009)
- beeinträchtigte *Sexualität* (Haugen, Schmutzer & Wenzel, 2004).

Mehr als ein Drittel der Paare erreicht innerhalb der 18 Monate, die auf die Geburt des Kindes folgen, einen kritischen Partnerschaftswert unterhalb des Cut-Offs für unglückliche Partnerschaften (Cowan & Cowan, 2000) und die Partnerschaftsstörung dauert in vielen Fällen mehrere Jahre an (Kluwer, 2010). Diese Vulnerabilisierung des Paares im Zuge der Elternschaft bildet die Grundlage der Prävention bei werdenden Paaren. Im deutschen Sprachraum ist vor allem das Elternprogramm *Wir werden Familie* von Reichle (1999) bekannt und wurde empirisch in seiner Wirksamkeit untersucht. Der Kurs bietet frischen Eltern Unterstützung in Zusammenhang mit den geburtsbedingten Lebensveränderungen, ihrer dyadischen Kommunikation, im Umgang mit schlechten Gefühlen (insbesondere Ärger, Enttäuschung) und im Umgang mit Meinungsverschiedenheiten und Belastungen.

Neuerdings wird auch *Paarlife für werdende Eltern* angeboten. Dabei handelt es sich um einen Zusammenschnitt von *Paarlife* mit dem australischen Programm *Couple CARE for parents* (Halford, Petch & Creedy, 2009), wodurch der Ansatz des dyadischen Copings mit dem flexiblen Angebotsmodus von *Couple CARE* verbunden wird. Das Programm besteht aus einem ganztägigen Kurs, geleitet von einer Psychologin und einer Hebamme, einem Hausbesuch einer Hebamme vor der Geburt und vier Hausbesuchen nach der Geburt. Im Kurs werden wichtige Themen rund um die Geburt angesprochen (Freuden und Stress infolge der Geburt des Kindes, Rollenveränderungen, zeitliche und finanzielle Einschränkungen, Veränderungen der Sexualität usw.) sowie dyadisches Coping (stressbezogene Selbstöffnung und angemessene Unterstützung oder gemeinsames dyadisches Coping) trainiert.

Wichtig!
Besonders bei werdenden Eltern mit hohem Risiko, im Zuge der Familienerweiterung starken Stress und Beeinträchtigungen der Partnerschaftszufriedenheit zu erfahren, spielt Prävention eine wichtige Rolle.

Diese spezifischen Präventionsprogramme zielen darauf ab, den Paaren bei diesem wichtigen Übergang Hilfestellungen zu geben, um die Freuden der Elternschaft genießen und ihre Beziehungsqualität zum eigenen Wohle wie zum Wohle des Kindes wahren zu können.

Prävention bei Patchworkfamilien

Aufgrund der hohen Scheidungsraten sind in der modernen Gesellschaft *Fortsetzungsehen* sehr häufig geworden. Die Wiederverheiratung stellt oft nicht dieselben Anforderungen an das Paar wie bei der Erstheirat, sondern weitere komplexe Aufgaben, deren erfolgreiche Bewältigung für ein Gelingen der neuen Beziehung wichtig ist, vor allem, wenn Kinder mit in die neue Partnerschaft gebracht werden. Wenn Scheidung als Wiederbeginn betrachtet wird, der multiple innere und äußere Reorganisationsprozesse und eine hohe persönliche Adaptationsleistung erfordert, wird deutlich, wie wichtig Prävention zu diesem Zeitpunkt ist, um eine sinnvolle zukunftsgerichtete Lebens- und Beziehungsgestaltung zu ermöglichen. Im deutschen Sprachraum sind vor allem das *Seminar für Getrenntlebende und Geschiedene* (SGG) von

Siewert (1983) sowie das Programm von Bodenmann (2002) *Scheidung als Wiederbeginn* vorgeschlagen worden (siehe für einen Überblick Heinrichs et al. 2008).

Wichtig sind dabei folgende Aspekte:

- *Bewältigung* des kritischen Lebensereignisses der Scheidung
- *Klärung und Verarbeitung* der früheren Partnerschaft mit Aufarbeitung negativer Gefühle (Verletzung, Erniedrigung, Scham, Rache, Schuld, Traurigkeit, Verzweiflung, Angst usw.), Wiedererlangung von Kontrolle, Selbstwirksamkeitserwartung und Selbstbewusstsein sowie mit einem konstruktiven Abschließen und Loslassen
- Sensibilisierung für *Partnerwahlkriterien*, damit in der neuen Partnerschaft besser auf Punkte geachtet werden kann, die einem wichtig sind
- *Kompetenztraining* mit dem neuen Partner (Kommunikation, Problemlösung, dyadisches Coping)
- Mithilfe bei der *Anpassung der Kinder* an die neue Situation (Verständnis, Problemlösung, kindgerechte Regelungen, gemeinsamer neuer Haushalt usw.)
- gemeinsame *Erziehungsleitlinien* für alle Kinder im Haushalt (Coparenting), damit einheitliche Regeln gelten, die von beiden konsistent eingehalten werden
- familiäre *Organisation* und Bemühen um *emotionale Integration* aller Familienmitglieder.

Speziell für die Kinder von Scheidungsfamilien haben Walper und Krey (2011) mit dem Programm *Kinder im Blick* ein wichtiges und wirksames Präventionsangebot geschaffen, das einen angemessenen Übergang im Scheidungsprozess zu fördern versucht (vgl. auch Krey, 2010). Das Programm umfasst sechs Module:

1. *Ich – Wir – Unser Kind* in der Trennungssituation (Selbstfürsorge in der Krise, Belastungen für das Kind, Umgang mit Konflikten)
2. *Meine Ziele für mein Kind* – wo kommt das Wir ins Spiel (Ziele und Werte für das Kind, Fragen von Kindern zu Scheidung und Zukunft, das Wir in Alltagssituationen)
3. *Mein Kind und ich*: Eine gute Beziehung pflegen (Zweisamkeit und Zeit für sich selber, Pflege der Beziehung zum Kind)
4. Wenn mein Kind *unangenehme Gefühle* hat (Eingehen auf Gefühle des Kindes, Umgang mit negativen Emotionen, eigene Erfahrungen in der Herkunftsfamilie)
5. Wir haben etwas gemeinsam: *unser Kind* (Konfliktdeeskalation, Stopp und innerer Kommentar, konstruktive Kommunikation)
6. Ich – Wir – Unser Kind: *Gegenwart und Zukunft* (Modelle von Elternschaft, auch Geschiedene können ein Arbeitsteam bleiben, Rückblick und Verankerung).

Der Kurs deckt ein wichtiges Bedürfnis vieler geschiedener Eltern ab und zeigt ihnen Wege auf, wie sie trotz

Beachte!
Prävention bei Paaren sollte auch die Thematik der Fortsetzungsfamilie stärker in den Fokus rücken, da sie weitverbreitet ist und in besonderem Maße von Unterstützungsangeboten bei der Bewältigung der Scheidung und der Neuorientierung profitieren kann.

Auflösung ihrer Partnerschaft gemeinsam Eltern bleiben können, die das Kindeswohl im Blick haben.

Prävention mittels DVD und Internet

Während in den vergangenen 20 Jahren im Kontext der Prävention bei Paaren der Wochenendkurs vorherrschte, haben Halford, Moore, Wilson, Dyer und Farrugia (2004) mit dem Ansatz flexibler, maßgeschneiderter Angebote («flexible delivery») neue Möglichkeiten aufgezeigt, um eine kostengünstigere und zeitflexiblere Prävention anzubieten. Dies ist besonders deshalb relevant, weil nur ca. 30 % der Paare an einem Präventionskurs teilnehmen (Doss, Carhart, Hsueh & Rahbar, 2010) und damit die Erreichbarkeit von Paaren relativ gering ist.

Hindernisse für das Aufsuchen von Wochenendkursen sind vielfältig. Beide Partner müssen:

- Zeit finden
- einen Babysitter organisieren, wenn sie Kinder haben
- relativ hohe Kosten in Kauf nehmen
- sich exponieren und haben keine vollständige Anonymität
- unter Umständen eine längere Anfahrt in Kauf nehmen
- motiviert sein.

Um diese Barrieren zu überwinden, wurden in den vergangenen Jahren DVDs entwickelt, die es dem Paar erlauben, Zeitpunkt, Dauer und Intensität der Bearbeitung der DVD selber zu bestimmen. Eine DVD ermöglicht es zudem, die Inhalte immer wieder zu bearbeiten, und bietet eine niedrige Zugangsschwelle zum Angebot.

Im deutschen Sprachraum sind mit *Ein Kick mehr Partnerschaft – Gelungene Kommunikation … damit die Liebe bleibt, 1 und 2* (Engl & Thurmaier, 2007; Engl & Thurmaier, 2010) und *Glücklich zu zweit trotz Alltagsstress* (Bodenmann, Schär & Gmelch, 2008) solche DVDs auf dem Markt. Sie beruhen auf herkömmlichen evidenzbasierten Präventionskursen. Die DVDs geben Hinweise, wie man eine glückliche Partnerschaft führen kann, worauf es bei Konflikten zu achten gilt und wie dysfunktionale Verhaltensweisen korrigiert werden können. Die interaktive DVD von Bodenmann et al. (2008) erlaubt zudem diagnostische Abklärungen und Übungen, welche die Partner unabhängig voneinander durchführen können.

DVDs könnten damit eine wichtige Lücke in der Prävention schließen und ein Angebot darstellen, das vielen Paaren einen Einstieg in die Beziehungsarbeit erleichtert, sie für wichtige Themen und Kompetenzen sensibilisiert, erste Anregungen gibt und Möglichkeiten der Beziehungspflege aufzeigt. Sie können Paaren aber auch zeigen, dass es sich bei gravierenderen Problemen, die man anhand der DVD nicht selber zu lösen imstande ist, lohnt, einen Präventionskurs oder eine Beratung bzw. Therapie in Anspruch zu nehmen. Weitere moderne Möglichkeiten bieten sich mit dem Internet und der Mobiltelefonie an, die zusehends in den Fokus der Prävention rücken und in den kommenden Jahren eine rasante Entwicklung erwarten lassen (Braithwaite & Fincham, 2011). Erste Studien mit telefonbasierten Interventionen bei Paaren weisen in diese Richtung (Reese, Porter, Somers & Keefe, 2012).

Allerdings ist nicht anzunehmen, dass die neuen Formen der Prävention bei Paaren die klassischen Wochenendeseminare verdrängen werden. Vielmehr sind die neuen Möglichkeiten als zusätzliche, niederschwellige, leicht erreichbare und kostengünstige Ergänzungen zu sehen. Je nach dem Bedürfnis der Paare, dem Grad der Risikobelastung und der Schwere der Krise wird durch die verschiedenen Angebote eine mehrstufige Prävention möglich, die von der niedrigsten Stufe mit Informationen durch Flyer, Bücher und DVDs zu kombinierten Kurzinterventionen (DVD und eintägiger Kurs) über klassische Wochenendkurse bis hin zu Beratung und Therapie als höchster Stufe reicht (Bodenmann, 2008; Halford, 2011) (siehe **Abbildung 8-1**).

Merke!
Neue Formen der Prävention und Partnerschaftspflege mittels neuer Medien (Smartphone, DVD, Internet) werden künftig noch größere Bedeutung erhalten, da sie niederschwellig sind und viele Paare unkompliziert und anonym erreicht und in ihrer Beziehungspflege unterstützt werden können.

Neben diesen technischen Neuerungen gilt es auch inhaltliche zu beachten. Ein sehr relevantes Thema, das bei der Prävention bei Paaren in nächster Zeit mehr Beachtung finden sollte, sind *Präventionsangebote für Geschiedene*, um die Scheidung zu bewältigen und Lehren aus der beendeten Partnerschaft zu ziehen, aber auch, um für die nächste Beziehung Kriterien festzulegen und Kompetenzen zu stärken (Bodenmann & Hahlweg, 2003). Bei der gegenwärtig hohen Scheidungsrate (siehe Seite 12) ist *tertiäre Prävention bei Paaren* im Sinne von Präventionskursen für Geschiedene zunehmend relevant.

Weiter zeigt sich aufgrund der Tatsache, dass sich immer mehr auch nicht konfliktreiche und zufriedene Paare scheiden lassen (siehe Seite 216), dass der Ansatzpunkt bei der Stärkung von Kompetenzen nicht ausreicht. Diese Paare haben häufig ausreichend gute Kompetenzen, kommunizieren angemessen und zeigen bezüglich Kommunikation, Prob-

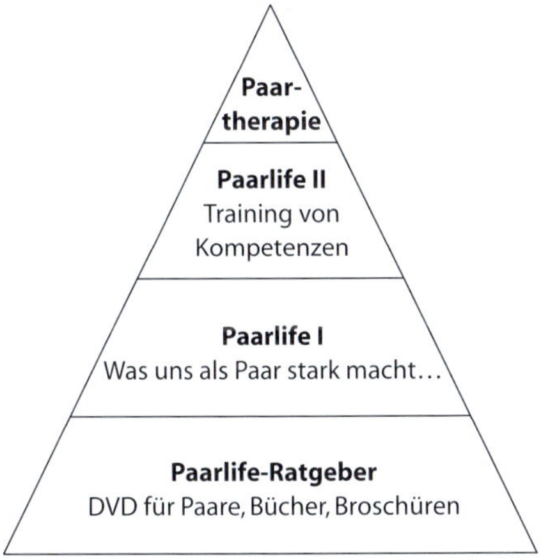

Abbildung 8-1: Ebenen der Prävention bei Paaren am Beispiel von *Paarlife*

lemlösung und dyadischen Copings keine gravierenden Defizite. Bei ihnen ist eine Stärkung des Commitments von größerer Bedeutung, um ihre Liebe zu erhalten und sich der Rolle ihrer Beziehung bewusster zu werden. Mit *Paarlife I: Was uns als Paar stark macht* wurde jüngst ein solches Angebot entwickelt (Bodenmann, 2011b). Der Kurs dauert drei Abende zu 2 Stunden und behandelt vier Kernthemen: Liebe, Nähe/Intimität, Commitment und Leidenschaft/Sexualität.

> Neuere Präventionskurse wie *Paarlife I: Was uns als Paar stark macht* verlassen den kompetenz- und trainingsorientierten Zugang vor dem Hintergrund, dass sich immer mehr Paare scheiden lassen, die an und für sich weder Krisenpaare noch unglücklich in ihrer Beziehung sind. Vordringlich bei diesen Paaren ist daher nicht primär eine Verbesserung ihrer Kompetenzen, sondern eine Reflektion ihres Commitments für die Beziehung. Paarlife I fokussiert damit stärker auf die drei Grundpfeiler der Liebe: Wie kann man Nähe/Intimität, Commitment und Leidenschaft erhalten und fördern?

Eine Erweiterung klassischer kompetenzorientierter Präventionsprogramme haben auch Beach et al. (2011) mit einem stärkeren Einbezug *religiöser Aspekte* (Rolle des Gebets für Paare) im *Prayer Focused PREP* (PSP) vorgeschlagen.

Wirksamkeit von Präventionsprogrammen für Paare

Die Wirksamkeit von Präventionsprogrammen bei Paaren ist gut belegt. In Meta-Analysen werden Effektstärken von $d = 0{,}80$ (Carroll & Doherty (2003) bzw. $d = 0{,}58$ (für Partnerschaftszufriedenheit) und $d = 0{,}99$ (für Kommunikationsqualität) von Fawcett et al. (2010) angegeben, was starken Effekten entspricht. Auch nach 3–6 Monaten liegen die Effektstärken noch im mittleren Bereich ($d = 0{,}54$ für Kommunikation und $d = 0{,}36$ für Partnerschaftszufriedenheit; Hawkins, Blanchard, Baldwin & Fawcett, 2008). Neben positiven Effekten für die *Partnerschaftszufriedenheit* finden sich in den meisten Wirksamkeitsstudien Hinweise auf verbesserte dyadische *Kommunikations- und Problemlösefertigkeiten* und reduzierte dyadische Gewalt (Christensen & Heavey, 1999), befriedigendere partnerschaftliche *Sexualität* (Bodenmann & Shantinath, 2004) sowie bessere *psychische Befindlichkeit* (Pihet, Bodenmann, Cina, Widmer & Shantinath, 2007).

Ditzen, Hahlweg, Fehm-Wolfsdorf und Baucom (2011) konnten zudem nachweisen, dass Kortisolausschüttungen (als Stressreaktion) bei Paaren, die an einem Präventionsprogramm teilgenommen hatten, während eines Konfliktgesprächs im Labor reduziert waren. Prävention bei Paaren kann, gemäß dieser Studie, die negativen Effekte chronischer Konflikte in der Partnerschaft abfedern und zu einer spezifischen Verbesserung der *physiologischen Reaktionen* auf den Umgang mit Partnerschaftskonflikten führen, während keine allgemein höhere Stressresistenz nachgewiesen wurde.

Positive Effekte von Prävention bei Paaren konnten auch bei den Kindern nachgewiesen werden. Die durch die Eltern eingeschätzten Verhaltensprobleme der Kinder sanken nach der Teilnahme an einem Paarlife-Kurs von 54 % (Prä-Messzeitpunkt) auf 27 % (Post-Messzeitpunkt), wobei die Effekte mit 28 % bzw. 30 % zu den beiden Follow-ups nach 6 und 12 Monaten stabil blieben (Bodenmann, Cina, Ledermann & Sanders, 2008). Da destruktive elterliche Konflikte in hohem Maße kindliche Verhaltensstörungen und emotionale Probleme vorhersagen lassen (siehe Seiten 151 ff.), erstaunt es nicht, dass eine Verbesserung der Partnerschaftsqualität mit einer Verbesserung des kindlichen Befindens einhergeht. Vor diesem Hintergrund ist dieser Befund hochrelevant und zeigt, dass kindliche Störungen in vielen Fällen durch eine Arbeit bei den Eltern auf der Paarebene günstig beeinflusst werden können und eine kindzentrierte Therapie nicht immer die Methode der Wahl ist.

Die Effekte der Prävention bei Paaren scheinen auch längerfristiger Natur zu sein, wie mehrere Studien 2–5 Jahre nach einem Trainingsbesuch belegen (siehe zum Überblick Bodenmann & Kessler, 2011). Hahlweg und Richter (2010) wiesen sogar nach, dass sich 80 % der Paare, die einen EPL-Kurs besucht hatten, nach 11 Jahren noch immer als sehr glücklich bezeichneten und die Interventionsgruppenpaare eine signifikant niedrigere Scheidungsrate (27,5 %) aufwiesen, verglichen mit den Paaren der Kontrollgruppe (52,6 %). Dennoch erweisen sich Auffrischungskurse (Boostersessions) als wirksames Mittel, um die Effekte einmaliger Kurse (von kurzer Dauer; 12–15 Stun-

> Prävention bei Paaren ist in den meisten Fällen erfolgreich und führt zu einer Verbesserung der Kompetenzen, der Partnerschaftszufriedenheit und des Befindens der Paare. Wichtig ist aber vor allem, dass sich auch das Befinden der Kinder verbessert, wenn die Eltern angemessen miteinander umgehen und in ihrer Beziehung zufriedener sind. Prävention bei Paaren führt damit generell zu einem besseren Paar- und Familienklima und förderlichen Entwicklungsbedingungen aller Familienmitglieder.

Beachte!
Wie ein Auto sollte auch eine Partnerschaft regelmäßig «gewartet» werden. Obgleich bereits ein einmaliger Besuch eines Präventionskurses nachhaltig positive Wirkung hat, dürfte es illusorisch sein zu denken, dass die Effekte lebenslang anhalten. Immer wieder sollte das Paar in die Beziehung investieren.

den) längerfristig aufrechtzuerhalten (Schär & Bodenmann, 2007).

Die Effekte der Präventionsprogramme sind stärker bei Paaren mit *niedrigerer Beziehungszufriedenheit* (DeMaria, 2005) und bei Präventionsprogrammen von einer Dauer zwischen 9 und 20 Stunden gegenüber kürzeren Programmen von weniger als 8 Stunden (Duncan, Childs & Larson, 2010; Hawkins et al., 2008; Hawkins, Stanley, Blanchard & Albright, 2012). Obgleich zu den Mechanismen der Wirksamkeit bis heute kein gesichertes Wissen vorliegt, geht man davon aus, dass vor allem die Kompetenzverbesserung zu einer höheren Partnerschaftszufriedenheit beiträgt. Für diese Annahme sprechen empirische Befunde von Bodenmann, Bradbury und Pihet (2009) sowie von Stanley, Rhoades, Olmos-Gallo und Markman (2007). In beiden Studien zeigte sich bei Paaren, die nach dem Präventionstraining eine Zunahme ihrer dyadischen Kompetenzen verzeichneten, eine höhere Beziehungszufriedenheit.

Petch, Halford, Creedy und Gambler (2012) haben in ihrer Studie nachgewiesen, dass Prävention *bei werdenden Eltern* sinnvoll ist. Paare sind im Übergang zur Elternschaft besonders interessiert an einem förderlichen Entwicklungskontext für ihr Kind und damit für eine funktionierende Partnerschaft, die diese günstigen Bedingungen ermöglicht. Pinquart und Teubert (2010) wiesen die Wirksamkeit von Präventionsprogrammen für werdende Eltern in ihrer Meta-Analyse nach, in der 142 Publikationen berücksichtigt wurden. Die Effektstärken für Erziehungskompetenzen lagen bei $d = 0{,}35$, für das kindliche Befinden bei $d = 0{,}40$ und für das elterliche Befinden bei $d = 0{,}31$. Schwächere Effekte wurden bezüglich der Partnerschaftszufriedenheit ($d = 0{,}13$) und der kindlichen Entwicklung (je nach Bereich zwischen $d = 0{,}15$ und $0{,}30$) gefunden, wobei die evaluierten Programme heterogene Zielsetzungen hatten.

Die Wirksamkeit von Präventionsprogrammen für Patchworkfamilien liegt gemäß einer Meta-Analyse von Lucier-Greer und Adler-Baeder

Merke!
Eine Reihe von Studien und Meta-Analysen unterstreicht die Nützlichkeit von Prävention bei werdenden Eltern, aber auch bei Fortsetzungsfamilien, da solche Übergänge von der Dyade zur Familie oder von der Scheidungsfamilie zur neuen Familie häufig wichtige Transitionen darstellen, die ein günstiger Moment sind, um Paare zu erreichen und ihnen Hilfestellungen beim Bewältigen eines belastenden Übergangs mit verschiedenen Veränderungen zu geben.

(2012), in der 14 Studien berücksichtigt wurden, bei d = 0,20 für Gruppenvergleiche (Kontroll- und Interventionsgruppe) bzw. d = 0,23 (bei Intra-Gruppenvergleichen). Bei spezifischen Outcome-Variablen (familiäres Funktionsniveau, Erziehungskompetenzen) liegt die Effektstärke leicht höher (bis d = 0,35). Eine Analyse der Effekte im Vergleich zu früheren Studien zeigt, dass die Wirksamkeit in Untersuchungen der 80er- und 90er-Jahre des 20. Jahrhunderts leicht höher war.

Wirksamkeit von DVD und Internet

Auch bei den neuen Medien (DVD, Internet) sprechen Studien für deren Wirksamkeit, obgleich die Anzahl entsprechender Untersuchungen noch relativ gering ist. Braithwaite und Fincham (2011) berichteten von einer signifikanten Abnahme der problematischen Kommunikation und dyadischen Gewalt sowie von Symptomen (Depressivität, Ängstlichkeit) bei Paaren, die ein internetbasiertes Präventionsprogramm (ePREP) absolviert hatten, im Vergleich zu einer Placebo-Kontrollgruppe. Die Effekte waren über 6 Wochen stabil. Allerdings hatte diese Studie nur eine kleine Stichprobe und ein kurzfristiges Follow-up (40 Paare bildeten die Interventionsgruppe, 37 Paare die Kontrollgruppe).

Eine randomisiert-kontrollierte Interventionsstudie (N = 330 Paare) zur Wirksamkeit der DVD *Glücklich zu zweit trotz Alltagsstress* zeigte dagegen bis 6 Monate nach der Bearbeitung der DVD signifikant positive Effekte: 95 % der Frauen und 96 % der Männer erlebten die DVD als nützlich und gewinnbringend und beide Geschlechter verzeichneten eine signifikante Zunahme an positivem dyadischem Coping und positiver Kommunikation. Bei den Frauen war zudem eine signifikante Abnahme der negativen Kommunikation feststellbar. Interessanterweise war ein signifikanter Effekt der DVD für die Beziehungszufriedenheit erst nach 6 Monaten bei Frauen und Männern der DVD-Gruppe nachweisbar, während die Lebenszufriedenheit bereits nach 3 Monaten und weiterhin stabil nach 6 Monaten eine signifikante Verbesserung zeigte. Es scheint, dass die Paare zuerst neue Erfahrungen im Alltag machen müssen, bis sich die positiven Effekte der DVD in ihrer Einschätzung der Beziehungszufriedenheit niederschlagen.

Etwas ernüchternder sind die Befunde der Meta-Analyse von McAllister, Duncan und Hawkin (2012), die aufgrund von 13 gesichteten Studien zur Wirksamkeit autodidaktischer Formate über eine Effektstärke von d = 0,03 (n. s.) bezüglich der Partnerschaftszufriedenheit berichteten, wenn nur eine DVD, ein internetbasiertes Programm oder ein Selbsthilfebuch bearbeitet wurde. Die Effektstärke war etwas höher bei der Verbesserung der Kommunikation (d = 0,16). Als sehr wirksam und sogar dem reinen Kursformat überlegen erwies sich eine Kombination von

Wichtig!
Auch mittels DVD gelingt es, die Partnerschaft zu stärken und signifikante Verbesserungen der Kompetenzen zu erzielen. Ein wichtiger Vorteil der DVD ist die breitere Streuungsmöglichkeit dieses Angebots, da wichtige Barrieren (fehlende Anonymität, Kosten, Anreise, Kinderbetreuung, Zeit beider Partner usw.) wegfallen. Damit können mehr Paare für die Bedeutung von Beziehungsarbeit sensibilisiert werden.

autodidaktischen Elementen und Kurselementen mit Coaching. Diese gemischten Angebote wiesen Effektstärken von d = 0,43 (für Partnerschaftszufriedenheit) und d = 0,72 (für Kommunikationsfertigkeiten) auf.

Wirksamkeit von Prävention bei Paaren mit einer schweren Krankheit

Es gibt erst wenige Studien zur Wirksamkeit von Präventionsprogrammen bei Paaren, bei denen ein Partner an Krebs leidet. Dennoch zeigt die Meta-Analyse von Baik und Adams (2011), in der 14 Studien berücksichtigt wurden, dass insgesamt eine positive Bilanz gezogen werden kann und in der Mehrzahl der Untersuchungen beim Patienten wie beim Partner signifikante oder partielle Verbesserungen nachgewiesen werden konnten.

In diese Meta-Analyse sind allerdings keine neueren Studien eingegangen. So berichten Baucom et al. (2009) von signifikanten Verbesserungen bezüglich des individuellen und dyadischen Funktionsniveaus und weniger Krankheitssymptome bis ein Jahr nach der Teilnahme am Präventionsprogramm. Diese Befunde werden von Heinrichs et al. (2012) bestätigt, auch wenn die Effekte in dieser Studie eher kurzfristiger Natur waren. Decker, Pais, Miller, Goulet und Fifea (2012) bestätigen zudem, dass selbst präventive Kurzinterventionen positive Effekte haben.

Trotz insgesamt befriedigender bis guter Wirksamkeit von Präventionsprogrammen für Paare ist die Optimierung der Effektivität weiterhin ein wichtiges Ziel. Bradbury und Lavner (2012) schlagen folgende Überlegungen vor, um diesem Ziel noch näher zu kommen:

- Verbesserung des Transfers von Grundlagenwissen in praktische Interventionen
- vermehrter Einbezug persönlicher Aspekte (eigene Biografie, bisherige Beziehungsgeschichte)
- stärkere Berücksichtigung diverser Stressoren
- Verbesserung der Erreichbarkeit von Hochrisikopaaren und breitere Streuung der Angebote
- stärkere Berücksichtigung spezifischer Phasen innerhalb der Partnerschaft, die besonders kritisch sind (Geburt, beruflicher Wiedereinstieg der Frau, Pensionierung usw.)
- stärkere Flexibilität bei der Darbietung der Präventionsinhalte.

Prävention oder Beziehungspflege bei Familien

Die Linie zwischen Prävention bei Paaren und Familien ist nicht einfach zu ziehen, da Prävention bei Paaren immer auch der ganzen Familie zugute kommt. Dennoch soll in diesem Kapitel auf zwei spezifische Angebote für Familien eingegangen werden, zum einen auf *Sensitivitätstrainings* für Eltern, zum anderen auf *Erziehungstrainings*.

Die Gründe für Prävention bei Familien lassen sich folgendermaßen zusammenfassen:

- Eine hohe Prävalenzrate psychischer Störungen ist bereits bei Vorschulkindern (3–5 Jahre) nachweisbar, was auf die wichtige Sozialisationsrolle der Familie und ihre schützende versus schädigende Bedeutung schließen lässt.
- Familiäre Risikofaktoren gehören zu den wichtigsten Prädiktoren für kindliche Störungen. Innerhalb der familiären Risikofaktoren zählen mangelnde elterliche Sensitivität für das Kind, inadäquate Erziehungskompetenzen und Partnerschaftsstörungen zu den wichtigsten pathogenen Bedingungen, denen die Kinder ausgesetzt sind. Erziehungskompetenzen und elterliche Sensitivität zu stärken, sind daher vordringliche Ziele einer familienorientierten Prävention.
- Noch immer nehmen Familien nur selten professionelle Hilfe bei der Erziehung in Anspruch und meist erst dann, wenn sich beim Kind bereits Dysfunktionen zeigen.
- Die Wirksamkeit von Psychotherapie bei Kindern und Jugendlichen ist eingeschränkt, wenn sie zu spät in Anspruch genommen wird. Prävention kann hier ein wichtiges Bindeglied darstellen.
- Psychosoziale Belastungsfaktoren in der Kindheit zeigen lebenslang Folgewirkungen, daher sollte bereits früh mit Sensitivitätstrainings oder Elterntrainings zur Stärkung der elterlichen Kompetenzen begonnen werden.

Wichtig!
Eine Stärkung der Eltern ist essenziell für günstige Entwicklungsmöglichkeiten des Kindes. Wenn sich die Eltern kompetent fühlen, ihrer Elternrolle gewachsen sind und wissen, was sie wann wie tun sollen, erleben sie Sicherheit, was mit weniger elterlichem Stress, Selbstsicherheit und Freude an der Elternrolle einhergeht. Dies strahlt auf das Kind ab.

Entsprechend wichtig ist innerhalb der familiären Prävention die Stärkung der Eltern, um den Kindern förderliche Entwicklungsmöglichkeiten zu bieten. Kinder können nur so gut gedeihen, wie es auch ihren Eltern gut geht. Dabei spielt die *elterliche Kompetenzerwartung* eine wichtige Rolle. Nur wenn sich die Eltern im Umgang mit ihren Kindern kompetent und sicher fühlen, können sie ihnen gute Eltern sein. Je nach Alter des Kindes spielen dabei die elterliche *Sensitivität* (bei Neugeborenen und Kleinkindern, aber auch später) und die *Erzie-*

hungskompetenz (ab dem 2. Lebensjahr) eine zentrale Rolle.

Die Elternrolle ist eine äußerst anspruchsvolle Aufgabe. Doch die wenigsten Eltern bereiten sich darauf vor oder erhalten Hilfe und fundierte Ratschläge. Bei einer der wichtigsten und schwersten Aufgaben lässt man die Eltern allein. Hier sind wissenschaftlich fundierte Ratgeber und Präventionsprogramme gefragt, die in den vergangenen 10 Jahren auch vermehrt auf den Markt gekommen sind. Auf einige wichtige Programme wird nachfolgend eingegangen.

Förderung der elterlichen Sensitivität

Während Eltern- und Erziehungstrainings meist erst ab dem Kindesalter von 2 Jahren angezeigt sind, stellt die Förderung der elterlichen Sensitivität bei einem Kindesalter von 0–2 Jahren eine zentrale Aufgabe innerhalb der familiären Prävention dar. Wie auch in Kapitel 4 gezeigt wurde, spielt die elterliche Sensitivität der Eltern gegenüber den Bedürfnissen des Kindes in dieser sensiblen Zeit eine zentrale Rolle für den Bindungsaufbau (Aschersleben, 2008), die Sprachentwicklung und die späteren schulischen Leistungen (Hirsh-Pasek & Burchinal, 2006). Elterliche Sensitivität bleibt zudem weit über das Kleinkindalter hinaus bis in die Vorschule, Schule und Pubertät relevant (Klemenz, 2007).

In ihrer Meta-Analyse von 66 Studien mit 4176 Probanden berichteten de Wolff und van Ijzendoorn (1997) von einer mittleren Effektstärke ($r_{(1,097)} = 0{,}24$) zwischen mütterlicher Sensitivität und sicherer Bindung. Eine Förderung elterlicher Sensitivität unmittelbar nach der Geburt des Kindes ist daher im Sinne einer frühzeitigen Prävention und familiären Gesundheitsförderung relevant. Entsprechend wurden bereits ab den 90er-Jahren des 20. Jahrhunderts Programme entwickelt. Juffer, Hokesbergn, Riksen-Walraven und Kohnstamm (1997) evaluierten als eine der ersten Forschergruppen ein solches Feinfühligkeitstraining bei Adoptivfamilien.

Schwerpunkte des Programms sind:

- die Stärkung der akkuraten elterlichen Erkennung der kindlichen Bedürfnisse (Sucht das Baby Kontakt oder exploriert es einfach die Umwelt?)
- die Förderung prompter und adäquater Reaktionen der Eltern auf kindliche Bedürfnisse
- die Schaffung von Gelegenheiten für kindliche Exploration.

Neben einem Buch zum Selbststudium, Selbstbeobachtungsübungen und einer persönlichen Auseinandersetzung mit dem Thema fanden in diesem Programm drei Videofeedback-Sitzungen zu Hause statt, in deren Rahmen die Mutter-Kind-Interaktionen mit der Mutter besprochen wurden. Analysiert wurden die mütterlichen Reaktionen auf kindliche Bindungsbedürfnisse und ihre Förderung von Explorationsverhalten des

Kindes. Dabei wurden kindliche Verhaltensäußerungen auf ihre Bedeutung hin mit der Mutter überprüft und ihre verbalen und nonverbalen Reaktionen im Sinne eines persönlichen Feedbacks kommentiert. Nach dem Hausbesuch wurden die Videobänder noch gründlicher analysiert und die Erkenntnisse für die Feinabstimmung der Interventionen verwendet.

Aufbauend auf diesem Programm wurde in der Schweiz das *Freiburger Feinfühligkeitstraining für Eltern* (FFTE) von Hänggi, Schweinberger und Perrez (2011) entwickelt. Im Mittelpunkt steht auch bei diesem Training das Videofeedback, in dessen Rahmen die Mutter-Kind-Interaktionen mit jeder Mutter individuell analysiert und besprochen werden. Das Gruppenformat beinhaltet zudem spezifische Übungen (z. B. Bindungsgespräch, Sprechen anstelle des Babys etc.). Der Kurs findet im Alter des Kindes von 6–7 Monaten in zwei 3-stündigen Sitzungen statt.

Die erste Sitzung – «Positive Beziehung zu meinem Kind» – umfasst folgende Elemente:

- Einführung und Vorstellungsrunde
- Austausch über die Rolle als Mutter
- Austausch über die eigene Kindheit (Bindungsgespräch)
- Übung zur Perspektivenübernahme: Sprechen anstelle des Babys
- Lehrgespräch zur Förderung elterlicher Wärme und einer positiven Interaktion mit dem Kind
- Abschluss und Hausaufgaben.

Die zweite Sitzung – «Die Signale meines Kindes verstehen» – geht noch expliziter auf die Sensitivitätsthematik ein:

- Lehrgespräch zu kindlichen Signalen
- Videofeedback zur Mutter-Kind-Interaktion
- Erlernen von Ärgerkontrolle und Emotionsregulation
- Lehrgespräch zur Feinfühligkeit und Entwicklung des Kindes.

Die Kurse werden von ausgebildeten Mütter- und Väterberaterinnen durchgeführt, die spezifisch weitergebildet und im Ansatz lizenziert sind.

Wirksamkeit von Trainings der elterlichen Sensitivität

Die Wirksamkeit von Trainings zur Förderung der elterlichen Sensitivität wurde in zwei Meta-Analysen (Bakermans-Kranenburg, van Ijzendoorn & Juffer, 2003; de Wolff & Ijzendoorn, 1997) dokumentiert. Sie belegen eine günstigere Entwicklung der kindlichen Bindungssicherheit (d = 0,20). Kürzere Interventionen im Alter des Kindes von 6 Monaten scheinen zudem einen größeren Effekt zu haben. Von zentraler Bedeutung für die Wirksamkeit scheint das Videofeedback zu sein, das den Eltern anhand einer Analyse der eigenen Eltern-Kind-Interaktionen wertvolle Einsichten und Veränderungshinweise gibt (Juffer et al., 2004).

Die Wirksamkeit des *Freiburger Feinfühligkeitstrainings* für Eltern

Merke!
Sensitivitätstrainings der Eltern sind eine gute und wirksame Möglichkeit, um die elterliche Feinfühligkeit gegenüber ihrem Säugling zu erhöhen und damit günstige Entwicklungsbedingungen zu schaffen, die den Aufbau einer sicheren Bindung und damit einen Schutzfaktor gegen psychische Probleme ermöglichen.

(FFTE) wurde ebenfalls nachgewiesen. Vor allem die Bedeutung prompten Reagierens und der elterlichen Sicherheit im Umgang mit dem Säugling konnte vermittelt und selbst bei sensitiven Müttern verbessert werden (Hänggi, Benz-Fragnière, Schweinberger & Perrez, 2011). Auch in Zusammenhang mit Frühgeburten haben Zelkowitz et al. (2011) die Nützlichkeit von Sensitivitätstrainings nachweisen können, um die Sorge der Mutter besser kontrollieren und ihre Sensitivität gegenüber dem Kind erhöhen zu können.

Förderung von Erziehungskompetenzen

Es gibt eine Reihe evidenzbbasierter Elterntrainings und schon in den 70er-Jahren des 20. Jahrhunderts wissenschaftlich fundierte Ratgeber in Buchform (z. B. Perrez, Minsel & Wimmer, 1992). Während eines der bekanntesten Elterntrainings, das *Gordon Elterntraining*, keinen überzeugenden längerfristigen Wirksamkeitsnachweis erbracht hat, sind andere Trainings breit empirisch abgestützt. Die meisten sind der indizierten oder selektiven Prävention zuzurechnen, wobei einzelne, wie beispielsweise das *Positive Parenting Program* (Triple P; Sanders, 1999), auf mehreren Ebenen eingeordnet werden können.

Während die meisten Elterntrainings auf eine Verbesserung der Erziehungskompetenzen abzielen, stellten Faircloth und Cummings (2008) ein Programm vor, das Eltern für die Bedeutung ihres Konfliktverhaltens vor den Kindern sensibilisiert und ihnen zeigt, welches Verhalten für ihre Kinder destruktiv und welches Streitverhalten unproblematisch ist. Dieses Kurzprogramm von 2–3 Stunden Dauer stellt im Rahmen der Elterntrainings eher eine Ausnahme dar, ist jedoch aufgrund seiner Stoßrichtung sehr zu begrüßen und als Komponente auch von herkömmlichen Elterntrainings zu fördern. In der Praxis häufig eingesetzt wird das bekannte Programm von Webster-Stratton, das als *BASICs* oder *Incredible Years* (Webster-Stratton & Taylor, 2001) vorliegt. Im Grundtraining werden die Eltern anhand von zehn Videokassetten mit über 250 Erziehungsvignetten zu Diskussionen angeregt und aufgefordert, passende Verhaltensweisen in Rollenspielen auszuprobieren (Webster-Stratton & Hancock, 1998).

Im Folgenden soll vor allem auf Triple P eingegangen werden, da es zu den wenigen evidenzbasierten Elterntrainings gehört, die auch im deutschen Sprachraum weite Verbreitung gefunden haben. Triple P ist nicht nur flächendeckend im deutschen Sprachraum etabliert und wurde bezüglich seiner Wirksamkeit am breitesten wissenschaftlich evaluiert, es wurde auch von der WHO empfohlen. Ein detaillierter Überblick über andere evidenzbasierte Elterntrainings findet sich bei Heinrichs, Sassmann, Hahlweg und Perrez (2002) und zu Erziehungsratgebern bei Heinrichs, Behrmann, Härtel und Nowak (2007).

Triple P

Triple P (Sanders, 1999) ist ein mehrstufiges, lernpsychologisch fundiertes Präventionsprogramm zur Förderung elterlicher Erziehungskompetenzen, das darauf abzielt, familiäre Schutzfaktoren zu erhöhen und Risikofaktoren zu senken, um Kindern günstige Entwicklungsbedingungen zu schaffen und emotionale Probleme oder Verhaltensauffälligkeiten zu verhindern. Da die Eltern ein unterschiedliches Maß an Unterstützung benötigen, ist das Programm entsprechend modular aufgebaut. Ziel von Triple P ist es, Eltern die Unterstützung zu geben, die sie effektiv benötigen, wobei die Förderung und Stärkung der eigenen *Ressourcen* und *Selbstregulationskapazitäten* der Eltern im Vordergrund stehen. Leicht umsetzbare allgemeingültige Informationen und Hinweise werden auf der untersten Stufe der Intervention (Ebene 1 oder 2) in Form von altersspezifisch konzipierten «kleinen Helfern» zu spe-

Hintergrund

Triple P ist ein Elternprogramm, das lerntheoretisch orientiert vor allem auf die Förderung der elterlichen Ressourcen abzielt. Es hat mehrere Stufen:

- *Stufe 1 – Universelle Informationen über Erziehung:* Broschüren, Informationsblätter, DVD
- *Stufe 2 – Kurzberatung für spezifische Erziehungsprobleme:* vier Einzelinterventionen zu je 15 Minuten durch geschulte Lehrpersonen, Erzieher oder Ärzte
- *Stufe 3 – Kurzberatung und aktives Training:* Im Unterschied zu Stufe 2 erhalten die Eltern in den vier Sitzungen nicht nur Informationen, sondern auch ein Verhaltenstraining in den entsprechenden Erziehungsstrategien.
- *Stufe 4 – Gruppen-Elterntraining:* Meist in Gruppen werden den Eltern in vier Sitzungen zu je 2 Stunden verschiedene Erziehungsstrategien vermittelt (z. B. Zieldefinitionen, Input zu Ursachen von Problemverhalten, Möglichkeiten zur Förderung der kindlichen Entwicklung, Verständnis von Problemverhalten, Erziehungsziele und konkrete Erziehungsmöglichkeiten wie stiller Stuhl, Aktivitätenpläne, Verstärkerpläne usw.).
- *Stufe 5 – Intensives Elterntraining:* Bei Familien mit zusätzlichen Belastungen (z. B. Partnerschaftskonflikte, psychische Störungen) erfolgt ein intensives, maßgeschneidertes Elterntraining.

zifischen Themen im Säuglings-, Kleinkind-, Kindergarten-, Grundschul- und Jugendlichenalter angeboten (z. B. Schlafen, Schreien, Fremdeln, Trennungsangst, Ungehorsam, Probleme in der Schule, Lügen, Mobbing, Umgang mit Alkohol und Drogen, Ausgangsregelung).

Triple P zielt auf folgende Veränderungen ab:

- Stärkung der Eltern in einer geeigneten Festlegung von Erziehungszielen und deren Adaptation (Selbstmanagement)
- Förderung der elterlichen Selbstwirksamkeit, erzieherische Probleme selber wirksam lösen zu können (Selbstwirksamkeitserwartung)
- Veränderung der Attributionen von external (Zufall, Glück, Pech, Reifung) zu internal, d. h. auf das Verhalten des Kindes bezogen (Attributionsstil)
- Verbesserung des Wissens über Gründe und Folgen von dysfunktionalem Verhalten des Kindes und der Eltern (Psychoedukation)
- Anleitung zu konkreten Verhaltensänderungen und Einübung von funktionalem Erziehungsverhalten.

Triple P (Ebene 4) wird in der Regel als Abendkurs (vier Abende zu je 2 Stunden) mit vier nachfolgenden Telefonkontakten angeboten, bei denen die Eltern Schwierigkeiten beim Umsetzen des Gelernten thematisieren, Fragen stellen und Rückmeldungen geben können.

Wirksamkeit von Elterntrainings

Elterntrainings weisen drei Meta-Analysen für elterliches Verhalten zufolge Effektstärken von $d = 0{,}37–0{,}66$ und für kindliches Verhalten Effektstärken von $d = 0{,}03–0{,}86$ auf (Heinrichs et al., 2008; Lundahl, Risser & Lovejoy, 2006). Als nützlich und wirksam erwiesen sich dabei vor allem Programmkomponenten, die auf eine Verbesserung der Eltern-Kind-Beziehung, eine Verstärkung der emotionalen Kommunikation, die Anwendung der Technik des Time-Out sowie die Erhöhung der elterlichen Erziehungskonsistenz abzielen, während geringere Effektstärken für die Vermittlung von Problemlösungsstrategien und die Verbesserung der kognitiven, akademischen und sozialen Fertigkeiten des Kindes gefunden wurden (Kaminski, Valle, Filene & Boyle, 2008).

Innerhalb der verschiedenen Elterntrainings wurde Triple P am häufigsten international evaluiert, was aufgrund der klaren empirischen Evidenz dazu führte, dass das Programm von der WHO offiziell empfohlen wird. Triple P weist gemäß einer Meta-Analyse von Nowak und Heinrichs (2008) mit 55 Studien insgesamt vor allem eine positive Bilanz bezüglich einer Zunahme elterlicher Kompetenzen, des elterlichen Befindens sowie einer Abnahme von kindlichem Problemverhalten mit kleinen bis mittleren Effektstärken (bis $d = 0{,}50$) auf. Im deutschen Sprachraum zeigten randomisiert-kontrollierte Studien von Bodenmann, Cina, Ledermann und Sanders (2008), Cina et al. (2011) sowie Heinrichs et al. (2006) und Heinrichs, Hahlweg, Naumann, Kuschel und Betram (2009), dass Triple P wirksam ist, wobei Effekte bis 3 Jahre nach der Teilnahme an einem Triple-P-Kurs untersucht wurden.

Die bisher weltweit einzige Studie, in der keine signifikanten Effekte von Triple P festgestellt werden konnten, ist die Untersuchung von Eisner, Nagin, Ribeaud und Malti et al. (2012). Kritisch betrachten das Programm auch Wilson et al. (2012), wobei ihre Meta-Analyse vor allem methodische Aspekte früherer Interventionsstudien zu Triple P und die Tatsache kritisiert, dass die meisten Studien von Forschenden im Umkreis des Entwicklers (Prof. Matthew Sanders) durchgeführt wurden. Andererseits ist gerade der letztgenannte Vorwurf unberechtigt, da die von Autoren entwickelten Programme meist auch von ihnen selbst auf ihre Wirksamkeit überprüft werden. Im Falle von Triple P ist die internationale Abstützung der Ergebnisse zur Wirksamkeit hingegen einmalig breit und überzeugend (Sanders et al., 2012).

Merke!
Triple P hat in verschiedenen internationalen Studien seine Wirksamkeit erwiesen. Besonders erwähnenswert ist eine amerikanische Studie, die zeigt, dass die Kindesmisshandlungsfälle und Fremdplatzierungen durch Stärkung der elterlichen Erziehungskompetenzen signifikant reduziert werden konnten.

Besondere Erwähnung verdient die randomisiert-kontrollierte Studie von Prince, Sanders, Shapiro, Whitaker und Lutzker (2009), in der nicht auf Effekte von Selbst- oder Fremdberichtsdaten von Kindern, Eltern oder Lehrpersonen zurückgegriffen wurde, sondern in einem Vergleich von 18 Bezirken in den USA (in der Hälfte der Bezirke wurde Triple P angeboten, in der anderen nicht) die Raten folgender Parameter erhoben wurden:

- Fremdplatzierungen von Kindern
- Fälle diagnostizierter Kindesmisshandlung
- Einweisungen von Kindern ins Krankenhaus aufgrund von Verletzungen durch Kindesmisshandlung bis zum achten Altersjahr als objektives Kriterium.

Die Ergebnisse sind beeindruckend. In allen drei Parametern zeigten sich signifikante und substanzielle Effekte, die für die Wirksamkeit von Triple P sprechen. Die Effektstärken lagen für alle drei Kriterien über $d = 1{,}0$. Bezogen auf 100 000 Kinder unter 8 Jahren ergaben sich folgende Reduktionen pro Jahr:

- 690 Missbrauchsfälle konnten durch Triple P verhindert werden.
- 240 Unterbringungen in Pflegefamilien blieben den Kindern dank der Prävention erspart.
- 60 Krankenhausaufnahmen wegen körperlicher Misshandlung konnten verhindert werden.

Merke!
Heute stehen einige evidenzbasierte Elterntrainings zur Verfügung, die bezüglich ihrer Wirksamkeit gut evaluiert sind. Triple P gehört zu den international am besten untersuchten Trainings. Dieses Programm erlaubt nachhaltig, Eltern in ihren Erziehungskompetenzen zu stärken und so maßgeblich zum Kindeswohl und zur Gesundheit der Bevölkerung beizutragen.

Diese Ergebnisse zeigen, dass für das Befinden von Kindern und ihre gesunde Entwicklung in vielen Fällen frühzeitige Hilfestellungen für Eltern sinnvoll sind. Da sich Eltern in Erziehungsfragen häufig als unsicher erleben, können evidenzbasierte Präventionsangebote ihnen Sicherheit und Kompetenzgefühl geben und adäquates Erziehungsverhalten erhöhen. Einer Umfrage des Instituts für Familienforschung Bamberg (Mühling & Smolka, 2007) zufolge fühlen sich rund 52 % der Eltern manchmal bis sehr oft unsicher in Erziehungsfragen, eine Einschätzung, die in den vergangenen Jahren noch zugenommen hat.

Diese Ergebnisse zeigen, dass Bedarf da ist und Eltern für fundierte Unterstützung dankbar sind. Erfreulicherweise haben evidenzbasierte Elterntrainings in den vergangenen Jahren weite Verbreitung erfahren und sind in der Allgemeinbevölkerung relativ bekannt. Damit kann in einem wichtigen Gebiet der Familienpsychologie, der Förderung von Erziehungskompetenzen, ein substanzieller Beitrag zur *Public Health* geleistet werden (Sanders, 2010).

Dessen ungeachtet ist zu bedenken, dass Erziehungsschwierigkeiten häufig mit einer Psychopathologie der Eltern kovariieren und daher durch universelle Prävention

Wichtiges in Kürze
Statt zu warten, bis sich erste Anzeichen von Schwierigkeiten bei Paaren oder Eltern zu gravierenden Störungen auswachsen, sollte vermehrt in Prävention und Gesundheitsförderung der Familie investiert werden. Es liegen heute einige wissenschaftlich fundierte Programme vor, die gut erforscht sind, sich als wirksam erwiesen haben und dazu geeignet wären. Dabei ist es wichtig, diejenigen drei der vier Risikofaktoren für kindliche Störungen positiv zu beeinflussen, bei denen dies relativ einfach und ohne allzu großen Aufwand möglich ist: Sensitivität, Erziehung und Partnerschaftsqualität. Moderne Trainings erlauben es, diese Variablen gezielt zu verbessern und damit ein förderliches Familienklima zu schaffen, das den Kindern gesundes Gedeihen ermöglicht. Die Programme sollten allerdings noch weitaus mehr genutzt werden können. Dazu bedarf es groß angelegter Kampagnen, um sie bekannt zu machen und der Bevölkerung in ausreichender Zahl zur Verfügung stellen zu können. Neuere Medien erlauben bei einzelnen Kompetenzen, niederschwellig anzusetzen und Paaren und Eltern gezielt Hilfestellungen zu geben, die von hohem Wert und Nutzen sind.

flankiert werden müssten, um gezielt auch solche Risikoeltern zu stützen. Wie die Drei-Jahres-Längsschnittstudie von Errazuriz Arellano (2012) bei 199 Müttern zeigte, ist die *mütterliche Depression* signifikant mit dysfunktionalem Erziehungsverhalten (Überreagieren, laxerem, inkonsistenterem Erziehungsverhalten, weniger emotionaler Wärme) assoziiert und persistiert.

9. Paartherapie

Paartherapie ist ein wichtiger Bestandteil der Gesundheitsversorgung und ergänzt individualtherapeutische oder medikamentöse Behandlungen psychischer Störungen. Obgleich man Paartherapie primär mit der Behandlung von Partnerschaftsstörungen in Zusammenhang bringen könnte, spielt sie gerade auch für die Intervention bei vielen psychischen Störungen (z. B. Depressionen, Angststörungen, Essstörungen, sexuelle Funktionsstörungen) eine wichtige Rolle und ist in vielen Fällen eine sinnvolle Alternative zu einem individualtherapeutischen Vorgehen. Die Indikation von Paartherapien ist damit wesentlich breiter, als lediglich Paare in der Krise zu begleiten.

Zusammengefasst lassen sich die Indikationen von Paartherapien wie folgt beschreiben:

- Behandlung von Partnerschaftsstörungen mit dem Ziel
  - der Verbesserung der Partnerschaftsqualität
  - der Klärung der Beziehung und ihres Fortbestehens
  - der Begleitung des Paares bei der Trennung bzw. Scheidung
- Behandlung von psychischen Störungen mit dem Ziel
  - der Verbesserung der Symptomatik bei einem Partner durch Verbesserung der Partnerschaft («expressed emotion», Interaktionsstil)
  - des Einbezugs des Partners als Mitleidenden («we-disease»)
- Behandlung von somatischen Störungen mit dem Ziel
  - der Mobilisierung gemeinsamer Ressourcen
  - des Einbezugs des Partners als Mitleidenden («we-disease»).

Beachte!
Paartherapie dient nicht nur zur Bewältigung von Partnerschaftsproblemen, sondern auch zur Behandlung psychischer Störungen wie Depressionen, Angststörungen, Suchtprobleme, Essstörungen oder somatische Probleme (Diabetes, Rückenschmerzen usw.).

Im Folgenden wird auf diese Indikationsstellungen eingegangen.

Paartherapie bei Partnerschaftsstörungen

Wie in Kapitel 3 gezeigt wurde, leiden viele Paare an Beziehungskrisen und die hohen Scheidungsraten spiegeln das Ende dieses Kampfes um die Partnerschaft wider. Auch wenn die Paartherapie keinen homogenen Ansatz darstellt, sondern sich als Bezeichnung für eine Vielzahl unterschiedlicher Methoden, Settings und Arbeitsweisen mit verschiedener theoretischer Provenienz (systemisch, psychodynamisch, humanistisch, verhaltenstherapeutisch, gestalttherapeutisch, emotionsfokussiert usw.) versteht, haben alle Ansätze eine Gemeinsamkeit: die Arbeit mit dem Paar als Zielgröße. In der Paartherapie ist das Paar als Einheit der «Patient». Damit werden Begriffe wie *therapeutische Neutralität* oder *Unparteilichkeit* bei allen Ansätzen zu einem wichtigen Thema, da der Beziehungsaufbau im Unterschied zur Individualtherapie zu beiden Partnern erfolgen muss. Beide müssen gleichermaßen in die Therapie und deren Prozess einbezogen, motiviert und für den Erfolg des Unterfangens gewonnen werden. Die therapeutische Beziehung wird getragen durch interpersonelle und *relationale* Aspekte (Empathie, Wertschätzung, Echtheit), *instrumentelle* Aspekte (gemeinsam festgelegte Ziele der Therapie, gemeinsam definierte Therapieaufgaben) und *austausch- oder equitytheoretische* Aspekte (gleichschwebende Unparteilichkeit und Fairness, Gleichstellung beider Partner) (Bodenmann & Gabriel, 2008). Paartherapie unterscheidet sich daher maßgeblich von Individualtherapie.

Trotz der Unterschiede zwischen den Ansätzen haben die verschiedenen Paartherapien wichtige Gemeinsamkeiten:

- Der *systemischen Sicht* der Partnerschaftsprobleme zufolge werden Veränderungen im Paar, d.h. bei beiden Partnern, angestrebt, da das Problem als dyadisches Problem definiert wird. Es ist nicht *ein* Partner an der Beziehungsverschlechterung und Krise schuld (unidirektionale Sicht), sondern die Krise wird immer als *Zusammenspiel* (Interaktion) beider Partner gesehen. Paarprobleme stellen keine linearen Kausalitäten, sondern zirkuläre, reziproke und rekursive Prozesse dar, wonach jedes Verhalten des einen Partners auf das des anderen einwirkt und Ursachen und Folgen oft nicht mehr voneinander zu trennen sind. Entsprechend werden Störungen durch problematische Beziehungsmuster hervorgerufen und sind Ausdruck des dialektischen Prozesses, der gegenseitigen Einflüsse beider Partner. Gestört ist das Paarsystem. In vielen Ansätzen wird sogar die 50-Prozent-Regel vorgeschlagen, wonach beide Partner zur Hälfte ihren Beitrag an der aktuellen Situation leisten.
- Die Methoden der Paartherapie zielen auf eine *Veränderung der Interaktion* des Paares und ein faires

Austarieren des *Kräftegleichgewichts* ab.

- Die Paartherapie kann nur dann erfolgreich sein, wenn die Beziehung zu beiden Partnern tragfähig gestaltet werden kann, beide voll in den Therapieprozess eingebunden und längerfristig für die Arbeit gewonnen werden können.

Merke!
Unabhängig von der Schulenorientierung, dem theoretischen Hintergrund, dem Setting oder den Methoden definiert man in der Paartherapie immer das Paar als Interventionseinheit. Ziel ist eine Veränderung im Paar. Dadurch spielt die therapeutische Allianz zu beiden Partnern eine zentrale Rolle. Wichtige Grundlage dafür ist die Unparteilichkeit oder Neutralität des Therapeuten.

Im Folgenden wird auf die *kognitiv-verhaltenstherapeutische Paartherapie* eingegangen, da sie sich aufgrund ihres Methodenrepertoires und Wirksamkeitsnachweises als wichtiger Behandlungsansatz profiliert hat. Historisch geht dieser Ansatz auf die Verhaltenstherapie mit Paaren in den 70er-Jahren des 20. Jahrhunderts zurück (Jacobson & Margolin, 1979). Diese frühe Verhaltenstherapie mit Paaren beinhaltete vor allem das *Reziprozitätstraining* (Verhaltensaustausch) mit dem Ziel, die Positivität in der dyadischen Interaktion zu erhöhen und gleichzeitig die Negativität zu senken, sowie das *Kommunikations-* und *Problemlösetraining*. Diese Elemente sind auch heute noch Bestandteil der Verhaltenstherapie mit Paaren (Bodenmann, 2012; Schindler, Hahlweg & Revensdorf, 1998). In den 90er-Jahren des 20. Jahrhunderts wurde mit dem *integrativen Ansatz* von Jacobson und Christensen (1997) eine Erweiterung in Richtung Akzeptanzarbeit vorgeschlagen. Ab dem Jahr 2000 erweiterte Bodenmann die kognitive Verhaltenstherapie mit Paaren durch die *bewältigungsorientierte Paartherapie*, welche die verschiedenen Elemente integriert, jedoch einen besonderen Schwerpunkt auf die Rolle von paarexternem Stress (siehe Seiten 175 ff.) und die Förderung von dyadischem Coping (siehe Seite 180) legt (Bodenmann, 2012). Im deutschen Sprachraum wurden in den vergangenen Jahren verschiedene Bücher über Paartherapie veröffentlicht (Bodenmann, 2012; Lutz, 2006; Schindler et al., 1998; Sulz, 2004).

Im Folgenden werden die wichtigsten Komponenten der modernen Verhaltenstherapie mit Paaren dargestellt (für einen detaillierteren Überblick siehe Bodenmann, 2012).

Beachte!
Die verhaltenstherapeutische Paartherapie ist aufgrund ihrer wissenschaftlichen Orientierung stets im Wandel begriffen, da neue Erkenntnisse neue Methoden hervorbringen. Dies wird in den akzeptanzorientierten und den bewältigungsorientierten Ansätzen deutlich.

Reziprozitätstraining – Erhöhung der Positivität im Alltag

Unzufriedene Paare und Paare in der Krise sind in der Regel in einer starken negativen Reziprozität gefangen. Das heißt, die *Rate an Positivität* (z. B. Zärtlichkeit, Aufmerksamkeiten gegenüber dem Partner, Interesse, Komplimente, Lob, Zustimmung) ist im Vergleich zu früher bzw. zu zufriedenen Paaren reduziert und Häufigkeit und Dauer von *Negativität* (z. B. verallgemeinernde Kritik, verächtliche, provokative, defensive und dominante Kommunikation, Rückzugsverhalten) sind erhöht. Die Interaktion zwischen den Partnern ist dadurch von *Interesselosigkeit* im Alltag (kaum mehr nette Gesten und Verstärkungen) und in Konflikten von destruktivem, feindseligem Verhalten, Verletzungen und häufig psychischer und physischer Gewalt gekennzeichnet (siehe Seiten 230–231). Konflikte verlaufen häufig eskalativ. Die von Gottman (1993, 1994) vorgeschlagene Ratio von 5 : 1 für Positivität versus Negativität ist massiv verletzt und Dauer und Häufigkeit der Negativität lassen keinen Platz für positive Begegnungen. Die Partner verstricken sich in dieser gegenseitigen Aggression. Sie werden aufeinander negativ klassisch konditioniert, bilden *dysfunktionale Erwartungen* (auch künftig wird der Partner wieder negativ sein) und einen *ungünstigen Attributionsstil* (der Partner ist schuld, er hat einen miesen Charakter) aus und kommen damit aus eigener Kraft nicht mehr aus der Krise heraus (Bodenmann, 2012). Hier setzt das Reziprozitätstraining an. Ziel ist es, verstärkendes (positives) Verhalten gegenüber dem Partner im Alltag wieder häufiger werden zu lassen (z. B. Interesse an Belangen des Partners, Morgenrituale, Nachfragen, Lob und Komplimente, gemeinsame verstärkende Aktivitäten etc.). Dabei wird an das angeknüpft, was früher selbstverständlich war, und in dem Sinne kein neues Verhalten gefordert. Konkret umfasst das Training drei Schritte:

1. *Schritt*: Erstellen einer Liste, was man im Alltag tun könnte, um dem Partner Freude zu machen (Einnahme der Position des Partners)
2. *Schritt*: Überprüfen der Liste und Konkretisieren der Items
3. *Schritt*: Umsetzen im Alltag, wobei darauf geachtet werden soll, was der Partner seinerseits unternimmt, um einem Freude zu machen.

Obgleich die Methode zu Beginn etwas technisch wirken mag, hilft sie Paaren durch die strukturierte Vorgehensweise, die negative Spirale zu durchbrechen und im Alltag positivere Begegnungen zu ermöglichen. Dadurch können die emotionale Konditionierung (negative Besetzung des Partners) und die kognitiven Dysfunktionen (negative Erwartungen, partnerbezogener dysfunktionaler Attributionsstil) verändert werden. Die Methode schafft *Diskriminationslernen* (nicht jedes Verhalten des Part-

Beachte!
Erst wenn sich beide Partner wieder aufeinander einlassen können, ohne schon beim Anblick des anderen oder bei seinem ersten Laut physiologisch erregt zu werden und rot zu sehen, kann an der Kommunikation und anschließend an den der Störung zugrunde liegenden effektiven Problemen gearbeitet werden. Dafür ist die Erhöhung der Positivität im Alltag eine notwendige Voraussetzung. Zuerst muss das negative und hostile oder desinteressierte Verhalten im Alltag reduziert werden. Mit dem Reziprozitätstraining gelingt es relativ rasch, die negative Spirale zu durchbrechen und die Interaktion der Partner wieder neutraler, angenehmer und offener zu gestalten.

ners ist negativ) und *dyadische Selbstwirksamkeit* (als Paar können wir selber etwas bewirken und unseren Alltag schöner gestalten) und ist gleichzeitig ein Spiegel für das *Commitment* und die *Motivation* der Partner, sich für die Therapie und die Partnerschaft zu engagieren.

Kommunikations- und Konfliktlösetraining

Das Kommunikationstraining ist seit jeher ein Hauptelement der verhaltenstherapeutischen Paartherapie. Ziel ist es, das Paar durch die direkte Erfahrung in der Übung eine angemessene Konfliktkommunikation zu lehren, und zwar durch:

- ein *strukturiertes Setting* (dyadisches Setting, bei dem sich die beiden Partner gegenübersitzen und sich zugewandt sind)
- eine *zeitliche Struktur* (das Training dauert pro Partner rund 20 Minuten)
- eine *Rollenstruktur* (jeder Partner ist entweder Sprecher oder Zuhörer während der jeweiligen Übungssequenz und muss sich in dieser Rolle strikt an gewisse Regeln halten) sowie
- *spezifisches Therapeutenverhalten* (Prompting des Sprechers und des Zuhörers).

Zu Beginn sind inhaltliche Aspekte (d. h. die Konfliktthemen) nicht relevant, sondern formale Aspekte (Einhaltung der Kommunikationsregeln) sind viel bedeutsamer. Mit zunehmender Kompetenz des Paares gewinnt jedoch der Inhalt an Bedeutung. Dahinter steht die Erkenntnis, dass über emotional wichtige Inhalte erst dann angemessen miteinander gesprochen werden kann, wenn beide Partner in der Lage sind, eine angemessene Kommunikationskultur zu wahren. Die *Sprecherregeln* (Ich-Gebrauch, konkrete Bezugnahme auf aktuelles Verhalten des Partners, Sprechen über Gefühle, Wünsche, Bedürfnisse) und *Zuhörerregeln* (aktiv zuhören, zusammenfassen und offen nachfragen) schaffen dazu die Grundlage (Bodenmann, 2012; Schindler et al., 1998).

Merke!
Mit Sprecher- und Zuhörerregeln gelingt es im strukturierten Kommunikationstraining, den Partnern Wege aufzuzeigen, wie sie im Alltag emotionale Konfliktthemen angemessen miteinander besprechen und konstruktiv lösen können, ohne dass es zu Verallgemeinerungen, hässlichen Beschuldigungen, Abwertungen, Provokationen und zur Eskalation kommt. Es gilt die eingeschliffenen negativen Verhaltensmuster durch Training unter strukturierter Hilfe des Therapeuten («prompting») zu durchbrechen und die neuen, konstruktiven Verhaltensweisen als Alternative aufzubauen. Dies geschieht durch regelmäßiges Üben in der Therapie, aber auch als Hausaufgaben (Bodenmann & Götz, 2012).

Problemlösetraining

Das Problemlösetraining zeigt Paaren anhand eines *Sechs-Punkte-Vorgehens* auf, wie sie Alltagsprobleme effizienter lösen können, damit es nicht zu unnötigen Reibungen kommt.

Die sechs Schritte des Problemlösetrainings sind:

1. *Schritt*: das Problem genau beschreiben und festlegen. Beide Partner sollen einander anhand der Regeln des Kommunikationstrainings schildern, weshalb das Problem für sie relevant ist, und dabei die emotionale Bedeutung des Problems herausarbeiten.
2. *Schritt*: gemeinsam in Form eines Brainstormings nach Lösungsmöglichkeiten suchen
3. *Schritt*: gemeinsam die beste Lösungsmöglichkeit finden
4. *Schritt*: zusammen festlegen, wer was wann unternimmt, um die Lösung umzusetzen
5. *Schritt*: Umsetzen der gefundenen Lösung im Alltag
6. *Schritt*: Evaluation und Bewertung der Lösung und allenfalls nochmaliges Suchen nach einer tragfähigen Lösung, falls sich die bisherige als nicht effektiv erwiesen hat.

Da für eine angemessene Problemlösung und eine sich wechselseitig akzeptierende Grundhaltung Reziprozitäts- und Kommunikationsfertigkeiten Voraussetzungen sind, wird das Problemlösetraining in der Paartherapie meistens erst nach diesen Elementen eingesetzt.

Merke!
Das Problemlösetraining ist vor allem dank seiner Strukturiertheit eine große Hilfe bei der Lösung von Alltagsproblemen. Wichtig ist, dass beide Partner in die Lösungsfindung, Bewertung und Suche nach der besten Lösung sowie die Umsetzung der Lösung eingebunden werden. Gemeinsam Probleme zu lösen und nicht an den anderen zu delegieren, steht im Vordergrund. Probleme gemeinsam anzugehen, reflektiert auch das Engagement beider Partner für die Beziehung.

Kognitive Methoden

Kognitive Umstrukturierung wird häufig in der Paartherapie eingesetzt, um dysfunktionale Erwartungen, negative Einstellungen und ungünstige Kausalattributionen gegenüber dem Partner zu verändern. Allerdings setzt dies voraus, dass durch das Reziprozitätstraining bereits effektive Veränderungen auf der behavioralen Ebene stattgefunden haben und es nun vor allem darum geht, diese Verhaltensänderungen auch kognitiv neu zu bewerten. Der Therapeut arbeitet mit beiden Partnern mit denselben Techniken wie in der Individualtherapie, zeigt kognitive Verzerrungen auf, hinterfragt sie mit dem *sokratischen Dialog* und versucht anhand des *Drei-Spalten-Protokolls* (Situationen, Gedanken, Gefühle) und des *Fünf-Spalten-Protokolls* (Situationen, Gedanken, Gefühle, Gegen-Gedanken, neue Gefühle) realistische Erwartungen und angemessene Kognitionen auszubilden. Die Arbeit findet auch hier mit beiden Partnern statt, sodass beide involviert sind und wechselseitig an den Erfahrungen des anderen partizipieren können (Baucom, Epstein, La Taillade & Kirby, 2008).

Akzeptierungsarbeit

Der Ansatz von Jacobson und Christensen (1996) schlägt einen neuen Weg vor allem bei den Paaren vor, die sich nicht ändern wollen, wo beide Partner primär beim anderen Verhaltensänderungen einfordern und aus Verletzungen oder fehlender Zielorientierung heraus oder aufgrund der Persönlichkeit selber nicht gewillt sind, einen Schritt in Richtung des anderen zu tun. Ziel dieses Ansatzes ist es daher, nicht auf oberflächliche Veränderungen zu bauen, sondern beiden Partnern mehr Akzeptanz und Toleranz gegenüber dem anderen zu ermöglichen. Akzeptanz ist deshalb von zentraler Bedeutung, weil die Bedürfnisse beider Partner häufig unterschiedlich sind und sich das Paar zu polarisieren beginnt. Man sucht den Fehler im anderen, macht ihn verantwortlich für die Probleme und fordert von ihm Veränderung. Die Akzeptanzarbeit versucht diesen Irrtum zu korrigieren und darauf hinzuweisen, dass die Bedürfnisse beider Partner (Wunsch nach Nähe, Wunsch nach Freiheit/Distanz) in Ordnung sind und dass beide Anstrengungen unternehmen müssen, um die Probleme gemeinsam lösen zu können. Je mehr man den anderen so zu lieben versucht, wie er ist, desto erfolgreicher wird die Partnerschaft gelingen. Die Akzeptanzarbeit versucht, den beiden Partnern diese Polarisierung verständlich zu machen, sie emotional zu spüren und annehmen zu lernen. Je weniger man den anderen durch Druck und Machtspiele zu ändern versucht, desto mehr gibt man ihm die Gelegenheit, sich durch Verstehen des anderen selbstständig ändern zu wollen. Gearbeitet wird mit:

- empathischem *Joining* (den anderen verstehen wollen)

- *innerlicher Distanzierung* (das Problem als gemeinsamen Feind sehen und nicht gegeneinander, sondern gemeinsam gegen ihn kämpfen)
- emotionaler *Akzeptanz* (durch Umdeuten, Üben, sich toleranter auch gegenüber negativen Verhaltensweisen zeigen zu können, und sich in der Therapie daran gewöhnen, alternative Verhaltensweisen aufbauen und die Selbstpflege fördern).

Merke!
Statt auf Veränderung um jeden Preis zu setzen, versucht man in der Akzeptanzarbeit die unterschiedlichen Bedürfnisse und Wesenszüge der Persönlichkeit beider Partner wechselseitig besser verstehen zu lernen. Damit soll Veränderung nicht durch Druck, sondern aufgrund des Verständnisses des anderen durch eigene Einsicht und intrinsische Motivation erfolgen. Die Kompromissbereitschaft, Toleranz und Großzügigkeit gegenüber dem Partner und seinen Bedürfnissen stehen im Vordergrund. Allerdings gibt es auch klare Grenzen der Akzeptanz. So können alle Formen von Gewalt nicht akzeptiert werden.

Bewältigungsorientierte Interventionen

Die bewältigungsorientierten Methoden, die Bodenmann (2012) vorschlägt, integrieren die vorherigen Ansätze, legen jedoch ein besonderes Gewicht auf die Förderung von *Intimität* und Verbundenheit, Vertrauen und Wir-Gefühl. Indem das intime Wissen voneinander vermehrt wird und ein besseres *Verständnis* für die (störenden) Reaktionsweisen des Partners (Erfahren der persönlichen Gründe für dessen Verhalten) entsteht, sollen mehr Akzeptanz und die Grundlage für eine angemessene Unterstützung (dyadisches Coping) geschaffen werden. Dabei wird mit dem Paar die Rolle von *paarexternem Stress* für Partnerschaftsprobleme herausgearbeitet. Häufig treten paarinterne Spannungen und Konflikte erst auf, wenn der Stress von außen auf das Paar einwirkt. Der paarexterne Stress (z. B. beruflicher Stress, Stress mit Nachbarn, der Herkunftsfamilie usw.) schwappt auf die Dyade über. Die bewältigungsorientierte Methode umfasst zwei Hauptkomponenten:

- Psychoedukation in Bezug auf die Bedeutung von paarexternem Stress und
- die *Drei-Phasen-Methode* mit der *Trichtermethode.*

Die *erste Phase* der Drei-Phasen-Methode (*Trichtermethode*) besteht darin, relativ oberflächliche oder diffuse Stressgefühle zu ordnen, tiefer liegende Emotionen zu erspüren und den Kern des Problems (persönliche Schemata, die in der Situation aktiviert wurden) gemeinsam mit dem Partner unter Mithilfe des Therapeuten herauszuarbeiten und emotional erfahrbar zu machen. Sowohl der Sprecher wie auch der Zuhörer sollen durch diese *gefühlszentrierte Arbeit*

Merke!
Ziel des bewältigungsorientierten Ansatzes ist es, die durch paarexternen Stress verursachten nachhallenden emotionalen Reaktionen eines oder beider Partner als Paar zu bewältigen. Da paarexterner Stress meist in die Dyade überschwappt, das Paarklima affektiert und zu Frustration, Enttäuschung, Konflikten oder Rückzug und längerfristig zu Entfremdung führt, sollen mittels der Trichtermethode die stressbezogene Selbstexploration seitens des Sprechers (Person mit Stresserleben) sowie die Empathie und Unterstützung des Partners gefördert werden. Beim Zuhörer soll insbesondere das empathische Mitschwingen verstärkt werden, um den Stress des anderen besser verstehen und nachvollziehen zu lernen. Dies bildet die Grundlage für mehr Akzeptanz und Wohlwollen für die (schwierigen) stressbedingten Reaktionen des Partners. Durch die tiefe Selbstöffnung werden zudem Vertrauen, Intimität und das Wir-Gefühl erhöht und die Voraussetzungen für angemessene, bedürfniskompatible Unterstützung (Drei-Phasen-Methode) geschaffen.

erfahren, dass relativ unbedeutende Situationen (tägliche Widrigkeiten), die seitens der Umwelt primär kaum Anlass zu Empathie und Verständnis geben, für den Partner in hohem Maße relevant und schmerzvoll sein können, wenn persönliche Themen (z. B. keine Kontrolle zu haben, nicht geliebt zu werden, negativ bewertet zu werden, mangelnde Wertschätzung zu erfahren usw.) durch die Situation aktiviert werden. Beide Partner sollen dieses Leiden spüren und teilen und damit Verständnis für den anderen entwickeln.

In der *zweiten Phase* der Drei-Phasen-Methode soll der vormalige Zuhörer dem gestressten Partner angemessene Unterstützung geben. Diese sollte nun aufgrund der gemeinsamen emotionalen Belastungserfahrung anhand der Tiefe des im Trichter erlebten Bedeutungsgehalts vor allem emotionsbezogen erfolgen (Verständnis, Wertschätzung, Solidarisierung usw.).

In der *dritten Phase* soll der Partner, der seinen Stress beschrieben hat, dem anderen rückmelden, was an seiner Unterstützung wirksam war, wie zufrieden er damit war und welche Unterstützung er sich zusätzlich gewünscht hätte.

Wirksamkeit der Paartherapie

Die Wirksamkeit der Paartherapie und der verhaltenstherapeutischen Paartherapie im Besonderen ist heute gut erwiesen. Mehrere Meta-Analysen dokumentieren dies mit Effektstärken zwischen $d = 0{,}50$ und $d = 1{,}30$ (Shadish & Baldwin, 2003, 2005) und einer mittleren Effektstärke von $d = 0{,}59$ (Vergleich Interventions- mit Kontrollgruppe). Baucom et al. (2003) sichteten 17 randomisiert-kontrollierte Wirksamkeitsstudien und fanden eine Effektstärke von $d = 0{,}82$ für kognitiv-verhaltenstherapeutische Paartherapie gegenüber $d = -0{,}006$ für die unbehandelte oder Wartelisten-Kontrollgruppe. Rund 70 % der Paare, die eine Paartherapie in Anspruch nehmen, berichten über eine Besserung (Baucom, Shoham, Mueser, Daiuto & Stickle, 1998), die bei rund 50 % der Paare auch nach 5 Jahren noch anhält (Christensen, Atkins, Baucom & Yi, 2010).

Allerdings geben bei nur rund 50 % der Paare beide Partner signifikante Verbesserungen an, und bei 30–60 % zeigen sich innerhalb von 2 Jahren erneut Rückfälle (Snyder, Castellani & Whisman, 2006). In der täglichen Praxis der *Eheberatung* im deutschsprachigen Raum sind die Erfolgsquoten mit ca. 25 % allerdings niedriger (Klann & Hahlweg, 1997). Trotzdem berichten Klann, Hahlweg, Baucom und Kröger (2011) von Within-Effektstärken von $d = 0{,}52$, die auch die Wirksamkeit von Paarberatung im Feld bestätigen. Betrachtet man die *klinische Signifikanz* und nicht nur die *statistische Signifikanz*, kann man davon ausgehen, dass vier von zehn Paaren mit Paartherapie geholfen werden kann und sie eine klinisch relevante Verbesserung erfahren, d.h. anschließend tatsächlich glücklich und nicht einfach weniger unglücklich sind (vgl. Shadish et al., 1993). Der Grund für die insgesamt niedrigere klinische Effektivität der Paartherapie liegt meist in der zu späten Inanspruchnahme.

Merke!
Paartherapie ist wirksam, um Paarprobleme effizient lösen zu können. Es handelt sich um mittlere bis hohe Effektstärken. Rund 50–70 % der Paare profitieren von der Intervention.

Neuere Studien belegen auch die Wirksamkeit des *akzeptanzorientierten Ansatzes* von Jabobson und Christensen (1996), welcher sich der klassischen Verhaltenstherapie leicht überlegen zeigt (Baucom, Sevier, Eldridge, Doss & Christensen, 2011). Zum Zeitpunkt des Fünf-Jahres-Follow-up betrugen die Effektstärken $d = 1{,}03$ für den akzeptanzorientierten Ansatz und $d = 0{,}92$ für kognitive Verhaltenstherapie mit Paaren. 50 % der Paare erfuhren eine klinische Verbesserung in der ersten Bedingung, gegenüber 46 % der Paare in der zweiten Bedingung. Bezüglich der Scheidungsraten differierten die beiden Ansätze hingegen kaum (25,7 % vs. 27,9 %) (Christensen et al., 2010). Eine randomisiert-kontrollierte Studie belegt auch die Wirksamkeit der *bewältigungsorientierten Paartherapie* (Bodenmann et al., 2008).

Auch bei sehr schwierigen Paaren (z. B. mit Außenbeziehungsproblematik) erweist sich die Verhaltenstherapie mit Paaren als hilfreicher und wirksamer Ansatz mit ähnlich hohen Effektstärken wie bei herkömmlicher Paartherapie (Kröger, Reissner, Vasterling, Schütz & Kliem, 2012). Dabei fanden sich nicht nur Verbesserungen der Partnerschaftsqualität, sondern auch hinsichtlich der depressiven Verstimmung. 27 % der Partner, die Untreue erfahren hatten, und 22 % der untreuen Partner zeigten im BDI (Depressionsscore) eine markante Verbesserung nach der Therapie, gegenüber je 5 % bei der Kontrollgruppe.

Neben positiven Beziehungseffekten der Paartherapie berichten Gattis, Simpson und Christensen (2008) auch von *positiven Effekten für die Kinder*, wonach Paare dank höherer Beziehungsqualität und besserer Kommunikationsfertigkeiten kinderbezogene Konflikte nach der Therapie reduzieren können, was sich in einem besseren Befinden der Kinder niederschlägt.

Wichtig!
Paartherapie hilft auch Eltern, besser mit ihren kindbezogenen Konflikten umzugehen, ihr Coparenting zu stärken und den Kindern durch Verbesserung ihres Erziehungsverhaltens eine günstigere Umwelt zu schaffen. Das Befinden der Kinder ist nach einer Paartherapie ebenfalls besser.

Paartherapie bei psychischen Störungen

Neben der Behandlung von Partnerschaftskrisen und -störungen eignet sich die Paartherapie auch zur Intervention bei psychischen Störungen. Bisher wurden die Effekte der Paartherapie am intensivsten bei depressiven Störungen untersucht. Paartherapie ist aber auch bei anderen Störungen indiziert und hat in neuerer Zeit vermehrt Beachtung gefunden. Studien liegen neben affektiven Störungen z. B. zu Essstörungen, Drogenmissbrauch und Angststörungen vor. Im Folgenden kann nicht auf alle Störungen detailliert eingegangen werden. Die Relevanz der Paartherapie wird jedoch am Beispiel der Depression eingehender erläutert.

Paartherapie bei Depressionen

Kognitive Verhaltenstherapie (Beck et al., 1986) und Interpersonelle Therapie (Weissman, Markowitz & Klerman, 2000) zählen zu den Therapieansätzen, die zur Behandlung von Depressionen mindestens ebenso wirksam sind wie Antidepressiva (Elkin et al., 1989; Wampold, Minami, Baskin & Tierney, 2002) und daher in der Praxis weite Verbreitung gefunden haben. Trotz ihrer Wirksamkeit haben diese Therapien jedoch eine relativ hohe Rückfallrate von rund 30–50 % (Belsher & Costello, 1988). Als einer der wichtigsten *Rückfallprädiktoren* gilt «expressed emotion» (Hooley, 2007). Darunter versteht man die kritische, hostile oder überfürsorgliche Haltung des Partners gegenüber dem Patienten. Diese Haltung spiegelt sich auch in der Interaktion wider. So zeigten Meuwly, Bodenmann und Coyne (2012), dass «expressed emotion» des Partners signifikant mit dysfunktionalen Gedanken des Depressiven (dysfunktionale Kognitionen) und damit mit der Stärke seiner Symptomatik (BDI- und Hamilton-Wert) zusammenhängt (siehe auch Seite 59). «Expressed emotion» erhöht nicht nur die Rückfallwahrscheinlichkeit nach erfolgreicher Remission einer Depression nachweislich um das 6- Fache und stellt damit eine wichtige Bedrohung des Therapieerfolgs dar, sondern führt auch dazu, dass die dysfunktionale *Informationsverarbeitung* des Patienten (Aktivierung dysfunktionaler Schemata und negativer automatischer Gedanken) aktiviert wird. Wenn der Partner nichts von einem hält, einen ständig kritisiert, abwertet und wie ein Kind behandelt, dann hat man als Depressiver oder Remittierter ja allen Grund, sich minderwertig oder wertlos, inkompetent, defizitär und sinnlos zu fühlen.

Die Partnerschaft spielt damit eine zentrale Rolle (siehe Seiten 55 ff.), und zwar aus mehreren Gründen:

- Die meisten depressiven Patienten befinden sich aufgrund des Alters zum Zeitpunkt der Ersterkrankung (oft zwischen dem 30. und 40. Altersjahr) in einer Partnerschaft.
- Die mit einer Depression einhergehenden affektiven, kognitiven, motivationalen, motorischen und vegetativen Symptome (Niedergeschlagenheit, Energieverlust, Motivationsverlust, Schlafstörungen, Konzentrationsstörungen, Libidoverlust, Suizidgedanken) belasten auch den Partner in hohem Maße. Häufig hat auch der Partner erhöhte Depressionswerte und zeigt aufgrund der Erkrankung des Partners starke Belastungssymptome.
- Die depressive Person und ihr Partner sind in hohem Maße belastet, was sich wiederum auf die Partnerschaftsqualität auswirkt. Bei Depressionen ist häufig die Interaktion des Paares negativ oder ambivalent und die Partnerschaftszufriedenheit beider Partner niedrig. Depression und Partnerschaft kovariieren in hohem Maße.
- Zwar wird vom Partner und vom Gesundheitsversorgungssystem erwartet, dass er sich um den Depressiven kümmert, Verständnis für ihn zeigt und ihn beim Genesungsprozess unterstützt. Doch häufig ist diese Unterstützung inadäquat, da auf die Symptome reagiert wird. Statt den Patienten zu aktivieren und ihn in seiner Problemlösung zu unterstützen, nimmt man ihm Aufgaben ab, schont ihn, entlastet ihn und geht auf seine Symptome (Klagen, Jammern, Weinen, Passi-

Merke!
Nach erfolgreicher Remission einer Depression steigt das Risiko für einen Rückfall durch negative Einstellungen («expressed emotion») des Partners gegenüber dem Patienten um das 6-Fache. Eine niedrige Partnerschaftsqualität ist damit einer der wichtigsten Risikofaktoren für einen Rückfall. Die negative Haltung des Partners löst dysfunktionale Kognitionen beim Depressiven oder Remittierten aus und verstärkt damit seine Depression oder führt nach einer Remission zum Rückfall.

vität) ein, wodurch diese operant verstärkt werden.

Wichtig!
Besonders bei zusätzlichen Partnerschaftsproblemen kann eine Paartherapie einer Individualtherapie überlegen sein. Ein weiterer Grund für Paartherapie ist, dass beide Partner unter der Depression leiden. Um dieses Leiden zu mildern und die Wahrscheinlichkeit eines Rückfalls aufgrund einer reduzierten Partnerschaftsqualität zu senken, ist der Einbezug beider Partner in die Therapie (Paartherapie oder regelmäßiger Einbezug des Partners in die Therapie) sinnvoll. Zudem spielt der Partner bei Depressionen häufig auch bei der Aufrechterhaltung der Störung eine wichtige Rolle, da er die Symptome durch Zuwendung, Entlastung, Schonung und Überbehütung im Sinne der operanten Verstärkung verstärken kann.

Paartherapie bei Depressionen kann daher aus mindestens drei Gründen indiziert sein:

- bei Depression und Partnerschaftsproblemen, was allerdings nicht zwingend ist, wie neuere Studien zeigen (Beach & Whisman, 2012)
- allein dadurch, dass beide Partner unter der Störung leiden und beide in der Therapie Unterstützung finden sollten («we-disease»)
- um dem Partner angemessene Unterstützung im Genesungsprozess des Patienten zu zeigen, aber auch den Patienten für die Lage des Partners zu sensibilisieren.

Nach Beach (2001) und Beach und Whisman (2012) ist Paartherapie bei nicht psychotischen, unipolaren Depressionen in vielen Fällen unabhängig vom Schweregrad der Depression indiziert, insbesondere, wenn zusammen mit der psychischen Störung auch Partnerschaftsprobleme vorliegen, was bei Depressionen häufig der Fall ist. Dieses Postulat wird von Bodenmann et al. (2008) gestützt, die bei 60 Paaren mit einem Partner mit mittelschwerer bis schwerer Depression im Rahmen einer 1,5-Jahres-Follow-up-Studie nachweisen konnten, dass bezüglich der «expressed emotion» nur Paartherapie, nicht jedoch die kognitive Verhaltenstherapie oder die Interpersonelle Therapie eine Besserung bewirken konnte. Beach und O'Leary (1992) wiesen zudem einen Mediatoreffekt der Partnerschaftsqualität nach, dem zufolge die Depression erst im Zuge einer Verbesserung der Partnerschaftsqualität abnahm. Diese Befunde sprechen für Paartherapien zur Behandlung von Depressionen, wenn beide Partner dazu bereit sind und Partnerschaftsprobleme im Rahmen der Depression eine wichtige Rolle spielen. Allerdings kann Paartherapie auch schon indiziert sein, wenn beide Partner in ihrem unterschiedlichen subjektiven Leiden aufgrund der Depression Gehör finden möchten und daher beide motiviert sind, das «gemeinsame Problem» (siehe Seiten 48 ff., «we-disease») auch gemeinsam anzugehen. Auf jeden Fall sollte der Partner auch bei einer individualthera-

Merke!
Depressionen und Partnerschaftsprobleme treten häufig gemeinsam auf. Daher ist Paartherapie in vielen Fällen indiziert, da nur durch sie, nicht jedoch durch Individualtherapie Verbesserungen in der Partnerschaft erzielt werden können. Auch wenn keine Paartherapie durchgeführt wird, sollte der Partner regelmäßig und häufig in den Therapieprozess integriert werden, und zwar nicht nur zur Psychoedukation, sondern auch, um ihn in seiner schwierigen Rolle und Situation ebenfalls zu stützen und ihm Hilfestellungen zu geben.

peutischen Intervention möglichst regelmäßig einbezogen werden, einerseits zur Psychoedukation (Informationen über Depression, Umgang mit dem Depressiven, Fallstricke der Unterstützung, Schonung, Anteilnahme usw.), andererseits, um ihn als ebenfalls Leidenden einzubeziehen und zu stärken.

Es gibt verschiedene Therapiemanuale zur Behandlung von Depressionen im Rahmen einer Paartherapie (siehe zum Überblick Bodenmann, 2006, Whisman & Beach, 2012). Wichtig sind dabei folgende Elemente:

- *Psychoedukation* mit Erklärungen zu wichtigen Hintergründen (z. B. Störungsbild Depression, multikausale Ursachen, Symptome und Erscheinungsbilder, Verläufe, Rückfallprophylaxe, Bedeutung sozialer Unterstützung, Risiken bei Verstärkung der Symptomatik, Notwendigkeit der Aktivierung des Partners, Förderung seiner aktiven Problemlösung, Informationsverarbeitung und Partnerschaftsklima, «expressed emotion» und Ambivalenzen, Rolle des Partners als ebenfalls Leidender)
- *Reziprozitätstrainings* zur Erhöhung positiver dyadischer Interaktionen
- Aufbau von gemeinsamen *hedonistischen (lustvollen) Aktivitäten* (z. B. soziale, kulturelle, sportliche Aktivitäten, Wellness)
- Erhöhung des Gefühls von *Sicherheit, Kohäsion (Wir-Gefühl) und Geborgenheit* in der Paarbeziehung durch Definition der Depression als «we-disease», von der beide betroffen sind, unter der beide leiden und beide zum Ausweg beitragen können
- Erhöhung des wechselseitigen dyadischen Copings oder des gemeinsamen dyadischen Copings durch die Drei-Phasen-Methode. Wichtig ist, dass *beide einander unterstützen* und keine Einseitigkeit entsteht, bei der nur der Partner den Depressiven unterstützt.
- Förderung der *Kommunikation und Problemlösung* durch Trainings
- *Akzeptanzarbeit* (vgl. auch Cordova & Gee, 2001).

Bodenmann (2009) hat besonders die Wichtigkeit der wechselseitigen dyadischen Unterstützung (dyadisches Coping) betont. Es ist problematisch, wenn man den Partner (als Gesunden) und den Depressiven (als

Kranken) betrachtet und meint, der Partner werde mit der Psychoedukation ausreichend berücksichtigt und man müsse ihn vor allem für seine Rolle als wichtige Quelle sozialer Unterstützung sensibilisieren. Vielmehr sollten beide Partner als *Team* auftreten, die Depression als gemeinsame Aufgabe («we-disease») definieren und im Rahmen der Möglichkeiten eines jeden gemeinsam zur Bewältigung beitragen, und zwar aus mehreren Gründen:

- Der Partner zeigt meist ebenfalls erhöhte Depressionswerte, doch wenn einer bereits die Rolle des Patienten innehat, bleibt dem anderen nur die Rolle des vermeintlich Gesunden.
- Die Paarbeziehung kann längerfristig nur dann funktionieren, wenn beide ähnliche Beiträge leisten, beide investieren und beide sich als gleichwertig erleben können. Eine Depression stört dieses Gleichgewicht, daher gilt es, möglichst Anstrengungen von beiden Partnern zu fördern, um es wiederherzustellen.
- Einseitige Unterstützung des Partners gegenüber dem Depressiven führt beim Partner zu Druck, Belastung, Stress und dem Gefühl, alles tragen zu müssen. Längerfristig brennt er aus, erschöpft sich, fühlt sich ausgelaugt und unfähig, diese Bürde zu tragen. Häufig beginnt er ambivalent zu unterstützen. Beim Depressiven führt diese Einseitigkeit zu Gefühlen der Insuffizienz, der Wertlosigkeit, Abhängigkeit, Unterlegenheit und Nutzlosigkeit, was die Depression aufrechterhält oder gar verstärkt.

Wichtig!

Eine Depression belastet stets beide Partner und strapaziert die Rollenverteilung und das Gleichgewicht innerhalb des Paares. Daher sollte tunlichst auf die Kranken- und Gesundenrolle verzichtet und die Störung als gemeinsame Aufgabe des Paares definiert werden, zu deren Bewältigung beide beitragen können und müssen. Eine Partnerschaft ist wie eine Ruderpartie, wenn nicht beide gleich stark rudern, dreht sich das Boot im Kreis. Beide fühlen sich dabei schlecht, derjenige, der stärker rudert, ebenso wie derjenige, der weniger stark rudern mag. Bodenmann (2007) schrieb:

> Eine Partnerschaft kann mit dem Bild eines Ruderbootes verglichen werden, einem Boot, in dem die beiden Partner sitzen. Das Boot hält seinen Kurs nur so gut, wie beide Partner ihn gemeinsam geben. Seine Geschwindigkeit hängt vom Rudern beider Partner ab, von der Koordination ihrer Ruderschläge, vom Gleichgewicht, das sie im Boot halten. Es geht nur vorwärts, wenn beide etwas dafür tun. Allein rudern ist mühsam, lässt das Boot sich im Kreise drehen, bringt es nicht weiter. In schwierigen Gewässern bringt mangelnde Kooperation, Mithilfe und ein fehlendes Gleichgewicht das Boot zum Kentern … (ebd., Seite 18)

Wichtig ist daher die Sensibilisierung der Partner für ihre jeweiligen Beiträge: Was kann ich im Rahmen meiner Möglichkeiten und Ressourcen zum Gelingen des Alltags, aber auch zur Überwindung der Depression beitragen? Die Definition der Depression als «we-disease» (Kayser, Watson & Andrade, 2007) kann dabei eine nützliche Strategie sein (siehe auch Seiten 48 ff.). Sie öffnet den Blickwinkel zur Nutzung gemeinsamer Ressourcen und stellt das Paar und nicht die Störung oder Krankheit in den Mittelpunkt. Wichtige Fragen sind in dem Zusammenhang:

- Welches sind die wichtigsten oder stärksten Veränderungen für das Paar, seit die Diagnose bekannt wurde?
- Wie geht das Paar damit um?
- Welche Beiträge kann jeder leisten?
- Wie kann man sich gegenseitig verstehen und unterstützen?
- Was macht man als Paar besonders gut?
- Wo sind Schwachstellen und Schwierigkeiten?
- Wo braucht man auch Unterstützung von außen durch das soziale Netz (Freunde, Verwandte, Bekannte) oder Professionelle?
- Was hat die Diagnose auch an Gutem?

Je mehr es dem Paar gelingt, die Depression gemeinsam zu bewältigen, desto günstiger ist der Verlauf und desto geringer die Wahrscheinlichkeit eines Rückfalls.

Wirksamkeit der Paartherapie bei Depressionen

Die Effektivität der Paartherapie wurde international ausführlich untersucht und abgestützt (Beach & Whisman, 2012). Klann und Hahlweg (1997) berichten über eine Effektstärke von $d = 0{,}46$ für Paartherapien zur Behandlung von Depressionen. Gegenüber Kontrollgruppeninterventionen erweist sich Paartherapie durchweg als überlegen, wie die Meta-Analyse von Barbato und D'Avanzo (2008) zeigte, in die 8 randomisiert-kontrollierte Studien mit insgesamt 557 Patienten eingingen. Selbst Kurzinterventionen bei Paaren zeigen hohe Wirksamkeit. So berichten Cohen, O'Leary und Foran (2010), dass 67 % der behandelten depressiven Frauen eine Besserung erfuhren (40–47 % der Patientinnen remittierten bis zum Follow-up), gegenüber 17 % Besserungen und 8 % Remissionen bei der Kontrollgruppe. Paartherapie erweist sich zudem als gleich wirksam wie empirisch evaluierte wirksame *Individualtherapien* (kognitive Verhaltenstherapie oder Interpersonelle Therapie) (Barbato & D'Avanzo, 2008; Bodenmann et al., 2008).

Vorteile der Paartherapie sind:

- Sie hat über mindestens 1,5 Jahre die gleiche Wirksamkeit wie eine wirksame Individualtherapie, zeigt aber auch Effekte beim Partner und nicht nur beim Depressiven.
- Sie hat eine niedrigere Abbruchrate (57 % bei Antidepressiva ver-

sus 24 % bei Paartherapie, Barbato & D'Avanzo, 2008).
- Die Wahrscheinlichkeit eines Rückfalls ist geringer (28 % vs. 42 % kognitive Verhaltenstherapie und 62 % Interpersonelle Therapie; Bodenmann et al., 2008).

Paartherapie bei anderen psychischen Störungen

Paartherapie wurde bislang am intensivsten bei Depressionen untersucht. Dies hat folgende Gründe:
- hohe Prävalenz von Depressionen
- doppelt so viele Frauen sind von einer Depressionsdiagnose betroffen und für Frauen scheint eine zufriedenstellende Partnerschaft insgesamt wichtiger zu sein als für Männer
- viele Symptome der Depression belasten (Niedergeschlagenheit, Energieverlust, Motivationsverlust, Schlafstörungen, Konzentrationsstörungen, Libidoverlust, Suizidgedanken) auch den Partner stark.

Dennoch gibt es zunehmend auch Studien zur Paartherapie bei anderen psychischen Störungen, wie z. B. *Essstörungen*, mit dem Ansatz *Uniting Couples in the Treatment of Anorexia Nervosa* (UCAN) (Bulik, Baucom, Kirby & Pisetsky, 2011), und *Drogenmissbrauch* (Fals-Stuart & Lam, 2008). Gerade im Bereich von Suchtstörungen zeigt sich, dass Paartherapie signifikant stärker als Individualtherapie mit folgenden Effekten einhergeht, die bis zum 12-Monats-Follow-up anhalten:
- seltenerer Alkohol- und Drogenmissbrauch
- längere Phasen der Abstinenz
- seltenere polizeiliche Festnahmen
- seltenere substanzbedingte Krankenhausaufenthalte
- geringere häusliche Gewalt und
- höhere Partnerschaftszufriedenheit (Fals-Stuart, O'Farell, Birchler, Cordova & Kelley, 2005).

Auch wenn über Paartherapie bei Angststörungen und somatoformen Störungen bisher kaum Studien vorliegen, darf die Relevanz dieses Behandlungsansatzes auch hier als gegeben gelten. So fanden Durham et al. (1997), dass ein dysfunktionales Partnerschaftsklima, geprägt durch Spannungen und Konflikte, das Rückfallrisiko bei generalisierten Angststörungen signifikant erhöht, daher befürworten Yoon und Zinbarg (2007) den Einbezug des Partners in die Behandlung oder Paartherapie.

Paartherapie zur Behandlung somatischer Störungen

Baucom, Porter, Kirby und Hudepohl (2012) stellen die Bedeutung der Paartherapie bei somatischen Krankheiten in den Mittelpunkt ihrer Überlegungen. Hier geht es darum, die Ressourcen des Paares zu nutzen, um einem Partner mit einer schweren Krankheit beizustehen. Gemäß der oben genannten Betrachtung einer schweren Krankheit als ein *gemeinsames Problem* («we-disease») sollten auch bei somatischen Krankheiten beide Partner im Blick behalten werden, da beide leiden, durch die Situation strapaziert werden, aber auch beide Ressourcen beisteuern können, um die schwierige Aufgabe gemeinsam zu meistern. Bei schweren Krankheiten, wie etwa einem Krebsleiden, zeigt der Partner häufig vergleichbar starke psychische Symptome wie der Patient (Baucom et al., 2012). Konkret schlagen die Autoren fünf Komponenten einer solchen dyadischen Intervention vor:

- Psychoedukation über die Krankheit
- Teilen von Gedanken und Gefühlen in Bezug auf die Krankheit zwischen den Partnern
- gemeinsame Entscheidungsfindung bezüglich der Behandlung
- Implementierung von Veränderungen in der Partnerschaft, die durch die Krankheit angeregt werden, und
- Thematisierung des partnerschaftlichen Funktionsniveaus unabhängig von der Krankheit.

Baucom, Whisman und Paprocki (2012) plädieren auf jeden Fall für den Einbezug des Partners, auch wenn keine Paartherapie, sondern eine individuumzentrierte Intervention erfolgt. Allerdings müssen Patient und Partner bereit sein und einwilligen.

Merke!
Paartherapie spielt bei psychischen wie somatischen Störungen eine wichtige Rolle, da immer beide Partner von der Störung betroffen sind. Beide leiden und beide sollten in diesem Leiden ernst genommen und unterstützt werden. Aber Paartherapie ermöglicht auch, die Ressourcen beider Partner ins Spiel zu bringen und damit wichtige Synergien zu nutzen, die für einen günstigeren Verlauf der Krankheit und eine raschere Überwindung wichtig sind. Falls Paartherapie nicht möglich oder nicht indiziert ist, sollte der Partner auf jeden Fall regelmäßig in den Behandlungsprozess einbezogen werden.

Ramirez, Perez und Taylor (2012) belegten in einer 1-Monats-Follow-up-Studie bei 209 jungen Paaren die Wirksamkeit einer paarorientierten Intervention bei Essstörungen gegenüber einer Kontrollbedingung. Die Intervention half, den sozialen Druck, schlank sein zu müssen (Schönheitsideal), zu senken, die *Figurzufriedenheit* zu erhöhen und die *Ideal-Real-Körperdistanz* zu minimieren. Obgleich die Effekte nur kurzfristig erfasst wurden, geben sie Hinweise auf die Bedeutung von Interventionen bei Paaren im Kontext von Essstörungen.

Wichtiges in Kürze

Die Verhaltenstherapie mit Paaren ist eine wirksame Behandlungsmöglichkeit für Partnerschaftsstörungen, aber auch für psychische Störungen oder somatische Probleme. Anstelle einer Individualtherapie kann zur Behandlung von Depressionen, Angststörungen oder Sexualstörungen usw. eine Paartherapie angezeigt sein, um dem Konzept der «we-disease» Rechnung zu tragen, die dyadischen Ressourcen besser nutzen und beiden Partnern in ihrem Leiden, aber auch ihrem Beitrag zur Störungsüberwindung gerecht werden zu können. Obgleich viele Entgleisungen bei Paaren durch Prävention aufgefangen werden können, spielt Paartherapie weiterhin eine wichtige Rolle. Das Methodenrepertoire ist heute breit erprobt, wirksam und für die Behandlung vielfältiger Probleme ausgearbeitet.

10. Psychotherapie bei Kindern und Jugendlichen

Im Folgenden wird vor allem auf die Verhaltenstherapie bei Kindern und Jugendlichen eingegangen, da diese bezüglich ihrer Wirksamkeit am meisten Studien vorzuweisen hat. Wie in Kapitel 8 (Prävention) gezeigt wurde, ist es vorteilhaft, wenn frühzeitig in eine günstige kindliche Entwicklung investiert wird, um die drei bedeutendsten familiären Risikofaktoren – mangelnde elterliche Sensitivität, dysfunktionale Erziehung und destruktive Partnerschaftskonflikte – zu reduzieren oder auszuschalten. Doch nicht immer ist Prävention möglich, vielfach wird das Problem zu wenig ernst genommen oder es ist kein ausreichendes Problembewusstsein vorhanden. Die familiären Ressourcen reichen nicht aus, um fachgerechte Unterstützung in Anspruch zu nehmen. Die Angebote sind zu wenig bekannt, aufgrund von Barrieren nicht ausreichend gut erreichbar oder die Familie zeigt keine Einsicht in die Notwendigkeit solcher Maßnahmen, sträubt sich dagegen und verweigert diese Hilfestellungen. Damit ist der Weg für ein präventives Auffangen der Problematik häufig versperrt und die Möglichkeit, auf eine Inzidenz der Störung hinzuwirken, nicht gegeben.

Wenn erste Anzeichen einer Störung evident werden oder diese bereits im Vollbild manifest ist, bleibt häufig nur noch eine *reparative Intervention* in Form einer Psychotherapie für Kinder und Jugendliche, einer Familientherapie oder einer Paartherapie (siehe Kapitel 9). Die Psychotherapie für Kinder und Jugendliche hat in den vergangenen Jahren vor allem auch im deutschen Sprachraum enorm an Bedeutung gewonnen. Dies schlägt sich auch in der Anzahl von Universitätslehrstühlen in Klinischer Kinder- und Jugendpsychologie und -psychotherapie nieder, die in den vergangenen 10 Jahren bemerkenswert gestiegen ist und damit der wissenschaftlich fundierten Kinder- und Jugendpsychotherapie den Weg geebnet hat.

Seit Jahrzehnten werden analytische, humanistische und gestaltpsychologische Interventionen zur Behandlung von Störungen im Kindes- und Jugendalter angeboten und auch kognitiv-verhaltenstherapeutische Ansätze sind bereits etabliert.

Tabelle 10-1: Lehrbücher zur Verhaltenstherapie bei Kindern und Jugendlichen

Autoren	Titel des Lehrbuchs
Borg-Laufs (2007)	Lehrbuch der Verhaltenstherapie mit Kindern und Jugendlichen
Lauth, Linderkamp, Schneider & Brack (2011)	Verhaltenstherapie mit Kindern und Jugendlichen: Praxishandbuch mit Online-Materialien
Schlarb (2012)	Praxisbuch KVT mit Kindern und Jugendlichen: Störungsspezifische Strategien und Leitfäden. Mit Online-Materialien
Schlarb & Stavemann (2011)	Einführung in die KVT mit Kindern und Jugendlichen: Grundlagen und Methodik
Schneider & Margraf (2009)	Lehrbuch der Verhaltenstherapie, Band 3: Störungen im Kindes- und Jugendalter

Petermann und Petermanns Manuale gehören hier zu den Vorreitern (z. B. Petermann & Petermann, Training mit aggressiven Kindern, 2012; Training mit sozial unsicheren Kindern, 2009). Die Verhaltenstherapie mit Kindern und Jugendlichen auch im Sinne curricularer Weiterbildungen hat im deutschen Sprachraum jedoch erst vor rund 10 Jahren richtig eingesetzt. Inzwischen liegen jedoch Dutzende von Therapiemanualen vor und decken praktisch die gesamte Palette der Störungsbilder im Kindes- und Jugendalter ab. Eine Reihe von Lehrbüchern vervollständigt das Angebot (siehe **Tabelle 10-1**). Daneben gibt es eine Reihe von verhaltenstherapeutisch orientierten Ratgebern zum Umgang mit kindlichen Störungen, die sich an die Eltern richten (z. B. Perrez, 2004). Aufgrund der eigenen kognitiv-verhaltenstherapeutischen Orientierung wird nachfolgend nur auf die Verhaltenstherapie mit Kindern und Jugendlichen eingegangen, ohne damit die Relevanz und Nützlichkeit der anderen Ansätze infrage stellen zu wollen.

Merkmale der Verhaltenstherapie

Die Merkmale der Verhaltenstherapie mit Kindern und Jugendlichen entsprechen weitgehend denen der Erwachsenentherapie (siehe **Tabelle 10-2**).

Das Methodenrepertoire der Verhaltenstherapie mit Kindern und Jugendlichen ist vielfach demjenigen für Erwachsene ähnlich und unterscheidet sich vor allem bezüglich der didaktischen Aufmachung und der kindgerechten Vermittlung. Ein typisches Merkmal der Kindertherapie ist der starke Einbezug des Umfeldes (Eltern, Schule, Peers), der in jüngeren Jahren des Kindes umso stärker ist. Da bei kleineren Kindern zudem häufig eine Störungseinsicht fehlt, ist auch diesem besonderen Umstand in

Tabelle 10-2: Merkmale der Verhaltenstherapie mit Kindern und Jugendlichen

- *Wissenschaftliche Fundierung* des Ansatzes und fortwährende Weiterentwicklung aufgrund neuer Forschungserkenntnisse
- *Problemorientierung* und Fokussierung auf das *Hier und Jetzt*, indem vor allem eine Veränderung der aktuellen Performanzbedingungen, die das Problem aufrechterhalten, angestrebt wird und in einem zweiten Schritt die ursächlichen Probleme aufgearbeitet werden
- Konkrete und klar operationalisierte *Ziele*, die mit dem Kind und seinen Eltern gemeinsam festgelegt werden
- *Transparenz* bezüglich des *Störungserklärungsmodells*, der Ziele und der geplanten Methoden
- Hilfe zur *Selbsthilfe*
- Übungs- und *Kompetenzorientierung*
- Starkes *Selbstengagement* des Kindes und Jugendlichen oder der Eltern mittels Training außerhalb der Therapiestunden *(Hausaufgaben)*
- Spezifisches *Handlungsrational* (funktionale Bedingungsanalyse mittels SORCK als Grundlage des Erklärungsmodells, der Therapieziele und der Interventionsstrategien)
- Starker Einbezug der *Umwelt* (Eltern, Schule, Peers) im Sinne psychoedukativer Interventionen, aber auch als Therapieziele, sofern die Eltern, Lehrpersonen, Mitschüler oder Peers im SORCK als für die Störung bedeutsam erkannt werden
- *Wirksamkeitsnachweis* der Therapie mittels formativer und summativer Evaluation.

Hintergrund

Die funktionale Verhaltensanalyse mittels SORCK dient vor allem:

1. der genauen Beschreibung des Problems (R) und seiner vorangehenden (S) und nachfolgenden Bedingungen (K)
2. dem Verstehen der Funktion(en) der Störung (Erklärungsmodell) sowie
3. der Indikation in Bezug auf eine maßgeschneiderte Intervention. Das SORCK dient der Erfassung relevanter Akquisitions- und/oderPerformanzbedingungen, welche für die betreffende Störung eine Rolle spielen.

S steht für Situation/Stimulus (Wo/wo nicht, wann/wann nicht, bei wem/bei wem nicht tritt die Störung auf, durch welche Situationen wird sie ausgelöst?).
O steht für Organismusvariable (genetische und biologische Aspekte, Kompetenzen der Person, Persönlichkeitsmerkmale wie Intelligenz, Neurotizismus, Bindungsstil, Kontrollüberzeugungen, Attributionsstil, etc.).
R steht für Reaktion/Verhalten (behavioral, kognitiv, emotional, physiologisch).
C steht für Kontingenz (Kontingenzverhältnis zwischen S-R und R-K).
K steht für Konsequenzen (positiv/negativ, kurz/langfristig, intern/extern).

Mittels SORCK und des dadurch möglichen idiopragischen Verständnisses der vorliegenden Störung kann eine auf die Problematik des Patienten möglichst optimal zugeschnittene Intervention erfolgen.

Hintergrund

In der Verhaltenstherapie bei Kindern und Jugendlichen wird angenommen, dass Verhaltensweisen erlernt, verlernt und überlernt werden und dass man vor allem die aufrechterhaltenden Bedingungen innerhalb der Person und in ihrem Umfeld (Eltern, Partnerschaft der Eltern, Geschwisterkonstellationen, Schule, Lehrpersonen, Peers, andere soziale Faktoren) erkennen muss, um wirksame Verhaltensänderungen und eine langfristig effektive Besserung der Symptomatik zu erzielen. Nur wenn die kausalen Bedingungen verändert werden, kann es zu einer nachhaltigen Besserung kommen, ansonsten sind Rückfälle und Symptomverschiebungen die Folge. Hierzu bedarf es meist eines gestuften Vorgehens, wonach zuerst das Syndrom (z. B. Angststörung, Depression, ADHS) behandelt wird und anschließend oder parallel dazu die pathogenen Bedingungen, z. B. die gestörte Partnerschaft der Eltern, die dysfunktionale Erziehung der Eltern und/oder Bindungsproblematiken oder Verlusterfahrungen geliebter Personen, aufgearbeitet werden müssen.

der Intervention Rechnung zu tragen (Heinrichs & Lohaus, 2001). Gerade der *Einbezug der Umwelt* macht die Kindertherapien oft sehr zeitaufwendig und komplex und bei mangelndem Commitment der Eltern und Lehrpersonen mitunter schwierig. Dass die Störungen bei Kindern oft erst jüngeren Datums sind und daher leichter therapierbar wären als über Jahrzehnte chronifizierte Störungsbilder bei Erwachsenen mit multipler Komorbidität, wird durch diese Komplexität wieder aufgehoben, sodass das therapeutische Unterfangen letztlich nicht einfacher ist als bei Erwachsenen.

Merke!

Anspruchsvoll bei Kinder- und Jugendpsychotherapien sind vor allem der starke Einbezug des Systems und die Interventionen an verschiedenen Fronten.

Theoretische Konzepte, die der Kinderverhaltenstherapie zugrunde liegen, sind:

- die *klassischen Lerntheorien* (Bodenmann et al., 2011)
- die Entwicklungspsychologie und *Klinische Entwicklungspsychologie* (Heinrichs & Lohaus, 2011; Oerter, von Hagen, Röper & Noam, 1999)
- die *Neuropsychologie* des Kindes- und Jugendalters (Heubrock & Petermann, 2000) sowie
- die *Bindungstheorie* (Ahnert, 2004, siehe Seiten 97 ff.).

Der Segeltörn als Metapher

Die Verhaltenstherapie mit Kindern und Jugendlichen lässt sich in der Metapher einer Fahrt mit dem Segelschiff abbilden (siehe **Abbildung 10-1**).

Zu Beginn der Therapie exploriert der Therapeut in der Problemanalyse die vorliegenden Probleme seitens des Kindes, der Eltern und mitunter der Lehrpersonen. Dabei werden die Probleme zuerst inventarisiert und anschließend wird mittels funktionaler Bedingungsanalyse (SORCK) versucht, sie zu verstehen. Der Therapeut bietet dem Kind bzw. Jugendlichen sowie, abhängig von dessen Alter, seinen Eltern oder anderen in die Therapie involvierten Personen ein wissenschaftlich fundiertes Erklärungsmodell für die Störung an und definiert auf dieser Grundlage gemeinsam mit dem Kind bzw. Jugendlichen und seinen Eltern die Therapieziele und deren Hierarchisierung, d.h. die Reihenfolge, in der sie angegangen werden. Damit ist die Zielgröße festgelegt, welche die einzusetzenden therapeutischen Methoden definiert. Diese werden dem Patienten und seinen Bezugspersonen erläutert. Das Segelboot repräsentiert die verschiedenen Methoden, die zum Einsatz kommen können (respondente, operante oder kognitive Methoden, Kompetenztrainings usw.). Die Fahrt steht für die Therapiesitzungen, die regelmäßig stattfinden sollen, und der Fahrtwind bedeutet die Motivation, die der Therapeut während der gesamten Dauer der Therapie erzeugen können muss. Die

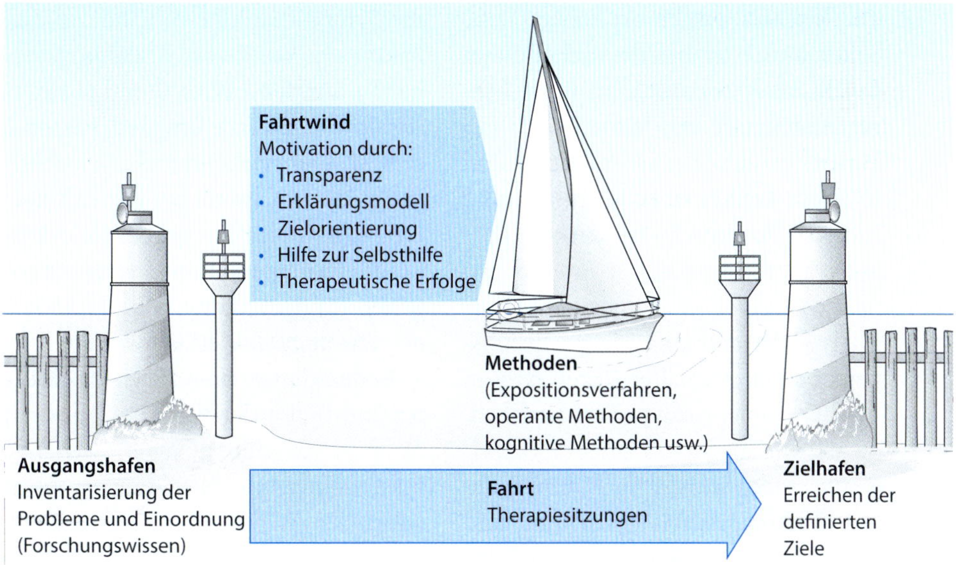

Abbildung 10-1: Therapie mit Kindern und Jugendlichen als Segeltörn

Motivation zur Verhaltensänderung und zur kontinuierlichen Compliance wird gesteigert durch:

- ein plausibles Erklärungsmodell
- den Einbezug des Patienten und wichtiger Bezugspersonen in das Therapiegeschehen (Transparenz)
- erste Erfolge
- klar definierte und operationalisierte Ziele und
- den Zuwachs an Kompetenzen während der Therapie.

Essenziell ist zudem die *therapeutische Allianz* des Therapeuten mit dem Kind bzw. Jugendlichen und den Bezugspersonen.

Einbezug der Eltern und wichtiger Bezugspersonen in die Behandlung der Kinder

Wie wir in Bezug auf das Konzept der «we-disease» ausgeführt haben (siehe Seiten 48 ff.), ist bei der Behandlung psychischer Störungen im Erwachsenenalter häufig mit Vorteil auch der Partner einzubeziehen und beide sind in ihrem Leiden zu unterstützen und in ihren Ressourcen zu stärken. Dies gilt ganz ausgeprägt bei Interventionen im Kindes- und Jugendalter. Die Eltern oder andere wichtige Bezugspersonen sind in aller Regel aktiv in den Therapieprozess einzubeziehen, da sie, wie in diesem Buch aufzuzeigen versucht wurde, im Rahmen der Entwicklung, Aufrechterhaltung und Remission der Störung eine wichtige Rolle spielen. Vor allem bei einer starken Verstrickung von Mutter und Kind (z. B. bei einem überbehütenden Erziehungsstil der Eltern) empfiehlt sich zwingend der Einbezug der Mutter oder der Eltern in die Therapie, um die Lernfortschritte des Kindes über die Therapie hinaus sichern zu können, da ansonsten das in der Therapie Erarbeitete zu Hause zunichtegemacht wird (Hudson & Dodd, 2012). Mehrere Studien zeigen, dass der Therapieerfolg bei Kindern und Jugendlichen mit einer angemessenen Berücksichtigung der elterlichen Risikofaktoren (psychische Störung der Eltern, dysfunktionales Erziehungsverhalten, destruktiv-konflikthafte Partnerschaft der Eltern) kovariiert (Hudson & Dodd, 2012).

So zeigten auch Bahali, Tahiroglu und Seydaoglu (2011) in ihrer Studie an 55 Kindern mit familiären Risikofaktoren und 56 Kontrollkindern, dass eine elterliche Psychopathologie die Symptomatik beim Kind um den Faktor 5, punitives Erziehungsverhalten um den Faktor 9 und partnerschaftliche Gewalt um den Faktor 2 erhöht. Daher ist eine Berücksichtigung dieser Aspekte bei der Behandlung des Kindes von großer Relevanz. Ohne Berücksichtigung dieser pathogenen Einflüsse kann kein *nachhaltiger Therapieerfolg* erzielt werden.

Bedenkt man, dass 18,8 % der Mütter und 18,4 % der Väter von Kindern in psychotherapeutischer Behandlung selber psychische Störungen aufweisen (Vidair, Fichter, Kunkle & Boccia, 2012) oder dass 75 % der Kinder mit einer Angststörung gegenüber 38 % einer Kontrollgruppe mindestens einen Elternteil mit einer Psychopathologie haben (Cooper et al., 2006), wird deutlich, wie wichtig es ist, diese familiären Risikofaktoren diagnostisch zu erfassen und die Eltern bei der Behandlung der Kinder zu berücksichtigen. Oft sind daher eine Therapie der Eltern zur Behandlung ihrer eigenen Störung, gezielte Erziehungsinterventionen seitens der Eltern oder die Behandlung ihrer Partnerschaftsprobleme durch eine flankierende Paartherapie notwendig. Im SORCK (siehe Seite 305) wird daher festzustellen sein, in welcher Form die Eltern in die Behandlung der Kinder einbezogen werden sollten und ob es einer zusätzlichen Behandlung der Eltern oder ihrer Partnerschaft bedarf. Die Aufgabe des Therapeuten wird es vor diesem Hintergrund sein, der Familie diese Zusammenhänge differenziert aufzuzeigen und die Eltern kompetent und fundiert, aber auch behutsam, wohlwollend und ohne Schuldzuweisung auf ihre Bedeutung für die kindliche Störung, ihre Rolle bei der Behandlung und ihre Verantwortung für die Behandlung eigener Probleme hinzuweisen und entsprechende Angebote zu machen. Häufig wird daher anhand des SORCK zu entscheiden sein, ob es überhaupt einer Intervention beim Kind bedarf oder ob nicht eine günstige Veränderung seitens der Eltern bereits ausreicht, um dem Kind eine neue Entwicklungsperspektive zu bieten.

Merke!
Aufgrund ihrer hohen Relevanz sind Eltern in aller Regel aktiv in die Behandlung der Kinder einzubeziehen, und zwar nicht nur mittels Information und Psychoedukation, sondern in vielen Fällen auch mittels direkter Intervention bei vorliegenden familiären Risikofaktoren (Erziehung, Partnerschaft der Eltern, psychische Störungen der Eltern).

Je nach Problem der Eltern werden unterschiedliche oder mitunter auch kombinierte therapeutische Angebote notwendig sein.

Im Rahmen von *Erziehungsinterventionen* kann Triple P (siehe Seite 278) als gute Möglichkeit gesehen werden, um die Eltern beim Aufbau konstruktiven Erziehungsverhaltens zu unterstützen. Eventuell werden noch weitere psychoedukative Impulse, Anleitungen und Übungen notwendig sein, je nach Problematik:

- Inkonsistenz innerhalb einer Person
- Inkonsistenz zwischen den Eltern
- überbehütende Erziehung
- zu wenig Zeit für das Kind
- unter- oder überforderndes Erziehungsverhalten
- ungenügendes Monitoring
- punitives Erziehungsverhalten
- zu nachgiebiges oder gewährendes Erziehungsverhalten
- Vernachlässigung.

Dass Triple P effektiv ist, um Störungen bei den Kindern zu reduzieren, wurde auf den Seiten 278 ff. ausgeführt.

Bei *Partnerschaftsstörungen* werden je nach Schweregrad und Bedarf Psychoedukation, die Abgabe von Materialien zur Stärkung der Partnerschaft (z. B. Buchhinweise oder DVDs, siehe Seite 267) oder die Ermutigung zur Inanspruchnahme einer Paarberatung oder Paartherapie angezeigt sein. Da destruktive Partnerschaftskonflikte der Eltern zu den wichtigsten familiären Risikofaktoren zählen, ist eine Reduktion der Partnerschaftsprobleme für die Remission der kindlichen Störungen in hohem Maße relevant. Eine Paarberatung oder Paartherapie sollte zur Vermeidung von Rollenkonfundierungen möglichst von einem anderen Therapeuten vorgenommen werden. Dass eine Verbesserung der Partnerschaft mit einer Abnahme kindlicher Störungen einhergeht, konnten Bodenmann, Cina, Ledermann und Sanders (2008) im Rahmen einer 1-Jahres-Follow-up-Studie mit 150 Familien zeigen. Eine Stärkung der Partnerschaft der Eltern mittels Paarlife (siehe Seite 261 ff.) führte zu einer signifikanten Reduktion der Verhaltensauffälligkeiten der Kinder (siehe **Abbildung 10-2**).

Während vor der Intervention 54 % der Kinder im ECBI (Eyberg Child Behavior Inventory) von der Mutter als verhaltensauffällig eingeschätzt wurden, waren es 2 Wochen nach der Paarintervention (Post-Messung) noch 27 %, zum ersten Follow-up nach 6 Monaten 28 % und nach einem Jahr (2. Follow-up) 30 % der Kinder, was auf eine stabile Verbesserung hindeutet. Mit Effektstärken von $d = -0{,}69$ bis $-0{,}88$ liegen mittelstarke bis starke Effekte der Paarintervention vor.

Bei *elterlicher Psychopathologie* sollte je nach Schweregrad für eine Behandlung des betroffenen Elternteils sensibilisiert werden. Diese Behandlung sollte mit Vorteil von einem anderen Therapeuten vorgenommen

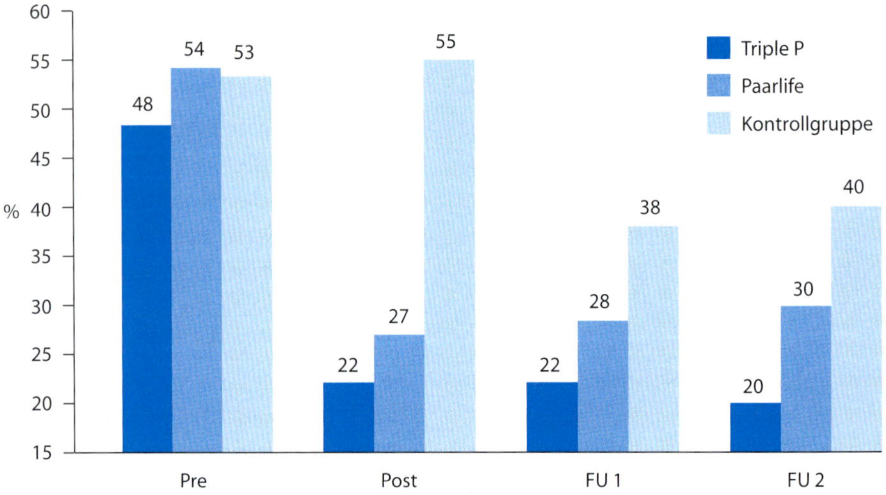

Abbildung 10-2: Effekte einer Paarintervention bei Verhaltensauffälligkeiten von Kindern

werden, um Rollenkonflikte zu vermeiden. Wie Weissman et al. (2006) zeigten, führt bereits die Behandlung der mütterlichen Depression zu einer Symptomreduktion beim Kind.

Wichtig!
Es ist für eine effektive und nachhaltige Behandlung von Störungen im Kindes- und Jugendalter wichtig, familiäre Risikofaktoren zu erkennen, anzusprechen und in ihrer Bedeutung für die kindliche Störung und deren Remission zu thematisieren und zu behandeln.
Erst wenn auch familiäre Stressoren (Störungen der Eltern, Erziehungs- und Sensitivitätsdefizite, Partnerschaftsprobleme, Scheidung) behoben oder deren Effekte gemildert werden, kann eine Gesundung des Kindes erfolgen.

Der Einbezug der Eltern in die Behandlung ihrer Kinder sollte gemäss funktionaler Bedingungsanalyse (SORCK) meist idiosynkratrisch und in Abhängigkeit der Ausgangslage und der funktionalen Zusammenhänge erfolgen. Bereits vorliegende Programme und Manuale können dabei eine wichtige Hilfe darstellen und als Fundus für Ideen für die therapeutische Arbeit herangezogen werden (siehe **Tabelle 10-3**).

Wirksamkeit der Verhaltenstherapie

Die Wirksamkeit der Verhaltenstherapie mit Kindern und Jugendlichen ist gut dokumentiert (Weisz & Kazdin, 2010). Weisz, Weiss, Han, Granger und Morton (1995) berichten in ihrer Meta-Analyse über Effektstärken zwischen $d = 0{,}34$ und $d = 0{,}87$, wobei die tiefsten Effektstärken bei aggressiven Störungen ($d = 0{,}34$) und die stärksten Effekte bei Hyperaktivitätsstörungen (ADHS) mit $d = 0{,}87$ gefunden wurden. Bennett und Gibbon (2000) kommen in ihrer Metanalyse, in die 30 Studien eingingen, zu einer etwas besseren Effektivität der kognitiven Verhaltenstherapie bei der Behandlung von antisozialem Verhalten (Störungen des Sozialverhaltens). Zum Post-Messzeitpunkt betrug die Effektstärke $d = 0{,}48$, zum Follow-up-Zeitpunkt $d = 0{,}66$. Weisz, McCarty und Valeri (2006) berichten für Depressionsbehandlungen mittels kognitiver Verhaltenstherapie bei Kindern und Jugendlichen über eine mittlere Effektstärke von $d = 0{,}34$ in neueren Studien (gegenüber $d = 0{,}99$ in früheren Untersuchungen).

Wichtiges in Kürze
Die Verhaltenstherapie mit Kindern und Jugendlichen hat ein breites und effizientes Methodenrepertoire, das eine gezielte und wirksame Behandlung vieler psychischer Störungen dieser Zielgruppe ermöglicht. Ihre Wirksamkeit ist gut untersucht und wird durch mehrere Meta-Analysen bestätigt.

Tabelle 10-3: Einige Beispiele für Programme, Manuale und Bücher mit Einbezug der Eltern

Autoren	Störungsbild	Titel	Form
Döpfner, Frölich & Wolff Metternich (2007)	ADHS	Ratgeber ADHS: Informationen für Betroffene, Eltern, Lehrer und Erzieher zu Aufmerksamkeitsdefizit-/ Hyperaktivitätsstörungen	Informationsbroschüre/Ratgeber
Döpfner, Schürmann & Lehmkuhl (2011)	ADHS	Wackelpeter und Trotzkopf: Hilfen für Eltern bei ADHS-Symptomen, hyperkinetischem und oppositionellem Verhalten.	Selbsthilfeprogramm
Döpfner, Schürmann, Frölich & Gehrmann (2013)	hyperkinetisches und oppositionelles Verhalten	Therapieprogramm für Kinder mit hyperkinetischem und oppositionellem Problemverhalten THOP	Trainingsprogramm
Groen, Ihle, Ahle & Petermann (2012)	Depression, sozialer Rückzug	Ratgeber Traurigkeit, Rückzug, Depression: Informationen für Betroffene, Eltern, Lehrer und Erzieher	Informationsbroschüre/Ratgeber
Hänggi, Schweinberger & Perrez (2011)	Mangelnde elterliche Sensitivität	Feinfühligkeitstraining für Eltern	Trainingsprogramm
Lauth, Schlottke & Naumann (2007)	ADHS	Rastlose Kinder, ratlose Eltern: Hilfen bei ADHS	Informationsbuch für Eltern
Lauth & Heubeck (2006)	Soziale Auffälligkeit	Kompetenztraining für Eltern sozial auffälliger Kinder (KES): Ein Präventionsprogramm	Trainingsprogramm
Perrez, Minsel & Wimmer (1992)	Erziehungsschwierigkeiten	Was Eltern wissen sollten. Alltagspsychologie für Eltern, Lehrer und Erzieher	Informationsbuch/ Ratgeber
Petermann, Döpfner & Schmid (2008)	Aggressiv-impulsives Verhalten	Ratgeber Aggressives Verhalten: Informationen für Betroffene, Eltern, Lehrer und Erzieher	Informationsbroschüre/Ratgeber
Petermann & Petermann (2009)	Soziale Unsicherheit	Training mit sozial unsicheren Kindern: Einzeltraining, Kindergruppen, Elternberatung.	Trainingsprogramm
Wünsche & Reinecker (2006)	Erziehungsschwierigkeiten	Selbstmanagement in der Erziehung	Trainingsprogramm

Literaturverzeichnis

Acevedo, B.P., & Aron, A. (2009). Does a long-term relationship kill romantic love? *Review of General Psychology, 13,* 59–65.

Acevedo, B.P., Aron, A., Fisher, H., & Brown, L.L. (2011). Neural correlates of long-term intense romantic love. *Social cognitive and affective neuroscience, 7* (2), 145–159.

Ackard, D.M., Neumark-Sztainer, D., Story, M., & Perry, C. (2006). Parent-child connectedness and behavioral and emotional health among adolescents. *American Journal of Preventive Medicine, 30,* 59–66.

Ackerman, R.A., Kashry, D.A., Donnellan, M.B., & Conger, R.D. (2011). Positive-Engagement Behaviors in Observed Family Interactions: A Social Relations Perspective. *Journal of Family Psychology, 25,* 719–730.

Afifi, T.O., Boman, J., Fleisher, W., & Sareen, J. (2009). The relationship between child abuse, parental divorce, and lifetime mental disorders and suicidality in nationally representative adult sample. *Child Abuse and Neglect, 33,* 139–147.

Ahnert, L. (2004). *Frühe Bindung. Entstehung und Entwicklung.* München: Ernst Reinhardt Verlag.

Ainsworth, M.D.S. (1999). Weitere Untersuchungen über die schädlichen Folgen der Mutterentbehrung. In J. Bowlby (Hrsg.), *Mutterliebe und kindliche Entwicklung* (3. Auflage, S. 171–218). Basel: Reinhardt.

Ainsworth, M.D.S., Bell, S.M., & Stayton, D.J. (1974). Infant-mother attachment and social development: Socialisation as a product of reciprocal responsiveness to signals. In M.J.M. Richards (Ed.), *The integration of a child into a social world* (pp. 99–135). London: Cambridge University Press.

Albrecht, H.J. (2008). Gewaltzyklen. Familiäre Gewalt als Auslöser von Jugend- und Erwachsenengewalt. *Recht der Jugend und des Bildungswesens (RdJB), 2,* 126–134.

Albrecht, S.L., & Kunz, P.R. (1980). The decision to divorce: A social exchange perspective. *Journal of Divorce, 3,* 319–337.

Albrecht, S.L. (1980). Reactions and adjustments to divorce: Differences in the experience of males and females. *Family Relations, 29,* 59–68.

Amato, P.R., & Hohmann-Marriott, B. (2007). A comparison of high- and low-distressed marriages that end in divorce. *Journal of Marriage and Family, 69,* 621–638.

Amato, P.R. (2000). The consequences of divorce for adults and children. *Journal of Marriage and Family, 62,* 1269–1287.

Amato, P.R. (2001). Children of divorce in the 1990s: An update of the Amato and Keith (1991) meta-analysis. *Journal of Family Psychology, 15,* 355–370.

Amato, P.R. (2002). «Good enough marriages: Parental discord, divorce, and children's well-being.» *Virginia Journal of Social Policy & the Law*, 9, 71–94.

Amato, P.R. (2010). Research on divorce: Continuing trends and new developments. *Journal of Marriage and Family, 72,* 650–66.

Amato, P.R. (2011). Reconsidering the «Good Divorce». *Family Relations, 60,* 511–524.

Amato, P.R., & Gilbreth, J.R. (1999). Non-resident fathers and children's well-being: A meta-analysis. *Journal of Marriage and the Family, 61,* 557–573.

Amato, P.R., & Hohmann-Marriott, B. (2007). A Comparison of high- and low-distress marriages that end in divorce. *Journal of Marriage and Family, 69,* 621–638.

Amato, P.R., & Kane, J.B. (2011). Parents' marital distress, divorce, and remarriage: Links to daughters' early family formation transitions. *Journal of Family Issues, 32,* 1073–1103.

Amato, P.R., & Keith (1991). Parental divorce and the well-being of children: A meta-analysis. *Journal of Marriage and the Family, 110,* 26–46.

Amato, P.R., & Previti, D. (2003). People's reasons for divorcing: Gender, social class, the life course, and adjustment. *Journal of Family Issues, 24,* 402–626.

Amato, P.R., Kane, J.B., & James, S. (2010). Reconsidering the «Good Divorce». *Family Relations, 60,* 511–524.

Amendt, G. (2004). *Scheidungsväter.* Bremen: Ikarus.

Anderson, C.A., & Bushman, B.J. (2001). Effects of violent video games on aggressive behavior, aggressive cognition, aggressive affect, physiological arousal, and prosocial behavior: A meta-analytic review of the scientific literature. *Psychological Science, 12,* 353–359.

Anderson, C.A., Sakamoto, A., Gentile, D.A., Ihori, N., Shibuya, A., Yukawa, S., Naito, M., & Kobayashi, K. (2008). United States Longitudinal Effects of Violent Video Games on Aggression in Japan and the United States. *Pediatrics, 122,* 1067–1072.

Anderson, K.L. (2002). Perpetrator or victim? Relationships between intimate partner violence and well-being. *Journal of Marriage and Family, 64,* 851–863.

Ängarne-Lindberg, T., & Wadsby, M. (2010). Psychiatric and somatic health in relation to experience of parental divorce in childhood. *International Journal of Social Psychiatry, 58,* 16–25.

Archer, J. (2000). Sex differences in aggression between heterosexual partners: A meta-analytic review. *Psychological Bulletin, 126,* 651–680.

Aron, A., Norman, C., Aron, E., & Lewandowski, G. (2002). Shared participation in self- expanding activities. In J. Feeney & P. Noller (Eds.), *Understanding marriage: Developments in the study of couple interaction* (pp. 177–194). New York: Cambridge University Press.

Aschersleben, G. (2008). Der Einfluss der frühen Mutter-Kind-Interaktion auf die sozial-kognitive Entwicklung. In K.H. Brisch & T. Hellbrügge (Hrsg.), *Der Säugling – Bindung, Neurobiologie und Gene.* Grundlagen für Prävention, Beratung und Therapie. Stuttgart: Klett-Cotta.

Assh, S.D., & Byers, E.S. (1996). Understanding the co-occurence of marital distress and depression in women. *Journal of Social and Personal Relationships, 13,* 537–552.

Aviezer, O., Sagi-Schwartz, A., & Koren-Karie, N. (2003). Ecological constraints on the formation of infant-mother attachment relations: When maternal sensitivity becomes ineffective. *Infant Behavior & Development, 26,* 285–299.

Babcock, J., Waltz, J., Jacobson, N.S., & Gottman, J.M. (1993). Power and violence: The relation between communication patterns, power discrepancies, and domestic violence. *Journal of Consulting and Clinical Psychology, 61,* 40–50.

Backenstrass, M. (1998). *Depression und partnerschaftliche Interaktion.* München; Berlin: Waxmann.

Bahali, K., Tahiroglu, A.Y., Avci, A., & Seydaoglu, G. (2011). Parental psychological symptoms and familial risk factors of children and adolescents who exhibit school refusal. *East Asian Archives of Psychiatry, 21,* 164–169.

Baik, O.M., & Adams, K.B. (2011). Improving the well-being of couples facing cancer: A review of couples-based psychological interventions. *Journal of Marital and Family Therapy, 37,* 250–266.

Bair-Merritt, M.H., Holmes, W.C., Holmes, J.H., Feinstein, J., & Feudtner, C. (2008). Between homes with and without children? A population-based study of annual prevalence and associated risk factors. *Journal of Family Violence, 23,* 325–332.

Bakermans-Kranenburg, M.J., & van Ijzendoorn, M.H. (2009). The first 10 000 Adult Attachment Interviews: distributions of adult attachment representations in clinical and non-clinical groups. *Attachment & Human Development, 11,* 223–263.

Bakermans-Kranenburg, M.J., van Ijzendoorn, M.H., & Juffer, F. (2003). Less is more: Meta-analyses of sensitivity and attachment interventions in early childhood. *Psychological Bulletin, 129,* 195–215.

Bakermans-Kranenburg, M.J., van Ijzendoorn, M.H., & Juffer, F. (2003). Less is more: Meta-analyses of sensitivity and attachment interventions in early childhood. *Psychological Bulletin, 129,* 195–215.

Bancroft, J., Janssen, E., Strong, D., Carnes, L., Vukadinovic, Z., & Long, J.S. (2003). The relationship between mood and sexuality in heterosexual men. *Archives of Sexual Behaviors, 32,* 217–230.

Bandura, A. (1979). *Sozial-kognitive Lerntheorie.* Stuttgart: Klett.

Barkmann, C., & Schulte-Markwort, M. (2004). Prävalenz psychischer Auffälligkeiten bei Kindern und Jugendlichen in Deutschland – ein systematischer Literaturüberblick. *Psychiatrische Praxis, 31,* 278–287.

Bateson, G., Jackson, D.D., Haley, J., & Weakland, J.H. (1956). Toward a theory of schizophrenia. *Behavioral Science, 1,* 251–264.

Baucom, D.H., Epstein, N.B., La Taillade, J.J., & Kirby, J.S. (2008). Cognitive behavioral couple therapy. In A.S. Gurman & N.S. Jacobson (Eds.), *Clinical handbook of couple therapy* (4th edition, pp. 31–72). New York: Guilford.

Baucom, D.H., Porter, L.S., Kirby, J.S., & Hudepohl, J. (2012). Couple-based interventions for medical problems. *Behavior Therapy, 43,* 61–76.

Baucom, D.H., Porter, L.S., Kirby, J.S., Gremore, T.M., Wiesenthal, N., Aldridge, W., Fredman, S.J., Stanton, S.E., Scott, J.L., Halford, K.W., & Keefe, F.J. (2009). A couple-based intervention for female breast cancer. *Psychooncology, 18,* 276–283.

Baucom, D.H., Shoham, V., Mueser, K.T., Daiuto, A.D., & Stickle, T.R. (1998). Empirically supported couple and family interventions for marital distress and adult mental health problems. *Journal of Consulting and Clinical Psychology, 66* (1), 53–88.

Baucom, D.H., Whisman, M.A., & Paprocki, C. (2012). Couple-based interventions for psychopathology. *Journal of Family Therapy, 34,* 250–270.

Baucom, K.J. W., Sevier, M., Eldridge, K.A., Doss, B.D., & Christensen, A. (2011). Observed communication in couples two years after integrative and traditional behavioral couple therapy: Outcome and link with five-year follow-up. *Journal of Consulting and Clinical Psychology, 79,* 565–576.

Baumeister, R.F., & Leary, M.R. (1995). The need to belong: Desire for interpersonal attachments as a fundamental human motivation. *Psychological Bulletin, 117,* 497–529.

Baumrind, D. (1966). Effects of Authoritative Parental Control on Child Behavior. *Child Development 37,* 887–907.

Bauserman, R. (2012). A meta-analysis of parental satisfaction, adjustment, and conflict in joint custody and sole custody following divorce. *Journal of Divorce & Remarriage, 53,* 464–488.

Beach, S.R.H. (2001). Marital therapy for co-occuring marital discord and depression. In S.R.H. Beach (Ed.), *Marital and family processes in depression: A scientific foundation for clinical practice* (pp. 205–224). Washington, DC: Amercian Psychological Association.

Beach, S.R.H., & O'Leary, K.D. (1992). Treating depression in the context of marital discord: Outcome and predictors of response for marital therapy vs. cognitive therapy. *Behavior Therapy, 23,* 507–528.

Beach, S.R. H., & Whisman, M.A. (2012). Affective Disorders. *Journal of Marital and Family Therapy, 38* (1), 201–219. doi: 10.1111/j.1752-0606.2011.00243.x

Beach, S.R. H., Hurt, T.R., Fincham, F.D., Franklin, K.J., McNair, L.M., & Stanley, S.M. (2011). Enhancing marital enrichment through spirituality: Efficacy data for prayer focused relationship enhancement. *Psychology of Religion and Spirituality, 3,* 201–216.

Beach, S.R. H., Katz, J., Kim, S., & Brody, G.H. (2003). Prospective effects of marital satisfaction on depressive symptoms in established marriages: A dyadic model. *Journal of Social and Personal Relationships, 20,* 355–371.

Beach, S.R. H., Sandeen, E.E., & O'Leary, K.D. (1990). *Depression in marriage. A model for etiology and treatment.* New York: Guilford Press.

Becker, P. (1982). *Psychologie der seelischen Gesundheit. Band 1: Theorien, Modelle, Diagnostik.* Göttingen: Hogrefe.

Becker-Stoll, F. (2007). Eltern-Kind-Bindung und kindliche Entwicklung. In F. Becker-Stoll & M.R. Textor (Hrsg.), *Die Erzieherin-Kind-Beziehung. Zentrum von Bildung und Erziehung* (S. 14–29). Berlin/Mannheim: Cornelsen Scriptor.

Beck-Gernsheim, E. (1994). Auf dem Weg in die postfamiliale Familie. Von der Notgemeinschaft zur Wahlverwandtschaft. *Aus Politik und Zeitgeschichte. Beilage zur Wochenzeitung Das Parlament, 29–30/94,* 3–14.

Behrens, B.C., & Sanders, M.R. (1994). Prevention of marital distress: Current issues in programming and research. *Behaviour Change, 11,* 64–93.

Belsher, G., & Costello, C. (1988). Relapse after recovery from unipolar depression: A critical review. *Psychological Bulletin, 104,* 84–96.

Belsky, J., Houts, R.M., & Fearon, R.M. P. (2010). Infant Attachment Security and the Timing of Puberty: Testing an Evolutionary Hypothesis. *Psychological Science, 21,* 1195–1201.

Benazon, N.R., & Coyne, J.C. (2000). Living with a depressed spouse. *Journal of Family Psychology, 14,* 71–79.

Bennett, D.S., & Gibbons, T.A. (2000). Efficacy of Child Cognitive-Behavioral Interventions for Antisocial Behavior: A Meta-Analysis. *Child & Family Behavior Therapy, 22,* 1–15.

Bergin, C., & Bergin, D. (2009). Attachment in the Classroom. *Educational Psychology Review, 21,* 141–170.

Bernard, J. (1982). *The future of marriage.* New York: Bantam.

Bertoni, A., & Bodenmann, G. (2010). Satisfied and dissatisfied couples: Positive and negative dimensions, conflict styles, and relationships with family of origin. *European Psychologist, 15,* 175–184.

Bianchi, S.M., Milkie, M.A., Sayer, L.C., & Robinson, J.P. (2000). Is Anyone Doing the Housework? Trends in the Gender Division of Household Labor. *Social Forces, 79* (1), 191–228.

Biblarz, T.J., & Stacey, J. (2010). How does the gender of parents matter? *Journal of Marriage and Family, 72,* 3–22.

Bloom, B., Asher, S., & White, S. (1978). Marital disruption as a stressor: A review and analysis. *Psychological Bulletin, 85,* 867–894.

Bodenmann, G. (2000a). *Stress und Coping bei Paaren.* Göttingen: Hogrefe.

Bodenmann, G. (2000b). *Kompetenzen für die Partnerschaft.* Weinheim: Juventa.

Bodenmann, G. (2001). Psychologische Risikofaktoren für Scheidung: Ein Überblick. *Psychologische Rundschau, 52* (2), 85–95.

Bodenmann, G. (2002). Hilfestellungen für Geschiedene als präventive Maßnahmen nach der Scheidung. In B. Röhrle (Hrsg.), *Prävention und Gesundheitsförderung* (Band II) (S. 113–130). Tübingen: DGVT-Verlag.

Bodenmann, G. (2002a). *Beziehungskrisen. Erkennen, verstehen, bewältigen.* Bern: Verlag Hans Huber.

Bodenmann, G. (2002b). Die Bedeutung von Stress für die Familienentwicklung. In B. Rollett & H. Werneck (Hrsg.), *Klinische Entwicklungspsychologie der Familie* (S. 243–265). Göttingen: Hogrefe.

Bodenmann, G. (2003). Welche Bedeutung haben Partnerschaft und Liebe für Jugendliche heute? Eine deskriptive Untersuchung. *Zeitschrift für Familienforschung, 15,* 91–104.

Bodenmann, G. (2006). Paartherapie bei depressiven Störungen. In W. Lutz (Hrsg.), *Probleme in Beziehungen und Partnerschaft und ihre Therapie. Ein Lehrbuch der Paartherapie* (S. 105–118). München: Ernst Reinhardt Verlag.

Bodenmann, G. (2007). *Stress und Partnerschaft. Gemeinsam den Alltag bewältigen* (4. Auflage). Bern: Verlag Hans Huber.

Bodenmann, G. (2008). Prävention von Partnerschaftsstörungen und Paarberatung. In F. Petermann & W. Schneider (Hrsg.), *Enzyklopädie der Psychologie* (Band 7: Angewandte Entwicklungspsychologie) (S. 751–776). Göttingen: Hogrefe.

Bodenmann, G. (2009). *Depression und Partnerschaft. Hintergründe und Hilfen.* Bern: Verlag Hans Huber.

Bodenmann, G. (2011a). Partnerschaftsstörungen: Intervention. In M. Perrez & U. Baumann (Hrsg.), *Lehrbuch Klinische Psychologie – Psychotherapie* (S. 1125–1138). (4. Auflage). Bern: Verlag Hans Huber.

Bodenmann, G. (2011b). *Paarlife I: Was uns als Paar stark macht.* Manual zum Präventionskurs für Paare. Zürich: Universität Zürich, Schweiz.

Bodenmann, G. (2012). *Verhaltenstherapie mit Paaren. Ein bewältigungsorientierter Ansatz.* Bern: Verlag Hans Huber.

Bodenmann, G., Atkins, D. C., Schär, M., & Poffet, V. (2010). The association between daily stress and sexual activity. *Journal of Family Psychology, 24,* 271–279.

Bodenmann, G., Bradbury, T. N., & Pihet, S. (2009). Relative contributions of treatment-related changes in communication skills and dyadic coping skills to the longitudinal course of marriage in the framework of marital distress prevention. *Journal of Divorce and Remarriage, 50,* 1–21.

Bodenmann, G., Charvoz, L., Bradbury, T. N., Bertoni, A., Iafrate, R., Giuliani, C., Banse, R., & Behling, J. (2006). Attractors and barriers for divorce: A restrospective study in three European countries. *Journal of Divorce and Remarriage, 45,* 1–23.

Bodenmann, G., Charvoz, L., Bradbury, T. N., Bertoni, A., Iafrate, R., Giuliani, G., Banse, R., & Behling, J. (2007). The Role of Stress in Divorce: A Retrospective Study in Three Nations. *Journal of Social and Personal Relationships, 24,* 707–728.

Bodenmann, G., & Cina, A. (2006). Stress and coping among stable-satisfied, stable-distressed and separated/divorced Swiss couples: A 5-year prospective longitudinal study. *Journal of Divorce and Remarriage, 44,* 71–89.

Bodenmann, G., Cina, A., Ledermann, T., & Sanders, M. R. (2008). The efficacy of Positive Parenting Program (Triple P) in improving parenting and child behavior: A comparison with two other treatment conditions. *Behavior Research and Therapy, 46,* 411–427.

Bodenmann, G., Cina, A., & Schwerzmann, S. (2001). Individuelle und dyadische Copingressourcen bei Depressiven. *Zeitschrift für Klinische Psychologie und Psychotherapie, 30,* 194–203.

Bodenmann, G., & Gabriel, B. (2008). Die therapeutische Beziehung in der Paartherapie. In M. Hermer & B. Röhrle (Hrsg.), *Handbuch der therapeutischen Beziehung* (S. 1389–1412). Tübingen: DGVT-Verlag.

Bodenmann, G., & Götz, T. (2012). Hausaufgaben in der Paartherapie. *Zeitschrift für Psychiatrie, Psychologie und Psychotherapie, 60,* 103–110.

Bodenmann, G., & Hahlweg, K. (2003). Prävention bei Paaren und Familien. In M. Jerusalem & H. Weber (Hrsg.), *Psychologische Gesundheitsförderung – Diagnostik und Prävention* (S. 445–459). Göttingen: Hogrefe.

Bodenmann, G., & Kessler, M. (2011). Präventionsprogramme für Paare – Methoden und Wirksamkeit. *Familiendynamik, 36,* 346–355.

Bodenmann, G., & Ledermann, T. (2008). Depressed mood and sexual functioning. International *Journal of Sexual Health, 19,* 63–73.

Bodenmann, G., Ledermann, T., Blattner-Bolliger, D., & Galluzzo, C. (2006). The association between everyday stress, critical life events and sexual dysfunction. *Journal of Nervous and Mental Disease, 194,* 494–501.

Bodenmann, G., Ledermann, T., & Bradbury, T.N. (2007). Stress, sex, and satisfaction in marriage. *Personal Relationships, 14,* 407–425.

Bodenmann, G., Meuwly, N., Bradbury, T., Gmelch, S., & Ledermann, T. (2010). Stress and verbal aggression in intimate relationships: Moderating effects of trait anger and dyadic coping. *Journal of Social and Personal Relationships, 27,* 408–424.

Bodenmann, G., Meuwly, N., & Kayser, K. (2011). Two conceptualizations of dyadic coping and their potential for predicting relationship quality and individual well-being. *European Psychologist, 16,* 255–266.

Bodenmann, G., Perrez, M., & Schär, M. (2011). *Klassische Lerntheorien.* Bern: Verlag Hans Huber.

Bodenmann, G., Plancherel, B., Beach, S.R. H., Widmer, K., Gabriel, B., Meuwly, N., Charvoz, L., Hautzinger, M., & Schramm, E. (2008). Effects of coping-oriented couples therapy on depression: A randomized clinical trial. *Journal of Consulting and Clinical Psychology, 76,* 944–954.

Bodenmann, G., Schär, M., & Gmelch, S. (2008). *Glücklich zu zweit trotz Alltagsstress.* Interaktive DVD. Zürich: Universität Zürich, Schweiz.

Bodenmann, G., & Shantinath, S.D. (2004). The Couples Coping Enhancement Training (CCET): A new approach to prevention of marital distress based upon stress and coping. *Family Relations, 53,* 477–484.

Bodenmann, G., Widmer, K., Charvoz, L., & Bradbury, T.N. (2004). Differences in individual and dyadic coping in depressed, non-depressed and remitted persons. *Journal of Psychopathology and Behavioral Assessment, 26,* 75–85.

Bodenmann-Kehl, C. (1999). *Family Competence: Theoretical assumptions.* (Scientific Report No. 112). Fribourg: University, Institute of Psychology.

Bolger, N., Zuckerman, A., & Kessler, R.C. (2000). Invisible support and adjustment to stress. *Journal of Personality and Social Psychology, 79,* 953–961.

Borg-Laufs, M. (2007). *Lehrbuch der Verhaltenstherapie mit Kindern und Jugendlichen.* Tübingen: DGVT-Verlag.

Bouchard, S., Sabourin, S., Lussier, Y., & Villeneuve, E. (2009). Relationship quality and stability in couples when one partner suffers from borderline personality disorder. *Journal of Marital and Family Therapy, 35,* 446–455.

Bowlby J. (1969). *Attachment and Loss: Vol. 1. Attachment.* New York: Basic Books.

Bowlby, J. (1982). *Bindung – Eine Analyse der Mutter-Kind-Beziehung.* München: Kindler.

Boxer, P., Huesmann, L.R., Bushman, B.J., O'Brien, M., & Moceri, D. (2011). The Role of Violent Media Preference in Cumulative Developmental Risk for Violence and General Aggression. *Journal of Youth and Adolescence, 38,* 417–428.

Bradbury, T.N., & Karney, B.R. (2004). Understanding and altering the longitudinal course of marriage. *Journal of Marriage and Family, 66,* 862–879.

Bradbury, T.N., & Lavner, J. (2012). How can we improve preventive and educational interventions for intimate relationships? *Behavior Therapy, 43,* 113–122.

Braithwaite, S.R., & Fincham, F.D. (2011). Computer-based dissemination: A randomized clinical trial of ePREP using the actor partner interdependence model.

Behaviour Research and Therapy, 49, 126–131.

Bramlett, M. D., & Mosher, W. D. (2002). Cohabitation, marriage, divorce, and remarriage in the United States. National Center for Health Statistics. *Vital Health Statistics, 23* (22), 4.

Brandtstädter, J., & Felser, G. (2003). *Entwicklung in Partnerschaften. Risiken und Ressourcen.* Bern: Verlag Hans Huber.

Brock, R. L., & Lawrence, E. (2008). A longitudinal investigation of stress spillover in marriage: Does spousal support adequacy buffer the effects? *Journal of Family Psychology, 22,* 11–20.

Brock, R. L., & Lawrence, E. (2009). Too much of a good thing: Underprovision versus overprovision of partner support. *Journal of Family Psychology, 23,* 181–192.

Bronfenbrenner, U. (1981). *Die Ökologie der menschlichen Entwicklung. Natürliche und geplante Experimente.* Stuttgart: Klett-Cotta.

Brown, S. L. (2010). Marriage and child well-being: Research and policy perspectives. *Journal of Marriage and Family, 72,* 1059–1077.

Brown, S. L., Nesse, R. M., Vinokur, A. D., & Smith, D. M. (2003). Providing social support may be more beneficial than receiving it: Results From a Prospective Study of Mortality. *Psychological Science, 14,* 320–327.

Bruch, H. (1978). *The golden cage: The enigma of anorexia nervosa.* Cambridge, MA: Harvard University Press.

Buehler, C., Anthony, C., Krishnakumar, A., Stone, G., Gerard, J., & Pemberton, S. (1997). Interparental conflict and youth problem behaviors: A meta-analysis. *Journal of Child and Family Studies, 6,* 223–247.

Bulik, C., M., Baucom, D. H., Kirby, J. S., & Pisetsky, E. (2011). Uniting Couples (in the treatment of) Anorexia Nervosa (UCAN). *International Journal of Eating Disorders, 44,* 19–28.

Bundesamt für Statistik (2012). *Polizeiliche Kriminalstatistik 2009-2011: Häusliche Gewalt.* Neuchâtel: Bundesamt für Statistik, Schweiz.

Burke, J. D., Pardini, D. A., & Loeber, R. (2008). Reciprocal relationships between parenting behavior and disruptive psychopathology from childhood through adolescence. *Journal of Abnormal Child Psychology, 36,* 679–692.

Bushman, B. J., & Huesmann, L. R. (2006). Short-term and long-term effects of violent media on aggression in children and adults. *Archives of Pediatrics & Adolescent Medicine, 160,* 348–352.

Buss, D. H. (1995). Psychological sex differences: Origins through sexual selection. *American Psychologist, 50,* 164–168.

Bussmann, K. D. (2004). Evaluating the subtle impact of a ban on corporal punishment of children in Germany. *Child Abuse Review, 13,* 292–311.

Bussmann, K. D. (2005). Verbot elterlicher Gewalt gegen Kinder – Auswirkungen des Rechts auf gewaltfreie Erziehung. In G. Deegener & W. Körner (Hrsg.), *Kindesmisshandlung und Vernachlässigung. Ein Handbuch* (S. 243–258). Göttingen: Hogrefe.

Bussmann, K. D., Erthal, C., & Schroth, A. (2008). Wirkung von Körperstrafenverboten. Erste Ergebnisse der europäischen Vergleichsstudie zu den «Auswirkungen eines gesetzlichen Verbots von Gewalt in der Erziehung». *Recht der Jugend und des Bildungswesens (RdJB), 4,* 404–422.

Bussolotti, D., Fernandez-Aranda, F., Solano, R., Jimenez-Murcia, Turon, V., & Vallejo, J. (2002). Marital status and eating disorders: An analysis of its relevance. *Journal of Psychosomatic Research, 53,* 1139– 1145.

Butler, E.A., Young, V.J., & Randall, A.K. (2010). Suppressing to please, eating to cope: The effect of overweight women's emotion suppression on romantic relationships and eating. *Journal of Social and Clinical Psychology, 29,* 599–623.

Buunk, B.P., & van der Eijnden, R.J. J.M. (1997). Perceived prevalence, perceived superiority, and relationship satisfaction: Most relationships are good, but ours is the best. *Personality and Social Psychology Bulletin, 23,* 219–228.

Callan, S., Benson, H., Coward, S., Davis, H., Gill, M., Grant, H., Percival, D., & Rowthorn, R. (2006). *Breakdown Britain: Fractured families.* London: Social Policy Justice Group.

Campbell, W.K., & Foster, C.A. (2002). Narcissism and commitment in romantic relationships: An investment model analysis. *Personality and Social Psychology Bulletin, 28* (4), 484–495.

Campbell, W.K., Foster, C.A., & Finkel, E.J. (2002). Does self-love lead to love for others? A story of narcissistic game playing. *Journal of Personality and Social Psychology, 83,* 340–354.

Cano, A., & O'Leary, K.D. (2000). Extramarital affairs precipitate major depressive episodes and symptoms of non-specific depression and anxiety. *Journal of Consulting and Clinical Psychology, 68,* 774–781.

Cano, A., & Vivian, D. (2003). Are life stressors associated with marital violence? *Journal of Family Psychology, 17,* 302–314.

Caplan, G. (1964). *Principles of preventive psychiatry.* New York: Basic Books.

Carr, D., & Springer, K.W. (2010). Advances in families and health research in the 21st century. *Journal of Marriage and Family, 72,* 743–761.

Carrère, S., & Gottman, J.M. (1999). Predicting divorce among newlyweds from the first three minutes of a marital conflict discussion. *Family Process, 38,* 293–301.

Carroll, J.S., & Doherty, W.J. (2003). Evaluating the Effectiveness of Premarital Prevention Programs: A Meta-Analytic Review of Outcome Research. *Family Relations, 52,* 105–118.

Carstensen, L.L., Gottman, J.M., & Levenson, R.W. (1995). Emotional behavior in long-term marriage. *Psychology and Aging, 10,* 140–149.

Caspi, A., Hariri, A.R., Holmes, A., Uher, R., & Moffitt, T.E. (2010). Genetic Sensitivity to the Environment: The Case of the Serotonin Transporter Gene and Its Implications for Studying Complex Diseases and Traits. *American Journal of Psychiatry, 167,* 509–527.

Caspi, A., Moffit, T., Morgan, J., Rutter, M., Taylor, A., Areneault, L., Tully, L., & Jacobs, C. (2004). Maternal expressed emotion predicts children's antisocial behavior problems: Using monozygotic-twin differences to identify environmental effects on behavioral development. *Developmental Psychology, 40,* 149–161.

Cherlin, A.J. (2010). Demographic trends in the United States: A review of research in the 2000s. *Journal of Marriage and Family, 72,* 403–419.

Christensen, A., & Heavey, C.L. (1999). Interventions for couples. *Annual Review of Psychology, 50,* 165–190.

Christensen, A., Atkins, D.C., Baucom, B., & Yi, J. (2010). Marital status and satisfaction five years following a randomized clinical trial comparing traditional versus integrative behavioral couple therapy. *Journal of Consulting and Clinical Psychology, 78* (2), 225–235.

Christensen, A., Eldridge, K., Bokel Catta-Preta, A., Lim Clarement, V., & Santagata, R. (2006). Cross-cultural consistency of the demand/withdraw interaction pattern in couples. *Journal of Marriage and Family, 68,* 1029–1044.

Chui, M., & Fincham, F.D. (2010). The differential effects of parental divorce and marital conflict on young adult romantic relationships. *Personal Relationships, 17,* 331–343.

Cina, A. (2005). *Stress für Eltern – Stress für Kinder. Stressbelastung der Eltern und kindliches Problemverhalten.* Marburg: Tectum Verlag.

Cina, A., & Bodenmann, G. (2009). Zusammenhang zwischen Stress der Eltern und kindlichem Problemverhalten. *Kindheit und Entwicklung, 18,* 39–48.

Cina, A., Röösli, M., Schmid, H., Lattmann, U.P., Fäh, B., Schönenberger, M., Kern, W., Randall, A., & Bodenmann, G. (2011). Enhancing positive development of children: Effects of a multilevel randomized controlled intervention on parenting and child problem behavior. *Family Science, 2,* 43–57.

Cohen, S., O'Leary, K.D., & Foran, H. (2010). A randomized clinical trial of a brief, problem-focused couple therapy for depression. *Behavior Therapy, 41,* 433–446.

Connell, A.M., & Goodman, S.H. (2002). The association between psychopathology in fathers versus mothers and children's internalizing and externalizing behavior problems: A meta-analysis. *Psychological Bulletin, 128,* 746–773.

Cooper, P.J., Fearn, V., Willetts, L., et al. (2006). Affective disorder in the parents of a clinic sample of children with anxiety disorders. *Journal of Affective Disorders, 93,* 205–212.

Cordova, J.V., & Gee, C.B. (2001). Couples therapy for depression: Using healthy relationships to treat depression. In S.R. H. Beach (Ed.), *Marital and family processes in depression: A scientific foundation for clinical practice* (pp. 185–203). Washington, DC: Amercian Psychological Association.

Cornell, A.H., & Frick, P.J. (2007). The moderating effects of parenting styles in the association between behavioral inhibition and parent-reported guilt and empathy in preschool children. *Journal of Clinical Child and Adolescent Psychology, 36,* 305–318.

Costello, E.J., Mustillo, S., Erkanli, A., Keeler, G., & Angold, A. (2003). Prevalence and development of psychiatric disorders in childhood and adolescence. *Archives of General Psychiatry, 60,* 837–844.

Cowan, C.P., & Cowan, P.A. (2000). *When Partners Become Parents: The Big Life Change for Couples* (Revised edition). Mah Way, NJ: Lawrence Erlbaum Associates: Routledge.

Coyne, J.C., & Anderson, K.K. (1999). Marital status, marital satisfaction, and support processes among women at high risk for breast cancer. *Journal of Family Psychology, 13,* 629–641.

Crosnoe, R., & Cavanagh, S.E. (2010). Families With Children and Adolescents: A Review, Critique, and Future Agenda. *Journal of Marriage and Family, 72,* 594–611.

Cummings, E. M., & Davies, P. T. (2010). *Marital conflict and children. An emotional security perspective*. New York: The Guilford Press.

Cummings, E. M., Goeke-Morey, M. C., & Papp, L. M. (2003). Children's responses to everyday marital conflict tactics in the home. *Child Development, 74,* 1918–1929.

Cummings, E. M., Schermerhorn, A. C., Davies, P. T., Goeke-Morey, M., & Cummings, J. S. (2006). Interparental discord and child adjustment: Prospective investigations of emotional security as an explanatory mechanism. *Child Development, 77,* 132–152.

Curran, M., Hazen, N., Jacobvitz, D., & Feldman, A. (2005). Representations of Early Family Relationships Predict Marital Maintenance During the Transition to Parenthood. *Journal of Family Psychology, 19* (2), 189–197.

Daley, S. E., Burge, D., & Hammen, C. (2000). Borderline personality disorder symptoms as predictors of 4-year romantic relationship dysfunction in young women: Addressing issues of specificity. *Journal of Abnormal Psychology, 109,* 451–460.

Davies, P. T., Sturge-Apple, M. L., Ciccetti, D., & Cummings, E. M. (2008). Adrenocortical underpinnings of children's psychological reactivity to interparental conflict. *Child Development, 79,* 1693–1706.

Davies, P. T., Woitach, M. J., Winter, M. A., & Cummings, E. M. (2008). Children's insecure representations of the interparental relationship and their school adjustment: The mediating role of attention difficulties. *Child Development, 79,* 1570–1582.

Davila, J., Karney, B. R., Hall, T. W., & Bradbury, T. N. (2003). Depressive symptoms and marital satisfaction: Within-subject associations and the moderating effects of gender and neuroticism. *Journal of Family Psychology, 17,* 557–570.

De Wolff, M., & van Ijzendoorn, M. H. (1997). Sensitivity and attachment: A meta-analysis on parental antecedents of infant attachment. *Child Development, 68,* 571–591.

Decker, C. L., Pais, S., Miller, K. D., Goulet, R., & Fifea, B. L. (2012). A brief intervention to minimize psychosexual morbidity in dyads coping with breast cancer. *Oncology Nursing Forum,* 39, 176–185.

DeFrain, J., & Asay, S. M. (2007). Strong families around the world: An introduction to the family strengths perspective. *Marriage & Family Review, 41,* 1–2.

Dekeseredy, W. S. (2011). Feminist contributions to understanding woman abuse: Myths, controversies and realities. *Aggression and Violent Behavior, 16,* 297–302.

DeMaria, R. M. (2005). Distressed couples and marriage education. *Family Relations, 54,* 242–253.

Dew, J., & Wilcox, W. B. (2011). If Momma Ain't Happy: Explaining Declines in Marital Satisfaction Among New Mothers. *Journal of Marriage and Family, 73* (1), 1–12.

Diekmann, A., & Engelhardt, H. (1995). Die soziale Vererbung des Scheidungsrisikos. *Zeitschrift für Soziologie, 24,* 215–228.

Diener, E., Gohm, C. L., Suh, E., & Oishi, S. (2000). Similarity of the relations between marital status and subjective well-being across cultures. *Journal of Cross-Cultural Psychology, 31,* 419–436.

Diethelm, K. (1991). *Mutter-Kind-Interaktion. Entwicklung von ersten Kontrollüberzeugungen*. Fribourg: Universitätsverlag.

Ditzen, B., Hahlweg, K., Fehm-Wolfsdorf, G., & Baucom, D. (2011). Assisting couples to develop healthy relationships: Effects of couples relationship education on cortisol. *Psychoneuroendocrinology, 36*, 597–607.

Don Morgan, C., Wiederman, M. W., & Pryor, T. L. (1995). Sexual functioning and attitudes of eating-disordered women: A follow-up study. *Journal of Sex and Marital Therapy, 21*, 67–77.

Döpfner, M., Frölich, J. & Wolff Metternich, T. (2007). *Ratgeber ADHS: Informationen für Betroffene, Eltern, Lehrer und Erzieher zu Aufmerksamkeitsdefizit-/ Hyperaktivitätsstörungen. (2 Auflage).* Göttingen: Hogrefe.

Döpfner, M., Schürmann, S., Frölich, J. & Gehrmann, K. (2013). *Therapieprogramm für Kinder mit hyperkinetischem und oppositionellem Problemverhalten THOP. (5. Auflage).* Weinheim: Beltz.

Döpfner, M., Schürmann, S. & Lehmkuhl, G. (2011). *Wackelpeter und Trotzkopf: Hilfen für Eltern bei ADHS-Symptomen, hyperkinetischem und oppositionellem Verhalten. (4. Auflage).* Weinheim: Beltz.

Doss, B. D., Carhart, K., Hsueh, A. C., & Rahbar, K. P. (2010). Serving rather than recruiting couples: Thoughts on the delivery of current and future couple interventions. In K. Hahlweg, M. Grawe-Gerber & D. H. Baucom (Eds.), *Enhancing couples: The shape of couple therapy to come* (pp. 201–215). Göttingen, Germany: Hogrefe.

Doss, B. D., Rhoades, G. K., Stanley, S. M., & Markman, H. J. (2009). The effect of the transition to parenthood on relationship quality: An 8-year prospective study. *Journal of Personality and Social Psychology, 96*, 601–619.

Drake, E. E., Humenick, S. S., Amankwaa, L., Younger, J., & Roux, G. (2007). Predictors of maternal responsiveness. *Journal of Nursing Scholarship, 39*, 119–125.

Driver, J., & Gottman, J. M. (2004). Daily marital interactions and positive affect during marital conflict among newlywed couples. *Family Process, 43*, 301–314.

Duncan, G. J., Wilkerson, B., & England, P. (2006). Cleaning up their act: the effects of marriage and cohabitation on licit and illicit drug use. *Demography, 43*, 691–710.

Duncan, S. F., Childs, G. R., & Larson, J. H. (2010). Perceived helpfulness of four different types of marriage preparation interventions. *Family Relations, 59*, 623–636.

Durham, R. C., Allan, T., & Hackett, C. A. (1997). On predicting improvement and relapse in generalized anxiety disorder following psychotherapy. *British Journal of Clinical Psychology, 36*, 101–119.

Dutton, D. G. (2012). The case against the role of gender in intimate partner violence. *Aggression and Violent Behavior, 17*, 99–104.

Dwairy, M. A. (2008). Parental inconsistency versus parental authoritarianism: Associations with symptoms of psychological disorders. *Journal of Youth and Adolescence, 37*, 616–626.

Dykas, M. J., & Cassidy, J. (2011). Attachment and the processing of social information across the life span: Theory and evidence. *Psychological Bulletin, 137*, 19–46.

Ein-Dor, T., Mikulincer, M., Doron, G., & Shaver, P. R. (2010). The attachment paradox: how can so many of us (the insecure ones) have no adaptive advantages? *Perspectives of Psychological Science, 5*, 123–141.

Eisner, M., Nagin, D., Ribeaud, D., & Malti, T. (2012). Effects of a universal parenting program for highly adherent parents: A propensity score matching approach. *Prevention Science, 13*, 252–266.

Elkin, I., Shea, T., Watkins, J. T., Imber, S. D., Stuart, M. S., Collins, J. F., Glass, D. R.,

Pilkonis, P.A., Leber, W.R., Docherty, J.P., Fiester, S.J., & Parloff, M.B. (1989). National institute of mental health treatment of depression collaborative research program. *Archives of General Psychiatry, 46,* 971–982.

Emmelkamp, P.M. G., & Gerlsma, C. (1994). Marital functioning and the anxiety disorders. *Behavior Therapy, 25,* 407–429.

Engl, J., & Thurmaier, F. (2007). *Ein Kick mehr Partnerschaft – Gelungene Kommunikation ... damit die Liebe bleibt [DVD].* München: Preview Production.

Engl, J., & Thurmaier, F. (2010). *Gelungene Kommunikation ... damit die Liebe bleibt 2 [DVD].* München: Preview Production.

Erath, S.A., El Sheikh, M., & Cummings, E.M. (2009). Harsh Parenting and Child Externalizing Behavior: Skin Conductance Level Reactivity as a Moderator. *Child Development, 80,* 578–592.

Ernst, C., & Von Luckner, N. (1987). *Stellt die Frühkindheit die Weichen?* Stuttgart: Enke.

Errazuriz Arellano, P.A., Harvey, E.A., & Thakar, D.A. (2012). A longitudinal study of the relation between depressive symptomatology and parenting practices. *Family Relations, 61,* 271–282.

Eschmann, S., Weber Häner, Y., & Steinhausen, H.C. (2007). Die Prävalenz psychischer Störungen bei Kindern und Jugendlichen unter Berücksichtigung soziodemografischer Merkmale. *Zeitschrift für Klinische Psychologie und Psychotherapie, 36,* 270–279.

Esser, H. (2002). Ehekrisen: Das Reframing der Ehe und der Anstieg der Scheidungsraten. *Zeitschrift für Soziologie, 31,* 472–496.

Evans, L,, & Wertheim, E.H. (1998). Intimacy patterns and relationship satisfaction of women with eating problems and the mediating effects of depression, trait anxiety and social anxiety. *Journal of Psychosomatic Research, 43,* 355–365.

Faircloth, W.B., & Cummings, M.E. (2008). Evaluating a parent education program for preventing the negative effects of marital conflict. *Journal of Applied Developmental Psychology, 29,* 141–156.

Falba, T.A., & Sindelar, J.L. (2008). Spousal concordance in health behavior change. *Health Services Research, 43,* 96–118.

Falconier, M.K., Nussbeck, F., Bodenmann, G., Hulka-Schneider, L. (2012). Stress from daily hassles in couples: Effects on health and relational satisfaction. (Submitted).

Fals-Stewart, W., Yates, B., & Klostermann, K. (2005). Assessing the costs, benefits, cost-benefit ratio, and cost-effectiveness of marital and family treatments: Why we should and how we can. *Journal of Family Psychology, 19,* 28–39.

Fearon, R.M. P., Bakermans-Kranenburg, M.J., van Ijzendoorn, M.H., Lapsley, A., & Roisman, G.I. (2010). The significance of insecure attachment and disorganization in the development of children's externalizing behavior: A meta-analytic study. *Child Development, 81,* 435–456.

Fearon, R.M., & Belsky, J. (2011). Infant-mother attachment and the growth of externalizing problems across the primary-school years. *Journal of Child Psychology and Psychiatry, 52,* 782–791.

Fegert, J. (2001). Sexueller Missbrauch. In G. Esser (Hrsg.), *Lehrbuch der Klinischen Psychologie und Psychotherapie des Kindes- und Jugendalters* (S. 434–443). Stuttgart: Thieme.

Feinberg, M.E. (2003). The internal structure and ecological context of coparenting: A framework for research and intervention. *Parenting: Science and Practice, 3,* 95–132.

Fenell, D.L. (1993). Characteristics of long-term marriages. *Journal of Mental Health Counseling, 15,* 446–460.

Fincham, F.D., & Beach, S.H. (2010). Marriage in the New Millennium: A decade in review. *Journal of Marriage and Family, 72,* 630–649.

Finley, G.E., & Schwartz, S.J. (2010). The divided world oft he child: Divorce and long-term psychological adjustment. *Family Court Review, 48,* 516–527.

Fletcher, G.J.O., Simpson, J.A., & Thomas, G. (2000). The measurement of perceived relationship quality components: A confirmatory factor analytic approach. *Personality and Social Psychology Bulletin, 26,* 340–354.

Floren, F.J. (2002). *Sozialstruktur - soziale Ungleichheit - sozialer Wandel.* Paderborn: Forschungsstelle für Empirische Sozialökonomie.

Fomby, P., & Cherlin, A. (2007). Family instability and child well-being. *American Sociological Review, 72,* 181–204.

Fonseca, H., Ireland, M., & Resnick, M.D. (2002). Familial correlates of extreme weight control behaviors among adolescents. International Journal of Eating Disorders, 32, 441–448.

Fopp, C. (2011). *Häusliche Gewalt – Was kann die Schule tun?* Bern: Berner Interventionsstelle gegen Häusliche Gewalt in Zusammenarbeit mit der Kindesschutzkommission des Kantons Bern.

Foran, H.M., & Phelps, R. (2012). Psychological, physical, and economic impacts of intimate partner violence. In H.M. Foran, S.R.H. Beach, A.M.S. Slep, R.E. Heyman, M.Z. Wamboldt, N. Kaslow & D. Reiss (Eds.), *Family violence and family problems: Reliable assessment and the ICD-11.* New York: Springer Publishing.

Fortin, I., Guay, S., Lavoie, V., Boisvert, J., & Beaudry, M. (2011). Intimate partner violence and psychological distress among young couples: Analysis of the moderating effect of social support. *Journal of Family Violence, 27,* 63–73.

Fraley, R.C. (2002). Attachment stability from infancy to adulthood: Meta-analysis and dynamic modeling of developmental mechanisms. *Personality and Social Psychology Review, 6,* 123–151.

Friedman, M.A., Dixon, A.E., Brownell, K.D., Whisman, M.A., & Wilfey, D.E. (1998). Marital status, marital satisfaction, and body image dissatisfaction. *International Journal of Eating Disorders, 26,* 81–95.

Fromm-Reichmann, F. (1978). *Psychoanalyse und Psychotherapie.* Stuttgart: Klett-Cotta.

Fuhrer, U. (2007). *Erziehungskompetenz. Was Eltern und Familien stark macht.* Bern: Verlag Hans Huber.

Fuhrer, U. (2009). *Lehrbuch Erziehungspsychologie.* Bern: Verlag Hans Huber.

Gabriel, B., & Bodenmann, G. (2006). Befinden, Partnerschafts- und Elternzufriedenheit bei Eltern im Zusammenhang mit kindlichem Verhalten. *Psychologie in Erziehung und Unterricht, 53,* 213–225.

Gadassi, R., Mor, L., & Rafaeli, E. (2011). Depression and empathic accuracy in couples: An interpersonal model of gender differences in depression. *Psychological Science, 22,* 1033–1041.

Ganong, L.H., & Coleman, M. (1993). A meta-analytic comparison of the self-esteem and behavior problems of stepchildren to children in other family structures.

Journal of Divorce & Remarriage, 19, 143–163.

Gardner, R. A. (1998). *The parental alienation syndrome.* Mahwah, NJ: Lawrence Erlbaum.

Gattis, K. S., Simpson, L. E., & Christensen, A. (2008). What about the kids? Parenting and child adjustment in the context of couple therapy. *Journal of Family Psychology, 22,* 833–342.

Gaudiosi, J. A. (2006). *Child maltreatment 2004.* acf.hhs.gov/programs/cb/statsresearch/index.htm

Gersoff, E. T. (2002). Corporal punishment by parents and associated child behaviors and experiences: A meta-analytic and theoretical review. *Psychological Bulletin, 128,* 539–579.

Ghizzani, A., & Montomoli, M. (2000). Anorexia and sexuality in women: A review. *Journal of Sex Education and Therapy, 25,* 80–88.

Gillioz, L., De Puy, J., & Ducret, V. (1997). *Domination et violence envers la femme dans le couple.* Lausanne: Edition Payot.

Gil-Rivas, V., Greenberger, E., Chen, C., & Lopez-Lena, M. M. (2003). Understanding depressed mood in the context of a family-oriented culture. *Adolescence, 38,* 93–109.

Glenn, N. D. (1998). The course of marital success and failure in five American 10-year marriage cohorts. *Journal of Marriage and the Family, 52,* 818–831.

Goldstein, L. H., Harvey, E. A., Friedman-Weieneth, J. L., Pierce, C., Teller, A., & Sippel, J. C. (2007). Examining subtypes of behavior problems among 3-year-old children, part ii: Investigating differences in parent psychopathology, couple conflict, and other family stressors. *Journal of Abnormal Child Psychology, 35,* 111–123.

Goodman, A. (1991). Organic unity theory. The mind-body problem revisited. *American Journal of Psychiatry, 148,* 553–563.

Gottman, J. M. (1993). The roles of conflict engagement, escalation, and avoidance in marital interaction: A longitudinal view of five types of couples, *Journal of Consulting and Clinical Psychology, 61,* 6–15.

Gottman, J. M. (1994). *What predicts divorce?* Hillsdale, NJ: Lawrence Erlbaum.

Gottman, J. M. (1997). *Kinder brauchen emotionale Intelligenz.* München: Diana.

Gottman, J. M., & Levenson, R. W. (1992). Marital process predictive of later dissolution: Behavior, physiology, and health. *Journal of Personality and Social Psychology, 63,* 221–233.

Gottman, J. M., & Silver, N. (1999). *The seven principles for making marriage work.* NY: Three Rivers Press.

Gottman, J. M., Coan, J., Carrère, S., & Swanson, C. (1998). Predicting marital happiness and stability from newlywed interactions. *Journal of Marriage and the Family, 60,* 5–22.

Gottman, J. M., Jacobson, N. S., Rushe, R. H., Shortt, J. W., Babcock, J., La Taillade, J. J., & Waltz, J. (1995). The relationship between heart rate reactivity, emotionally aggressive behaviour, and general violence in batterers. *Journal of Family Psychology, 3,* 227–248.

Graber, E. C., Laurenceau, J. P., Miga, E., Chango, J., & Coan, J. (2011). Conflict and love: Predicting newlywed marital outcomes from two interaction contexts. *Journal of Family Psychology, 25,* 541–550.

Graf, J., & Frank, R. (2002). Parentifizierung: Die Last, als Kind die eigenen Eltern zu bemuttern. In S. Walper & R. Pekrun (Hrsg.), *Familie und Entwicklung. Aktuelle Perspek-*

tiven der Familienpsychologie (S. 314–344). Göttingen: Hogrefe.

Graham, J. M., Diebels, K. J., & Barnow, Z. B. (2011). The reliability of relationship satisfaction: A reliability generalization meta-analysis. *Journal of Family Psychology, 25,* 39–48.

Grau, I., & Bierhoff, H. W. (Hrsg.) (2003). *Sozialpsychologie der Partnerschaft.* Berlin: Springer.

Gray, M., De Vaus, D., Qu, L., & Stanton, D. (2011). Divorce and the wellbeing of older Australians. *Ageing & Society, 31,* 475–498.

Groen, G., Ihle, W., Ahle, M. E. & Petermann, F. (2012). *Ratgeber Traurigkeit, Rückzug, Depression: Informationen für Betroffene, Eltern, Lehrer und Erzieher.* Göttingen: Hogrefe.

Grossmann, K., & Grossmann, K. E. (2012). *Bindungen – das Gefüge psychischer Sicherheit.* Stuttgart: Klett-Cotta.

Grube, M., & Dorn, A. (2007). Elternschaft bei psychisch Kranken. *Psychiatrische Praxis, 34,* 66–71.

Gruenewald, T. L., Seeman, T. E., Ryff, C. D., Karlamangla, A. S., & Singer, B. H. (2006). Combinations of biomarkers predictive of later life mortality. *Proc. Natl. Acad. Sci. U. S. A. 103,* 14158—14163.

Grünheid, E., & Roloff, J. (2000). Die demographische Lage in Deutschland 1999. *Zeitschrift für Bevölkerungswissenschaft, 25,* 3–150.

Haber, M. G., Cohen, J. L., Lucas, T., & Baltes, B. B. (2007). The relationship between self-reported received and perceived social support: A meta-analytic review. *American Journal of Community Psychology, 39,* 133–144.

Hahlweg, K. (1997). Interaktionelle Aspekte psychischer Störungen. In A. Ehlers & K. Hahlweg (Hrsg.), *Klinische Psychologie, psychologische und biologische Grundlagen. Enzyklopädie der Psychologie* (Band 1). Göttingen: Hogrefe.

Hahlweg, K., & Klann, N. (1997). The effectiveness of marital counseling in Germany: A contribution to health services research. *Journal of Family Psychology, 11,* 410–421.

Hahlweg, K., & Richter, D. (2010). Prevention of marital instability and distress. Results of an 11-year longitudinal follow-up study. *Behaviour Research and Therapy, 48,* 377–383.

Hahlweg, K., Heinrichs, N., Bertram, H., Kuschel, A., & Widdecke, N. (2008). Körperliche Bestrafung: Prävalenz und Einfluss auf die psychische Entwicklung bei Vorschulkindern. *Kindheit und Entwicklung, 17,* 46–56.

Halford, W. K. (2011). *Marriage and relationship education. What works and how to provide it.* New York: Guilford Press.

Halford, W. K., Markman, H., Kline, G., & Stanley, S. M. (2003). Best practices in couple relationship education. *Journal of Marital and Family Therapy, 29,* 385–406.

Halford, W. K., Moore, E. M., Wilson, K. L., Dyer, C., & Farrugia, C. (2004). Benefits of a flexible delivery relationship education: An evaluation of the Couple CARE program. *Family Relations, 53,* 469–476.

Halford, W. K., Petch, J., & Creedy, D. K. (2010). Promoting a Positive Transition to Parenthood: A Randomized Clinical Trial of Couple Relationship Education. *Prevention Science, 11,* 89–100.

Halford, W. K., Sanders, M. R., Brett, C., & Behrends, M. C. P. (2000). Repeating the errors of our parents? Family-of-origin spouse violence and observed conflict management in engaged couples. *Family Process, 39,* 219–235.

Halligan, S.L., Murray, L., Martins, C., & Cooper, P.J. (2007). Maternal depression and psychiatric outcomes in adolescent offspring: A 13-year longitudinal study. *Journal of Affective Disorders, 9,* 145–154.

Hänggi, Y., Benz-Fragnière, C., Schweinberger, K., & Perrez, M. (2011). *Auswirkungen eines Sensitivitätstrainings bei Müttern mit Kindern im 6. Lebensmonat.* Forschungsbericht Nr. 171. Fribourg: Universität Fribourg, Schweiz.

Hänggi, Y., Schweinberger, K., & Perrez, M. (2011). *Feinfühligkeitstraining für Eltern. Kursmanual zum Freiburger Trainingsprogramm «Wie sagt mein Kind, was es braucht?».* Bern: Verlag Hans Huber.

Harper, J.M., & Sandberg, J.G. (2009). Depression and communication processes in later life marriages. *Aging & Mental Health, 13,* 546–556.

Harris, T.R., Pistrang, N., & Barker, C. (2006). Couples' experiences of the support process in depression: A phenomenological analysis. *Psychology and Psychotherapy: Theory, Research and Practice, 79,* 1–21.

Hatfield, E., & Sprecher, S. (1986). Measuring passionate love in intimate relationships. *Journal of Adolescence, 9,* 383–410.

Haugen, E.N., Schmutzer, P.A., & Wenzel, A. (2004). Sexuality and partner relationship during pregnancy and the postpartum period. In J.H. Harvey, A. Wenzel & S. Sprecher (eds.), *The handbook of sexuality in close relationships* (pp. 411–436). Mahwah, NJ: Lawrence Erlbaum.

Hawkins, A.J., Blanchard, V.L., Baldwin, S.A., & Fawcett, E.B. (2008). Does marriage and relationship education work? A meta-analytic study. *Journal of Consulting and Clinical Psychology, 76,* 723–734.

Hawkins, D.A., & Booth, A. (2005). Unhappily ever after: Effects of long-term, low-quality marriages on wellbeing. *Social Forces, 84,* 452–470.

Haycraft, E., & Blissett, J. (2010). The role of parents' romantic relationship warmth and hostility in child feeding practices and children's eating behaviours. *Maternal and Child Nutrition, 6,* 266–274.

Heinrichs, N., & Lohaus, A. (2011). *Klinische Entwicklungspsychologie.* Weinheim: Beltz.

Heinrichs, N., Behrmann, L., Härtel, S., & Nowak, C. (2007). *Kinder richtig erziehen – aber wie? Eine Auseinandersetzung mit bekannten Erziehungsratgebern.* Göttingen: Vandenhoeck & Ruprecht.

Heinrichs, N., Bodenmann, G., & Hahlweg, K. (2008). *Prävention bei Paaren und Familien.* Göttingen: Hogrefe.

Heinrichs, N., Conrath, A.-L., Degen, M., & Snyder, D.K. (2010). The link between child emotional and behavioral problems and couple functioning. *Family Science, 1,* 152–172.

Heinrichs, N., Hahlweg, K., Bertram, H., Kuschel, A., Naumann, S., & Harstick, S. (2006). Die langfristige Wirksamkeit eines Elterntrainings zur universellen Prävention kindlicher Verhaltensstörungen: Ergebnisse aus Sicht von Mutter und Vater. *Zeitschrift für Klinische Psychologie und Psychotherapie, 35,* 72–86.

Heinrichs, N., Hahlweg, K., Naumann, S., Kuschel, A., & Bertram, H. (2009). Universelle Prävention kindlicher Verhaltensstörungen mit Hilfe einer elternzentrierten Maßnahme: Ergebnisse drei Jahre nach Teilnahme. *Zeitschrift für Klinische Psychologie und Psychotherapie, 38* (2), 79–88.

Heinrichs, N., Sassmann, H., Hahlweg, K., & Perrez, M. (2002). Prävention kindlicher Verhaltensstörungen. *Psychologische Rundschau, 53,* 170–183.

Heinrichs, N., Zimmermann, T., Huber, B., Herschbach, P., Russell, D.W., & Baucom, D.H. (2012). Cancer distress reduction with a couple-based skills training: a randomized controlled trial. *Annals of Behavioral Medicine: A publication of the Society of Behavioral Medicine, 43,* 239–252.

Herrenkohl, T.I., Sousa, C., Tajima, E.A., & Herrenkohl, R.C. (2008). Intersection of child abuse and children's exposure to domestic violence. *Trauma, Violence, and Abuse, 9,* 84–99.

Hertlein, K.M., & Piercy, F.P. (2006). Internet infidelity: A critial review of literature. *Family Journal: Counseling and Therapy for Couples and Families, 14,* 366–371.

Herzberg, P.Y. (2013). Coping in relationships: the interplay between individual and dyadic coping. *Anxiety, Stress, & Coping: An International Journal, 26* (2), 136–153.

Hesse, E. (2008). The Adult Attachment Interview: Historical and current perspectives. In J. Cassidy, & P.R. Shaver (Eds.), *Handbook of attachment: Theory, research, and clinical applications* (2nd edition) (pp. 552–598). New York: Guilford Press.

Hetherington, E.M. (1982). *Modes of adaptation to divorce and single parenthood which enhances healthy family functioning: Implications for a preventative program.* Virginia: University of Virginia Press.

Hetherington, E.M., & Clingempeel, W.G. (1992). Coping with marital transitions. *Monographs for the Society for Research in Child Development, 57,* 1–242.

Hetzel-Riggin, M.D., & Meads, C.L. (2011). Childhood violence and adult partner maltreatment: The roles of coping style and psychological distress. *Journal of Family Violence, 26,* 585–593.

Heubrock, D., & Petermann, F. (2000). *Lehrbuch der Klinischen Kinderneuropsychologie.* Göttingen: Hogrefe.

Heyman, R.E., Slep, A.M.S., Eckhardt, A., & Foran, H.M. (2012). Intimate partner maltreatment: Definitions, prevalence, and implications for diagnosis. In H.M. Foran, S.R.H. Beach, A.M.S. Slep, R.E. Heyman, M.Z. Wamboldt, N. Kaslow & D. Reiss (Eds.), *Family violence and family problems: Reliable assessment and the ICD-11.* New York: Springer Publishing.

Hilton, J.M., & Anderson, T.L. (2009). Characteristics of women with children who divorce in midlife compared to those who remain married. *Journal of Divorce and Remarriage, 50,* 309–329.

Hirsh-Pasek, K., & Burchinal, M. (2006). Mother and caregiver sensitivity over time: Predicting language and academic outcomes with variable- and person-centered approaches. *Merrill-Palmer Quarterly, 52* (3), 449–485.

Hoehn, C., Avramov, D., & Kotovska, I. (Eds.) (2008). *People, population change and policies.* New York & Heidelberg: Springer.

Holden, G.W., Stein, J.D., Ritchie, K.L., Harris, S.D., & Jouriles, E.N. (1998). Parenting behaviors and beliefs of battered women. In G.W. Holden, R. Geffner & E.N. Jouriles (Eds.), *Children exposed to marital violence. Theory, research and applied issues* (pp. 289–336). Washington, DC: American Psychiatric Association.

Holtzworth-Munroe, A., & Meehan, J.C. (2004). Typologies of men who are maritally violent: Scientific and clinical implications. *Journal of Interpersonal Violence, 19,* 1369–1389.

Hooley, J. M. (2007). Expressed emotion and relapse of psychopathology. *Annual Review of Clinical Psychology, 3,* 329–352.

Hudson, J. I., Hirpi, E., Pope, H. G. Jr., & Kessler, R. C. (2007). The prevalence and correlates of eating disorders in the National Comorbidity Survey replication. *Biology and Psychiatry, 61,* 348–358.

Hudson, J. L., & Dodd, H. F. (2012). Informing early intervention: Preschool predictors of anxiety disorders in middle childhood. *PloS ONE 7(8)*: e42359. doi:10.1371/journal.pone.0042359.

Hudson, J. L., Dodd, H. F., Lyneham, H. J., & Bovopoulous, N. (2011). Temperament and family environment in the development of anxiety disorder: Two-year follow-up. *Journal of the American Academy of Child and Adolescent Psychiatry, 50,* 1255–1264.

Hudson, J. L., & Rapee, R. M. (2001). Parent-child interactions and anxiety disorders: An observational study. *Behaviour Research and Therapy, 39,* 1411–1427.

Huesmann, L. R., Moise-Titus, J., Podolski, C., & Eron, L. D. (2003). Longitudinal relations between children's exposure to television violence and their aggressive and violent behavior in young adulthood: 1977–1992. *Developmental Psychology, 39,* 201–222.

Hughes, M. E., & White, L. J. (2009). Marital biography and health in mid-life. *Journal of Health and Social Behavior, 50,* 344–358.

Huston, T. L., & Melz, H. (2004). The case of (promoting) marriage: The devil is in the details. *Journal of Marriage and Family, 66,* 943–958.

Ihle, W., & Esser, G. (2002). Epidemiologie psychischer Störungen im Kindes- und Jugendalter: Prävalenz, Verlauf, Komorbidität und Geschlechtsunterschiede. *Psychologische Rundschau, 53,* 159–169.

Jacobson, N. S., & Christensen, A. (1996). *Integrative behavioral couple therapy.* New York: Norton.

Jacobson, N. S., & Margolin, G. (1979). *Marital therapy: Strategies based on social learning and behavior exchange principles.* New York: Brunner/Mazel.

Jakubowski, S. F., Milne, E. P., Brunner, H., & Miller, R. B. (2004). A Review of Empirically Supported Marital Enrichment Programs. *Family Relations, 53* (5), 528–536.

Janicki, D. L., Kamarck, T. W., Shiffman, S., & Gwaltney, C. J. (2006). Application of ecological momentary assessment to the study of marital adjustment and social interactions during daily life. *Journal of Family Psychology, 20,* 168–172.

Jankowiak, W. R., & Fischer, E. F. (1992). A cross-cultural perspective on romantic love. *Ethology, 31,* 149–155.

Jansen, P. W., Raat, H., Mackenbach, P., Hofman, A., Jaddoe, V. W., Bakermans-Kranenburg, M. J., van Ijzendoorn, M. H., Verhulst, F. C., & Tiemeier, H. (2012). Early Determinants of Maternal and Paternal Harsh Discipline: The Generation R Study. *Family Relations, 61,* 253–270.

Jaursch, S., Lösel, F., Beelmann, A., & Stemmler, M. (2009). Inkonsistenz im Erziehungsverhalten zwischen Müttern und Vätern und Verhaltensprobleme des Kindes. *Psychologie in Erziehung und Unterricht, 56,* 172–186.

Jenkins, J. M., & Buccioni, J. M. (2000). Children's understanding of marital conflict and the marital relationship. *Journal of Child Psychology and. Psychiatry, 41,* 161–168.

Jenkins, J. M., Simpson, A., Dunn, J., Rasbash, J., & O'Connor, T. G. (2005). Mutual influence of marital conflict and children's behavior problems: Shared and nonshared family risks. *Child Development, 76,* 24–39.

Jeynes, W. H. (2007). The Impact of Parental Remarriage on Children: A Meta-Analysis. *Marriage & Family Review, 40,* 75–102.

Johnson, J. G., Cohen, P., Kasen, S., & Brook, J. S. (2007). Extensive Television Viewing and the Development of Attention and Learning Difficulties During Adolescence. *Archives of Pediatrics & Adolescent Medicine, 161,* 480–486.

Johnson, M. D., Cohan, C. L., Davila, J., Lawrence, E., Rogge, R. D., Karney, B. R., Sullivan, K. T., & Bradbury, T. N. (2005). Problem-solving skills and affective expressions as predictors of change in marital satisfaction. *Journal of Consulting and Clinical Psychology, 73,* 15–27.

Johnson, M. P., Caughlin, J. P., & Huston, T. L. (1999). The tripartite nature of marital commitment: Personal, moral and structural reasons to stay married. *Journal of Marriage and the Family, 61,* 160–177.

Johnston, C., & Mash, E. J. (2001). Families of children with attention-deficit/hyperactivity disorder: Review and recommendations for future research. *Clinical Child and Family Psychology Review, 4,* 183–207.

Johnston, J. R. (2000). Building multidisciplinary professional partnerships with the court on behalf of high-conflict divorcing families and their children: Who needs what kind of help? *University of Little Rock Law Review, 22,* 453–454.

Joiner, T. E., Brown, J. S., & Kistner, J. (2006). *The interpersonal, cognitive, and social nature of depression.* Mahwah, NJ: Lawrence Erlbaum.

Juffer, F., Bakermans-Kranenburg, M. J., & van Ijzendoorn, M. H. (2004). The importance of parenting in the development of disorganized attachment: Evidence from a preventive intervention study in adoptive families. *Journal of Child Psychology and Psychiatry and Allied Disciplines, 45,* 1–13.

Juffer, F., Hoksbergen, R. A. C., Riksen-Walraven, J. M., & Kohnstamm, G. A. (1997). Early intervention in adoptive families: Supporting maternal sensitive responsiveness, infant-mother attachment, and infant competence. *Journal of Child Psychology and Psychiatry and Allied Disciplines, 38* (8), 1039–1050.

Jungbauer, J., Bischkopf, J., & Angermeyer, M. C. (2001). Belastung von Angehörigen psychisch Kranker. *Psychiatrische Praxis, 28* (3), 103–114.

Kaminski, J. W., Valle, L. A., Filene, J. H., & Boyle, C. L. (2008). A meta-analytic review of components associated with parent training program effectiveness. *Journal of Abnormal Child Psychology, 36,* 567–589.

Kamp Dush, C. M., Taylor, M. G., & Kroeger, R. A. (2008). Marital happiness and psychological wellbeing across the life course. *Family Relations, 57,* 211–226.

Karney, B. R., & Bradbury, T. N. (1995). The longitudinal course of marital quality and stability: A review of theory, method, and research. *Psychological Bulletin, 118,* 3–34.

Kaslow, F. W. (2001). Spaltungen: Familien in der Scheidung. In S. Walper & R. Pekrun (Hrsg.), *Familie und Entwicklung. Aktuelle Perspektiven der Familienpsychologie* (S. 444–454). Göttingen: Hogrefe.

Kaslow, F. W., & Hammerschmidt, H. (1992). Long-term «good» marriages: The seemingly essential ingredients. *Journal of Couples Therapy, 3,* 15–38.

Kayser, K., & Scott, J. (2008). *Helping couples cope with women's cancers. An evidence-based approach for practitioners.* New York: Springer.

Kayser, K., Watson, L. E., & Andrade, J. T. (2007). Cancer as a «we-disease»: Examining the process of coping from a relational perspective. *Families, Systems and Health, 25* (4), 404–418.

Keel, P. K., Baxter, M. G., Heatherton, T. F., & Joinder, T. E. Jr. (2007). A 20-year longitudinal study of body weight, dieting, and eating. *Journal of Abnormal Psychology, 116,* 422–432.

Kelly, J. B. (2000). Children's Adjustment in Conflicted Marriage and Divorce: A Decade Review of Research. *Journal of the American Academy of Children and Adolescent Psychiatry, 39,* 963–973.

Kessler, R. C., Berglund, P., Demler, O., Jin, R., Merikangas, K. R., & Walters, E. E. (2005). Lifetime prevalence and age-of-onset distributions of DSM-IV disorders in the national comorbidity survey replication. *Archives of General Psychiatry, 62,* 593–602.

Kessler, R. C., Walters, E. E., & Forthofer, M. S. (1998). The social consequences of psychiatric disorders. III. Probability of marital stability. *American Journal of Psychiatry, 155,* 1092–1096.

Kiecolt-Glaser, J. K., Bane, C., Glaser, R., & Malarkey, W. B. (2003). Love, marriage, and divorce: newlyweds' stress hormones foreshadow relationship changes. *Journal of Consulting and Clinical Psychology, 71,* 176–188.

Kiecolt-Glaser, J. K., Glaser, R., Cacioppo, J. T., MacCallum, R. C., Snydersmith, M., Kim, C., et al. (1997). Marital conflict in older adults: endocrinological and immunological correlates. *Psychosomatic Medicine, 59,* 339–349.

Kiecolt-Glaser, J. K., Gouin, J.-P., & Hantsoo, L. (2010). Close relationships, inflammation, and health. *Neuroscience and Biobehavioral Reviews, 35,* 33–38.

Kiecolt-Glaser, J. K., Loving, T. J., Stowell, J. R., Malarkey, W. B., Lemeshow, S., Dickinson, S. L., et al. (2005). Hostile marital interactions, proinflammatory cytokine production, and wound healing. *Archives of Genetic Psychiatry, 62,* 1377–1384.

Kiecolt-Glaser, J. K., Newton, T. L. (2001). Marriage and health: his and hers. *Psychological Bulletin, 127,* 472–503.

Kienbaum, J., & Schuhrke, B. (2010). *Entwicklungspsychologie der Kindheit. Von der Geburt bis zum 12. Lebensjahr.* Stuttgart: Kohlhammer.

Kinderspital Zürich. (2012). *Kinderschutzgruppe und Opferberatungsstelle des Kinderspitals Zürich: Wiederum hohe Zahl von gemeldeten Fällen von Kindsmisshandlung.* Medienmitteilung vom 27. Januar, 2012. Zürich: Schweiz.

Kirby, J. S., Baucom, D. H., & Peterman, M. A. (2005). An investigation of unmet intimacy needs in marital relationships. *Journal of Marital and Family Therapy, 31,* 313–326.

Kitzmann, K. M., Gaylord, N. K., Holt, A. R., & Kenny, E. D. (2003). Child witnesses to domestic violence: A meta-analytic review. *Journal of Consulting and Clinical Psychology, 71,* 339–352.

Klann, N., Hahlweg, K., Baucom, D. H, & Kröger, C. (2011). The effectiveness of couple therapy in Germany: A replication study. *Journal of Marital and Family Therapy, 3,* 200–208.

Klein, B. (2009). *Stressbewältigung, Empathie und Zufriedenheit in der Partnerschaft.* Hamburg: Diplomica Verlag.

Kleiner, L., & Marshall, W. L. (1987). The role of interpersonal problems in the development of agoraphobia with panic attacks. *Journal of Anxiety Disorder, 4,* 313–323.

Klemenz, B. (2007). *Ressourcenorientierte Erziehung.* Tübingen: DGVT-Verlag.

Kluwer, E. S. (2010). From Partnership to Parenthood: A Review of Marital Change Across the Transition to Parenthood. *Journal of Family Theory & Review, 2* (2), 105–125.

Kluwer, E. S., & Johnson, M. D. (2007). Conflict Frequency and Relationship Quality Across the Transition to Parenthood. *Journal of Marriage & Family, 69* (5), 1089–1106.

Koglin, U., & Petermann, F. (2008). Inkonsistentes Erziehungsverhalten. Ein Risikofaktor für aggressives Verhalten? *Zeitschrift für Psychiatrie, Psychologie und Psychotherapie, 56,* 285–291.

König, R. (1974). *Die Familie der Gegenwart.* München: Beck.

Kouros, C. D., & Cummings, E. M. (2011). Transactional relations between marital functioning and depressive symptoms. *American Journal of Orthopsychiatry, 81,* 128–138.

Kouros, C. D., Cummings, E. M., & Davies, P. T. (2010). Early trajectories of interparental conflict and externalizing problems as predictors of social competence in preadolescence. *Development and Psychopathology, 22,* 527–537.

Krause, J. (2001). Erziehungsstil und kindliche Entwicklung. In S. Walper & R. Pekrun (Hrsg.), *Familie und Entwicklung. Aktuelle Perspektiven der Familienpsychologie* (S. 63–83). Göttingen: Hogrefe.

Krey, M. (2010). *Der Elternkurs «Kinder im Blick» als Bewältigungshilfe für Familien in Trennung – eine Evaluationsstudie.* Berlin: Dr. Köster.

Kriegbaum, M., Christensen, U., Lund, R., Prescott, E., & Osler, M. (2008). Job loss and broken partnerships: do the number of stressful life events influence the risk of ischemic heart disease in men? *Annuals of Epidemiology, 18,* 743–745.

Krishnakumar, A., & Buehler, C. (2000). Interparental conflict and parenting behaviors: A meta-analytic review. *Family Relations: An Interdisciplinary Journal of Applied Family Studies, 49,* 25–44.

Kröger, C., Reissner, T., Vasterling I., Schütz, K., & Kliem, S. (2012). Therapy for couples after an affair. A randomized-controlled trial. *Behaviour Research and Therapy, 50,* 786–796.

Kurdek, L. A. (1998). The nature and predictors of the trajectory of change in marital quality over the first 4 years of marriage for first-married husbands and wives. *Journal of Family Psychology, 12,* 494–510.

Kurdek, L. A. (1999). The nature and predictors of the trajectory of change in marital quality for husbands and wives over the first 10 years of marriage. *Developmental Psychology, 35,* 1283–1296.

Kuschel, A., Lübke, A., Köppe, E., Miller, Y., Hahlweg, K., & Sanders, M. R. (2004). Häufigkeit psychischer Auffälligkeiten und Begleitsymptome bei drei- bis sechsjährigen Kindern: Ergebnisse der Braunschweiger Kindergartenstudie. *Zeitschrift für Kinder- und Jugendpsychiatrie und Psychotherapie, 32,* 97–106.

Laroche, D. (2005). *Aspects of the context and consequences of domestic violence – Situational couple violence and intimate terrorism in Canada in 1999.* Quebec City: Government of Quebec.

Laucht, M., Esser, G., & Schmidt, M.H. (1998). Risiko- und Schutzfaktoren der frühkindlichen Entwicklung: Empirische Befunde. *Zeitschrift für Kinder und Jugendpsychiatrie und Psychotherapie, 26,* 6–20.

Laucht, M., Esser, G., & Schmidt, M.H. (2000). Externalisierende und internalisierende Störungen in der Kindheit: Untersuchungen zur Entwicklungspsychopathologie. *Zeitschrift für Klinische Psychologie und Psychotherapie, 29* (4), 284–292.

Lauer, R.H., Lauer S.T., & Kerr, S.T. (1990). The long-term marriage perceptions of stability and satisfaction. International *Journal of Aging and Human Development, 31,* 189–195.

Laurenceau, J.P., Barrett, L.F., & Rovine, M.J. (2005). The interpersonal process model of intimacy in marriage: A daily-diary and multilevel modeling approach. *Journal of Family Psychology, 19,* 314–323.

Laursen, B., & Hafen, C. (2010). Future directions in the study of close relationships: Conflict is bad (except when it's not). *Social Development, 19,* 858–872.

Lauth, G. & Heubeck, B. (2006). *Kompetenztraining für Eltern sozial auffälliger Kinder (KES): Ein Präventionsprogramm.* Göttingen: Hogrefe.

Lauth, G., Schlottke, P. & Naumann, K. (2007). *Rastlose Kinder, ratlose Eltern: Hilfen bei ADHS.* Tübingen: DTV.

Lauth, G., Brack, U.B., & Linderkamp, F. (2011). *Verhaltenstherapie mit Kindern und Jugendlichen. Praxishandbuch mit Online-Materialien.* Weinheim: BeltzPVU.

Lawrence, E., & Bradbury, T.N. (2001). Physical aggression as a predictor of marital dysfunction: A longitudinal analysis. *Journal of Family Psychology, 15,* 135–154.

Le Grange, D., Lock, J., Loeb, K., & Nicholls, D. (2010). Academy for Eating Disorders Position Paper: The role of the family in eating disorders. *International Journal of Eating Disorders, 43* (1), 1–5.

Lee, C.S., Lee, J., & August, G.L. (2011). Financial stress, parental depressive symptoms, parenting practices, and children's externalizing problem behaviors: Underlying processes. *Family Relations, 60,* 476–490.

Lenz, A. (2005). *Kinder psychisch kranker Eltern.* Göttingen: Hogrefe.

Levy, K.N., Beeney, J.E., & Temes, C.M. (2011). Attachment and its vicissitudes in borderline personality disorder. *Current Psychiatry Reports, 13,* 50–59.

Lewis, R.A., & Spanier, G.B. (1979). Theorizing about the quality and stability of marriage. In W.R. Burr, R. Hill, F.J. Neye & J.L. Reis (Eds.), *Contemporary theories about the family* (pp. 268–294). New York: Free Press.

Lim, J.H., Wood, B.L., Miller, B.D., & Simmens, S.J. (2011). Effects of Paternal and Maternal Depressive Symptoms on Child Internalizing Symptoms and Asthma Disease Activity: Mediation by Interparental Negativity and Parenting. *Journal of Family Psychology, 25,* 137–146.

Lindahl, K.M., & Malik, N.M. (2011). Marital conflict typology and children's appraisals. The moderating role of family cohesion. *Journal of Family Psychology, 25* (2), 194–201.

Lindsey, E.W., Caldera, Y.M., & Tankersley, L. (2009). Marital conflict and the quality of young children's peer play behavior: The mediating and moderating role of parent-child emotional reciprocity and attachment security. *Journal of Family Psychology, 23,* 130–145.

Lobera, J., Rios, P.B., & Casals, G. (2010). Parenting styles and eating disorders. *Journal of Psychiatric and Mental Health Nursing, 18,* 728–735.

Loeber, R., & Farrington, D.P. (Eds.). (2001). *Child delinquents: Development, Intervention, and Service Needs.* California: Sage Publications.

Lösel, F., & Bender, D. (1998). Risiko- und Schutzfaktoren in der Entwicklung zufriedener und stabiler Ehen: eine integrative Perspektive. In K. Hahlweg, D. Baucom, R. Bastine & H. Markman (Hrsg.), *Prävention von Trennung und Scheidung. Internationale Ansätze* (S. 27–66). Stuttgart: Kohlhammer.

Lovejoy, C.M., Graczyk, P.A., O´Hare, E., & Neuman, G. (2000). Maternal depression and parenting behavior: A meta-analytic review. *Clinical Psychology Review, 20,* 561–592.

Lucas, R.E. (2005). Time does not heal all wounds: A longitudinal study of reaction and adaptation to divorce. *Psychological Science, 16,* 945–950.

Lucier-Greer, M., & Adler-Baeder, F. (2012). Does couple and relationship education work for individuals in stepfamilies? A meta-analytic study. *Family Relations, 61,* 756–769.

Lundahl, B., Risser, H.J., & Lovejoy, M.C. (2006). A meta-analysis of parent training: Moderators and follow-up effects. *Clinical Psychology Review, 26,* 86–104.

Lutz, W. (Hrsg.) (2006). *Lehrbuch der Paartherapie.* München: Reinhardt UTB.

Maaß, E.E., Hahlweg, K., Heinrichs, N., Kuschel, A., & Döpfner, M. (2010). Bildschirmmedien im Kindergartenalter. Zum Zusammenhang von Mediennutzung, Verhaltensauffälligkeiten und ADHS. *Zeitschrift für Gesundheitspsychologie, 18,* 55–68.

Maccoby, E.E., & Martin, J.A. (1983). Socialization in the context of the family: Parent-child interaction. In P.H. Massen (Ed.), *Handbook of child psychology* (Vol. 4) (pp. 1–101). New York: Wiley.

MacDonald, R., Jouriles, E.N., Ramisetty-Mikler, S., & Caetano, R. (2006). Estimating the number of American children living in partner-violent families. *Journal of Family Psychology, 20,* 137–142.

Main, M. (1996). Introduction to the special section on attachment and psychopathology: 2nd overview of the field of attachment. *Journal of Consulting and Clinical Psychology, 64,* 237–243.

Marshall, A.D., Jones, D.E., & Feinberg, M.E. (2011). Enduring vulnerabilities, relationship attributions, and couple conflict: An integrative model of the occurrence and frequency of intimate partner violence. *Journal of Family Psychology, 25,* 709–718.

Maslow, A.H. (2002). Motivation und Persönlichkeit. Reinbek bei Hamburg: Rowohlt.

Matthews, K.A., & Gump, B.B. (2002). Chronic work stress and marital dissolution increase risk of posttrial mortality in men from the Multiple Risk Factor Intervention Trial. *Archives of Internal Medicine, 162,* 309–315.

McAllister, S., Duncan, S.F., & Hawkins, A.J. (2012). Examining the early evidence for self-directed marriage and relationship education: A meta-analytic study. *Family Relations 61,* 742–755.

McLaughlin, K.A., Gadermann, A.M., Hwang, I., et al. (2012). Parent psychopathology and offspring mental disorders: Results from the WHO World Mental Health Surveys. *The British Journal of Psychiatry, 200,* 290–299.

McLeod, B.D., Weisz, J.R., & Wood, J.J. (2007). Examining the association between parenting and childhood depression: A meta-analysis. *Clinical Psychology Review, 27,* 986–1003.

McLeod, J.D. (1994). Anxiety disorders and marital quality. *Journal of Abnormal Psychology, 103,* 767–776.

Medina, A.M., Lederhos, C.L., & Lillis, T.A. (2009). Sleep disruption and decline in marital satisfaction across the transition to parenthood. *Families, Systems and Health, 27,* 153–160.

Meltzer, H., Gateward, R., Goodman, R., & Ford, T. (2000). *The mental health of children and adolescents in Great Britain.* London: The Stationary Office.

Meuwly, N., Bodenmann, G., & Coyne, J.C. (2012). The association between partners' expressed emotion and depression: Mediated by patients' dysfunctional attitudes? *Journal of Social and Clinical Psychology, 31,* 690–706.

Meuwly, N., Bodenmann, G., Germann, J., Bradbury, T.N., Ditzen, B., & Heinrichs, M. (2012). Dyadic coping, insecure attachment, and cortisol stress recovery following experimentally induced stress. *Journal of Family Psychology, doi:* 10.1037/a0030356

Meyer, J., Bodenmann, G., Binz, G., & Brunner, L. (2005). Subjektiv eingeschätzte partnerschaftliche Kommunikationsqualität in fünf Alterskohorten. *Zeitschrift für Klinische Psychologie, Psychiatrie und Psychotherapie, 53,* 342–355.

Minuchin, S. (1977). *Familie und Familientherapie. Theorie und Praxis der strukturellen Familientherapie.* Stuttgart: Klett-Cotta.

Mitnick, D.M., Heyman, R.E., & Smith Slep, A.M. (2009). Changes in relationship satisfaction across the transition to parenthood: A meta-analysis. *Journal of Family Psychology, 23* (6), 848–852.

Monin, J., & Clark, M. (2011). Why do men benefit more from marriage than do women? Thinking more broadly about interpersonal processes that occur within and outside marriage. *Sex Roles, 65,* 320–326.

Morgan, C.D., Wiederman, M.W., & Pryor, T.L. (1995, Summer). Sexual functioning & attitudes of eating-disordered women: A follow-up study. *Journal of Sex & Marital Therapy, 21*(2), 67–77.

Moss, E., St-Laurent, D., & Parent, S. (1999). Disorganized attachment and developmental risk at school age. In J. Solomon & C. George (Eds.), *Attachment disorganization* (pp. 160–186). New York: The Guilford Press.

Moya, J., Prous, A.C., Fernandez, A.S., & Alonso, A. (2010). The impact a first episode of major depression has on marital dissatisfaction: Is remission associated with improvement in dissatisfaction? *European Journal of Psychiatry, 24,* 46–58.

Mrazek, P.J., & Haggerty, R.J. (Eds.). (1994). *Reducing risk for mental disorders: Frontiers for preventive intervention research.* Washington, DC: National Academic Press.

Mühling, A., & Smolka, A. (2007). *Wie informieren sich bayerische Eltern über erziehungs- und familienbezogene Themen? Ergebnisse der ifb-Elternbefragung zur*

Familienbildung 2006. Bamberg: Staatsinstitut für Familienforschung an der Universität Bamberg.

Murphy, C. M., & O'Leary, K. D. (1989). Psychological aggression predicts physical aggression in early marriage. *Journal of Consulting and Clinical Psychology, 57,* 579–582.

Myers, J. E., Madathil, J., & Tingle, L. R. (2005). Marriage satisfaction and wellness in India and the United States: a preliminary comparison of arranged marriages and marriages of choice. *Journal of Counseling & Development, 83,* 183–190.

NCFMR (2010). *Thirty Years of Change in Marriage and Union Formation Attitudes, 1976–2008.* Bowling Green, OH: Bowling Green State University.

Neighbors, C., Lewis, M. A., Atkins, D. C., Jensen, M. M., Walter, T., Fossos, N., & Larimer, M. E. (2010b). Efficacy of web-based personalized normative feedback: A two-year randomized controlled trial. *Journal of Consulting and Clinical Psychology, 78,* 898–911.

NICHD, Early Child Care Network (1999). Chronicity of maternal depressive symptoms, maternal sensitivity, and child functioning at 36 months. *Developmental Psychology, 35,* 1297–1310.

Nicolas, M., Friderici, K., Waldman, I., Jernigan, K., & Nigg, J. T. (2010). Gene x environment interactions for ADHD: synergistic effect of 5HTTLPR genotype and youth appraisals of inter-parental conflict. *Behavioral and Brain Functions, 6* (23), 1–15.

Noll, J. G. (2005). Does childhood sexual abuse set in motion a cycle of violence against women? *Journal of Interpersonal Violence, 4,* 455–462.

Nowak, C., & Heinrichs, N. (2008). A Comprehensive Meta-Analysis of Triple P-Positive Parenting Program Using Hierarchical Linear Modeling: Effectiveness and Moderating Variables. *Clinical Child and Family Psychology Review, 11,* 114–144.

Nussbeck, F., Bodenmann, G., & Kieffer, S. (2012). Consequences of divorce for children: Effects of conflict level and parental marital satisfaction prior to divorce. (Submitted).

O'Shaughnessy, R., & Dallos, R. (2009). Causes of eating disorders: A review of the literature. *Annual Review of Psychology, 53,* 559–574.

Oerter, R., von Hagen, C., Röper, G., & Noam, G. (Hrsg.) (1999). *Klinische Entwicklungspsychologie.* Weinheim: BeltzPVU.

Olson, D. H. (1993). Circumplex model of marital and family systems: Assessing family functioning. In F. Walsh (Ed.), *Normal family processes* (pp. 104–137). New York: Guilford Press.

Olson, D. H., & DeFrain, J. (2006). *Marriages and families: Intimacy, strengths, and diversity* (5th edition). New York, NY: McGraw-Hill.

Olson, D., McCubbin, H. I. M., Barnes, H. L., Larsen, A. S., Muxen, M. J., & Wilson, M. A. (1989). *Families: What makes them work.* Newbury Park: Sage.

Osofski, J. D. (2003). Prevalence of children's exposure to domestic violence and child maltreatment: Implications for prevention and intervention. *Clinical Child and Family Psychology Review, 6,* 161–170.

Papp, L. M., Cummings, E. M., & Goeke-Morey, M. C. (2002). Marital conflicts in the home when children are present versus absent. *Developmental Psychology, 38,* 774–783.

Papp, L.M., Cummings, E.M., & Goeke-Morey, M.C. (2009). For richer, for poorer: Money as a topic of marital conflict in the home. *Family Relations, 58,* 91–103.

Papp, L.M., Cummings, E.M., & Schermerhorn, A.C. (2004). Pathways Among Marital Distress, Parental Symptomatology, and Child Adjustment. *Journal of Marriage and Family, 66,* 368–384.

Patterson, G.R., Reid., J.B., & Dishion, T.J. (1992). *Antisocial boys.* Eugene: Castalia.

Pauli-Pott, U., Haverkock, A., Pott, W., & Beckmann, D. (2007). Negative emotionality, attachment quality, and behavior problems in early childhood. *Infant Mental Health Journal, 28,* 39–53.

Pedersen, S., & Revenson, T.A. (2005). Parental Illness, Family Functioning, and Adolescent Well-Being: A Family Ecology Framework to Guide Research. *Journal of Family Psychology, 19* (3), 404 - 409.

Pedersen, W.C., Miller, L.C., Putcha-Bhagavatula, A.D., & Yang, Y. (2002). Evolved sex differences in the number of partners desired? The long and short of it. *Psychological Science, 13,* 157–161.

Peek-Asa, C., Wallis, A., Harland, K., Beyer, K., Dickey, P., & Saftlas, A. (2011). Rural disparity in domestic violence prevalence and access to resources. *Journal of Women's Health, 20,* 1743–1749.

Perrez, M., Minsel, B. & Wimmer, H. (1992). *Was Eltern wissen sollten. Alltagspsychologie für Eltern, Lehrer und Erzieher.* Herrsching: Manfred Pawlak Verlagsgesellschaft.

Perrez, M. (2004). Verhaltenstherapie mit Kindern – zwölf Merkblätter für Eltern. Bern: Verlag Hans Huber.

Perrez, M., & Bodenmann, G. (2009). Klinisch-psychologische Familienforschung. In J. Margraf & S. Schneider (Hrsg.), *Lehrbuch der Verhaltenstherapie* (Band 3) (S. 77–94). Berlin: Springer.

Perrez, M., Minsel, B., & Wimmer, H. (1992). *Was Eltern wissen sollten. Alltagspsychologie für Eltern, Lehrer und Erzieher.* Salzburg: Otto Müller Verlag.

Petch, J., Halford, K.W., Creedy, D.K., & Gamble, J. (2012). Couple relationship education at the transition to parenthood: A Window of Opportunity to Reach High-Risk Couples. *Family Process, 51,* 498–511.

Petermann, F. (2005). Zur Epidemiologie psychischer Störungen im Kindes- und Jugendalter. *Kindheit und Entwicklung, 14,* 48–57.

Petermann, F., & Petermann, U. (2012). *Training mit aggressiven Kindern* (13. Auflage). Weinheim: BeltzPVU.

Petermann, F. & Petermann, U. (2012). *Training mit sozial unsicheren Kindern: Einzeltraining, Kindergruppen, Elternberatung.* (10. Auflage). Weinheim: Beltz.

Petermann, F., Döpfner, M., Lehmkuhl, G., & Scheithauer, H. (2000). Klassifikation und Epidemiologie psychischer Störungen. In F. Petermann (Hrsg.), *Lehrbuch der Klinischen Kinderpsychologie und -psychotherapie* (4. Aufl.) (S. 29–56). Göttingen: Hogrefe.

Petermann, F., Döpfner, M. & Schmid, M.H. (2008). *Ratgeber Aggressives Verhalten: Informationen für Betroffene, Eltern, Lehrer und Erzieher.* (2. Auflage). Göttingen: Hogrefe.

Petermann, F., Maercker, A., Lutz, W., & Stangier, U. (2011). *Klinische Psychologie – Grundlagen.* Göttingen: Hogrefe.

Petermann, U., & Petermann, F. (2005). Erziehungskompetenz. *Kindheit und Entwicklung, 15,* 1–8.

Petermann, U., & Petermann, F. (2009). *Training mit sozial unsicheren Kindern* (9. Auflage). Weinheim: BeltzPVU.

Peuckert, R. (2004). *Familienformen im sozialen Wandel* (5. Auflage). Wiesbaden: VS Verlag für Sozialwissenschaften. Stuttgart: Leske & Budrich.

Pihet, S., Bodenmann, G., Cina, A., Widmer, K., & Shantinath, S. D. (2007). Can prevention of marital distress improve well-being? Results of a 1-year longitudinal study. *Clinical Psychology and Psychotherapy, 14,* 79–88.

Pilowsky, D. J., Wickramaratne, P., Nomura, Y., & Weissman, M. M. (2006). Family discord, parental depression, and psychopathology in offspring: 20-year follow-up. *Journal of the American Academy of Child and Adolescent Psychiatry, 45,* 452–460.

Pinheiro, A. P. et al. (2007). Sexual functioning in women with eating disorders. *International Journal of Eating Disorders, 43,* 123–129.

Pinquart, M., & Teubert, D. (2010). A meta-analytic study of couple interventions during the transition to parenthood. *Family Relations, 59* (3), 221–231.

Pinsof, W. M. (2002). The death of «til death us do part»: The transformation of pair-bonding in the 20th Century. *Family Process, 41,* 135–157.

Porter, C. L., & Hsu, H.-C. (2003). First-time mothers' perceptions of efficacy during the transition to motherhood: Links to infant temperament. *Journal of Family Psychology, 17,* 54–64.

Potter, D. (2010). Psychosocial well-being and the relationship between divorce and children's academic achievement. *Journal of Marriage and Family, 72,* 933–946.

Prince, R. J., Sanders, M., Shapiro, C. J., Whitaker, D. J., & Lutzker, J. R. (2009). Population-Based Prevention of Child Maltreatment: The U. S. Triple P System Population Trial. *Prevention Science, 10,* 1–12.

Rafaeli, E., & Gleason, M. J. (2009). Skilled support within intimate relationships. *Journal of Family Theory & Review, 1,* 20–37.

Ramirez, A. L., Perez, M., & Taylor, A. (2012). Preliminary examination of a couple-based eating disorder prevention program. *Body Image, 9,* 324–333.

Randall, A. K., & Bodenmann, G. (2009). The role of stress on close relationships and marital satisfaction. *Clinical Psychology Review, 29* (2), 105–115.

Raush, H. L., Barry, W. A., Hertel, R. K., & Swain, M. A. (1974). *Communication, conflict, and marriage.* San Francisco: Jossey-Bass.

Ravens-Sieberer, U., Erhart, M., Dettenborn-Betz, L., Cronjäger, H., Möller, B. (2011). Psychische Störungen im Kindes- und Jugendalter. In H.-U. Wittchen & J. Hoyer (Hrsg.), *Klinische Psychologie & Psychotherapie* (2. Auflage) (S. 643–672). Berlin: Springer.

Ravens-Sieberer, U., Torsheim, T., Hetland, J., Vollebergh, W., Cavallo, F., Jericek, H., Alikasifoglu, M., Välimaa, R., Ottova, V., Erhart, M., et al. (2009). Subjective health, symptom load and quality of life of children and adolescents in Europe. *International Journal of Public Health, 54,* 151–159.

Ravitz, P., Maunder, R., Hunter, J., Sthankiya, B., & Lancee, W. (2010). Adult attachment measures: A 25-year review. *Journal of Psychosomatic Research, 69,* 419–432.

Reese, J. B., Porter, L. S., Somers, T. J., & Keefe, F. J. (2012). Pilot feasibility study of a telephone-based couples intervention for physical intimacy and sexual concerns in colorectal cancer. *Journal of Sex and Marital Therapy, 38,* 402–417.

Reichle, B. (1999). *Wir werden Familie. Ein Kurs zur Vorbereitung auf die erste Elternschaft.* Weinheim: Juventa.

Reichle, B., & Gloger-Tippelt, G. (2007). Familiale Kontexte und sozial-emotionale Entwicklung. *Kindheit und Entwicklung, 16,* 199–208.

Reis, H.T., Collins, W.A., & Berscheid, E. (2000). The relationship context of human behavior and development. *Psychological Bulletin, 126,* 844–872.

Repetti, R.L. (1989). Effects of daily workload on subsequent behavior during marital interaction: The roles of social withdrawal and spouse support. *Journal of Personality and Social Psychology, 57,* 651–659.

Repetti, R.L., & Wood, J. (1997). Effects of daily stress at work on mother's interactions with preschoolers. *Journal of Family Psychology, 11,* 90–108.

Rhoades, K.A. (2008). Children's responses to interparental conflict: A meta-analysis of their associations with child adjustment. *Child Development, 79,* 1942–1956.

Rhoades, K.A., Leve, L.D., Harold, G.T., Mannering, A.M., Neiderhiser, J.M., Shaw, D.S., Natuaki, M.N., & Reis, D. (2012). Marital hostility and child sleep problems: Direct and indirect associations via hostile parenting. *Journal of Family Psychology, 26,* 488–498.

Ringer, F., & Crittenden, P.M. (2007). Eating disorders and attachment: The effects of hidden processes on eating disorders. *European Eating Disorders Review, 15* (2), 119–130.

Roades, G.K., Stanley, S.M., Markman, H.J., & Ragan, E.P. (2012). Parents' marital status, conflict, and role modeling: Links with adult romantic relationship quality. *Journal of Divorce & Remarriage, 53,* 348–367.

Robles, T.F., & Kiecolt-Glaser, J.K. (2003). The physiology of marriage: Pathways to health. *Physiology & Behavior, 79,* 409–416.

Rogge, R.D., & Bradbury, T.N. (1999). Till violence does us part: The differing roles of communication and aggression in predicting adverse marital outcomes. *Journal of Consulting and Clinical Psychology, 69,* 340–351.

Rosland, A.M., Heisler, M., & Piette, J.D. (2012). The impact of family behaviors and communication patterns on chronic illness outcomes: a systematic review. *Journal of Behavioral Medicine, 35,* 221–239.

Rotter, J.B. (1966). General expectancies for internal versus external control of reinforcement. *Psychological Monographs, 80,* 1–28.

Rubin, K.H., & Burgess, K.B. (2002). Parents of aggressive and withdrawn children. In M.H. Bornstein (Ed.), *Handbook of parenting: children and parenting* (Vol. 1) (pp. 383–418). Mahwah, NJ: Lawrence Erlbaum.

Ruckriegel, K. (2007). *Happiness research (Glücksforschung) – Eine Abkehr vom Materialismus.* Nürnberg: Georg-Simon-Ohm-Fachhochschule.

Rusbult, C.E., & Van Lange, P.A. M. (2003). Interdependence, interaction and relationships. *Annual Review of Psychology, 54,* 351–375.

Russell, D., Springer, K.W., & Greenfield, E.A. (2010). Witnessing domestic abuse in childhood as an independent risk factor for depressive symptoms in young adulthood. *Child Abuse & Neglect, 34,* 448–453.

Saadeh, W., Rizzo, C.P., & Roberts, D.G. (2002). This month's debate – spanking. *Clinical Pediatrics, 41,* 87 –92.

Sabatelli, R.M., & Ripoll, K. (2004). Variations in marriage over time. An ecological/exchange perspective. In M. Coleman & L.H. Gangong (Eds.), *Handbook of contemporary families. Considering the past, contemplating the future* (pp. 79–96). Thousand Oaks, CA: Sage Publications.

Sanders, M.R. (1999). Triple P-positive parenting program: Towards an empirically validated multilevel parenting and family support strategy for the prevention of behavior and emotional problems in children. *Clinical Child and Family Psychology Review, 2* (2), 71–90.

Sanders, M.R. (2010). Development, evaluation, and multinational dissemination of the Triple P-Positive Parenting Program. *Annual Review of Clinical Psychology, 8,* 345–379.

Sanders, M.R., Pickering, J.A., Kirby, K.M. T., Morawska, A., Mazzucchelli, T., Ralph, A., & Sofronoff, K. (2012). A commentary on evidenced-based parenting programs: redressing misconceptions of the empirical support for Triple P. *BMC Medicine, 10,* 145.

Sanford, K. (2003). Problem-solving conversations in marriage: Does it matter what topics couples discuss? *Personal Relationships, 10,* 97–112.

Sassler, S. (2010). Partnering Across the Life Course: Sex, Relationships, and Mate Selection. *Journal of Marriage and Family, 72,* 557–575.

Saunders, J.C. (2003). Families living with severe mental illness: A literature review. *Issues in Mental Health Nursing, 24* (2), 175–198.

Saxbe, D.E., & Repetti, R.L. (2010). No place like home: Home tours correlate with daily patterns of mood and cortisol. *Personality and Social Psychology Bulletin, 36,* 71 –81.

Saxbe, D.E., Repetti, R.L., Nishina, A., 2008. Marital satisfaction, recovery from work, and diurnal cortisol among men and women. *Health Psychology, 27,* 15–25.

Sbarra, D.A., Law, R.W., & Portley, R.M. (2011). Divorce and death: A meta-analysis and research agenda for clinical, social, and health psychology. *Perspectives on Psychological Science, 6,* 454–474.

Schär, M., & Bodenmann, G. (2007). Auffrischungskurse bei der Prävention von Beziehungsstörungen: Wer nimmt teil, wer profitiert? *Verhaltenstherapie, 17,* 251–260.

Schindler, L., Hahlweg, K., & Revenstorf, D. (1998). *Partnerschaftsprobleme: Diagnose und Therapie* (3. Auflage). Berlin: Springer.

Schlarb, A. (2012). *Praxisbuch KVT mit Kindern und Jugendlichen: Störungsspezifische Strategien und Leitfäden. Mit Online-Materialien.* Weinheim: Beltz.

Schlarb, A., & Stavemann, H.H. (2011). *Einführung in die KVT mit Kindern und Jugendlichen: Grundlagen und Methodik.* Weinheim: Beltz.

Schmidt-Denter, U. (2000). Entwicklung von Trennungs- und Scheidungsfamilien. In K.A. Schneewind (Hrsg.), *Familienpsychologie im Aufwind* (S. 203–221). Göttingen: Hogrefe.

Schmidt-Denter, U., & Beelmann, W. (1997). Kindliche Symptombelastungen in der Zeit nach einer ehelichen Trennung – eine differentielle und längsschnittliche Betrachtung. *Zeitschrift für Entwicklungs-*

psychologie und Pädagogische Psychologie, 29, 26–42.

Schmidt-Denter, U., Beelmann, W., & Hauschild, S. (1997). Formen der Ehepartnerbeziehung und familiäre Anpassungsleistungen nach der Trennung. *Psychologie in Erziehung und Unterricht, 44,* 289–306.

Schmitz, H., & Schmidt-Denter, U. (1999). Die Nachscheidungsfamilie sechs Jahre nach der elterlichen Trennung. *Zeitschrift für Familienforschung, 3,* 28–55.

Schneewind, K. (2010). *Familienpsychologie.* Stuttgart: Kohlhammer.

Schneider, S. (2004). *Angststörungen bei Kindern und Jugendlichen. Grundlagen und Behandlung.* Berlin: Springer.

Schneider, S., & Margraf, J. (Hrsg.) (2009). *Lehrbuch der Verhaltenstherapie:* Band: *Störungen im Kindes- und Jugendalter.* Berlin: Springer.

Schöbi, D., & Perrez, M. (2004). *Bestrafungsverhalten von Erziehungsberechtigten in der Schweiz. Eine vergleichende Analyse des Bestrafungsverhaltens von Erziehungsberechtigten 1990 und 2004.* Forschungsbericht. Fribourg: Universität Fribourg, Schweiz.

Schöbi, D., Karney, B. R., & Bradbury, T. N. (2011). Stability and change in the first 10 years of marriage: Does commitment confer benefits beyond the effects of satisfaction? Advance online publication. doi: 10.1037/a0026290

Schöbi, D., Way, B. M., Karney, B. R., & Bradbury, T. N. (2012). Genetic moderation of sensitivity to positive and negative affect in marriage. *Emotion, 12,* 208–212.

Schoenborn, C. (2004). *Marital status and health.* CDC Advance data from vital and health statistics, 351. Washington, DC: National Centre of Health Statistics, U. S. Department of Health and Human Services.

Schone, R., & Wagenblass, S. (2002). *Wenn Eltern psychisch krank sind.* Münster: Votum.

Schreyer-Mehlhop, I., & Petermann, U. (2011). Mütterliche Erziehungspraktiken und Verhaltensauffälligkeiten von Kindern im Vorschulalter. *Zeitschrift für Entwicklungspsychologie und Pädagogische Psychologie, 43,* 39–48.

Schrodt, P., & Afifi, T. D. (2007). Communication processes that predict young adults' feelings of being caught and their associations with mental health and family satisfaction. *Communication Monographs, 74,* 220–228.

Schröttle, M. (2008). *Gewalt gegen Frauen in Paarbeziehungen: Eine sekundäranalytische Auswertung – Enddokumentation November 2008.* Berlin: Bundesministerium für Familie, Senioren, Frauen und Jugend.

Schröttle, M., & Müller, U. (2004). *Lebenssituation, Sicherheit und Gesundheit von Frauen in Deutschland.* Im Auftrag des Bundesministeriums für Familie, Senioren, Frauen und Jugend.

Schulz, S. (2009). Intergenerationale Scheidungstransmission und Aufwachsen in Stieffamilien. Gibt es den Transmissionseffekt auch bei Stiefkindern? *Zeitschrift für Familienforschung, 21,* 5–29.

Schutz, H. K., & Paxton, S. J. (2007). Friendship quality, body dissatisfaction, dieting and disordered eating in adolescent girls. *British Journal of Clinical Psychology, 46,* 67–83.

Scott, J., Halford, K., & Ward, B. (2004). United we stand? The effects of a couple-coping intervention on adjustment to early stage breast or gynecological cancer. *Journal of Consulting and Clinical Psychology, 72,* 1122–1135.

Scott, K.M., et al. (2010). Gender and the relationship between marital status and first onset of mood, anxiety and substance use disorders. *Psychological Medicine, 40,* 1495–1505.

Scott, M., Booth, A., & Johnson, D.R. (2007). Postdivorce father-adolescent closeness. *Journal of Marriage and Family, 69,* 1194–1209.

Seligman, M.E.P. (2010). *Erlernte Hilflosigkeit.* Weinheim: Beltz.

Seligman, M.E.P., & Csikszentmihalyi, M. (2000). Positive psychology: An introduction. *American Psychologist, 55,* 5–14.

Shadish, W.R., & Baldwin, S.A. (2003). Meta-analysis of MFT interventions. *Journal of Marital and Family Therapy, 29* (4), 547–570.

Shadish, W.R., & Baldwin, S.A. (2005). Effects of behavioral marital therapy: A meta-analysis of randomized controlled trials. *Journal of Consulting and Clinical Psychology, 73* (1), 6–14.

Shadish, W.R., Montgomery, L.M., Wilson, P., Bright, I., & Okwumabua, T. (1993). The effects of family and marital psychotherapies: A meta-analysis. *Journal of Consulting and Clinical Psychology, 59,* 883–893.

Shell Deutschland. (2006). *Jugend 2006. 15. Shell Jugendstudie. Eine pragmatische Generation unter Druck.* Frankfurt a.M.: Fischer.

Shomaker, L.B., & Furman, W. (2009). Interpersonal influences on late adolescent girls' and boys' disordered eating. *Eating Behaviors 10,* 97–106.

Siewert, H.H. (1983). *Scheidung – Wege zur Bewältigung.* München: Urban & Schwarzenberg.

Sigal, A., Sandler, I., Wolchik, S., & Braver, S. (2011). Do parent education programs promote healthy postdivorce parenting? Critical distinctions and a review of the evidence. *Family Court Review, 49,* 120–139.

Simon, R.W. (2002). Revisiting the relationship among gender, marital status, and mental health. *American Journal of Sociology, 107,* 1065–1096.

Slatcher, R.B., Robles, T.F., Repetti, R.L., & Fellows, M.D. (2010). Momentary Work Worries, Marital Disclosure and Salivary Cortisol Among Parents of Young Children. *Psychosomatic Medicine, 72,* 887–896.

Slep, A.M., & O'Leary, S.G. (2005). Parent and partner in families with young children: Rates, patterns, and connections. *Journal of Consulting and Clinical Psychology, 73,* 435–444.

Smith, D.A., Breiding, M.J., & Papp, L.M. (2012). Depressive moods and marital happiness: Within-person synchrony, moderators, and meaning. *Journal of Family Psychology, 26,* 338–347.

Smyth, B. (2005). Time to rethink *time*? The experience of time with children after divorce. *Family Matters, 71,* 4–10.

Snyder, D.K., Castellani, A.M., & Whisman, M.A. (2006). Current status and future directions in couple therapy. *Annual Review of Psychology, 57* (1), 317–344.

Snyder, D., Whisman, M., & Beach, S. (2009). Screening for marital distress: Epidemiologic and clinical perspectives. In H. Benson & S. Callan (Eds.), *What works in relationship education: Lessons from academics and service deliverers in the United States and Europe* (pp. 108–116). Doha, Qatar: Doha International Institute for Family Studies and Development.

Sobolewski, J. M., & King, V. (2005). The Importance of the coparental relationship for nonresident fathers' ties to children. *Journal of Marriage and Family, 67,* 1196–1212.

Sommer, G., & Ernst, H. (1977). *Gemeindepsychologie: Therapie und Prävention in der sozialen Umwelt.* München: Urban & Schwarzenberg.

Sonauga-Barke, E. J. S. (2005). Causal Models of Attention-Deficit/Hyperactivity Disorder: From Common Simple Deficits to Multiple Developmental Pathways. *Biological Psychiatry, 57,* 1231–1238.

Spada, M. M., Caselli, G., Manfredi, C., Rebecchi, D., Rovetto, F., Ruggiero, G. M., Nivcevic, A. V. & Sassaroli, S. (2011). Parental overprotection and meta-cognitions as predictors of worry and anxiety. *Behavioural and Cognitive Psychotherapy, 40,* 287–296.

Spitz, R. A. (2005). *Vom Säugling zum Kleinkind. Naturgeschichte der Mutter-Kind-Beziehung im ersten Lebensjahr.* Stuttgart: Klett-Cotta.

Sroufe, L. A. (2009). The concept of development in developmental psychopathology. *Child Development Perspectives, 3,* 178–183.

Stack, S., & Eshleman, J. R. (1998). Marital status and happiness: A 17 nation study. *Journal of Marriage and Family, 60,* 527–536.

Stadelmann, S., Perren, S., Groeben, M., & Klitzing, K. (2010). Parental separation and children's behavioral/emotional problems: The impact of parental representations and family conflict. *Family Process, 49,* 92–108.

Stams, G. J., Juffer, F., van Ijzendoorn, M. H., & Hoksbergen, R. C. (2001). Attachment-based intervention in adoptive families in infancy and children's development at age 7: Two follow-up studies. *British Journal of Developmental Psychology, 19,* 159–180.

Stanley, S. M., Rhoades, G. K., Olmos-Gallo, P. A., & Markman, H. J. (2007). Mechanisms of change in a cognitive behavioral couples' prevention program: Does being naughty or nice matter? *Prevention Science, 8,* 227–239.

Steinhausen, C. H. (2010). *Psychische Störungen bei Kindern und Jugendlichen. Lehrbuch der Kinder- und Jugendpsychiatrie und -psychotherapie* (7. Auflage). München: Urban & Fischer.

Sternberg, K. J., Baradaran, L. P., Abbott, C. B., Lamb, M. E., & Guterman, E. (2006). Type of violence, age, and gender differences in the effects of family violence on children's behavior problems: A mega-analysis. *Developmental Review, 26,* 89–112.

Stets, J. E. (1990). Verbal and physical aggression in marriage. *Journal of Marriage and Family, 52,* 501–514.

Steverink, N., & Lindenberg, S. (2006). Which social needs are important for subjective well-being? What happens to them with aging? *Psychology and Aging, 21* (2), 281–290.

Stice, E., Presnell, K., & Spangler, D. (2007). Risk factors for binge eating onset in adolescent girls: A 2-year prospective investigation. *Health Psychology, 21,* 131–138.

Stimpson, J. P., Wilson, F. A., & Peek, M. K. (2012). Marital status, the economic benefits of marriage, and days of inactivity due to poor health. *International Journal of Population Research, Open Access Journal.* Article ID 568785, doi:10.1155/2012/568785.

Stone, G., Buehler, C., & Barber, B. K. (2002). Interparental conflict, parental psychological control, and youth problem behavior.

In B.K. Barber (Ed.), *Intrusive parenting: How psychological control affects children and adolescents* (pp. 53–95). Washington, DC: American Psychological Association.

Straus, M.A. (1999). The controversy over domestic violence by women: A methodological, theoretical, and sociology of science analysis. In X.B. Arriaga & S. Oskamp (Eds.), *Violence in intimate relationships* (pp. 17–44). Thousand Oaks, CA: Sage Publications.

Straus, M.A. (2011). Gender symmetry and mutuality in perpetration of clinical-level partner violence: Empirical evidence and implications for prevention and treatment. *Aggression and Violent Behavior, 16,* 279–288.

Stuart, R.B. (1969). Operant-interpersonal treatment of marital discord. *Journal of Consulting and Clinical Psychology, 33,* 675–682.

Sturge-Apple, M.L., Davies, P.T., Winter, M.A., Cummings, E.M., & Schermerhorn, A. (2008). Interparental conflict and children's school adjustment: The explanatory role of children's internal representations of interparental and parent-child relationships. *Developmental Psychology, 44,* 1678–1690.

Sulz, S.K. D. (Hrsg.) (2004). *Paartherapien. Von unglücklichen Verstrickungen zu befreiten Beziehungen.* München: CIP Medien.

Swartzman-Schatman, B., & Schinke, S.P. (1993). The effect of mid life divorce on late adolescent and young adult children. *Journal of Divorce & Remarriage, 19,* 209–218.

Swindle, R. Jr., Heller, K., Pescosolido, B., & Kikuzawa, S. (2000).

Taylor, C.A., Manganello, J.A., Lee, S.J., & Rice, J.C. (2010). Mothers' spanking of 3-year-old children and subsequent risk of children's aggressive behavior. *Pediatrics, 125,* 1057–1065.

Teicher, M.H., Samson, J.A., Polcari, A., & McGreenery, C.E. (2006). Sticks, stones, and hurtful words: Relative effects of various forms of childhood maltreatment. *American Journal of Psychiatry, 163,* 993–1000.

Teubert, D., & Pinquart, M. (2009). Coparenting: Das elterliche Zusammenspiel in der Kindererziehung. *Psychologie in Erziehung und Unterricht, 56,* 161–171.

The, N.S., & Gordon-Larsen, P. (2009). Entry into romantic partnership is associated with obesity. *Obesity, 17,* 1441–1447.

Thibaut, J., & Kelley, H. (1959). *The social psychology of groups.* New York: John Wiley.

Thomas, A., & Sawhill, I. (2005). For love and money? The impact of family structure on family income. *The Future of Children, 15,* 57–74.

Thompson, R.A. (1999). *Early attachment and later development. The handbook of attachment.* New York, NY: Guilford Press.

Thornton, A., & Young-DeMarco, L. (2001). Four decades of trends in attitudes toward family issues in the United States: The 1960s through the 1990s. *Journal of Marriage and the Family, 63,* 1009–1037.

Thurmaier, F., Engl, J., Eckert, V., & Hahlweg, K. (1992). Prävention von Ehe- und Partnerschaftsstörungen EPL (Ehevorbereitung – Ein Partnerschaftliches Lernprogramm). *Verhaltenstherapie, 2,* 116–124.

Troxel, W.M., & Matthews, K.A. (2004). What are the costs of marital conflict and dissolution to children's physical health? *Clinical Child and Family Psychology Review, 7,* 29–57.

Trunk, G. (2010). Kindesmisshandlung: Ein Abriss. *Verhaltenstherapie, 20,* 11–18.

Turner, H.M., Rose, K.S., & Cooper, M.J. (2005). Schema and parental bonding in overweight and nonoverweight female adolescents. *International Journal of Obesity, 29,* 381–387.

Twenge, J.M., Campbell, W.K., & Foster, C.A. (2003). Parenthood and Marital Satisfaction: A Meta-Analytic Review. *Journal of Marriage and Family, 65* (3), 574–583.

Tyrell, H. (1988). Ehe und Familie – Institutionalisierung und Deinstitutionalisierung. In K. Lüscher, F. Schultheis & W. Wehrspaun (Hrsg.), *Die «postmoderne» Familie. Familiale Strategien und Familienpolitik in einer Übergangszeit* (S. 145–156). Konstanz: Universitätsverlag Konstanz.

Uchino, B. (2006). Social support and health: A review of physiological processes potentially underlying links to disease outcomes. *Journal of Behavioral Medicine, 29* (4), 377–387.

Ulveseter, G., Breivik, K., & Thuen, F. (2010). Health-related adjustment of adolescents in various postdivorce family structures with main focus on father custody with and without a stepmother. *Journal of Divorce and Remarriage, 51,* 379–395.

Umberson, D., Anderson, K.L., Glick, J., & Shapiro, A. (1998). Domestic violence, personal control, and gender. *Journal of Marriage and Family, 60,* 442–452.

Umberson, D., Anderson, K.L., Williams, K., & Chen, M.D. (2003). Relationship dynamics, emotion state, and domestic violence: A stress and masculinities perspective. *Journal of Marriage and Family, 65,* 233–247.

Underwood, M.K., Beron, K.J., Gentsch, J.K., Galperin, M.B., & Risser, S.D. (2008). Family correlates of children's social and physical aggression with peers: Negative interparental conflict strategies and parenting styles. *International Journal of Behavioral Development, 32* (6), 549–562.

Van Bakel, H.J. A., & Risken-Walraven, M. (2002). Parenting and Development of One-Year-Olds: Links with Parental, Contextual, and Child Characteristics. *Child Development, 73* (1), 256–273.

Van Ijzendoorn, M.H., Schuengel, C., & Bakermans-Kranenburg, M.J. (1999). Disorganized attachment in early childhood: Meta-analysis of precursors, concomitants, and sequelae. *Development and Psychopathology, 11* (2), 225–250.

Van Laningham, J., Johnson, D.R., & Amato, P. (2001). Marital unhappiness, marital duration, and the u-shaped curve: Evidence from a five-wave panel study. *Social Forces, 78,* 1313–1341.

Vandeleur, C.L., Jeanpretre, N., Perrez, M., & Schöbi, D. (2009). Cohesion, Satisfaction With Family Bonds, and Emotional Well-Being in Families With Adolescents. *Journal of Marriage and Family, 71,* 1205–1219.

Videon, T.M. (2002). The effects of parent-adolescent relationships and parental separation on adolescent well-being. *Journal of Marriage and Family, 64,* 489–503.

Vousoura, E., Verdeli, H., Warner, V., Wickramaratne, P., & Baily, C.D.R. (2012). Parental divorce, familial risk for depression, and psychopathology in offspring: A three-generation study. *Journal of Child and Family Studies, 21,* 718–725.

Wainright, J.L., Russell, S.T., & Patterson, C.J. (2004). Psychosocial Adjustment, School Outcomes, and Romantic Relationships of Adolescents With Same-Sex Parents. *Child Development, 75,* 1886–1898.

Waldvogel, J., Craigie, T. A., & Brooks-Gunn, J. (2010). Fragile families and child well-being. *www.futureofchildren.org.*

Wallerstein, J. S., Lewis, J. M., & Blakeslee, S. (2004). *Scheidungsfolgen – die Kinder tragen die Last: Eine Langzeitstudie über 25 Jahre.* Münster: Votum.

Walper, S., & Beckh, K. (2006). Adolescents' development in high-conflict and separated families. Evidence from a German longitudinal study. In A. Clarke-Stewart & J. Dunn (Eds.). *Families count: Effects on child and adolescent development* (pp. 238–270). Cambridge: Cambridge University Press.

Walper, S., & Krey, M. (2011). Elternkurse zur Förderung der Trennungsbewältigung und Prävention von Hochkonflikthaftigkeit. Das Beispiel «Kinder im Blick». In S. Walper, J. Fichtner & K. Normann (Hrsg.), *Hochkonflikthafte Trennungsfamilien. Forschungsergebnisse, Praxiserfahrungen und Hilfen für Scheidungseltern und ihre Kinder* (S. 189–212). Weinheim und München: Juventa.

Walper, S., & Schwarz, B. (2002). *Was wird aus den Kindern? Chancen und Risiken für die Entwicklung von Kindern aus Trennungs- und Stieffamilien.* Weinheim: Juventa.

Walster, E., Utne, M. K., & Traupman, J. (1977). Equity-Theorie und intime Sozialbeziehungen. In G. Mikula & W. Ströbe (Hrsg.), *Sympathie, Freundschaft und Ehe* (S. 193–220). Bern: Verlag Hans Huber.

Waters, H. S., & Waters, E. (2006). The attachment working models concept: Among other things, we build script-like representations of secure base experiences. *Attachment & Human Development, 8,* 185–197.

Webster-Stratton, C. (1990). Stress: A disruptor of parent perceptions and family interactions. *Journal of Clinical Child Psychology, 19,* 302–312.

Webster-Stratton, C., & Taylor, T. (2001). Nipping early risk factors in the bud: Preventing substance abuse, delinquency, and violence in adolescence through interventions targeted at young children (0–8 years). *Prevention Science, 2,* 165–192.

Weger, H., Jr. (2005). Discontinuing communication and self-verification in marriage: Associations among the demand/interaction pattern, feeling understood, and marital satisfaction. *Journal of Social and Personal Relationships, 22,* 19–31.

Weiss, R. L., & Heyman, R. E. (1997). A clinical overview of couples interactions. In W. K. Halford & H. J. Markman (Eds.), *Clinical handbook of marriage and couples interventions* (pp. 13–41). New York: Wiley & Sons.

Weissbuch, M., Ambady, N., Slepian, M. L., & Jimerson, D. C. (2011). Emotion contagion moderates the relationship between emotionally-negative families and abnormal eating behavior. *International Journal of Eating Disorders, 44,* 716–720.

Weissman, M. M., Markowitz, J. C., & Klerman, G. L. (2000). *Comprehensive guide to interpersonal psychotherapy.* New York: Basic Books.

Weissman, M. M., Pilowsky, D. J., Wickramaratne, P. J., Talati, A., Wisniewski, S. R., Fava, M., Hughes, C. W., Garber, J., Malloy, E., Kind, C., Cerda, G., Sood, A. B., Alpert, J. E., Trivedi, M. H., & Rush, A. J. (2006). Remissions in maternal depression and child psychopathology. A STAR*D-Child Report. *Journal of the American Medical Association, 295,* 1389–1398.

Weisz, J. R., & Kazdin, A. E. (Eds.) (2010). Evidence-based psychotherapies for children and adolescents (2nd edition). New York, NY: Guilford Press.

Weisz, J.R., McCarty, C.A., & Valeri, S.M. (2006). Effects of Psychotherapy for Depression in Children and Adolescents: A Meta-Analysis. *Psychological Bulletin, 132,* 132–149.

Weisz, J.R., Weiss, B., Han, S.S., Granger, D.A., & Morton, T. (1995). Effects of psychotherapy with children and adolescents revisted: A meta-analysis of treatment outcome studies. *Psychological Bulletin, 117,* 450–468.

Werner, E.E., & Smith, R.S. (2001). *Journey from childhood to midlife: Risk, resilience, and recovery.* Ithaka: Cornell University Press.

Whisman, M.A. (1999). Marital satisfaction and psychiatric disorders: Results from the national comorbidity survey. *Journal of Abnormal Psychology, 108,* 701–706.

Whisman, M.A. (2007). Marital distress and DSM-IV psychiatric disorders in a population-based national survey. *Journal of Abnormal Psychology, 116,* 638–643.

Whisman, M.A., & Beach, S.R.H. (2012). Couple therapy for depression. *Journal of Clinical Psychology: In session, 68,* 526–535.

Whisman, M.A., & Sbarra, D.A. (2012). Marital Adjustment and Interleukin-6 (IL-6). *Journal of Family Psychology, 26,* 290–295.

Whisman, M.A., & Uebelacker, L.A. (2009). Prospective associations between marital discord and depressive symptoms in middle-aged and older adults. *Psychology and Aging, 24,* 184–189.

Whisman, M.A., Dementyeva, A., Baucom, D.H., & Bulik, C.M. (2012). Marital functioning and Binge Eating Disorder in married women. *International Journal of Eating Disorders, 45,* 385–389.

Whisman, M.A., Sheldon, C.T., & Goering, P. (2000). Psychiatric disorders and dissatisfaction with social relationships: Does type of relationship matter? *Journal of Abnormal Psychology, 109,* 803–808.

Whitton, S.W., & Kuryluk, A.D. (2012). Relationship satisfaction and depressive symptoms in emerging adults: Cross-sectional associations and moderating effects of relationship characteristics. *Journal of Family Psychology, 26,* 226–235.

Whitton, S.W., Stanley, S.M., Markman, H.J., & Baucom, B.R. (2008). Women's weekly relationship functioning and depressive symptoms. *Personal Relationships, 15,* 533–550.

WHO (2001). *The world health report 2001: Mental health: new understanding, new hope.* Geneva: World Health Organization.

Wick, K., Leipold-Haas, S., Dye, L., & Strauss, B. (2012). Bindungsmuster, Figurzufriedenheit und auffälliges Essverhalten bei 13–18-jährigen weiblichen und männlichen Jugendlichen. *Kindheit und Entwicklung, 21,* 219–226.

Widom, C.S. (1989). Does violence beget violence? A critical examination of the literature. *Psychological Bulletin, 106,* 3–28.

Willemen, A.M., Schuengel, C., & Kool, H.M. (2009). Physiological regulation of stress in referred adolescents: the role of the parent-adolescent relationship. *Journal of Child Psychology and Psychiatry, 50,* 482–490.

Willi, J. (1975). *Die Zweierbeziehung.* Reinbek bei Hamburg: Rowohlt.

Wilson, P., Rush, R., Hussey, S., Puckering, C., Sim, F., Allely, C.S., Doku, P., McConnachie, A., & Gillberg, C. (2012). How evidence-based is an «evidence-based parenting program»? A PRISMA systematic review and meta-analysis of Triple P. *BMC Medicine, 10,* 130–179.

Winnicott, D. (2002). *Reifungsprozesse und fördernde Umwelt. Studien zur Theorie der emotionalen Entwicklung.* Gießen: Psychosozial-Verlag.

Wong, C. C. Y., Caspi, A, Williams, B., Craig, I. W., Houts, R., Ambler, A., Moffit, T. E., & Mill, J. (2010). A longitudinal study of epigenetic variation in twins. *Epigenetics, 5* (6), 516–526.

Woodin, E. M. (2011). A two-dimensional approach to relationship conflict: Meta-analytic findings. *Journal of Family Psychology, 25,* 325–335.

Woodward, L., Fergusson, D. M., & Belsky, J. (2000). Timing of parental separation and attachment to parents in adolescence: Results of a prospective study from birth to age 16. *Journal of Marriage and Family, 62,* 162–174.

Wunderer, E., & Schneewind, K. A. (2008). The relationship between marital standards, dyadic coping and marital satisfaction. *European Journal of Social Psychology, 33,* 462–476.

Wünsche, M. & Reinecker, H. (2006). *Selbstmanagement in der Erziehung. Ein Training mit Eltern.* Göttingen: Hogrefe.

Xu, X., Aron, A., Brown, L., Cao, G., Feng, T., & Weng, X. (2011). Reward and Motivation Systems: A Brain Mapping Study of Early-Stage Intense Romantic Love in Chinese Participants. *Human Brain Mapping, 32,* 249–257.

Yoon, K. L., & Zinbarg, R. E. (2007). Generalized anxiety disorder and entry into marriage or a marriage-like relationship. *Journal of Anxiety Disorders, 21,* 955–965.

Zachrisson, H. D., & Skarderud, F. (2010). Feelings of insecurity: Review of attachment and eating disorders. *European Eating Disorders Review, 18,* 97–106.

Zaslow, M. J. (1989). Sex differences in children's response to parental divorce. *American Journal of Orthopsychiatry, 59,* 118–141.

Zelkowitz, P., Feeley, N., Shrier, I., Stremler, R., Westreich, R., Dunkley, D. Steele, R., Rosberger, Z., Lefebvre, F., & Papageorgiou, A. (2011). The Cues and Care Trial: A randomized controlled trial of an intervention to reduce maternal anxiety and improve developmental outcomes in very low birthweight infants. *Journal of Developmental and Behavioral Pediatrics, 32,* 591–599.

Zemp, M., Bodenmann, G., & Beach, S. H. (2012). Children's attention: The effect of interparental conflict in a stress and support framework. (Submitted.)

Zick, C. B., Byrant, K., & Osterbacka, E. (2001). Mother's employment, parental involement, and the implications for intermediate child outcome. *Social Science Research, 30,* 25–49.

Zieba, A., Dudek, D., & Jawor, M. (1997). Marital functioning in patients with major depression. *Sexual and Marital Therapy, 12,* 313–320.

Zimet, D. M., & Jacob, T. (2001). Influences of marital conflict on child adjustment: *Clinical Child and Family Psychology Review, 4,* 319–335.

Zimmermann, P. (2000). Bindung, Emotionsregulation und internale Arbeitsmodelle: Die Rolle von Bindungserfahrungen im Risiko-Schutz-Modell. *Frühförderung Interdisziplinär, 19,* 119–129.

Zimmermann, P., Mohr, C., & Spangler, G. (2009). Genetic and attachment influences on adolescents' regulation of autonomy and aggressiveness. *Journal of Child Psychology and Psychiatry, 50,* 1339–1347.

Zimmermann, P., Suess, G. J., Scheurer-Englisch, H., & Grossmann, K. E. (2000). Der Einfluss der Eltern-Kind-Bindung auf die Entwicklung psychischer Gesundheit. In F. Petermann, K. Niebank & H. Scheithauer (Hrsg.), *Risiken in der frühkindlichen Entwicklung. Entwicklungspsychopathologie der ersten Lebensjahre* (S. 302–327). Göttingen: Hogrefe.

Zimmermann, T., & Heinrichs, N. (2008). *Seite an Seite – eine Krebserkrankung in der Partnerschaft gemeinsam bewältigen.* Göttingen: Hogrefe.

Sachwortverzeichnis

H

I

K

L

W

Z